U0323312

安徽省中医药管理局
安徽省中医药学会
组织编写

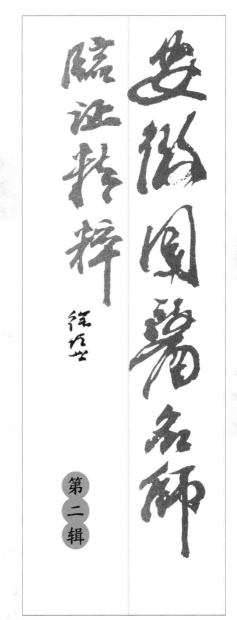

安徽国医名师临证撷粹

第二辑

顾　问　徐经世　韩明向

主　审　董明培　李泽庚

执行主编　童佳兵　韩辉　万磊

时代出版传媒股份有限公司

安徽科学技术出版社

图书在版编目（ＣＩＰ）数据

安徽国医名师临证精粹.第二辑 / 童佳兵,韩辉,万
磊执行主编.--合肥:安徽科学技术出版社,2024.1
ISBN 978-7-5337-8899-5

Ⅰ.①安… Ⅱ.①童…②韩…③万… Ⅲ.①中医
临床-经验-中国-现代 Ⅳ.①R249.7

中国国家版本馆 CIP 数据核字（2023）第 219360 号

安徽国医名师临证精粹　第二辑　　　执行主编　童佳兵　韩　辉　万　磊

出 版 人：王筱文　选题策划：吴　玲　责任编辑：蔡琴凤　王丽君　汪海燕
责任校对：王世宏　陈会兰　王　镇　责任印制：梁东兵　装帧设计：武　迪
出版发行：安徽科学技术出版社　　　　http://www.ahstp.net
　　　　　（合肥市政务文化新区翡翠路 1118 号出版传媒广场,邮编:230071）
　　　　　电话：（0551)63533330
印　　制：安徽新华印刷股份有限公司　　电话:(0551)65859178
（如发现印装质量问题,影响阅读,请与印刷厂商联系调换）

开本：787×1092　1/16　　　印张：23.5　　　字数：500 千
版次：2024 年 1 月第 1 版　　2024 年 1 月第 1 次印刷

ISBN 978-7-5337-8899-5　　　　　　　　　　定价：198.00 元

《安徽国医名师临证精粹 第二辑》
编委会

内容提要

    为弘扬中医药特色优势,深入挖掘名老中医临床经验,提升安徽中医药学术与临床水平,彰显安徽名老中医学术与经验特色,经安徽省中医药管理局同意,安徽省中医药学会继《安徽国医名师临证精粹》后,再次组织编写了《安徽国医名师临证精粹　第二辑》一书。

    每个医家的内容包括三个部分:名医小传,包含个人简介、学术成就、社会兼职等;学术思想,重点介绍名老中医对疾病的创新认识、经典心悟,治疗法则上的独特见解或手段等;临证精粹,重点介绍某法、某方、某药对疾病的独特疗效,临证用药特色或对特殊病种、特殊技术、特殊治法、中医养护的体会,并举典型病例加以说明。

序

　　安徽医事自古繁盛，"北华佗、南新安"源远流长、积淀丰厚，形成了独具特色的中医药学术流派和文化品牌。安徽中医药名家辈出、代不乏人，华佗、张扩、汪机、徐春甫、孙一奎、程钟龄、吴谦、郑梅涧等成就卓越，典籍盈箱。古往今来，承先启后，当代安徽中医药人秉承"大医精诚"精神，坚持守正创新，在基础理论、诊断治疗、药物方剂等方面积累了诸多成果，对于促进中医药传承创新发展有着宝贵的价值。

　　为传承精粹，交流经验，启迪后学，安徽省中医药学会继《安徽国医名师临证精粹》后又组织编写了《安徽国医名师临证精粹　第二辑》一书。这部专著收录了安徽省第二届国医名师共11位专家在内科、外科、妇科、儿科、骨伤科、针灸推拿科、肿瘤科等专业领域的临床治疗经验。披览全书，理论阐发，言必有据，成果梳理，严谨细致，案例选择，务求精善，语言生动通俗，内容丰富实用，对于帮助中医从业者提高专业水平、帮助中医爱好者拓展健康知识颇有裨益。

　　我对所有参与本书编写的名老中医药专家致以诚挚的敬意。他们以传承之心，梳理成长阅历和典型医案，展示了中医药文化的风骨和魅力；他们以创新之思，凝练心得体会和临床特色，树立了中医药工作的标杆和榜样；他们以大爱之情，传递人文关怀和奉献精神，播撒了赓续中医药事业的使命和希望。

　　专著付梓之际，欣然为序。诚愿本书让更多的人认识和尊重我省名中医学术贡献、技术创新、临证经验的重要价值，让更多的人感受和体悟我省名中医仁心仁术、患者至上、敬业奉献的崇高风范，让更多的人了解和学习我省名中医治病救人、匠心独运、博采众长的优秀品质，从而更好地传播中医知识、普及中医技术，造福人类健康，为推动中医药事业振兴发展、服务人民健康福祉做出积极的贡献。

安徽省卫生健康委员会
党组书记、主任
2023年12月

目 录

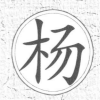

杨骏

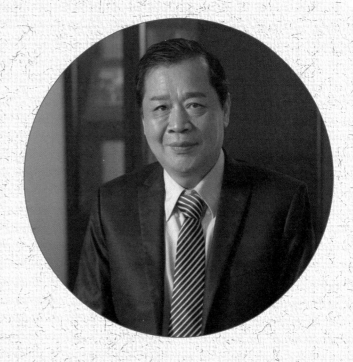

◤ 第一节 名医小传 ◢

杨骏,男,安徽合肥人,一级主任医师、教授,博士生导师,全国名中医,享受国务院和安徽省政府特殊津贴。国家中医药管理局针灸重点学科、专科带头人,全国第五批、第六批老中医药专家学术经验继承工作指导老师,全国名老中医工作室导师,安徽省杰出人才、安徽省学术技术带头人、安徽省115产业创新团队带头人、安徽省江淮名医、安徽省名中医,安徽省第二届国医名师。

自幼受家庭熏陶,勤奋好学,成绩优异。1977年恢复高考后,首批考入安徽中医学院,枕典席文,刻苦钻研,师从查少农、王乐匋、许业成、陈超群、周夕林等名师学习中医课程,后赴安庆、南京等地实习,跟随赵平瑗、盛灿若、吴旭等名医学习中医针灸技术。1982年11月大学毕业后,留校任教,跟随著名针灸大家高忻洙、周楣声团队从事针灸教学。在校期间先后被评为讲师、副教授、教授;担任安徽中医学院针灸教研室主任、针灸系副主任。

1986—1988年完成硕士研究生课程学习,随后赴广州进行为期一年的全国中医药人员出国英语培训学习,为后期在世界范围内推广针灸技术奠定语言基础,1990年学校筹建针灸涉外班,赴北京调研学习期间结识南斯拉夫贝拉多娜针灸学会主席Edevin Devsevic先生,应其邀请于1991年赴南斯拉夫马其顿、波黑、克罗地亚等地指导针灸临床工作,1992年8月因南斯拉夫内战爆发回国。随后带领团队在黄山风景区开设针灸服务站,推动针灸服务基层。1994—1997年先后受邀赴韩国、捷克、斯洛文尼亚、克罗地亚等国家进行学术交流、临床指导,推动针灸在海外传播。

1998年6月,受命担任安徽省针灸医院院长,将医院创建为全国首个三级甲等针灸专科医院,也是全国床位最多、针灸种类最全、针灸治疗病种最广的针灸专科医院,被业界誉为"活的针灸博物馆",享誉海内外。2008年11月担任安徽中医学院第一附属医院院长,带领全院职工推动医院综合实力跻身全国中医医院前列,建成首批国家中医临床研究基地。2016年5月担任安徽省中医药科学院临床研究分院学术院长,现兼任中国针灸学会常务理事、世界针灸学会联合会标准化委员会副主任委员、中国针灸学会针灸装备设施工作委员会主任委员、安徽省针灸学会理事长,安徽省中医药领域首席专家、深圳市中医药高层次医学团队首席专家、广东省新黄埔中医药联合创新研究院客座研究员。

坚持针灸医教研不辍,诊务繁忙,每诊次患者逾百人。创辨证隔物灸、提拉透刺、辨经刺井等新技术,尤擅脑病、骨关节病及痛证治疗,疗效卓著,在行业及社会享有盛誉。基于经典,完善针灸理论,创新提出并建立针灸诊疗辨证精细化体系及辨证施用灸法、虚证刺络、通任督燮理阴阳等观点。基于临床,开展针灸作用机制研究,先后主持承担国家973计划、科技支撑计划、国家自然科学基金等国家级、省级科研项目近20项,发表科技论文200余篇,出版学术著作10余部,获科技成果十余项。2019年与广州中医药大学联合申报的"针刺治疗缺血性中风的理论创新与临床应用"项目获国家科学技术进步奖二等奖。2020年带领团队申报的"针灸治疗周围性面瘫的临床及机制研究"项目获安徽省科学技术进步奖一等奖。此外,还获得中华医学会、中华中医药学会、中国针灸学会和安徽省一、二、三等科学技术奖励17项,推动安徽省针灸事业取得了历史性的突破。

在教学方面,先后承担多门针灸学课程教学任务,担任国家统编教材《针灸治疗学》主编。是安徽中医药大学、南京中医药大学、湖北中医药大学博士生导师,国家名老中医学术经验继承工作指导老师。先后培养硕士、博士研究生及师承学员150余位,培养美国、加拿大、澳大利亚、新加坡、韩国、越南等国家硕士、博士研究生10余位。多次赴欧洲、澳洲、亚洲等40多个国家和地区从事针灸讲学和临床指导工作,是美国大西洋中医学院、荷兰华佗中医学院等多所国外大学客座教授,为中医药走向世界做出贡献。

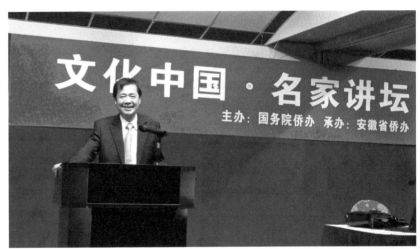

2014年8月随中国侨务办赴荷兰开展中医药文化传播

第二节　学术特色

一、重经典研究,完善针灸理论

中医药传承创新发展,传承是根本。杨骏中医理论造诣深厚,熟读经典,传承精华,对传统针灸学理论进行认真整理研究,从经络到腧穴、刺灸及治疗一一分析,竭力完善。如对《黄帝内经》处方用穴规律、针刺深浅的原则、灸法施用准绳等经典理论和技术进行归纳总结撰文,提出并创建针灸特色精细辨治体系,指导临床实践以提高疗效。

(一)创新解析十二经脉系统及奇经八脉命名含义

杨骏总结十二经脉系统规律,发现十二经脉命名与所循行部位关系密切,主要是根据五(六)脏在人体位置的高低而分为手、足两大部分。凡位于横膈以上的脏器,如肺、心、心包,其所属的经脉均以循行上肢为主而称之为"手经";位于横膈以下者,如肝、脾、肾,其所属经脉以循行下肢为主而称之为"足经"。属于六腑的经脉,则根据脏腑表里关系和"腑经随脏"的原则,予以相应命名。

杨骏认为,十二经脉分称"手经"或"足经"具有深意,不仅表明经络学说的形成与四肢部关系最为密切,而且表明十二经脉气血流注是从四肢末端传注到躯干、头身,手、足是经脉的根本,这与标本根结理论同出一源。

此外,杨骏还对十二经别、十二经筋、十二皮部的命名进行探讨,其命名均不含脏腑名称,这是由于经别、经筋、皮部是从经脉发出,分布于体内各组织层次,不直接从属于脏腑,在深层者为经别,在肌肉、筋骨处者为经筋,在表层者为皮部。

杨骏在经络考证中还发现,古人对奇经八脉的命名不仅与各条经脉的功能有关,还与古人的衣物饰品密切相关,以便理解、记忆和应用。如"督",古代又指上衣背正中的衣缝。《六书故》中云:"衣缝当背之中达上下者谓之督。"这与督脉行腰背正中、贯彻上下的循行特点相应。"任",故通"袵",指衣襟前面两幅交接的中缝。《康熙字典》有"袵——"谓裳幅所交裂也"一说,与任脉行前正中线相一致。"带","束带","凡带必有佩玉"(《礼记·玉藻》)。"带,在古代多指官僚贵族腰间系的大带"(《辞海》)。带脉以其横行于腰腹之间,回身一周,状如大带故称。"冲"者,《康熙字典》谓"垂饰貌曰冲",即古人在身前垂挂饰品的带子,与冲脉在胸腹前侧面循行特点相仿。"跷"者,屦也,《太素》曰"古之跷即今之鞋",跷脉则由其经脉从足而出名之。"维"与"帷"近,《周礼》中有"掌帷、幕、幄、帟、绶之事"的记载,郑玄注:在旁曰帷。"帷"指幕旁下垂之帷幔丝带,与维脉分布于下肢和躯干两侧并至头前侧而终类似。杨骏认为,古人通过衣物饰品的取类比象,形象地表明奇经八脉的循行特点,奇经八脉的命名是将经脉功能和循行定位相结合的一种命名形式。

(二)创新腧穴定位取用方法,探究穴位命名规律

杨骏认为准确选取腧穴是疗效的保证,因此十分重视穴位的定位与选取。腧穴的本义是指人体脏腑经络之气转输或输注体表的分肉腠理和骨节交会的特定孔隙;《黄帝内经》中又称之为"节""会""气穴""气府"等;《针灸甲乙经》中则称之为"孔穴"。杨骏基于《黄帝内经》《针灸甲乙经》等经典著作论述,结合自己的临床实践,认为穴位与人体的生理、病理状态密切相关,而并非一个固化的体表位点;人体处于不同的健康状态下,穴位位置会在一定的范围内变动。

据此,杨骏提出临床"依标寻穴、依症定穴"两步取穴定位法:首先依据规范找到腧穴标准定位,然后在标准位置附近观察寻找压痛、皮损、皮疹、肿胀、凹陷、条索、硬结等异常阳性反应点。若找到异常反应点,则这个异常反应点才是患者目前状态下该腧穴所在,此时当针刺这个异常反应点;若标准位置附近探索不到异常反应点,则针刺常规腧穴所在处以治疗疾病。

而对于头皮针穴位的取用,则在标准定位的穴位附近寻找骨缝连接或凹陷处、敏感区进行针刺。对于术后的部位,则常在手术缝合附近进针。杨骏认为骨缝连接、肌肉凹

陷处或手术缝合处是距离大脑内部相应疾病区域功能结构最接近之处,针刺这些部位,刺激的传导能够更快地到达相应组织,信息传递的路程更短,产生的刺激效应也就更强,从而提高针灸治疗效果。

古代的腧穴位置,因传授方式、文字记载谬误等原因,不少穴位定位含混,各书描述相差甚远,甚至出现一穴有多个位置的现象,让后世学者无所适从。杨骏遍览群书,追根溯源,精析细拊,对众多穴位的定位进行了认真的考证厘定。

试以人中穴定位为例。古籍中该穴定位有4种不同记载,杨骏考证后认定当在"鼻柱下,水沟中点处。"杨骏认为人中穴出自《针灸甲乙经》,根据穴位发展的一般规律,一个穴位的确立要经过长期、反复的医疗实践,临床证实疗效确切可靠时方可厘定。首先,该穴位置是《针灸甲乙经》依据前人经验而定,绝非随意杜撰。其次,《针灸甲乙经》是我国现存最早收集和整理古代针灸资料的重要文献,该书中腧穴的位置后世公认较为准确,直至今日审定某穴定位也往往参考或取材于该书,假如没有确实可信的理由,当不可更改其位置;即使按照现行观点,也应以遵从原始定位。更重要的一点,该穴定名人中,孙思邈云:"凡诸孔穴,名不虚设,皆有深意。"关于人中的解释,陈修园认为:"人之鼻下口上水沟穴,一名人中,取身居乎天地中之义也。天气通于鼻,地气通于口,天食人以五气,鼻受之,地食人以五味,口受之,穴居其中,故名人中。"对此解释,各家并无分歧,在此处该穴也是定于水沟中点处。另外,在古代人中本身也指部位,《老子释略》曰:"鼻为天门,口为地户,天地之间,人中是也。"因此,杨骏认为人中穴定于水沟中点,理由十分充足,而后世以简便取穴为据,定于"鼻唇沟上1/3处"不足为凭。

除十四经穴外,杨骏对经外奇穴命名规律也进行了系统研究。杨骏认为经外奇穴的命名有着独特规律,不可以经穴命名方法一概论之。根据穴位所在部位命名:①以相关经穴的方位关系命名,包括上、下、前、后、内、外、旁、夹等,如上迎香、泽下、前风市、陵后、内迎香、外劳宫、旁庭、伴星、夹承浆、里内庭等;②以邻近解剖部位命名,如耳尖、印堂、球后、崇骨、腰眼、肘尖、肩前、十七椎等。根据穴位作用命名:①以主治功用命名,如用于目疾的翳明,主治口㖞的牵正,主治失眠的安眠,主治哮喘的定喘,治疗尿潴留的利尿(由于利尿穴又可用于治疗腹泻,故又名止泻),主治痞块的痞根,治疗疟疾的疟门等;②以主要作用内脏命名,如胆囊、阑尾、子宫、阑门等;③以特定生理功能命名,如金津、玉液、聚泉、气门、提托、气端等。根据取穴方法命名,有些经外奇穴在古代需用特殊方法或借用某些工具定取,如竹杖穴、骑竹马穴、三角灸、肘椎等。根据穴位形态命名,取象比类法是经外奇穴的基本命名方法之一,如鹤顶、鱼尾、龙须、燕口、鱼腰、机关、牙床、板门、胸堂、四花、梅花、阴池、营池等。根据经外奇穴组成数目命名,如四神聪、八邪、八风、十王、十宣等。经外奇穴命名规律的总结,对于医学生更好地掌握经外奇穴的功能、定位有着积极的意义,更方便于针灸工作者的临床应用。

(三)剖析针刺得气,创新提出"痛属针感"论

杨骏遵从经典,然师古不泥,对经典中含混不清的概念正本清源,创新发展,提出

"痛属针感"的观点。长期以来,针灸学界将针刺过程中所产生的疼痛感觉全都当作针刺副作用,各针灸教材均强调针刺时应防止疼痛,对疼痛不属于正常针感得气的范畴似成定论。但是杨骏认为在特定条件下疼痛也属针刺得气感之一,不应仅看成针刺副作用,如果一味排斥痛感就有可能影响针刺疗效。

杨骏分别从临床实践和古籍文献中寻找"痛属针感"的依据,通过临床实践总结发现:

❶ 某些穴位主要以出现疼痛作为针感

穴位所在区域的组织结构决定了针刺感的形式,刺激浅部神经末梢、血管则往往引起痛感。如指端、掌心、颜面等部位的穴位大多属于特性穴,是古今针灸临床常用腧穴。当因疾病治疗需要针刺这些穴位时,其针感必然以疼痛为主。另外,耳穴针刺感也以疼痛为主,不少耳针专著都强调这一点。如《耳针的临床应用》指出:"耳穴的针感主要产生于游离神经末梢,针刺耳郭时,多数耳穴有剧痛感,这属于耳针的得气反应……一般认为出现上述反应都有较好的疗效。"表明部分穴区针刺出现痛感是不可避免的,它与疗效密切相关,是针刺得气的一种形态,而绝不仅仅是针刺副作用。

❷ 某些针刺方法主要以疼痛作为针感

针刺形式多种多样,其中又有些方法是以皮部作为刺激的主要区域,如皮肤针疗法、平刺法等,而皮肤中恰恰分布着丰富的神经末梢及血管丛,对疼痛十分敏感,这就决定了以皮部为刺激作用点的一些针刺方法是以疼痛作为针刺感应的,临床上皮肤浅刺或梅花针叩刺无论使用轻、中、重哪种手法都仅仅出现疼痛感便证明了这一点。杨骏认为"气至而有效",这些针刺方法的有效性反过来说明疼痛也是得气的一种形式。

❸ 某些疾病主要以疼痛作为针感

一些疾病的性质决定了对其的针刺治疗主要以疼痛作为针刺得气反应,并往往不易产生其他针感,如部分类风湿关节炎、脊髓侧索硬化症、末梢神经炎、中风后遗症、外科痈肿等疾病。这些疾病从现代医学角度分析,有些为末梢神经炎症,有些为神经元病变,或长期病变致肌肉萎缩、功能失常,均对痛觉十分敏感,故在治疗过程中以疼痛为主要针刺反应。对此,杨骏认为,只有在治前正确分析针感,求得患者合作,才能达到针刺治疗效果。

鉴于临床实际,杨骏认真从古代医籍中寻找依据,认为古代针灸学家也将疼痛感作为针刺正常得气反应的一部分。①将针刺疼痛感视为得气感:如《铜人》载"长强,针入三分,抽针以大痛为度";《针灸大成》载"翳风针之引耳中痛";杨继洲则有"若气不朝,其针为轻滑,不知疼痛"之说,明确地将针刺疼痛感视为得气。②以针刺痛感判断疗效:古代有不少医案记载了针刺时出现痛感并借以判断治疗效果的案例,如《儒门事亲》记载

"桑惠民病风,求治于戴人,以初起针痒,再刺则觉痛,三刺其庸不可任,盖邪退而然也";《钱塘县志》载"张所望治一疔疮走黄,自疮顶刺七寸余,余闻痛声,以后愈",《嘉兴府志》也载"义乌县令病心痛,针治背上点穴,针入即腹大痛……病遂愈"。③以针刺疼痛感判断虚实:《针灸大成》曰"审其气至未,如针下沉重紧满者为气已至,若患人觉痛则为实,觉酸则为虚,如针下轻浮虚活者,气犹未至",在此还以针刺疼痛得气感来区别疾病的虚实属性。

因此,杨骏认为,"痛属针感"当无异议,而认识"痛属针感"对于全面观察针刺反应、提高针灸疗效和完善针灸理论都有重要的意义,是对针感、得气等针灸基本观念的创新完善。

(四)基于临床创新八纲理论,指导同一穴位针刺深浅观点

在临床中观察到,同一穴位因针刺深浅的不同其功能主治就不同。杨骏通过认真分析病例、探究相关著作,阐明了针刺深浅与疗效的关系。杨骏认为,八纲辨证对同一穴位进针深浅的选择具有指导性意义,在八纲辨证的基础上选用不同的针刺深度能提高针刺临床疗效。

① 与表里的关系

表与里是表示病邪侵入人体的部位和病势深浅的纲领。病位不同,治法有别。如《针灸问对》中"唯视病之沉浮而刺之深浅"的论述,就表明进针应根据表里证之不同而有深浅区分。

人体生病乃邪气所致,"邪气中人,各有法度"(《金匮要略语释》)。随着病邪侵入人体的层次不同,会出现表里两类证候。邪气入浅,皮毛受之,络脉不通,卫气困阻乃见表证。根据其病理机制,在针刺治疗时就应根据病位浅的特点,用浅刺方法疏通络脉,振奋卫气,驱除在表之邪。《灵枢·小针解》曰"浮浅之病,不欲深刺",而当浅刺意即指此。反之,邪气深入,筋骨脏腑受邪,气血经脉不通所致里证,因其病位深,治疗则用深刺直趋病所,激发经气,调达脏腑,使经脉通畅,里和邪却。所以表里证候不同,进针有深浅之别。《素问·刺要论》中"病有浮沉,刺有浅深,各致其理,无过其道"的论述,也强调了这一点。反之,那种进针不问深浅,一律深刺,或一律浅刺,都可能在一定程度上影响针刺治病的疗效,正如《灵枢·官针》指出,"疾浅针深,内伤良肉""病深针浅,病气不泻",甚至出现"过之则内伤,不及则外壅,壅则邪从之"(《素问·刺要论》)的情况。因此,杨骏认为,同一穴位进针深度,当以辨证为纪,表证刺浅,里证刺深,不可盲目进针或"以定穴分寸为拘"(《针灸问对》)。

② 与寒热的关系

寒与热是辨别疾病性质的纲领,寒热证候不一,在同一穴位上进针深浅也应有差异。《灵枢·邪气脏腑病形》曰"故刺急(寒)者深内而久留之,刺缓(热)者浅内而疾发针",

具体地指出了热证浅刺、寒证深刺的方法。热证浅刺、寒证深刺是一种因势利导的治疗方法，即根据病情的发展趋向不同，顺其病势治疗以驱邪外出。因寒邪具有凝滞、收引的特性，故治当顺其病势以深刺，泻其阴气，以去其寒。而热邪之性蒸腾，病势散发向外，治则顺其向外之势行浅刺引而发之，"以泻其阳气而去其热"（《灵枢·邪气藏府病形》）。此即"观其脉证，知犯何逆，随证治之"之法。故"刺热者浅内，刺寒者深留"便是同一穴位进针深浅在寒热证候中应用的基本原则。因此，杨骏强调，热证与寒证是疾病发展中两个性质截然不同的纲领，治法也应不一样，热证当浅刺，寒证当深刺，以因势利导，驱除病邪。

❸ 与虚实的关系

虚与实是辨别人体正气强弱和病势盛衰的纲领。《素问·调经论》指出："百病之生，皆有虚实。"实当泻，虚当补，补虚泻实就是治疗虚实不同病证的根本大法。"补泻之时，以针为之"《灵枢·终始》中"脉实者，深刺之以泄其气；脉虚者，浅刺之，使精气无得出，以养其脉"，实质上就是同一穴位进针深浅不同在虚实两种证候中的应用原则。

近年来有关针刺补泻的论述颇多，但对运用针刺深浅进行补泻大多忽略不谈，实质上，深浅刺法亦为补泻方法之一，《灵枢·终始》中就有"一方实，深取之……以极出其邪气。一方虚，浅取之，以养其脉"之说，《难经·七十六难》曰"当补之时从卫取气，当泻之时从营置气"《针灸大成》解释为"补则从卫取气，宜轻浅而针……泻则从荣（营）弃置其气，宜重深而刺"。可见古人是将浅刺作为补法，深刺作为泻法的。虚证用浅刺法，可振奋在表之卫气，加强其固表的作用，使正气无以外泻，"以养其脉"，通过人体正气逐渐增强而达到补虚的目的。实证用深刺法，针感可达脏腑经脉，激发内在真气，加强机体抗病御邪的能力以"极出其邪气"而泻实。另外，浅刺是一种轻刺激，深刺是一种重刺激，孙思邈云："补泻之时以针为主，重则为泻，轻则为补。"

杨骏的临床实践也可证实浅补深泻这一作用，如治疗尿路结石患者在次髎、水道、昆仑等穴进针深刺就高于浅刺的排石率。因为结石多由湿热积滞不攘、相互胶着凝结而成，结石形成以后，气机阻塞不通而多为实证，故进针应深。

❹ 与阴阳的关系

"治病不分阴阳，非其治也"，同一穴位进针深浅离不开阴阳辨证。治当顺从阴阳，因势利导。故《灵枢·阴阳清浊》中有"刺阴者深而留之，刺阳者浅而疾之"的记载，提出了阳证浅刺、阴证深刺的基本原则。

在《难经·七十难》中还对阳浅阴深的刺法有具体应用，如"春夏者，阳气在上，人气亦在上，故当浅取之；秋冬者，阳气在下，人气亦在下，故当深取之"；《灵枢·终始》中也有疼痛用手按之不得者属阴寒之证用深刺法，而痒甚之证多为阳邪所致而行浅刺的记载，严格遵循阳证浅刺、阴证深刺的治则。

有报道称针刺治疗顽癣当予以浅刺,进针过深反而影响疗效。癣证多为火毒风邪侵淫肌表而成,浅刺可泄其邪气,使气血调和而达到治疗目的。这也和阳浅阴深的刺法相吻合。由此杨骏推论,病邪为阳的,如感受热邪、风邪、暑邪,在表,在上,在皮毛者,须用浅刺;病邪为阴的,如感受寒邪、湿邪,在里,在下,在脏腑者,宜用深刺。这为临床治疗提供了客观规律。

《灵枢·根结》云:"用针之要,在于知调阴和阳。"根据阴阳属性不同,刺阳者浅、刺阴者深,这就是同一穴位进针深浅的根本大法。杨骏强调,阴阳在中医学中是一个很广的概念,其内涵表里、寒热、虚实六纲,在具体落实到每一纲时应分别对待,如表证、虚证、热证用浅刺,里证、实证、寒证行深刺,不可混淆。

《灵枢·终始》云:"凡刺之法,必察其形气。"针灸治病十分重视辨证,一律深刺,或一律浅刺的针法均与辨证精神相悖,也影响了疗效。随着针灸学的发展,在同一穴位上进针深浅的问题也被人们所重视,国内外均有人经实验发现同一部位深浅刺法不同,结果往往相反。对此,杨骏根据临床体会,并以《黄帝内经》《难经》等著作理论为指导,提出八纲辨证是选择

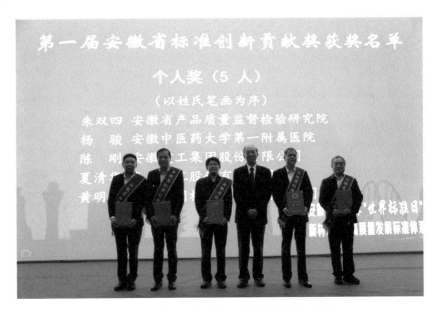

2021年获第一届安徽省标准创新贡献奖表彰

同一穴位进针深浅的依据,通过八纲辨证可正确选用针刺深浅度,从而提高针刺治病的疗效。

(五)提倡虚证刺络观点,拓宽刺络应用范围

刺络,作为一种以放血为主要手段的针刺方法,现今医家皆以为其主要治疗实证,虚证刺络则属禁忌。几乎所有现代针灸医籍专著以及部分针灸教材均持此观点。然而杨骏经过研读古代有关文献以及通过临床观察,认为此观点并不全面,某些虚证不但可用刺络还可取得较好疗效。

刺络疗法,首倡于《黄帝内经》,然该书并无虚证不可刺络的明确记载,而以刺络治疗虚证,或虚实夹杂之证,或不盛不虚之证的诸多论述屡见于该书各篇之中,后世医家则更在《黄帝内经》基础上,发展并丰富了虚证刺络的理论及临床应用。

1 刺络用于虚证

《黄帝内经》中多次提到虚证刺络。如《灵枢·癫狂》云:"短气,息短不属,动作气索,补足少阴,去血络也。"《素问·脏气法时论》中有五脏虚证刺络治之,"心病者……虚则胸腹大,胁下与腰相引而痛,取其经,少阴太阳,舌下血者。其变病,刺郄中血者"。不胜枚举。后世医家则有所发挥,如李东垣治疗"脾胃虚弱,感湿成痿,汗大泻,妨食,三里、气冲以三棱针出血,若汗不减,不止者,于三里穴下三寸上廉穴出血"。在具体应用中对杜氏真气虚弱致手足麻木证以"两手指甲傍各以三棱针一刺之,微见血如黍粘许……再与调理而愈"(《续名医类案》)。治郭氏偏枯"刺骱中,出血一二升,其色如墨,又且缪刺之,如此者六七,服药三月,病良已"(《元史·方技传·李杲》)。虚证刺络多有应用。再如杨继洲治小儿疳痨以四缝,消渴取海泉用三棱针点刺出血;王国瑞委中刺络治疗夜盲流泪、视物不明等,均是以刺络治虚而绝不拘泥于刺络仅治实证之说。

2 刺络用于虚实夹杂之证

虚实夹杂之证为临床常见,《黄帝内经》对此也以刺络法补虚泻实。《灵枢·水胀》篇治肤肿臌胀之类即以刺络调经治疗。《素问·三部九候论》也有"上实下虚,切而从之,索其结络脉,刺出其血,以见通之"。李东垣进一步解释为:"阴病在阳,当从阳引阴,必须先去络脉经隧之血;若阴中火旺,上腾于天,致六阳反不衰而上充者,先去五脏之血络,引而下行,天气降下,则下寒之病自去矣"(《针灸聚英》)。在具体应用方面,《儒门事亲》载张子和治"阳盛阴脱之背疽,以锥针去血一斗,如此三次,渐渐痛减肿消,微出脓血而敛";《名医类案》有李东垣治老年阴虚阳亢之眩晕,"以三棱针于巅前眉际疾刺廿余,出紫黑血约二合许时,觉头目清利,诸苦皆去,自后不复作"。这些都是以刺络治疗虚实夹杂之证的典型案例。除上述外,古代医家对不实不虚之证亦以刺络法和之。如"阳明令人腰痛……上下和之出血"(《素问·刺腰痛论》)就是此类。总之,《黄帝内经》中及后世医家均非将刺络疗法视为专门泻实而设,而是辨证选用。

杨骏还对虚证刺络疗法机理进行了分析。杨骏认为,刺络疗法具较强的通经活络之功,经脉通畅,则可发挥其"行气血而营阴阳"的功能,使气血运行有常,以"内溉脏腑,外濡腠理"。反之,经脉不通,导致气血不和,阴阳失调,脏腑失养,分肉、肌肤、腠理无以滋濡,则疾病乃生。故《黄帝内经》以刺络法"通经脉,调虚实",正所谓"盖针砭所以通经脉,均气血,蠲邪扶正,故曰捷法最奇者哉"(《针灸大成》)。由此可知,刺络不但可治疗实证,也可治虚证。中医学认为,气血平和通畅是阴平阳秘、脏腑调和的前提,如"血气不和,百病乃变化而生""诸病皆因血气壅滞,不得宣通"。所谓"血脉欲其通也"(《血证论》),刺络重在理气和血,使气血平和以达补虚泻实目的。正如唐容川所言"凡有所瘀,莫不壅塞气道,阻滞生机,而反阻新血之生,故血证总以祛瘀为要""活血乃补血之法"。祛瘀生新,便是刺络治疗虚证的又一依据。另外,从现代生理学分析,刺络少量出血,出血点滴至数毫升,诸如《黄帝内经》出血"如豆大""微出血",不但不可能引起贫血,导致机体衰弱,相反可刺激骨髓的造血功能,促进机体代谢,增强抗病能力,从而有益于身体健康。如对营养不良合并佝偻病患儿进行刺络治疗,可使患儿血清钙、磷均上升,钙磷乘积增加,调整了机体无机盐含量,有助于骨骼发育;还可使肠中各种胰消化酶含量均增加,通过神经体液系统对机体作全面调节,调整和健全消化功能,从而有益于机体成长。

因此,杨骏认为,刺络放血并不会因为血液的少量流出而导致机体的衰弱,刺络同针刺、艾灸一样,作为一种治疗方法,亦当有补有泻,虚证也可选用刺络疗法,重在辨证选用,临床不可偏废。此外,杨骏通过研读古今针灸医籍,结合临床实践,系统探讨了刺血疗法的治疗作用及其机理,并进行了归纳、整理。杨骏认为刺血疗法具有疏经通络、活络止痛、活血化瘀、消肿散结、醒脑开窍、镇静安神、清热解毒、祛邪安正、和血养血、调整阴阳等作用,这些作用相互影响,相互联系,对于广大临床工作者掌握刺血作用,合理选用刺血方法,提高临床疗效具有较好的指导作用。

(六)依据针灸学科特色提出并创建针灸精细辨治体系

就针灸临床因袭中医方脉辨证,不能体现学科特点,临床经常出现辨证与治疗相分离而影响疗效的状况,杨骏基于临证实践,受现代精准医学模式启发,汲取传统医学诊疗模式精华,引进现代科学的"精细化"管理理念,提出创建针灸学科精细化辨治体系。杨骏指出,精细化针灸内核依托于"大医精诚",需在良好职业素养的前提下,以一种精益求精的工作态度,优化针灸防治疾病的工作程序,从"理法方穴术"针灸临证全程注重细节以追求最佳疗效,使患者获取最大化效益。

杨骏认为,由于针灸的施治方法、治疗工具、作用部位以及发挥疗效途径等与一般药物治疗存在差异,在目前的针灸临床中,简单地套用中医方脉的辨证施治体系,不仅会淡化针灸理论的独特性,也会影响针灸辨证治疗的准确性,进而影响临床的疗效。因此,杨骏强调创建相对完整的针灸特色辨证体系很有必要,也很迫切。该体系要有针灸辨证本身所特有的具体内容,并使这些内容条理化、规范化,被业内充分认可并广泛应用,以促进学科发展。

针灸学科特色精细化辨治,涉及针灸诊疗全过程,如疾病诊察、诊断、机理分析、治则、治疗方法选择、组方用穴、操作技术、治后调养等,内容十分丰富。

试以创立特色辨证建设为例,杨骏认为可从以下几方面入手。

❶ 系统整理诊疗方法,充实特色辨证内容

有继承才能有创新,针灸辨证理论渊源于《黄帝内经》,《黄帝内经》在创立经穴理论的同时,也确立了针灸治疗的根本法则。如《灵枢·九针十二原》中指出"凡用针者,虚则实之,满则泻之,菀陈则除之";《灵枢·经脉》言"热则疾之,寒则留之,陷下则灸之,不盛不虚,以经取之"等,这里的"实之""泻之""除之""疾之""留之""灸之"等针灸治疗法则需要给予规范的阐释。再如,经络病证体系是针灸临床的核心辨证纲领,临床上如何才能获得患者脏腑经络病证的信息,中医的四诊虽是基本方法,但经络病证的自身诊断要求同时赋予了四诊一些特殊的内涵,其实《黄帝内经》的经络病证诊断内容十分丰富。《素问·六节藏象论》中的"气口人迎诊断法"指出:"人迎一盛,病在少阳,二盛,病在太阳,三盛,病在阳明,四盛以上为格阳。寸口一盛,病在厥阴,二盛,病在少阴,三盛,病在太阴,四盛以上为关阴。人迎与寸口俱盛四倍以上为关格。"《灵枢·邪气脏腑病形》在介绍阳明面热症时强调"鱼络血者,手阳明病;两跗之上脉竖陷者,足阳明病"的络诊方法。腹痛一症,大肠痛多是"当脐而痛,不能久立",胃痛多是"当心而痛,上支两胁",小肠痛多是"小腹痛,腰脊控睾而痛",这些为症状鉴别方法。《素问·痿论》中的五脏痿(肺痿"色白而毛败",心痿"色赤而络脉溢",肝痿"色苍而爪枯",脾痿"色黄而肉蠕动",肾痿"色黑而齿槁")为体征鉴别方法。《素问·通评虚实论》中的尺肤诊"络气不足,经气有余者,脉口热而尺寒也,秋冬为逆,春夏为从,治主病者""经虚络满者,尺热满,脉口寒涩也,此春夏死秋冬生也",还有小儿脉诊"乳子而病热,脉悬小者何如?岐伯曰:手足温则生,寒则死"。在《黄帝内经》的基础上整理出特色针灸四诊理论是创新的基础工作。

❷ 系统整理经典处方,充实完善针灸理论

中药方剂有成千上万,但标准的方剂有几点构成要素,如能体现辨证论治的精神,能体现正确的治法,符合组方原则,用法用量、剂型能切合病情,有良好的疗效,无副作用或是将副作用降低到最小限度。尤其是一些医学流派或者一些医学大家,在理论创新的同时,在临床运用上也产生了代表这种理论的典型方剂。如补中益气汤、当归补血汤,集中反映了李东垣"甘温除热"治法。又如朱丹溪的大补阴丸,集中反映了其"阳常有余、阴常不足"的补阴学派的思想。历史上不管方剂是按病症还是按功用等分类,每一种类型的方剂都有经典代表方,这些不仅有助于学者辨章学术、考镜源流,也是人们习医开处方的模板,起到了示范的作用。而针灸如八脉交会配穴、开四关等经典处方亦有异曲同工之妙,在临床上被广泛应用。但此类处方量少且罕见整理,尤其是能够反映针灸学术源流的代表性针灸处方理论更缺乏系统的整理,这从相关教材所载的病症相同处方趋于随心所欲的情况就足以反映。重视针灸经典处方学的建立,以便让人们于众多针灸处方中掌握万变不离其宗的基本处方法,同样是创新工作的重要内容之一。

❸ 系统总结临床实践,构建特色针灸辨证体系

特色辨证的基础是具有特色的诊断。在长期的临床实践中,针灸学家也发现和总结了很多的特色诊断辨证方法,如耳郭诊断、穴位诊断、血络诊断等。但是这些方法零落而不系统,以至于在当今的针灸系列教材中,针灸临床诊断学仍是一块空缺领域。现有《经络学》《腧穴学》《刺灸学》《针灸治疗学》《针灸医籍选》等教材,却没有《针灸临床诊断学》。应当说,诊断学是从基础学科过渡到临床医学各学科的桥梁课,也是临床各专

业学科(外科学、内科学、妇产科、儿科、五官科等)的重要基础。创建具有针灸临床特色的、并能与现代科学技术有机结合的、有所创新的、规范化的针灸诊断方法学,并在此基础上完善针灸辨证体系迫在眉睫。既然针灸辨证有鲜明的专业特殊性,经络辨证对于针灸辨证论治具有重要的指导意义,就应当系统总结并丰富细化针灸经络腧穴诊断,借此形成针灸临床的经络辨证特色,继而构建针灸特色辨证体系,让纷繁复杂的针灸临床辨证明晰而有序,达到"用针者,必先察其经络虚实……乃后取而下之"的境界,指导针灸治疗各环节,以提高疗效,推动学科学术发展。

杨骏强调,创立特色针灸辨证体系,首先是将针灸临床诊断内容、方法融入中医大辨证体系,使针灸辨证内涵丰富而又具体细化、量化,以适合针灸临床操作应用。因此,可以在遵循中医辨证论治临床实践模式的前提下,从方法学的探索入手,融入针灸特色的诊疗方法,揭示针灸辨证论治的基本规律,以构建针灸辨证论治理论框架和基本原理,在此基础上建立方法学体系并进行验证,为构建与针灸辨证论治临床诊疗模式相适应、朝向现代针灸学科发展目标、符合针灸特色的针灸诊断学奠定基础。

其次是将传统的辨经论治与现代的辨病治疗理念有机融合。辨病治疗对针灸医生提出了更高的专业素质要求,即从传统的"病证"分析提高到要对疾病的生理、病理、发展、转归等全面认识和掌握,从疾病的全程治疗到环节过程的介入,从疾病的整体治疗到典型表现处理,无不是现代优秀针灸医生不可回避的现实问题。作为整个中医领域中与时代发展联系最紧密的学科,针灸在西医学传入中国的最初阶段就与西医概念中"病"的治疗相结合,延至今日针灸临床还是离不开对疾病的治疗。针灸治疗从以治症状为主发展到以治病为重点,无疑会提升针灸治疗学的层次,推动针灸国际化的进程。这也表明辨病治疗的重要性,是传统医学发展到现在的必然。头痛一证从简单的"止痛"延伸至治疗高血压、颈椎病、脑血管疾病等,可以提高针灸治病的层次,拓宽针灸的适应范围。针灸治疗辨病与辨经的有机结合过程,是学科与现代科技发展接轨的尝试过程,也是针灸现代化、国际化的大势所趋。

再次,充分借助现代高科技手段来有效地弥补针灸临床诊断技术层面的不足。要实现针灸特色辨证诊断,把传统的宏观辨证理论引进现代科技微观的辨证领域十分重要。科学技术的发展突飞猛进,人们越来越多地享受到高科技带来的便利,医疗行业受惠最明显。针灸学科作为中医治疗领域中与现代科技联系最紧密的学科,没有理由在辨证过程中远离高科技。经络病证诊察要做到现代化、科学化,目前很多研究的尝试都很有意义,诸如脉诊仪的研制,就是运用现代各种测试技术和方法,将手指感知的各种脉象描记下来进行分析。还有如目络诊、舌下络诊等,都可向着科学化、定量化的目标发展。

杨骏认为,针灸精细化辨治要求医生具备全面的专业知识和精益求精的工作态度,掌握传统的治疗方法,熟悉该领域现代医学的进展,才能保证对治疗过程中每一个细节的把握;要求医生对针灸诊疗"理法方穴术"每一环节均精心剖析,最优选择。如在刺法的选择和运用上,毫针的长短粗细,不同穴位的刺法灸术,针刺的次数,时程的长短,刺激的强度,治疗的频率,进针的方向、角度、深度和电针的波形等各方面都应根据患者病情优化;还要求医生在诊疗过程中实现整体观与个性化的统一,在整体观辨病辨证构架上的个性化施治,旨在追求最佳的针灸疗效。

针灸精细化辨治体系建设十分重要,也是针灸学科发展的需要,是"大医精诚"思想的具体展示,是一名医生严谨、认真、精益求精的专业思想体现,它的构建将会促进针灸临床和学科进步。

杨骏在针灸理论创新方面提出很多观点,在经络、腧穴、刺灸方法以及体系建设诸多领域颇有建树。除上述所列,杨骏还对《黄帝内经》中针灸处方、针灸原则、艾灸使用及禁忌、针灸意外及处理、古代针灸医案医话等方面均有涉猎,见解颇有新意。

二、重临床实践,创新治疗方法

杨骏从事针灸临床四十余年,长期坚持门诊,每半天诊治患者逾百人。他治学严谨,博采众长,临证针药结合,针灸并用,形神共调,治疗常见病及疑难杂症,方法创新,医术精湛,积累了丰富的临床经验。

(一)注重"形神共调"

"形神学说"是历代哲学家及医学家广泛论及的重要内容,《黄帝内经》对"形神一体"理论的论述将形神观与医学完美融合。"形"乃脏腑经络、五官九窍、四肢百骸等有形躯体及循行全身的气血津液等精微物质。"神"有广义和狭义之分,广义之"神"是指人体生命活动的外在表现,狭义之"神"是指人体的精神意识思维活动,包括魂、魄、志、意、思、虑、智等各种心理思维过程和喜、怒、忧、思、悲、恐、惊等情志变化。《类经·针刺类》中"形者神之质,神者形之用,无形则神无以生,无神则形不可活"较为全面地阐述了形神之间相互对立统一的关系,生理上相互依存,病理上互为影响。《素问·宝命全形论》云:"凡刺之真,必先治神。"治神是针刺治疗疾病的基础和前提,贯穿于整个针灸治疗过程。针灸上工"守神",下工"守形"。杨骏对形与神的关系有深刻的认识,并有自己独特的见解。他认为形神一体,相互依存,"守神"指的是重整体,"守形"则是指局部和症状;"守神"的前提是"守形",神不守则形无可存,而形不守则神无可依。古人治疗重整体,故曰"上守神";所言的"下守形",则是指水平不够的医生只会看到症状而不能从整体看问题,并不是上工不看重症状。因此,杨骏认为"上守神"亦守形,在治疗上神形两者并重并举,相互协调,相得益彰。

❶ 头面躯体痛证

《素问·举痛论》曰:"经脉流行不止、环周不休,寒气入经而稽迟,泣而不行,客于脉外则血少,客于脉中则气不通,故卒然而痛。""痛则不通,通则不痛。"经络不通为疼痛的基本病机。杨骏认为,疼痛的病因多种多样,但其病机基本以虚实为纲,即虚痛、实痛,虚痛乃"不荣则痛",实痛乃"不通则痛"。治疗上,杨骏从病因、病机和病症三个途径入手,"调神"与"调形"并举,通过消除、阻断病因对气血运行的干扰,通调经络气血运行"调形",通过"调神"移神宁心使"神归其室"来达到"住痛移疼"。

如杨骏治疗三叉神经痛多选用上关透下关,并加电针和温针灸,再选头窍阴向下直刺,手法重至局部酸胀,达到疏通局部经络之效;同时选用印堂,针向鼻尖,手法平和,达到镇静宁神之功。在治疗颈椎病方面,杨骏善用百会调神,通督统阳,风池温针灸,随证加减,止晕用百会、供血,项强用承浆、后溪,麻木用夹脊、大椎,颈痛用三间、外劳宫。在诊疗腰痛时首分急慢,即急性腰痛和慢性腰痛,再辨虚实,即腰痛虚证和腰痛实证。急性腰痛多依部位循经取远端穴位,重刺激强通经络止痛以缓急,并选印堂移神住痛。慢性腰痛补肾不忘活血,活血不忘益肾,通过益肾护腰、壮骨、柔筋、调神,以活血通经、调筋正柱。杨骏妙用哑门配下关治疗颞下颌关节功能紊乱综合征,头针配肩三针治疗漏肩风,承浆配外劳宫治疗落枕等,均是在痛证治疗中形神同治的典范。

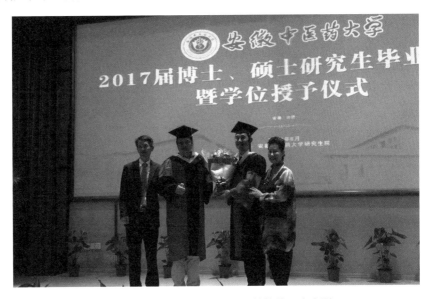
在安徽中医药大学培养的首位外籍博士李在渊

② 内科病证

杨骏应用针灸治疗诸多疑难杂症均有较好疗效,如治疗血管性痴呆,依据其发病机制,形神同调,创制"辨经刺井针"和"化瘀通络灸"特色疗法。治疗以脑为本,发力局部,应用人中、风池通脑络,供血、风府供脑血,百会、哑门、太阳开脑窍,四神聪、囟会醒脑神;以通为用,辨经刺井,应用十二井穴通经络,以井合原通脏腑,以井配丰隆、中脘、足三里通痰浊,以井加气海、血海通气血;以补为先,调养脏腑,应用太溪补肾充髓、神门补心安神、中脘补脾养神、太冲养肝调神。针对周围性面瘫,杨骏提出"辨证依经重穴分期"治疗,初病审因从原求治,久病入络刺之以通,痿痉在肉治在脾胃,难治从痰益气化浊,并创制"长针透经穴刺、滞针提拉法、健侧平衡对刺"治疗难治性面瘫,全程应用水沟调神。再如创新性改良压灸百会穴提神气、升气血治疗颈源性眩晕;选用印堂镇静安神、筋缩舒筋活络治疗面肌痉挛;以百会、神庭镇静安神,合谷、太冲疏肝理气治疗郁证;取百会、印堂、安眠、神门配合中脘、阴交治疗失眠;以百会、素髎、天突、膻中、中府、列缺治疗咳嗽;选用天枢通调脾胃,侠白宣肺滞肠,印堂、水沟、气海、关元、中脘通行任督治疗慢性泄泻,均是脏腑病症形神共调的范例。

 妇儿科病证

杨骏认为"月事少""月不通"等妇科疾病均可采用针灸治疗,《黄帝明堂经》中就提出中渚、水道、关元等43个治疗妇科病的腧穴。临床上常用督、任、肾、脾、胃、肝经脉腧穴,但首取百会以守神及治神,再配承浆调和阴阳,诱导患者入静,随后以气海、关元、中极、子宫、合谷、三阴交为主穴调理气血。杨骏还善用针刺少泽治疗产后乳汁不足、不通,艾条灸至阴矫正胎位不正,针刺地机治疗原发性痛经,电针三阴交治疗围绝经期综合征。

《小儿药证直诀》云:"五脏六腑,成而未全,全而未壮。"故小儿为稚阴稚阳之体,具有脏腑娇嫩、气血未充、脑髓待长等生理特点,易为发病、病种繁多、传变迅速、易趋康复。杨骏治疗儿科疾病多以点刺、轻刺为主,达到祛邪而不伤正目的。杨骏每半日诊治患者逾百人,但坚持首诊患儿,慈祥耐心与患儿交流,以消怯针。杨骏治疗小儿脑瘫以针刺百会、囟会、四神聪、风池强脑益髓,点刺督脉强脊调体;治疗小儿外伤偏瘫以国标头针的运动区或感觉区为主通脑醒神,辨证点刺患肢相应穴位疏通气血;治疗儿童近视以百会、哑门调神通窍,太阳、四白等局部穴位调畅气血;治疗儿童骨骼发育迟缓选用百会、大椎、身柱、长强助阳充髓,针刺四肢长骨骨骺疏经通络;治疗小儿遗尿以百会提气调神益髓,以肾俞、膀胱俞补肾固摄。

④ **皮肤科病证**

《素问·至真要大论》提到:"诸痛痒疮,皆属于心。"《明医指掌·疮疡疥癣证十》云:"疮疡痛痒皆心火,疥癣多缘血热生。"杨骏认为,皮肤类疾病皆可归结为心火血热,多由情志不畅、心气郁滞所致,治疗皮肤疾病宁心调神很重要。他常用百会、神庭、素髎、水沟、安眠、合谷、曲池、血海、地机、三阴交治疗瘾疹、痤疮、神经性皮炎、黄褐斑等各类皮肤病。轻刺百会、神庭、水沟、安眠四穴镇静安神,直刺素髎疏通肺气,合谷、曲池用泻法清热解表,浅刺血海、地机活血凉血,三阴交用补法滋阴清热,并配神阙拔罐、大椎刺血放血。杨骏还善用水沟配合局部火针点刺治疗带状疱疹,配合夹脊穴电针治疗带状疱疹后遗神经痛,围刺加温针灸治疗皮下囊肿,围刺加电针治疗腱鞘炎。

⑤ **其他疑难病证**

痉挛性斜颈是一种较为少见的颈部肌肉群阵发性不自主收缩引发肌张力障碍性神经系统疾病,其发病机制尚不明确,尚无特效治疗方法。《素问·骨空论》言:"督脉为病,脊强反折。"《素问·生气通天论》言:"阳气者,精则养神,柔则养筋。"杨骏遵从中医思维,认为该病为督脉失调,肝血亏虚,强脊柔痉之力不足,治疗上以督脉筋缩为主穴,直刺强通筋缩,得气后退针(不出针)调整针尖方向,分别斜刺双侧肝俞,既可通督脉养阳强脊,又可疏肝理气柔痉。重症肌无力是一种慢性、获得性自身免疫性疾病。杨骏博采众家之长,如国医大师邓铁涛从脾论治、著名针灸大家彭静山眼针疗法等,采用百会提气调神、头针眼针调和气血,中脘、气海、关元健脾益气,取得较好疗效。神经性耳鸣是耳鼻喉科常见三大难症之一,且大部分患者伴有焦虑状态,杨骏以调神与通窍并举,多用百会、神庭、水沟调神导气,耳周电针、温针灸、耳内冰片灸行气通窍。杨骏还应用百会、神庭、印堂、人中通督调神,应用足三里、三阴交、照海、申脉等穴调和气血治疗不宁腿综合征,应用调神通络、益气健脾、养血补虚之法治疗吉兰-巴雷综合征。

现代医学模式已由生物医学转变为生物-心理-社会医学模式,针灸"形神并调"更契合新时代社会群体健康需求。杨骏强调,针灸临证除要注重"形神并调"外,还要更多注重医者自身形神,从"必一其神,令志在针"到"正其神,欲瞻病人目,制其神,令气易行也",以做到"文明其精神,野蛮其体魄"。杨骏认为医者之神体现在自身的内在修养和综合素质上,指导弟子们要想成为一名优秀的中医学者,应以蕴藏中国优秀传统文化典籍为立德之基,以专业书本教材为立身之本,以临床科研前沿发展为立学之领。要求弟子们多涉猎文学、哲学、社会学、心理学等方面的知识,以更好地认识社会、环境,倾听、了解患者的身心,始终将人文精神渗透至医学专业。杨骏临证中更是富于仁爱之心,对待患者耐心细致、和蔼可亲,特别强调为医者要真诚正直、心存善意、富贵不慕、贫贱不辱。正如《大医精诚》所云:"凡大医治病,必当安神定志,无欲无求,先发大慈恻隐之心,誓愿普救含灵之苦。"

(二)注重"调平阴阳"

杨骏临证以任督经穴为常用,他在治疗中取任督经穴多有病症应针而解,患者呻吟而来,高兴离去,效如桴鼓。久之喜用任督经穴,或刺或灸,手揣心会,思极研深。杨骏将其所得写成《任督腧穴临床汇讲》一书,由人民卫生出版社出版。

该书中指出任督经穴多效,乃因契合中医针灸调和阴阳以治疗疾病的根本原则。《灵枢·根结》云:"用针之要,在于知调阴与阳。调阴与阳,精气乃光,合形与气,使神内藏。"治病求本,其本就是阴阳,中医针灸治病就是调整阴阳。由此,数千年来,调和阴阳使之平衡就是历代针灸家们所遵循的治疗原则和根本大法。

针灸调和阴阳,又以调任督最为便捷有效。任脉为阴脉之海,督脉为阳脉之海,任督分别主人身之阴阳,统领着人体的阴阳运行。针灸任督就是调和阴阳,使机体从阴阳失衡向阴阳平衡的状态转化,以达针灸治疗的最终目的,所谓"任督调而生死定",故临床以任督穴位多用。

任督两条经脉十分重要。任脉承诸阴经脉,又由诸阴经与五脏相通,掌管五脏及诸阴经的气血,主人身之阴而为"阴脉之海",对全身之阴起调节作用。督脉位于阳位,与全身各阳经都有密切联系,为诸阳之会,"为阳脉之总督,故曰阳脉之海",对全身阳气具有统率、督领作用。

任为阴脉之海,以调人体之阴;督为阳脉之海,以行人身之阳。阴阳调和,疾病不生;调和阴阳,疾病当除,任督也就必然重要。任督作为各自独立的两条经脉,作用也各不相同。但是,两者均起于中极之下,而又在龈交相通。两者属性又分主阴阳,相互联系、相互影响,密不可分,维系人体生理功能及身体健康。古人"任督调而生死定",这就是杨骏善用任督经穴的缘故。

① 调和阴阳

任督分别主人身之阴阳,两者相互沟通、协调,其调和阴阳的作用最为显著。任督两脉在阴阳属性中有特殊定位。任脉位于阴位,掌管特性属阴之五脏及诸阴经的气血,主人一身之阴;督脉位于阳位,对全身阳气具有统率、督领作用,主人一身之阳;任督协调,调节阴阳,阴阳调和。正是任督调和阴阳,所以任督经穴不局限于治疗局部性病症,在全身性病症治疗中亦多有应用,而且在养生康复、预防保健领域都有使用。杨骏在疑难杂病治疗中加龈交、承浆,即是调任督、和阴阳之意,常常力起沉疴。

② 统领经络

作为分别联系、沟通诸阴经脉和诸阳经脉的任督两经又相互沟通,使得任脉和督脉都与所有经脉联系,故任脉可"任维诸脉"、督脉可"督领经脉之海"。任督为人体经络主脉,沟通了十二经脉之间的联系,所以《黄帝内经》中有"调任督即调十二经"的说法,任督气行,则十二经之气通;任督二经之气塞,则十二经之气闭。临床对全身经脉不和之症,如全身虚衰、痿痹、疼痛等用大椎、百会、鸠尾诸任督经穴,多见其效。

③ 溢蓄气血

任脉、督脉参与气血循环流注,起到溢蓄十二经气血、调节十二经气血盛衰的作用。《难经·二十八难》载:"沟渠满溢,流于深湖……而人脉隆盛,入于八脉而不环周。"临床无论经脉气血虚实盛衰,任督经穴均有较好的调节作用,杨骏以膻中、中脘、气海调节上中下三焦之气,以关元、神阙、命门补精生血,就是调任督经穴溢蓄气血之意。

④ 调和脏腑

任督经脉穴位调和脏腑的功能与任督循行密切相关。任督主要循行于躯干,迫脏近腑,与所有脏腑相连;尤其脏腑的背俞穴紧贴督脉,与督脉经穴相通。如肺俞通身柱,心俞通灵台,肝俞通筋缩,脾俞通中枢,肾俞通命门,等等。所以调任督就可调和脏腑,使五脏六腑平衡、和谐,维持整体的健康状态。以筋缩治疗急性胃肠痉挛,以至阳治疗心胸痹痛,以中脘、神阙治疗腹泻等,均是取任督调和脏腑病症。

阴阳调,经脉通,气血行,脏腑和,任督两脉的综合作用十分重要。"任督之路实人生死之途",确是也。

(三)强调"杂合以治"

"杂合以治"出自《素问·异法方宜论》:"圣人杂合以治,各得其所宜,故治所以异而病皆愈者,得病之情,知治之大体也。"杨骏遵从古训,倡多种方法并用的治病原则,不同病情用其最为适合的治疗方法,以期获得最佳治疗效果。作为医生就应该掌握各种治疗方法,或针或药,或灸或罐,或综合使用,诸如此类在治疗中适当选用,多取其效。

❶ 针灸并用

《灵枢·官能》云:"针所不为,灸之所宜。"杨骏认为"针贵疾,灸贵稳",针刺起效快,可以迅速缓解各种临床症状;艾灸虽起效缓,但对巩固疗效有很大助益,临床中应针灸并用。他认为灸法的功效显著,有时甚至胜于用针。《素问·血气形至》曰:"五藏之俞,灸刺有度……病生于脉,治之以灸刺。"把灸放在针之前,称为灸刺。如临床用灸法治疗小儿手足口病、新冠病毒感染均获得较好效果,进一步发扬和创新了著名灸法大师周楣声"热症可灸,热症贵灸"的观点。杨骏还针对《灵枢》中"陷下则灸之"的经典灸法治疗原则进行辨析,认为"陷下"实指经络坚紧,收引下陷,绝不同于气虚下陷,亦非阳气虚脱之危证。导致经络陷下的原因则是寒邪侵袭,血凝经络,也有别于阳衰脉陷。因此"陷下则灸之"应是指寒邪侵袭,血凝经络,经脉坚紧下陷的病证,应用灸法治疗。

基于临床灸法日趋衰落状况,杨骏为抢救这一珍贵疗法,研究针灸经典古籍,创新改良方法,开展灸法系列临床实验,提出了"以重点病种突破体现灸法价值,以作用机制研究体现灸法科学内涵"的研究思路,创新不同艾灸方法的辨证施用,如"化瘀通络灸"治疗中风痴呆、点灸治疗功能性消化不良、辨证隔物灸治疗膝骨关节炎、井穴灸治疗手足口病、温针灸治疗过敏性鼻炎、冰片灸治疗神经性耳鸣、百会穴压灸治疗颈源性眩晕等,并开展了一系列临床研究,均取得佳效。

❷ 针药结合

针药结合为传统经典中医治疗方法,一针、二灸、三服药应为医者应有之技。《黄帝内经》曰:"微针治其外,汤药治其内。"针灸是通过激发人体自身的调节能力来治疗疾病,而人体的自我调节是有一定限度的,因此单纯使用针灸治疗某些疾病,难以达到理想效果。药物和针灸作用机制不同,药物发挥作用是通过干扰或参与机体内在的生理或生化过程来实现治疗目的,因此在某些疾病的治疗上药物的作用强于针灸。针灸和适宜的药物结合使用,可以发挥针药间协同作用的优势。杨骏在诊治中,当针则针,当药则药,当针药结合则针药兼施,临床尤其注重针药结合,如针灸同时辨证选用桂枝加葛根汤治疗颈椎病,用牵正散、桃红四物汤、补中益气汤、涤痰汤分期治疗面瘫,用附子理中汤合芍药甘草汤加减治疗痉挛性斜颈,用通窍活血汤加减治疗神经性耳鸣等,均是针药结合典型范例。

❸ 善用微针

微针系统疗法是以人身的特定局部同全身存在着投影式关联为理论依据,在此特定局部进行检查或施治,用以诊断或治疗全身各部分病症的方法。常用的微针系统有头针、耳针、眼针、手针、腹针、腕踝针、第二掌骨桡侧微针系统等。诸多的微针系统各有所长,杨骏在临床中善于将体针和相关微针结合,灵活运用,杂合以治。如以头针及腕踝针治疗各种关节痛证,对于肩、肘、腕、髋、膝、踝关节的疼痛,杨骏选用头针的相关对应点,结合相应的腕踝针,常可见针入痛止之效;治疗中风后遗症,则结合头针的运动感觉区;对于类风湿关节炎则结合腹针系统中的风湿点;治疗各种原因引起的中枢性瘫痪时又常结合眼针的相关部位;对于急性扭伤多结合第二掌骨桡侧微针系统治疗,均有较好的疗效。

❹ 重用特定穴

特定穴是指具有特殊作用的腧穴,包括五输穴、原穴、络穴、郄穴、八脉交会穴、下合穴、背俞穴、募穴、八会穴等。杨骏临床重视特定穴的应用,如中冲、涌泉、少冲、关冲治疗血管性痴呆。中冲穴是手厥阴心包经的井穴,根据"井主心下满""心包代心受邪"的理论,取中冲穴以清心开窍;涌泉乃肾经井穴,"肾出于涌泉",涌泉穴具有滋补肾中阴阳的作用。此两穴的选用,可谓精妙简练,切中病机。少冲穴是手少阴心经井穴,心主神明,针刺本穴具有开心窍、醒神志的作用。关冲穴为手少阳三焦经井穴,三焦经与心包经互为表里,针刺关冲可加强醒神开窍之力。杨骏治疗颈项之病,常配取三间穴替代列缺穴。古代的头项部强痛不适,由于防护条件原因,多归为风寒侵袭项背部引起,肺主皮毛,列缺为肺经络穴,用之可以宣肺散寒,故可以缓解风寒侵袭导致的头项强痛,所以古人有"头项寻列缺"之说;而现代患者情况则不同,颈项部的强痛不适主要由于长期伏案导致颈椎椎间小关节错位、椎间盘突出、骨质增生而引起,为骨节本身病变,"输主体重节痛",所以当取循经颈项手阳明输穴三间穴治疗,杨骏还善用通里穴治疗各种原因引起的失语、心悸,通里是手少阴心经络穴,通过络脉联系到心、舌。《灵枢·经脉》云:"手少阴之别,名曰通里,去腕一寸半,别而上行,循经入于心中,系舌本,属目系。"通,通道也。里,内部也。该穴名意指心经的地部经水由本穴的地部通道从地之天部流入地之地部。故通里穴具有清心安神、通经活络之效。言为心声,心主神明,心悸、怔忡、暴暗、舌强不语多为心神不宁、气血瘀阻所致,针刺通里穴可改善上述症状。此外,杨骏还常用内关穴治疗心律不齐、期前收缩(早搏)、认知障碍,用申脉穴治疗腰椎间盘突出症引起的下肢活动不利,用照海穴治疗中风引起的下肢活动不利等,皆是此意。

(四)灵活运用针术灸法

临床中影响针刺疗效的因素有很多,杨骏将其归纳为两个关键要素,一是腧穴选用,二是针术灸法。针术灸法对于临床取效起到极其关键的作用,如针刺就包括针刺的深度、角度、强度及治疗时长、频次等,合宜的针灸技术方法可激发得气,合理地守气、催气、调气,气至而有效,以彰显针灸的治疗效果。试例:

① 百会针灸醒神、守神、安神之别

百会穴位于人体至高正中之处,百脉朝会,可通诸经脉以治神。以百会治神是杨骏临床常用方法,但根据刺激方法不同又有醒神、守神、安神之别。百会醒神是用于治疗神匿窍闭、意识丧失类急症。《针灸资生经》云:"人身有四穴最应急……百会盖其一也。"指的是应用百会以救急。杨骏通过百会重刺重灸,以促醒苏神。百会深刺至骨,行强刺激手法,再用熏灸器在百会穴上熏灸1~2小时,以通脑开窍,还可配合辨证选穴,针刺十二经井穴、水沟、素髎、大椎等穴,用于治疗持续性植物状态、癫症等,疗效良好。百会守神是用于治疗神不守舍、神志涣散不宁类疾病,在治疗刺激强度方面较醒神为轻,以针感或灸感渗入颅内即可。杨骏善用百会穴,采用隔附子饼(直径2 cm、厚5 mm)或隔厚约5 mm的硬纸板压灸,灸程20分钟;采用清艾条悬灸大椎穴、神庭穴,灸程均为20分钟。加辨证取井穴和相关脏腑经,常见于治疗痴呆、帕金森病、焦虑症等。百会安神则是用于治疗心神不安、神志不宁类病症,刺灸量温和较轻,采用百会穴平补平泻,安静状态下留针40分钟,同时嘱家人用艾条温和灸,以调和大脑,常见于治疗失眠、抑郁症、小儿注意缺陷障碍等。可见施术不同,效应有别。

② 辨证隔物灸及深刺治疗膝骨关节炎

膝骨关节炎是一种病情复杂、病程较长的老年常见疾病,杨骏在临床分型中突出其"寒""瘀""虚"的病机特点,将膝骨关节炎分为风寒阻络、气滞血瘀和肝肾不足3种证型,分别创立了隔附子饼灸、隔姜灸、隔三七饼灸。隔附子饼灸和隔三七饼灸是分别将附子或三七研成细粉,用黄酒调和做饼,如硬币大,厚约4 mm,中间扎数孔,放于内外膝眼穴位上,置艾炷灸之,使热气入内。隔姜灸是取新鲜生姜切片,约3 mm厚,针刺数孔,上面放艾炷点燃,置于穴位上施灸,若感觉灼烫时将姜片连同艾炷稍稍提起,稍停放下,或直接往返移动姜片,至皮肤潮红、湿润为度,每次灸5~7壮。杨骏还依据传统中医针刺"直入直出,深入至骨"治疗骨痹的原则,内膝眼朝外上方斜刺、外膝眼朝内上方斜刺、膝中向内直刺,针刺深度为25~30 mm,进针后行提插捻转平补平泻法,使针下得气,患者出现酸、麻、胀、痛感为宜。针刺"得气"后,电针内外膝眼穴,疏密波,频率2/100 Hz,电流强度为1~2 mA,效果显著。自2007年始杨骏团队经多项国家及安徽省科技重点项目支持,通过针灸治疗膝骨关节炎的多中心循证研究,纳入研究病例749例,总有效率为88.52%。系列成果分获中华中医药学会科学技术奖二等奖,安徽省科学技术进步奖二、三等奖。

③ 辨证依经重穴分期治疗面瘫

杨骏以中医针灸理论为指导,融合传统中医针灸理论与现代医学知识,提出分期治疗贝尔面瘫的辨证依经重穴治疗方法,创立特色针术灸法,重视全程治疗。急性期面瘫应早期针刺,手法宜轻,宜用温针灸;恢复期以化瘀通络、调和气血为治则,加用电针,局部穴位透刺,取双侧合谷,可施重手法;后遗症期需辨别病位,精准施治,多用补法,辅以闪罐。创立长针透经穴刺、滞针提拉刺法、健侧平衡对刺等针刺方法治疗长病程疑难面瘫患者。在施治时使用0.35 mm×40 mm针灸针,针尖与皮肤呈15°角针刺约30 mm,达到浅筋膜层,以患者感觉酸麻胀痛为佳,得气后予平补平泻手法。激发多经气血运行,充养面部筋脉,促进面部功能恢复。滞针提拉刺法由滞针法和提拉法两种手法结合而成。滞针法是朝着一个方向捻转针体使肌纤维缠绕住针体,提拉法是捻转滞针之后,沿着针柄方向强力牵拉,带动皮肤与肌肉向牵拉方向移位,此手法可达催气行气、加强针感、牵正纠偏之效。杨骏认为面部肌肉瘫痪时间过久,额部、眼部、口角等部位肌肉力量不足,需要提供一个"始动力量"才能加速面部经络气血的运行,而滞针提拉手法刺激较大,可促使肌肉收缩,增强肌肉力量,改善肌肉血供,以修复损伤神经,有助于运动功能的恢复。健侧平衡对刺是基于人体整体平衡理念,"故善用针者,从阴引阳,从阳引阴,以右治左,以左治右",在面瘫患者健侧面部进行针刺。杨骏指出,面瘫后遗症期患侧气血亏虚、经脉失养,治疗时应以补益气血、疏通经络、调和阴阳为基本治则,在此阶段若只针刺患侧,则针感弱,不易得气,左右面部经气难以平衡,而健侧面部生理功能相对正常,气血通畅,故需配合健侧穴位,调节两侧面部经气,平衡左右阴阳。以上述方法治疗面瘫,取得十分满意的效果,尤其是顽固性面瘫、患病数年甚至数十年的面瘫亦见疗效。

三、基于临床疗效,研究针灸效应机制

(一)揭示针刺合谷促进大脑皮质功能重组机制

杨骏研究团队在国家973计划及省对外合作等重大课题支持下开展针灸治疗贝尔面瘫临床及机制研究。自1999年1月开始,历时20余年,在针灸治疗贝尔面瘫临床疗效和机制研究上取得突破。在多家单位共计开展临床试验13项,纳入贝尔面瘫患者966例。研究结果显示出比较明显优势,全面提升了面瘫治疗效果,实现五个创新和突破:①肯定了早期针灸介入疗效显著,突破面瘫早期不可针刺的固有观点;②通过临床总结并创立长病程疑难面瘫针灸治疗方案,突破该期无规范治疗的状况;③提出依经重穴治疗原则,创立贝尔面瘫辨证特色针术灸法,突破了原有针灸治疗形式并形成相关标准;④通过966例各期贝尔面瘫患者随机对照研究,显示全程应用特色针术灸法可显著提高临床疗效,突破贝尔面瘫治疗效果;⑤通过应用功能磁共振等技术,肯定针灸治疗促进面瘫患者皮质功能重组,部分突破针灸治疗贝尔面瘫的神经生物学机制。该研究获2021年安徽省科学技术奖一等奖。杨骏坚持以临床有效性推动效应机制研究,从而更好地指导临床实践。通过采集404例次贝尔面瘫患者及健康志愿者fMRI研究数据,其中贝尔面瘫fMRI样本是全球最大的贝尔面瘫影像学针灸治疗研究临床样本库。通

过分析健康人和贝尔面瘫患者大脑对针刺的反应,发现针刺合谷穴不仅能够激活大脑皮质手部代表区也能激活面部代表区,为中医经典学说"面口合谷收"提供现代科学基础,为针灸治疗远端取穴提供生物学基础。通过纵向观察发现面瘫患者针刺治疗前后大脑皮质发生了功能重组改变,肯定了皮质功能重组在面瘫康复中的作用。针刺任务态fMRI研究结果显示,大脑对针刺的反应与大脑功能状态密切相关。协变量分析结果显示,针刺刺激开始之后不同时间大脑对针刺的反应明显不同,呈现出"习惯化"特征,证实了针刺累积效应的存在,揭示了临床针刺治疗的神经生理基础。通过长病程疑难面瘫患者的早期和后期针刺磁共振研究,发现针刺前后的初级感觉皮质功能连接有显著差异,验证了针刺通过改变大脑功能连接发挥治疗作用。左侧初级运动皮质与左侧额下回在针刺后功能连接增强,推测初级运动皮质通过反应性增强其与运动感觉相关区域的功能连接,实现

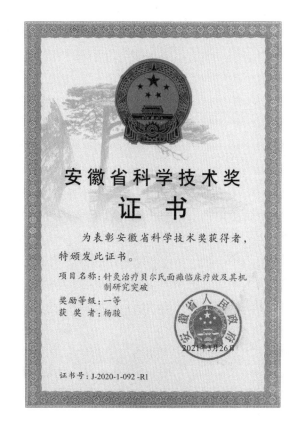

荣获安徽省科学技术奖一等奖

感觉运动协调功能。针刺可以促进异常默认模式网络功能连接的恢复,调节患者感觉和情绪,这可能是长病程疑难面瘫针刺前、后的额上回、楔前叶皮质区血氧依赖水平成像(bold)反应增加的机制。该研究获2022年中华医学会科技进步奖三等奖。

(二)揭示辨经刺井针、化瘀通络灸治疗血管性痴呆的生物学机制

杨骏团队研究创建了"辨经刺井针"和"化瘀通络灸"两种治疗血管性痴呆的疗法,通过长期研究发现广泛的缺血损伤后神经–血管调控机制,"辨经刺井针"和"化瘀通络灸"具有明确的神经保护和血管再生作用。

"辨经刺井针"是从大量临床数据优选出的以针刺病变经脉井穴为主治疗血管性痴呆的有效方法。课题组采用的"辨经刺井"疗法,能够明显提高疗效。研究发现:①针刺井穴近期在改善脑血流基础上,减缓中枢神经系统内缩血管物质释放,产生更强的增加脑血流灌注作用;远期能够促进脑血管再生,加强缺血性损伤后的神经元修复;②针刺井穴降低血管性痴呆大脑神经细胞内Ca^{2+}浓度,降低脑组织中自由基水平和胆碱酯酶活性作用,发挥神经保护作用;③针刺井穴对缺血损伤敏感海马区有明确的减缓脑细胞凋亡作用,能使海马区神经元变性、坏死情况明显好转,并最终改善痴呆临床症状、提

高智能量表成绩,体现出很好的疗效。揭示了促进脑血管再生是血管性痴呆的神经元修复的重要环节。

艾灸头部组穴具有"化瘀血,通脑络,填髓海,醒神智"之功,临床疗效满意,总结为"化瘀通络灸"。研究发现:①血管运动神经的功能变化,相应的神经递质和神经肽分泌增加或减少;②体内扩张血管活性物质增加,缩血管物质减少;③缺血性损伤脑内要害部位促血管生成关键物质表达增强,表现出明显的促进内皮细胞增殖、迁移的作用,最终产生一系列缺血性损伤组织的修复过程。揭示了针灸促血管生成机制是治疗血管性痴呆的核心环节。

杨骏团队自2001年1月开始先后开展"辨经刺井"和"化瘀通络灸"疗法治疗血管性痴呆的临床应用,分别观察620例和361例病例,疗效82.2%~85.6%,高于西药治疗和普通针灸治疗。所创立的"辨经刺井针"和"化瘀通络灸"疗法被国家中医药管理局作为中医药适宜技术进行推广应用,应用单位达到15家;该项目得到了8项国家自然科学基金的资助,获安徽省科学技术进步奖二等奖、中华中医药学会科学技术奖二等奖。

(三)揭示辨证隔物灸治疗膝骨关节炎的效应机制

杨骏团队自2007年始,在多项国家中医药管理局和安徽省科技重点项目支持下,对辨证隔物灸(隔附子饼灸、隔姜灸、隔三七饼灸)治疗膝骨关节炎开展多中心循证研究,前后共纳入研究病例1 051例,其中以针灸治疗膝骨关节炎病例749例,经比较单项症状、体征分级量化表、疼痛视觉模拟量表(VAS)、数字疼痛量表(NRS)、描述疼痛量表(VRS)、膝关节Lysholm评分等量表,按照中药新药临床研究指导原则、尼莫地平法疗效评定标准,结果显示针灸治疗膝骨关节炎有效例数663例,总有效率为88.52%;而西药(双氯芬酸钠)对照组总有效率为86.33%,表明针灸对膝骨关节炎具有良好的临床疗效和较好的镇痛效果,并可避免长期口服非甾体抗炎药可能引发的胃肠道或者心血管方面的不良反应。

在临床研究有效性的基础上,杨骏团队开展系列机制研究,通过基础动物实验来探讨辨证隔物灸治疗膝骨关节炎的作用机制。结果显示,辨证隔物灸能有效降低佐剂性膝关节炎模型兔血清、关节滑液和关节软骨中基质金属蛋白酶(MMP-3)、诱导型一氧化氮合成酶(iNOS)的含量,有效降低创伤性膝关节炎模型兔血清中IL-1β、TNF-α的含量,减轻关节软骨损伤程度。通过神经影像学研究,采集膝骨关节炎慢性疼痛患者和健康被试的静息态和针刺任务态的影像扫描,发现针灸后背侧中缝核与壳核之间功能连接相较于针灸前增强,且功能连接增强与疼痛程度相关;采集了丘脑部位的MEGA-PRESSMRS数据,发现膝骨关节炎患者的丘脑GABA$^+$水平改变与性别相关,而针灸后患者GABA$^+$水平均趋向于针刺前健康对照组GABA$^+$水平。系列成果分获中华中医药学会科学技术奖二等奖,安徽省科学技术进步奖二、三等奖数项。

(四)揭示点灸治疗功能性消化不良、手足口病的作用机制

点灸作为灸法的一种,类似古代雷火神针,为全国著名老中医周楣声主任医师总结数十年临床治疗经验,改造发明"万应点灸笔"配合药纸直接点灸在穴位上以治疗疾病的一种方法。杨骏自2005年始,在国家中医药管理局科研专项的支持下,深入开展点灸治疗功能性消化不良、手足口病的研究。通过多中心、大样本研究点灸治疗功能性消化不良结果显示:①点灸特定穴治疗功能性消化不良(痞满型),能显著改善功能性消化不良症状、体征评分,疗效显著,是一种临床有效的治疗功能性消化不良(痞满型)针灸疗法。②点灸组与药物对照组(吗丁啉)疗效对比,两者无显著差异,表明点灸特定穴治疗功能性消化不良(痞满型)疗效确切,但两组不良反应比较上,点灸组明显优于药物对照组。③治疗时间与效果的关系:在临床实验观察中,选治疗5天次为一时间点,分析治疗次数、时间与疗效之间的关系,发现点灸特定穴治疗功能性消化不良(痞满型)每治疗5天,功能性消化不良症状、体征评分都有显著变化,提示针灸可能是有时效性的,在一定的时间内可能会有效价累积效应。②各中心疗效对比:经协方差分析,$P=0.142$,三个中心在疗效上无差异。提示点灸特定穴治疗功能性消化不良(痞满型)有效,是三个中心不同治疗者治疗未有差异的根本因素。动物基础实验显示:①点灸特定穴可改善功能性消化不良大鼠胃动力,增强胃肠蠕动,其作用效应与对照药吗丁啉相似。②点灸特定穴可调整胃电节律;对胃体、胃窦部胃电频率、幅值、胃节律都具有趋于正常化的作用,其效应与对照药吗丁啉相似。③点灸特定穴可调整血浆、胃窦及下丘脑组织MTL水平,具有调整血清、胃窦及下丘脑组织NO水平的功效。该研究获安徽省科学技术进步奖三等奖。

杨骏团队观察点灸对小儿手足口病的治疗效果,并分析其作用机制。将75例手足口病患儿随机分为3组,灸药结合组22例,采用点灸结合常规西医疗法;中药组29例,口服中药结合常规西医疗法;西药组24例,采用常规西医疗法。3组治疗7天后判定疗效,比较各组患儿皮疹、口腔疱疹、便秘或便溏、消化不良和厌食等症状疗效差异。结果:灸药结合组总有效率为95.5%,中药组总有效率为86.2%,西药组总有效率为83.3%,灸药结合组总有效率优于中药组、西药组(均$P<0.05$)。灸药结合组皮疹及口腔疱疹消退、便秘或便溏消退、消化不良和厌食消退的时间与另两组比较,差异均有统计学意义(均$P<0.05$)。该研究肯定了灸药结合组治疗小儿手足口病可有效改善患儿消化道等症状,缩短病程,减少患儿痛苦。应对突发公共卫生事件时,灸药结合能够充分发挥中医药独特作用。

四、注重标准建设,推动规范化发展

(一)创国家灸法标准,开针灸标准化之先河

艾灸疗法是针灸学的重要组成之一,古代文献对灸法的操作以"壮""麦粒"等计数

计量,但在科学飞速发展的今天,需要现代语言更精准的表达,方能规范艾灸的临床应用和科学研究。为适应这一趋势,解决制约传统医学现代化、国际化的难点,杨骏融汇传统医学和现代技术,首倡艾灸标准化操作,大力推动针灸标准化。20世纪末,杨骏向主管部门提出艾灸标准化研究项目,2006年牵头起草、创立了国家第一个灸法标准《针灸技术操作规范第一部分:灸法》,并由国家标准化管理委员会于2008年4月23日批准发布,当年7月1日起实施。杨骏将相关技术标准纳入其担任主编/副主编/编委的6部全国中医药行业高等教育规划教材,如《针灸治疗学》《针灸推拿学高级教程》等,并制作《针灸操作技术规范光盘》。该成果获得中国针灸学会科学技术奖一等奖、部分内容获安徽省科学技术进步奖三等奖,全面促进了艾灸疗法规范的发展,加快了针灸学现代化进程。

(二)创艾灸系列标准和针灸门诊装备标准,促针灸规范化医疗

以艾灸操作规范为基础,杨骏作为第一起草人先后起草制定了中华中医药学会《中医治未病技术操作规范(一)艾灸》、中华中医药学会《隔物灸治疗网球肘技术规范》、中国针灸学会《针灸养生保健服务规范》等系列艾灸临床应用规范;主持制定了中国针灸学会《针灸门诊装备设施配置规范》,全方位促进了针灸的规范化医疗。杨骏在当前"重针轻灸"的环境下,长期笃守艾灸阵地。先后主持《隔姜灸治疗肱骨外上髁炎中医临床诊疗指南》《辨证隔物灸治疗膝原发性骨关节炎的临床规范及机理研究》等多项国家级和省级标准规范化研究。创新血管性痴呆、膝骨关节炎、手足口病、功能性消化不良、鼻炎等疾病灸法治疗应用技术,竭力改变重针轻灸现状。系列研究成果及行业标准获中华中医药学会、中国针灸学会科学技术奖一、二等奖和安徽省科学技术进步奖三等奖等多项。

(三)创国际艾灸标准,倡针灸学科国际化

针灸作为中医的重要组成部分,于2010年被正式列入世界非物质文化遗产,率先走向国际化,已成为世界医学的重要组成部分。标准化是中医针灸国际化发展的趋势,求同存异才可统一标准。2013年5月14日,由世界针灸学会联合会组织,杨骏和中国中医科学院专家牵头,挪威、德国等几十个国家和地区的专家参与制定的《艾灸操作规范》正式颁布发行。该标准是世界针灸学会联合会首次发布针灸行业标准,对提高针灸科技竞争力、促进艾灸应用立法、推动针灸国际传播具有重要意义。

(四)大力宣传行业标准,推动针灸学科规范发展

充分利用国家中医临床研究基地、中医药国际合作基地、中医药标准化研究推广基地、针灸标准化研究示范基地等高水平平台,与国内外高水平医疗机构开展合作,主办或参加国际、全国学术交流会议,讲授各项艾灸标准,有效推动针灸行业相关标准和诊疗方案推广。杨骏还通过建立全国名老中医工作室基层工作站、安徽省针灸学会名医

工作站,大力培养针灸标准化人才团队,深入基层,全面宣传推广标准诊疗方案,确保标准化成果惠及百姓。

正是在标准化建设方面的突出贡献,杨骏被安徽省政府授予"标准化建设突出贡献奖"。

杨骏理论造诣深厚,学术特色鲜明,针灸技术水平高超,临床疗效卓著,在业内享有盛誉,深受广大患者称赞,声名远播海内外。受中华全国归国华侨联合会、安徽省外事办、世界中医药学会联合会、世界针灸学会联合会等部门委派赴40多个海内外国家和地区从事针灸讲学和临床指导,并成为数所国外大学特聘和专业组织顾问,传播中医药特色文化,为中医针灸走向世界做出了贡献。

◀ 第三节 临证精粹 ▶

一、精细化诊疗思维治疗三叉神经痛

三叉神经是第五对颅神经,含感觉神经纤维和运动神经纤维。三叉神经痛是面部三叉神经分布区域内反复发作的阵发性剧痛,又称痛性抽搐,被称为"天下第一痛"。临床分原发性(特发)和继发性(症状)两种。三叉神经痛的病因尚未完全明确,临床治疗虽可有效缓解疼痛,但均存在一定的复发率。杨骏通过临床实践,以

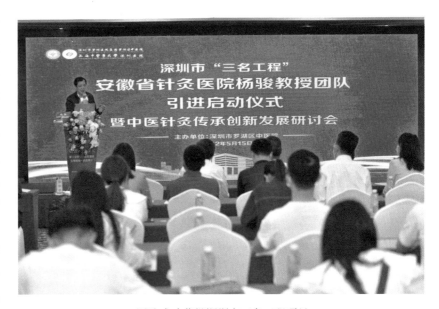

团队成功获批深圳市三名工程项目

"病-证-经-穴-针"治疗轴,探寻其针灸临证精细化思维的诊疗模式。

（一）精准化辨证

《素问·至真要大论》云:"谨守病机,各司其属。"杨骏强调,作为一名现代中医师,不仅要掌握疾病的中医病因病机、治疗法则,还应深谙其现代医学知识,如解剖结构、病理检查等。只有全面了解疾病的病位病性、病因病机、病理变化,以辨证论治为治法纲要,

才能做到有的放矢,理、法、方、穴、术全程精准施治,取得最佳疗效。

三叉神经痛在中医属"面痛"的范畴,病位在面部。病因病机多为外邪侵袭,阻滞经络,血脉不通;或脏腑失调,气血不荣。疼痛的病因及症状多样,但总的属性不外虚实两端,即"不通则痛"和"不荣则痛",但临证时"不通"与"不荣"常可错杂出现。现代医学认为三叉神经痛是以三叉神经分布区内出现短暂的反复发作性剧痛为主症的颅神经性疼痛,仅限于三叉神经的一个或多个分支支配的区域,以上颌或下颌分支为主。

三叉神经痛作为痛证是针灸治疗的一个优势病种,杨骏从"不通则痛、不荣则痛"的中医病机角度出发,提出"行气血、调虚实、通经络"的针灸治则,以针灸特色辨证结合现代解剖学及实验研究结果为佐证密切配合临床,认为针灸治痛"不可见痛止痛,止痛重在知因",并提出了针灸辨证的新观点:针灸辨证先定病性;经络辨证定病经病穴;部位辨证定病位病体;八纲辨证定表里虚实;脏腑辨证定脏腑。这一针灸特色辨证观点明晰了临床诊断思路,为针灸精细化诊疗体系的创建奠定了基础。

(二)精细化选穴

针灸治痛证穴位是关键。杨骏认为针灸治痛途径有三:病因治疗、病机治疗和症状治疗。此三者常相辅相成,共同发挥作用,选穴时需以此三者为前提,仔细斟酌,使"痛随利减,当通其络,则疼痛去矣"。杨骏在临证治疗三叉神经痛中思考周全、选穴精到,主穴选取:头面部取上关、下关、头窍阴、印堂,远端取合谷、足三里、太冲、太溪;顽固性三叉神经痛加用经外奇穴女膝穴。

❶ 观澜索源,远端选穴

经络理论是指导针灸临床实践的核心。根据"经脉所过,主治所及"的理论,手足阳明经循行过面部,经脉所过足三里、合谷穴,刺之可疏通面部经脉,通则不痛。《针灸大成》云"面痛齿疼腮颊肿,大指次指为一统"以及四总穴歌"面口合谷收"均可表明合谷穴治疗面痛行之有效。足厥阴肝经支脉从"目系"下向颊里,环绕唇内,太冲穴既是肝经原穴,亦是肝经输穴,"吻伤痛,太冲主之;目下眦痛,太冲主之",以疏肝气调气血;太冲与合谷配合,为开"四关",阴阳相调,气血相和,手足上下,通畅经脉气血,共奏止痛之效,为治疗三叉神经痛的特色组穴。

❷ 振叶寻根,局部选穴

疼痛是因致痛物质作用于痛觉感受器经脊髓、丘脑到达大脑皮质而产生的一系列症状。上关穴、下关穴分别位于三叉神经半月神经节的上方和下方,为三叉神经痛的主要病变部位。《针灸大成》载:上关治"(面)痉引骨痛"。《针灸资生经》载:"偏风口目𤻊,上关、下关。"透刺上关、下关作用于三叉神经半月神经节的解剖部位,以此扩大针刺刺激面积并取得更好的临床疗效。头针定位与大脑皮质功能区域关联密切,采用头针刺激相应的头皮可以影响相对的大脑皮质功能,顶颞后斜线区大致相当于感觉中枢在头皮的投影,此为头窍阴的解剖学取穴依据。《素问·宝命全形论》云"凡刺之真,必先治神",强调"治神"的重要性,印堂穴可调神止痛、移神宁心,使"神归其室"以达到"住神移疼"。解剖上,印堂穴布有三叉神经第一支额神经的分支滑车上神经。现代研究表明,电针百会、印堂可以抑制N-甲基-D-天冬氨酸受体(NMDAR)表达强度升高,可能通过影响谷氨酸兴奋途径影响情绪和痛觉的感受达到镇痛效应,电针刺激可以增强镇痛效应。

❸ 博闻强识,巧用效穴

杨骏治疗三叉神经痛常用太溪穴,出自《医学纲目》:"牙痛牙槽,取太溪。"《通玄指要赋》曰:"牙齿痛,吕细堪治。"太溪穴滋阴降火,引火下行以归元,属"阳病行阴"之法,为辨证取穴。取头窍阴,该穴为治疗面痛之要穴。如《灵枢·官能》云:"视前痛者,常先取之。"《针灸甲乙经》曰:"头痛引颈,窍阴主之。脉风成为厉,管疽发厉,窍阴主之。"《备急千金要方》曰:"窍阴、强间,主头痛如锥刺,不可以动。"用经外奇穴女膝,位于足后跟正中赤白肉际中,出自《备急千金要方》。《医说》载刘汉卿郎中患牙槽风,医皆不效,有丘经历,妙针法,与针委中及女膝穴,是夕即止。穴治齿槽炎、齿槽脓疡、牙槽风,与三叉神经痛相合。

(三)精细化施治

临症中影响针刺疗效的因素有很多,杨骏将其归纳为两方面:一是穴位,二是刺法。《太平圣惠方》云"穴点以差讹,治病全然纰缪",腧穴定位准确与否对针灸临床疗效至关重要;《素问·刺要论》有云"病有浮沉,刺有浅深,各至其理,无过其道",同时强调了针刺手法的重要性。

刺法上,杨骏采取上关互透下关,针感向面部放射,下关温针灸。上关下关透刺操作由三叉神经半月神经节解剖部位决定,如此操作影响面积更广作用效果更好。头窍阴配印堂,头窍阴针尖朝向耳门,针感至耳前;电针配对:上2组穴位,混频、低强度、30分钟左右,隔日一次。合谷配太冲需要重刺,足三里针刺得气加温针灸,太溪针刺得气,轻刺激,气至即可。久治不愈则重灸女膝。

(四)验案举隅

患者,女,55岁。2022年6月11日初诊。

主诉:左侧发作性头痛1年,加重1个月余。

现病史:1年前无明显诱因下出现头痛,就诊于安徽省立医院,诊断为"三叉神经痛",予马卡西平口服治疗后,症状稍好转。近1个月来头痛加重,继续服用药物症状改善不明显,遂就诊于安徽中医药大学第一附属医院针灸科。

刻诊:左侧面颊短暂电击样剧痛,疼痛持续2~3分钟后自行缓解,反复发作。

查体:面部痛、温觉未见异常,神经系统检查无阳性体征。舌紫苔薄,脉弦紧。

西医诊断:三叉神经痛;中医诊断:头痛(气滞血瘀证)。

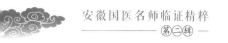

治则:理气活血,通络止痛。

取穴:上关、下关、头窍阴、印堂、合谷、太冲、足三里、太溪。

操作方法:患者取坐位,常规消毒后使用0.35 mm×40 mm毫针,上关、下关互透,针感局部重胀向面部放散;加电针,高频、低强度、疏密波,频率2 Hz/50 Hz,以患者能够耐受为度;并下关艾段温针灸。头窍阴:向下直刺,手法重至局部痛胀。印堂:针向鼻尖,手法平和。合谷配太冲:重刺。足三里:艾段温针灸。太溪:气至即可。留针30分钟以上,隔日针灸1次,10次为1个疗程。

1个疗程后,患者诉疼痛程度明显减轻,发作次数较前明显减少,嘱停服卡马西平。2个疗程后,患者诉头痛症状完全消失,夜寐安。

随访3个月,患者诉再无头痛发作。

二、形神共调治疗痉挛性斜颈

痉挛性斜颈又称颈肌张力障碍,是一种病因不清、罕见、难治性疾病,主要是由于胸锁乳突肌、斜方肌等颈部肌群自发性不自主收缩所致异常的姿势或者运动。此病多在成年后起病,患者常因受累肌群阵发性痉挛性收缩而感到疼痛难忍,严重影响日常生活。因该病病因尚未明确,临床缺乏特异性的治疗手段。现代医学治疗方案主要包括局部注射肉毒素、外科手术及口服药物,但肉毒素药效维持时间有限需反复注射,手术具有较大风险难以被患者接受,口服药物疗效欠佳且有多种不良反应。

(一)痉挛性斜颈的病因

痉挛性斜颈属中医"痉证"范畴,《景岳全书·痉证》曰:"痉者,其病在筋脉,筋脉拘急……其病在血液,血液枯燥,所以筋挛。"

杨骏认为督脉失司是痉挛性斜颈主要内因,外感风邪诱发此病。督脉循行于项背正中,为人体的中轴,督脉失司则中轴无力,无以平衡左右。《素问·骨空论》言:"督脉为病,脊强反折。"《灵枢·经脉》又言督脉之别,"实则脊强,虚则头重"。可见督脉失调会引起头项脊柱的病变。督脉统率一身之阳经,为阳脉之海。《素问·生气通天论》言:"阳气者,精则养神,柔则养筋。"督脉失司则阳气无法正常运行,阳不足则肌肉失养,筋脉拘急。魏荔彤《金匮要略方论本义·痉病总论》中云:"脉者,人之正气正血所行至道路也,错杂乎邪风邪湿邪寒,则脉行之道路必阻塞壅滞,而拘急之症见矣。"阳虚则阴盛,阴胜则寒,寒主收引,筋脉拘挛。督脉失司,加之外感风邪诱发此病。

(二)痉挛性斜颈的证治

① 分阶段治疗

因本病属于疑难罕见病,治疗过程中症状极易反复,总体疗程较长,杨骏一般会分为三个阶段进行治疗。

第一阶段重点为重镇安神,养阳柔筋。

《素问·宝命全形论》云:"凡刺之真,必先治神。"杨骏认为,首先该病的发生及加重常与情志因素相关,肝主疏泄、肝主筋,因情志不舒,肝郁气滞,气郁化火,火热生风,扰乱神明,神乱则形不安,筋脉拘急而发病。其次患者初始治疗,大多信心不足,容易产生焦虑烦躁情绪,所以第一阶段治疗以重镇安神为主。杨骏重视先"安神"后"调形",安神包括两方面内容,安医者之神和安患者之神,以己之神安病患之神,二神相合,则针效倍增。医者自身需"持针之道……神在秋毫,意属病者"到针刺时"如临深渊,手如握虎,神无营于众物";从"必一其神,令志在针"到"正其神,欲瞻病人目,制其神。令气易行也"。安患者之神,杨骏常取安神穴位并行针调气治神,比如选取百会,进针时向下斜刺刺入头颅帽状腱膜,后快速提插捻转,每分钟捻针60~100次,患者多有头皮发紧感。平补平泻手法加强得气感,起到重镇安神作用;取筋缩,直刺强通筋缩,得气后退针调整针尖方向,分别斜刺双侧肝俞。筋缩穴别名筋束,首见于《素问·气府论》,位于胸椎9、10棘突间,左右为肝俞穴,其脉气相通,因善治痉挛证而得名。筋缩先直刺0.5~0.8寸,大幅度捻转15~20秒,后向两边斜刺肝俞,留针30分钟,留针期间行针2次。还可在起针后拔罐,留罐10分钟。筋缩直刺可宣通督脉,使阳气布达,除逐阴霾;向两边斜刺起到疏肝理气、养筋柔筋作用。督脉为诸阳经之海,其脉贯脊入脑,脑为元神之府,故能调节脑功能。整体取穴以头部督脉穴为主,如百会、额中线、额旁1线、承浆、水沟、大椎、筋缩。

第二阶段重点为通督调轴,抑制痉挛。

督脉循行在颈项背正中,是人体的中轴,督脉是人体"阳脉之海",总督阳经,汇集一身之阳气,循脊将精微上输入脑;内外诸因导致督脉失司,中轴无力,则阳气不能正常运行,无以平衡左右,可见拘急蜷挛。痉挛性斜颈简单来说就是头颈部局部肌肉张力异常增高。杨骏将中医经络学说与现代神经肌肉解剖理论相结合,认为通调督脉、平衡中轴是"治本",抑制局部肌肉痉挛是"治标",标本同治。在第一阶段基础上加颈周穴位。取穴将体针与头针相结合。体针选取:双侧天柱、哑门、阿是穴(针刺双侧胸锁乳突肌胸骨头、锁骨头及胸锁乳突肌中端);头针选取:平衡区、舞蹈震颤区。

痉挛性斜颈是由于颈部肌肉痉挛导致头部发生旋转,长时间后会出现齿状突偏移,也就是寰枢关节半脱位。哑门及双侧天柱穴杨骏称之为三根定痉神针,从解剖角度分析,此三穴可直接调节寰枢关节,哑门针刺时针尖直达齿状突骨面,天柱针刺时针尖达到寰椎侧块,通过对寰枢椎双侧肌肉的松解,并配合行针手法:患侧行提插手法松解紧张的肌肉,非痉挛一侧直刺进针后用力单向捻转针身使肌腱缠绕针身,加强局部的紧张度,重建寰枢关节两侧的力学平衡,达到调节寰枢关节目的。选取天柱穴,其意有二,一是天柱穴处乃头部之支柱,可疏调膀胱经,发挥膀胱经固护督脉之力;二是可直接调节寰枢关节双侧肌肉,重建寰枢关节的力学平衡,达到调轴的作用。双侧天柱穴接通电针,疏密波,加强调节双侧肌肉平衡的作用。

针灸取效的关键有两点,在诊断明确的基础上一是取穴,二是针技。比如在阿是穴

（针刺双侧胸锁乳突肌胸骨头、锁骨头及胸锁乳突肌中端），杨骏采用围刺法、抑制行针手法，行针以捻针为主，快慢结合，手法幅度大、频率快、持续时间长、刺激量大，起到抑制肌肉痉挛的作用。选取局部阿是穴，是指患侧胸锁乳突肌及斜方肌起点处，通过对患侧肌群强刺激的操作手法达到抑制肌肉痉挛的目的，直接调整颈部神经肌肉的异常兴奋状态，起到镇静、止痛、缓解肌肉张力的作用。

杨骏认为斜颈主要影响胸锁乳突肌及斜方肌，可不拘泥于具体穴位，结合神经解剖，在肌肉起点或痉挛最明显处进行强刺激的针刺方法可达到对抗痉挛的目的。研究显示，针刺能通过抑制调节异常活动状态的脊髓运动神经元，使中枢神经对周围神经的下行性促通作用减弱，能降低肌肉的紧张度，缓解肌肉痉挛状态。

针刺平衡区及舞蹈震颤区，强化中枢支配周围，对大脑皮质水平进行调节，抑制中枢的异常兴奋信号，协同缓解局部肌肉的症状。舞蹈震颤区和平衡区来源于焦氏头针针法，主治舞蹈病、震颤麻痹等锥体外系疾病，对痉挛性斜颈也有很好的效果。双侧舞蹈震颤区接电针，疏密波，频率在0.2~0.5 mv。

第三阶段重点为健侧调平，养血柔筋。

经过前期的治疗，患者斜颈运动障碍得到改善，但是多数患者还存在感觉异常，一般疾病发展到后期还会出现气虚症状，久病必虚，杨骏常采取健侧调平的治法，通过针刺健侧激发气血以助患侧，也是"扶正通络，寓通于补"之意。

《灵枢·官针》云："巨刺者，左取右，右取左也。"健侧平衡对刺法也是对巨刺法的应用，即身体一侧有疾，而在对侧选取相应穴位治疗的方法。《素问·阴阳应象大论》曰"善用针者……以右治左，以左治右"，选取双侧颈夹脊、鸠尾、太溪穴。杨骏认为针灸治病的根本在于调体，即调人体之气血，《素问·调经论》言"人之所有者，血与气耳"；《素问·至真要大论》曰"疏其血气，令其调达，而致和平"。那么气血如何而来？脾胃为后天之本，气血生化之源，居中央而灌溉四旁，是气血的源泉，脾胃不虚而百病所生无由。《素问·玉机真藏论》曰"五脏者，皆禀气于胃；胃者，五脏之本也"；《幼科发挥·原病论》道"调理脾胃者，医中之王道义也"。所以选取中脘、气海、足三里健脾益胃，培补后天。

此外杨骏善用鸠尾穴，此穴为膏之原，起到升清降浊的作用，激发清阳之气上输可补益脏腑、充养元神，向下降浊可调降气机、和中降逆，起到豁痰安神之作用。

❷ 依症施治

症状不同，治穴各异。虽总体治疗原则一致，但患者临床表现各异，取穴方面也会有加减。比如针对头晕患者，大椎穴温针灸5炷，压灸百会穴约10分钟；针对病程较久患者筋缩穴或印堂穴埋置揿针3天；针对震颤明显患者，针刺腰俞穴；针对精神容易紧张，手心常出汗患者，常属于自主神经紊乱，杨骏加用大陵穴宁心安神；患者肩背部疼痛明显加用后溪穴；患者纳差、无力加用膻中、足三里穴补气健脾；患者畏风明显加取至阳、风府穴祛风通络。

(三)针药结合

《黄帝内经》曰:"微针治其外,汤药治其内。"杨骏临床坚持针药结合理念,在针灸的基础上,采用桂枝加葛根汤加减治疗痉挛性斜颈。《伤寒论》曰:"太阳病,项背强几几,反汗出恶风者,桂枝加葛根汤主之。"杨骏常用方药组成:葛根30g、桂枝10g、白芍30g、川芎6g、桃仁10g、红花10g、三棱15g、白术30g、地龙10g、全蝎3g、牡蛎(先煎)30g、甘草10g。本方以葛根为君,起到解肌疏筋、振奋胃气的作用。胃中清气得升,津液得输,筋脉得养。桂枝可助阳通络,解肌发表,白芍益阴敛营,白术健脾益气,桃仁、红花、三棱活血破血通络,川芎行气活血止痛,地龙、全蝎化痰通络,牡蛎固摄经气、重镇安神,共为佐药。甘草为使,调和诸药。诸药合用,奏疏筋活络、补中益气、重镇安神之功效。加减变化:失眠加龙骨、酸枣仁;情绪低落加淮小麦、柴胡、郁金;气虚乏力加黄芪、人参;面色萎黄加熟地、狗脊;畏寒、四肢不温加附片。

(四)验案举隅

患者,女,33岁,安徽寿县人。2022年7月7日初诊。

主诉:颈部不自主歪斜6个月余。

现病史:患者6个月前出现颈项部不抽动伴歪斜,诊断为痉挛性斜颈,行肉毒素注射治疗后未见好转,后再次行肉毒素治疗,效果不佳。2022年6月他医行针灸治疗及中药调理,症状改善不明显。病程中无头晕头痛,四肢活动自如,纳可,夜寐欠安,二便尚可,舌尖红,苔薄白,脉弦。

刻下症:强迫体位,头部向左不自主抽动,伴颈部疼痛,眼球无运动障碍,无复视。舌紫,苔薄白,脉弦。

查体:患者头颈部向左水平旋转60°,右侧屈曲15°,并稍有前倾,自主活动受限。头颈及枕部压痛明显,颈肩局部肌肉紧张,感觉系统检查正常,四肢肌力正常,肌肉无萎缩,生理反射存在,病理反射未引出,臂丛神经牵拉试验(-)。

西医诊断:痉挛性斜颈;中医诊断:痉证。

治则:通督调轴,养阳柔筋,调和气血。

取穴:头针取百会、大椎、头针(舞蹈震颤区、平衡区)、哑门、天柱(双侧)、阿是穴(左侧

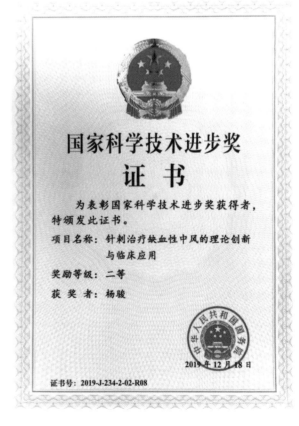

荣获国家科学技术进步奖二等奖

胸锁乳突肌起点处）、龈交、鸠尾、风池、颈夹脊穴（C5、C6）、筋缩、中脘、足三里（双）。

针灸一周3次，每次30分钟，10次为1个疗程，共治疗3个疗程。

中药：桃仁10 g，红花10 g，三棱15 g，葛根30 g，白术30 g，黄芪30 g，地龙10 g，全蝎3 g，赤芍30 g，桂枝3 g，甘草10 g，牡蛎（先煎）30 g，蒲公英30 g。每日一剂，早晚服用。

患者第一次治疗时头颈部基本正常，无歪斜，自感惊喜，取完针后又恢复原状，但治疗1个疗程后患者自觉颈项部较前轻松、舒适。治疗2个疗程后，患者静止状态下头颈部无歪斜、无旋转、无抖动，基本如常人，只是在抬举胳膊时发生向左侧水平旋转30°左右，患者颈部僵硬感和焦虑症状均减轻，且睡眠明显改善；治疗3个疗程后，患者头颈部基本无歪斜，恢复正常生活。

跟踪随访2年，患者症状无复发。

三、创新针灸方法治疗难治性面瘫

周围性面瘫是损伤面神经核及核以下部位导致的面部神经麻痹，临床特征以受损面神经所支配的表情肌群运动功能发生障碍为主，主要表现为发病的一侧面部表情动作减弱或消失，伴有口眼歪斜、口角流涎、抬眉受限、闭眼不能等症状。在临床诊治过程中，若对周围性面瘫患者面部穴位针刺时间过长或刺激量过重，则会导致面部组织的非炎性渗出、形成硬结，以及肌肉粘连，影响神经传递及面部血液运行，进而发展为面部肌肉运动障碍，并可出现"倒错"等一系列后遗症状。国外研究表明，经西医规范治疗后仍有15%的周围性面瘫患者存在后遗症。目前临床上对难治性周围性面瘫（以下简称"难治性面瘫"）的定义尚未统一，神经电生理研究表明，面神经损伤在3个月以内可有效恢复。杨骏团队前期研究，将病程大于3个月不明原因引起的周围性面瘫（包括"贝尔麻痹""亨特综合征"）定义为难治性面瘫。

（一）病因病机

根据古籍《三因极一病证方论》，本病的诱因不外乎内因、外因、不内外因3种。内因，《医门法律》曰"口眼㖞斜，面部之气不顺也"，指出面瘫病可因气血亏虚，头面不得气血濡养所致。外因，《诸病源候论》曰"风邪入于足阳明、手太阳之经，遇寒则筋急引颊，故使口㖞僻，言语不正，而目不能平视"，指出风寒、风热之外邪侵袭人体面部，可致气血运行不畅，气血不能上荣面部筋肉而发面瘫。不内外因，《素问遗篇·刺法论》云"正气存内，邪不可干；邪之所凑，其气必虚"，指出人体处于一种平衡状态才能保证身体健康。若患者体虚，卫外不固，感受外邪侵袭，则发为面瘫。若病程迁延，邪盛正虚，耗伤气血，气虚则无力推动气血运行，引起脉络瘀阻，进而形成正虚邪恋、虚实夹杂之势，日久不得愈，此即难治性面瘫。

（二）针刺手法

杨骏认为周围性面瘫进展到难治性面瘫时，需采用特殊的针刺手法才能获得较好的疗效,多运用"长针透经穴刺""滞针提拉刺法""健侧平衡对刺"3种针刺手法。

① 长针透经穴刺

透刺,一针透两穴,亦可一针透两经,是一种特殊的针刺方法,即用长针从某一穴位刺入,使针尖朝着另一个穴位,经过体内组织将针尖推至另一穴位之下。透刺法可激发两经或两穴经气,畅通面部气血运行,濡养面部筋脉,从而促进面部生理功能的恢复,并可加强针灸调节经气的作用。透刺法可使气至病所,再辅以针刺手法,加快经气的补益及邪气的疏泄,并且可扩大面神经刺激范围,缩短疗程。此法除对针刺方向、角度、深度要求严格外,还应当根据患者病情及针刺部位掌握透穴的多少。透刺法避免了多穴多刺,精简了穴位,减轻了患者的痛苦,可显著改善难治性面瘫患者的临床症状,促进面神经功能的恢复。

杨骏在治疗难治性面瘫时善用透刺法,其意有三:一则透穴疗法取穴少、刺激范围大,且可发挥"气至病所"的效果;二因面部肌肉层较薄,宜浅刺而不宜深刺,透刺既确保刺激的面,又可保证刺激的量;三为本病病在肌表,治疗宜用浅刺,当沿皮透刺。《素问·皮部论》云"是故百病之始生也,必先于皮毛",认为皮部为人体卫外的屏障,若邪气侵犯,必先受邪。

杨骏在临床施治时使用0.35 mm×40 mm针灸针,选取地仓透刺颊车,针尖与皮肤呈15°角针刺约30 mm,达到浅筋膜层,以患者感觉酸麻胀痛为佳,不宜深刺,得气后予平补平泻手法。地仓、颊车穴下有着丰富的神经,分布着面神经的颊支、下颌缘支及耳大神经的分支,两穴与面神经功能关系密切。透刺可引起面部神经的反射活动,加强神经与肌肉的联系,从而修复面部神经、肌肉的功能。地仓为手足阳明经、阳跷脉三经之交会,与颊车皆为足阳明胃经穴,"阳明主面",又"经脉所过,主治所及",足阳明胃经上荣于面部,故地仓透刺颊车可调节患侧面颊阳明经经气,以升阳气,从阳引阴,以气行促血行,从而改善"口僻"症状。《玉龙歌》云"口眼㖞斜最可嗟,地仓妙穴连颊车",可知此二穴皆为治疗面瘫的效穴。

② 滞针提拉刺法

滞针提拉刺法由滞针法和提拉法两种手法结合而成,滞针法是朝着一个方向捻转针体使肌纤维缠绕住针体,提拉法是捻转滞针之后,沿着针柄方向强力牵拉,带动皮肤与肌肉向牵拉方向移位,此手法可达催气行气、加强针感、升阳举陷、牵正纠偏之效。明代汪机在《针灸问对》中记载:"下针之后,将针或内或外,如搓线之状,勿转太紧,令人肥肉缠针,难以进退……搓以使气。"滞针提拉刺法在常规针刺作用的基础上,通过滞针之术将针刺至穴位及肌肉内一定深度后,捻转针柄,增大肌肉与针尖的摩擦力,增强肌纤维的收缩力,加大刺激量,增强针感,加强疏经通络之功,如《标幽赋》云"轻滑慢而未来,沉涩紧而已至";还可通过向单一方向强力牵拉滞针,将患者肌肉向相同的方向带动,从而起到牵正纠偏的功效,其疗效较常规针刺法更佳,能够较好地改善患者面部肌肉功能,提高患者生活质量。

杨骏认为面部肌肉瘫痪时间过久,额部、眼部、口角等部位肌肉力量不足,需要提供一个"始动力量"才能加速面部经络气血的运行,而滞针提拉手法刺激较大,可促使肌肉发生收缩,增强肌肉力量,还可以修复损伤神经,改善肌肉血供,有助于运动功能的恢复。常选用四白、颧髎行滞针提拉刺法,采用0.35 mm×40 mm针灸针向下刺入,捻转针柄,形成滞针,再向上提拉数次。从解剖方面来看,四白、颧髎穴下神经、肌肉分布较为丰富,如有眶下神经、面神经的颧支以及眼轮匝肌、提上唇肌等,滞针提拉两穴可兴奋局部神经,刺激所支配肌肉的功能恢复,促进眼睑闭合功能的恢复,缓解迎风流泪的症状,改善患侧口角下垂等症状。在地仓透刺颊车时,常在地仓滞针,然后向口角相反的方向进行提拉,以期达牵正纠偏之功。

❸ 健侧平衡对刺

中医学的整体观念将人体看作一个整体,在正常情况下,经脉传注,周而复始,沟通内外,运行气血,阴阳平衡,使人体处于一种动态平衡的状态。若人体阴阳失调、经脉失和,则表现为一侧偏盛,对侧偏衰,易感受外邪侵袭。因此有"夫邪客于大络者,左注右,右注左"之说。《素问·阴阳应象大论》曰"故善用针者,从阴引阳,从阳引阴,以右治左,以左治右",从而恢复两侧经脉的阴阳平衡。在面瘫患者健侧面部进行针刺,是对巨刺法的应用,《针灸大成》云"邪客于经,左盛则右病,右盛则左病,亦有移易者,左痛未已而右脉先病,如此者,必巨刺之",可见巨刺法可用于治疗左右阴阳失衡而引起的经脉痹阻、气血不通的疾病。

杨骏指出难治性面瘫患侧气血亏虚、经脉失养,治疗时应以补益气血、疏通经络、调和阴阳为基本治则,在此阶段若只针刺患侧,则针感弱,不易得气,左右面部经气难以平衡,而健侧面部生理功能相对正常,气血通畅,故需配合健侧穴位,随症选取地仓、迎香穴轻刺激,调节两侧面部经气,平衡左右阴阳。从西医学角度来说,可有效增加面部血流量,改善局部血液循环,缓解面部肌肉瘫痪的症状。

在诊治难治性面瘫时,特别强调对"倒错"现象的治疗。面瘫患者出现"倒错"现象,其原因大致可分为两种:一是因为发病时间过长,损伤的面部神经未能恢复,失去对面部肌肉的支配功能,面部肌肉则发生萎缩,使口角反牵而发生;其二是"假倒错"现象,因手法不当、刺激过强而引起患侧面部肌肉组织损伤,进而发展为肌肉挛缩,出现口角反向患侧的症状。从中医理论来看,"倒错"实际上是一个阴阳反复失衡的过程。治疗上除患侧常规针刺外,可取双侧地仓透刺水沟、承浆,并在健侧适当选取穴位,达到损其有余、补其不足之效,使面部左右之经气渐渐趋于平衡状态。

(三)验案举隅

患者,女,38岁。2018年6月9日初诊。

主诉:口角左歪伴右侧眼睑闭合不全4个月。

现病史:4个月前晨起时自觉口角左歪,鼓腮不能,右侧眼睑闭合不全,右侧额纹消失,遂就诊于当地诊所,行针灸、口服甲钴胺等治疗,症状改善不明显。

刻下症:面部僵硬,口角左歪,右侧鼻唇沟变浅,右侧眼睑闭合不全,右侧额纹变浅,饮食、睡眠一般,二便尚调,自诉发病前有劳累受凉史,舌淡暗、苔薄白,脉沉涩。

查体:神清,精神可,右侧眼睑闭合不全,露出白睛约2 mm,抬眉受限,右侧鼻唇沟变浅,示齿口角左歪,鼓腮漏气,伸舌不偏,舌前2/3味觉减退。H-B面神经分级Ⅳ级,Sunnybrook(多伦多)面神经评定系统评分47分,2018年6月9日面神经肌电图示:右侧面神经(眼轮匝肌、口轮匝肌)运动传导动作电位波幅较左侧减低。

西医诊断:周围性面瘫;中医诊断:面瘫(气虚血瘀证)。

治则:祛风散寒,益气通络。予针灸治疗。

取穴:百会、头维、水沟、迎香、地仓、承浆、足三里、气海,右侧阳白、四白、颧髎、牵正、颊车、翳风、风池。

操作:患侧地仓、颊车相互透刺;四白、颧髎针尖向下刺入35 mm,单方向捻转,滞针后再提拉

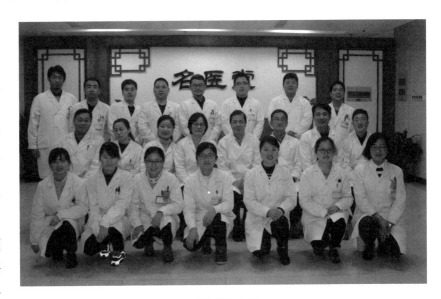

团队集体合影

针柄,行滞针提拉刺法;健侧地仓、迎香浅刺5 mm,余穴常规针刺,行平补平泻,留针30分钟。每周治疗3次,10次为1个疗程。

治疗期间嘱患者避风寒,自行对镜子练习表情,按摩面部肌肉。

治疗1个疗程后,自觉面部僵硬感减轻;治疗2个疗程后,口角无明显歪斜,鼓腮不漏气,眼睑可完全闭合,额纹稍变浅。H-B面神经分级Ⅱ级,Sunnybrook(多伦多)面神经评定系统评分75分。2018年7月28日面神经肌电图示:双侧面神经运动传导动作电位潜伏期及波幅正常、对称。1个月后电话随访,患者诉口角不歪,眼睑可闭合,自觉面部稍僵硬,无其他不适。

四、宗气机理论,针药并用治疗慢性泄泻

《素问·脏气法时论》载:"脾病者……虚则腹满肠鸣,飧泄食不化,取其经,太阴阳明少阴血者。"从脏腑角度,"五脏"统论,强调泄泻主要病变在脾。《素问·至真要大论》曰:

"太阳之胜……寒入下焦,传为濡泻。"《素问·阴阳应象大论》曰:"湿胜则濡泻。"从外邪而论,以寒、湿为主。《素问·太阴阳明论》曰:"食饮不节,起居不时者,阴受之……阴受之则入五藏……入五藏则瞋满闭塞,下为飧泄,久为肠澼。"还从饮食、情志立论,分析泄泻病因病机。杨骏认为泄泻病因虽然复杂,但与湿邪关系最为密切,其基本病机为脾胃受损,湿困脾土,肠道功能失司,病位在肠,病机关键为脾失健运。

(一)临证取穴,诊察脉象以调气

《灵枢·九针十二原》云:"凡将用针,必先诊脉,视气之剧易,乃可以治也。"临床对于慢性泄泻的患者,杨骏必先诊其脉,以判断经脉"气盛有余"还是"气虚",判断"刺之而气不至"还是"刺之而气至"。而调气之法可根据患者脉象的变化调整,《灵枢·终始》云"邪气来也紧而疾,谷气来也徐而和",脉象坚紧则泻,脉象徐缓则补。

❶ 通调升降,活用天枢运脾胃

《素问·阴阳应象大论》曰"清气在下,则生飧泄",指出人体阴阳的升降,并且用升降失常理论来解释泄泻病机。杨骏宗《黄帝内经》古训,学有创新,临证从气机论治泄泻,选穴常用天枢、足三里、公孙。天枢,属足阳明胃经,大肠募穴,为人身上下之气的枢纽。《素问·至真要大论》云:"身半以上……天之分也,天气主之;身半以下……地之分也,地气主之……半,所谓天枢也。"天枢穴在脐旁2寸,脐上为天,脐下为地,穴当脐旁为上下腹之界,故以天地之枢纽谓之。所以能调理上下所行之气,既可通矢气,利大便;又可止泻痢,实大便,全赖此"枢"之功也。杨骏临床治疗泄泻多责之于"肠",天枢穴属阳明,内应横结肠屈曲回折之端,长于辅助肠中水谷之气化。杨骏从现代解剖学角度分析,左侧天枢内合降结肠,右侧合升结肠,故泄泻只取患者左侧天枢,若合并便秘则加右侧天枢。募穴是人体脏腑之气汇聚之处,故取大肠募穴天枢以调整肠胃气机。足三里,足阳明胃经之合穴,《灵枢·五乱》载:"气在于肠胃者,取之足太阴、阳明;不下者,取之三里。"公孙,足太阴脾经之络穴,联络脾、胃两经,通于冲脉,具有通肠和胃、平冲降逆之功。主升的足太阴脾经和主降的足阳明胃经经穴相配,其一升一降在动态中维持气机通畅,阴阳平衡。

❷ 并行出入,妙使侠白以宣肺

《素问·六微旨大论》有言:"出入废则神机化灭;升降息则气立孤危。"人体的生理活动,包括人体之气与天地自然之气的交通,脏腑之间的生克制化,精微物质的输布代谢,正气对病邪的抵御驱逐等,都依赖气机的升降出入。脏腑生化之机失常,升降出入运动紊乱则发病。肺与大肠相表里,肺气宣降失调,则气机不能循经入大肠,大肠降浊功能失司,则生泄泻。杨骏治疗慢性泄泻常用侠白,每每用之,疗效颇佳。侠白穴,两手下垂,夹胸肺两旁,肺脏五色主白,故名"夹白",为手太阴经行气之夹道。肺气宣质轻之清气排出体外,使质重之浊气下归大肠。大肠之气,以通降为顺,可将糟粕排出体外,但水谷津液亦有随糟粕而下者,故其同时又可纳清气上归。肺气郁闭,则宣发失司,清气不能上升,肺气郁迫于上,清气下流,大肠通降无度,发为泄泻。此时针刺侠白穴,畅行肺经经气,以开肺闭,则泄泻可止,与"提壶揭盖"之法有异曲同工之妙。另六气理论言明"太阴湿土",太阴两经,湿是足太阴脾的本气,手太阴肺的本气是燥,泄泻一病,脾中的湿气易侵入肺中,阻碍肺气的敛降。侠白穴行肺经之气,湿去则大肠得燥,泄泻亦止。

❸ 通督调神,联络任脉平阴阳

《素问·宝命全形论》曰:"凡刺之真,必先治神。"神是人体整个生命活动的最高主宰,代表了人体的生命活动力。而一切生命活动的动力是"气",所以这里的神是气的总概括。气为神之使,神为气之用,神存则机生,神去则机息。神伤不仅可发生神志之疾,更能使脏腑气血、四肢百骸功能失常,而变生诸病,所谓"主不明,则十二官危"。故疾病的治疗必须以患者神气的盛衰为依据,以调理神气为根本,此为治病取效之关键。杨骏临床上常选用百会、印堂、水沟穴通督调神。

慢性泄泻患者通常病程较长,在发病之初,多离不开"邪之所凑,其气必虚",发病日久,耗气伤气,则"久病必虚"。杨骏师古而不泥古,取穴常用任脉经穴中脘、气海、关元。任脉汇集上焦宗气、中焦水谷之气、下焦元气,具有调理全身气机的作用,故任脉以调气为用。六腑之气汇聚在中脘穴,有升清降浊之效;关元为元气之根;气海为生气之海。三穴合用,共奏益气固摄之效。任脉为诸阴经之会,向内联系五脏,内藏五脏神气。督脉为阳经之海,入络于脑,为神所居之处。两经前后对应,督升任降,通调两经,平衡阴阳。

(二)用方轻灵,健脾化湿调气机

杨骏治疗慢性泄泻以健脾化湿为主,佐以行气止泻。遣方以四君子汤作为底方,益气健脾,常加砂仁、泽泻化湿;苏叶、苏梗通行肠腑;葛根、升麻升阳止泻;亦用行气之品令气行湿亦行。中药的升降浮沉是中药药性理论的重要组成部分,是中医理论体系中气机升降出入学说在药学领域中的具体体现。气主于肺,枢纽在中焦,肺气宣发,助脾升清,肺气失宣而致脾之不升,泄泻不止,治疗以升宣肺气,药用苏叶、苏梗辛香芳化,二药质轻、药性温和,外可疏表透邪、通达经脉,内可辛香达郁、辟秽化浊,中可调节脾胃气机,使气行通畅则水运复常。现代药理研究表明,苏叶有抑菌防腐、解热作用,对葡萄球菌、大肠杆菌、痢疾杆菌均有抑制作用,有助于胃肠功能恢复。杨骏承《黄帝内经》绪余,善用风药升清气,在脾胃病的治疗上注重脾阳的升发,以遂其生升之性。《素问·风论》云"久风入中,则为肠风飧泄",故临床治疗泄泻病常用葛根、升麻、苏叶、荷叶,取"风能胜湿"之意,葛根、升麻又可令轻扬升举之药升举清阳。借风药轻扬上浮之性,引提脾胃清阳之气,使藏于阴霾的浊气得降,而达升清降浊之功。杨骏认为调气是治疗疾病的主要方法之一,但调气的手段并不仅仅局限于使用理气方药,还要针对引起气机不调的病因进行治疗,寒者温之,热者清之,虚者补之,实者泻之,汗、吐、下,皆是调气。

（三）多法结合，艾灸拔罐皆相宜

杨骏经过长期临床实践，临证治疗内科杂病采用多种治疗手段，对于慢性泄泻患者，针后于神阙留罐10分钟。神阙穴，位于脐中，联络五脏六腑、四肢百骸，可调节全身阴、阳、气、血，具有回阳固脱、调和阴阳的作用。杨骏认为神阙穴为先天之"结蒂"，后天之"气舍"，在内近大小肠，取之以通畅矢气。神阙是交通之门户，一身之主宰，应变无穷，可聚之，可灸之，《灵枢·官能》有云："针所不为，灸之所宜。"杨骏每遇此病，神阙起罐后必须灸之，配合艾灸，使热力内达腧穴，疏通腹部经气，颇获良效。杨骏承《黄帝内经》古训，广泛应用艾灸于临床，临证寒热虚实皆可用之。杨骏采取多重手段结合以提高临床疗效，恰如其在临床施教中常常强调，疗效应是每个医师关注的重点，提高疗效是临床工作的重中之重。

（四）验案举隅

患者，男，33岁。2018年8月11日初诊。

主诉：腹痛腹泻10余年，加重近1个月。

现病史：10年前食入不洁食物后出现腹痛腹泻，未予重视，每服药（具体不详）后缓解。因腹泻反复发作行肠镜、胃镜、大便常规等检查，诊断为慢性肠炎，间断服用奥美拉唑、黄连素、中药汤剂等药，症状缓解。1个月前感冒后出现大便时溏时泻，次数增加，服用中西药物效果皆不佳，遂就诊于安徽中医药大学第一附属医院。

刻下症：便溏食少，面黄乏力，睡眠不佳，舌胖、苔白，脉弦。查体：腹部平坦，腹软，未及压痛、反跳痛及肌紧张；无移动性浊音，胃泡鼓音区正常，膀胱叩诊阴性；肠鸣音每分钟6次。

西医诊断：慢性肠炎；中医诊断：泄泻（脾胃虚弱证）。

治则：健脾益气，化湿止泻。

取穴：百会、印堂、承浆、侠白、中脘、水分、天枢（右侧）、气海、关元、足三里、公孙。

操作：患者取仰卧位，常规消毒后，取0.35 mm×25 mm毫针，斜刺百会、印堂、承浆10~15 mm，直刺侠白、中脘、水分、天枢、气海、关元、足三里、公孙15~23 mm，得气后行提插捻转平补平泻法，留针40 min。针刺后于神阙穴拔罐，留罐10 min，再将3段长约3 cm的艾条一端点燃，均匀置于艾灸箱中，将艾灸箱放于患者腹部施灸。针灸隔日治疗1次，每周3次。

中药处方：白术10 g，茯苓12 g，泽泻9 g，葛根20 g，砂仁3 g，升麻10 g，大腹皮10 g，苏叶10 g，苏梗10 g，甘草3 g。7剂，水煎服，每日1剂，早晚分服。

治疗5天后，患者食欲增强，腹泻次数减少；治疗10天后，腹胀减轻，大便次数、便质基本正常；治疗6周后，患者大便次数、便质正常，面色如常，饮食、睡眠正常。随访3个月，未见复发。

郑日新

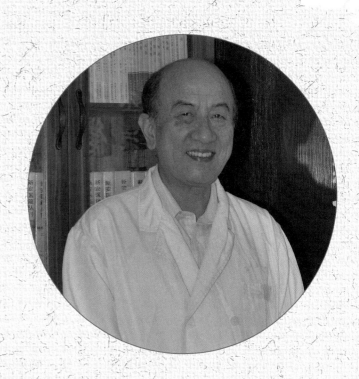

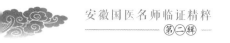

第一节　名医小传

郑日新,男,安徽歙县人。安徽中医药大学教授、安徽中医药大学第一附属医院主任医师、教育部人文社会科学重点研究基地徽学研究中心研究员。国家中医药管理局首批中医学术流派"安徽新安医学郑氏喉科"、安徽省非物质文化遗产"新安南园喉科医术"的代表性传承人,第五、六、七批全国老中医药专家学术经验继承工作指导老师,全国名老中医,第二届安徽省国医名师。担任中华中医药学会耳鼻咽喉专业委员会学术顾问、世界中医药学会联合会耳鼻咽喉专业委员会常务委员、安徽省中医药学会耳鼻喉专业委员会名誉主任委员等学术兼职。

从医50年来,一直致力于新安医学及郑氏喉科学术思想的研究,通过整理校勘新安医学文献,发掘流派特色、凝练学术精华、升华流派理论,并开展相关课题的科学研究和新药研发,系统总结出郑氏喉科治咽喉热病"辛凉养阴"的创新性治则,对流派特色进行了再创新;对郑氏喉科《重楼玉钥》"内外同治""针药并用"的学术特色进行完善,提高了对咽喉急性热病的临床疗效;扩大了流派经验新用法,使用郑氏喉科"护元散结法"治疗腺样体肥大,获得了良好的效果;创造"三方向比较法"的文献研究新方法;开设"中医流派传承示范门诊",专注中医方法治疗现代难治性病症研究,特色鲜明,疗效显著。发表学术论文65篇(第一作者和通讯作者发表学术论文38篇),出版著作20部(主编5部),获安徽省科技进步奖二等奖、中华中医药学会学术著作奖一等奖等奖励。

第二节　学术特色

郑日新对临床常见疾病的认识略有新见,阅读中医经典偶有心悟,临床治则与见解源于郑氏喉科学术流派。虽是一家之言,当对中医学术发展有所裨益。兹分述如下。

一、疾病新识

(一)腺样体肥大新识

1 新病种新认识

临床疾病谱随时代变化,新病种是中医临床永恒的挑战。

儿童腺样体肥大(adenoidalhypertrophy,AH)是近代中医临床的新病种,也是临床常见病,流行病学调查报告显示"儿童AH发病率为9.9%~29.9%"。AH症见鼻塞、睡眠打鼾、频繁清嗓、咳嗽、腺样体面容等,易合并慢性鼻炎、鼻窦炎、分泌性中耳炎、阻塞性睡眠呼吸暂停低通气综合征等疾病。西医的各种非手术疗法效果欠佳,腺样体切除术的利弊迄今仍有争议。

（1）古代对儿童腺样体肥大缺乏认识的原因

儿童腺样体肥大是中医临床的新病种,古代医家对该病缺乏认识的原因,是光源和工具所限,不能直视位于隐蔽部位的腺样体,所以古代医学文献很少涉及儿童腺样体肥大。

（2）儿童和成人的鼾眠病位病因不同

2006年,高等中医院校教材《中医耳鼻咽喉科学》首次将儿童腺样体肥大收入"鼾眠"病,但由于学时和篇幅的限制,教材把儿童腺样体肥大导致的鼾眠和成人的阻塞性睡眠呼吸暂停综合征（OSAHS）作为同一病种收并在一起讨论,这不利于病症的分析和治疗。

儿童和成人鼾眠的病因不同。儿童发生阻塞的病因一般多是鼻咽部的腺样体肥大或口咽部扁桃体肥大。成人鼾眠的病因为上呼吸道任何部位（包括鼻腔、舌和咽喉）的狭窄及阻塞。

"国际疾病分类"（ICD）是WHO制定的国际统一的疾病分类方法,它根据疾病的病因、病理、临床表现和解剖位置

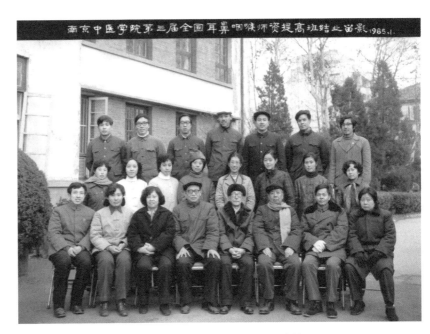

师从国医大师干祖望（前排右四）学习

等特性,将疾病分门别类,使其成为一个有序的组合,并用编码的方法来表示。全世界通用的是第10次修订本《疾病和有关健康问题的国际统计分类》,简称"ICD10"。ICD10将"腺样体肥大"和"成人阻塞性睡眠呼吸暂停综合征"分列,"腺样体肥大"的疾病编码是J35.100,成人阻塞性睡眠呼吸暂停综合征（OSAHS）的疾病编码是G47.301。两个疾病的病位和病因均有不同,当分开讨论。

（3）中医药治疗和手术

腺样体肥大是中医药治疗的优势病种。西医非手术疗法疗效欠佳,治疗方法主要以手术为主。根据美国医学统计数据,年腺样体肥大的切除手术达53万人次。中国没

有该类数据,按两国人口数比照,中国每年可能有近200万人次接受腺样体切除术。

郑日新每天接触大量腺样体肥大的儿童,使用中医药治疗,90%以上可以达到临床治愈,避免手术。中医药治疗,每年为中国近200万腺样体肥大手术患儿带来福音。

② 临床表现新认识

儿童和成人鼾眠两者的主症均为睡眠打鼾,但体征和兼症不同,病因、病理生理和病理解剖学均有不同。郑日新总结儿童腺样体肥大有一个主症(鼾眠),一个体征(腺样体肥大),盗汗、磨牙、睡眠不安等十个兼症。

(1)鼾眠

鼾眠是本病的主症。儿童腺样体肥大和成人的睡眠呼吸暂停综合征,均可出现睡眠打鼾。儿童腺样体肥大阻塞程度越重,鼾声越大。最严重的腺样体肥大,咽部近乎完全阻塞,则没有鼾声,而是张口睡眠。

(2)腺样体肥大

腺样体肥大检查方法较多,确定腺样体肥大的厚度,才是诊断腺样体肥大和判断疗效的金标准。

鼻咽部的腺样体由于其位置隐蔽,直视的光线不能窥及,常常需要借助经口腔间接鼻咽镜检查和鼻内镜检查。但由于小儿咽腔狭小、咽部刺激重等原因,患儿难以配合,检查相对困难。故鼻咽部侧位X片可作为首选方法。鼻咽部侧位摄片能够很好地显示鼻咽腔宽窄情况,通过测量腺样体厚度(A)、鼻咽腔宽度(N)和后气道间隙(PAS),用腺样体-鼻咽腔比率A/N值及PAS宽度评估腺样体大小与鼻咽腔阻塞情况,是临床诊断和治疗腺样体肥大的金标准。郑日新认为,由于鼻咽部侧位X片的检查需要患儿吸气像拍摄,患儿的不同吸气程度,导致了鼻咽腔宽度(N)和后气道间隙(PAS)测量不准,所以应该以腺样体厚度(A)作为诊断和疗效的主要判定标准。

(3)盗汗

《素问·脏气法时论》称盗汗为"寝汗"。腺样体肥大的患儿盗汗,在出汗时间、出汗部位、出汗量、出汗病因方面都有其特异性。腺样体肥大患儿常伴有入睡后盗汗,出汗时间多为入睡后的1~2小时。出汗部位:少许额汗称为蒸笼汗,多为正常;头汗、颈项汗、背部出汗则为异常,轻者每晚衣衫皆湿,重者还伴有纳呆、消瘦、虚羸,反复外感。病因往往和血钙偏低相关。

(4)磨牙

腺样体肥大的患儿常有夜磨牙,腺样体肥大阻塞程度越重,夜磨牙也越严重。

磨牙使牙本质暴露,轻者对冷、热、酸、甜等刺激食物过敏,重者可导致牙床经常出血、发炎,牙齿松动甚至脱落。磨牙还会造成颞下颌关节功能紊乱;较重的磨牙会导致"大小脸",也就是一边脸大、一边脸小的脸型不对称。

郑日新对磨牙病因的新认识:早年的医学文献认为"肠道寄生虫感染"是夜磨牙的

主要原因,郑日新给患儿驱虫治疗,夜磨牙的改善效果也不满意。郑日新观察到:随着农药使用的增加,人们吃生果素引起肠道感染寄生虫的概率在下降。医学文献显示:2005年城市学生粪便蛔虫卵检出率为0;2010年农村学生蛔虫感染率为0,但夜磨牙的患儿并没有减少。

郑日新在治疗腺样体肥大的过程中发现,随着腺样体肥大的阻塞症状改善,磨牙、睡眠不安症状也在好转和消失。由此可以得出:磨牙与腺样体肥大或鼻炎有关,腺样体肥大和鼻炎引起的"经鼻气道阻塞"可能是导致磨牙的主要原因。

(5)便秘

便秘导致的结粪产生大量有害的毒素,会加重腺样体肥大。便秘患儿每周排便少于2次,粪质硬结,呈颗粒状。

(6)纳呆

腺样体肥大的儿童夜磨牙还会影响食欲,纳谷不馨,营养不均衡而消瘦。

(7)睡眠不安

患儿入睡困难,夜间睡眠表现为频繁起床、躺下或坐卧不安,睡眠浅,容易醒,并在床上频繁翻动。

(8)生长缓慢

腺样体肥大的儿童也常见"身材矮小",儿童生长激素的分泌时间具有一定的规律性,通常是在晚上9点至凌晨1点,这个时间段是生长激素的分泌高峰。由于患儿睡眠不安、上半夜盗汗,严重影响儿童生长激素的分泌,久而久之,儿童就出现生长缓慢,身高处于同年龄儿童身高的下限。

(9)面部表情

腺样体肥大伴有鼻炎的患儿面部表情丰富,常见皱鼻、清嗓等。由于鼻子经常痒或出现堵塞,而感到不适,可能通过皱鼻进行缓解。患儿常常被诊为"多动症"。郑日新在临床实践中发现,腺样体肥大患儿治疗见效后,皱鼻、清嗓等多动症状也缓解和消失。

(10)耳痛耳闭

腺样体肥大时耳咽鼓管受到堵塞,出现耳痛和耳闭感,重则影响听力。

❸ 病因病机新认识

高等中医院校教材《中医耳鼻喉科学》中"鼾眠"章节含儿童腺样体肥大和成人的阻塞性睡眠呼吸暂停综合征(OSAHS),病因病机均是"痰瘀互结"和"肺脾气虚"。但两病的病因病机分开表述则更为妥帖。

郑日新认为:儿童腺样体肥大的病因病机,要基于"官窍脏腑相关"学说,汲取郑氏喉科学术流派"喉风"、郑梅涧辨治外感患儿病证的特色学说,从"因机证治"关联的角度综合认识。

（1）郑氏喉科"标本同病"说

新安郑氏喉科善治乳蛾等咽喉热病,学验俱丰。受家传喉科对乳蛾热病病因病机的认识,以及郑梅涧治易外感患儿"护元学说"启发,郑日新认识到:腺样体与喉核(腭扁桃体)的解剖部位相近,解剖结构相似,生理功能相同,腺样体肥大与喉核(腭扁桃体)肥大"因机证治"相仿,即风邪热毒反复侵袭、气滞血瘀是腺样体肥大的发病之标,"本元禀受不足"是发病之本。

新安郑氏喉科代表性医家郑梅涧《箎余医语》论"本元禀受不足":小儿先天禀受之稚阴稚阳、元阴元阳互为依存,元阳是后天生长发育的根本;元阴是维系元阳的物质基础,具有承载、抚育、存养真阳的作用。对于反复易感外邪患儿的病因,责之为"本元禀受不足","本"指先天之本,"元"指后天元气。

（2）官窍脏腑相关说

对于儿童腺样体肥大病因病机的认识,要从"官窍脏腑相关学说"思考。"官窍脏腑相关学说"是谭敬书教授(湖南中医药大学中西医结合耳鼻咽喉科专业)总结医学经典文献所提出。该学说是以五行学说、脏腑经络学说等为基础,研究眼、耳鼻咽喉、口齿唇舌等诸清窍器官生理病理及其疾病防治规律的学说,是五官科最重要的基本理论。

《重楼玉钥·喉科总论》指出"喉乃肺之系""咽者为胃之系""喉主天气,属肺金……咽主地气,属脾土"。《灵枢·五阅五使》曰"口唇者,脾之官也",《素问·阴阳应象大论》曰"脾主口……在窍为口","口"包括口齿唇舌和咽,腺样体位于鼻咽部,是"咽"的一部分,属脾土。腺样体肥大当从脾探因,从脾论治。

④ 治则方药新认识

郑梅涧治疗先天禀赋不足的外感患儿,分为先天"禀赋稍厚者""禀赋不足者""禀赋甚薄者"三类,分别采用"扶真阴""水火渐培"及"培补"的"护元"法,认为护元就是解表,先天禀赋已不足,则更要顾护后天元气,增强机体"驾驭外感"的能力,"故必消息于补中益气汤及六君加升柴等方,护元以解之"。倡用补中益气汤和六君子汤,两方用参芪顾护中气,即是护元。

新安医家用参芪顾护元气,经历了500余年的临床实践检验。新安医家汪机临床善用人参、黄芪,倡"参芪双补说",开创了新安医学"固本培元派";国医大师张学文也认为"黄芪配人参,补气助元,阴阳兼顾"。郑梅涧儿科"护元"说,是继承汪机(1463—1539年)固本培元说,在儿科治疗学的发微。腺样体肥大治疗常用护元药物有黄芪、党参、白术、北沙参、太子参、黄精等。

清热散结通窍。口咽部望诊见有鼻咽下漏的黄色分泌物,鼻腔总鼻道可见黄或绿色分泌物,为风邪热毒侵袭腺样体较重的表现。治疗当在"治以辛凉"基础上"佐以苦",以清热通窍。苦味属阴,具寒凉之性,苦寒药物要选择清热解毒又不伤胃气之品,如蒲公英、败酱草、红藤、虎杖等。

圆机活法调理兼证。腺样体肥大患儿常有盗汗、便秘、纳呆、鼻窒鼻渊、耳胀耳闭、乳蛾喉痹诸兼症,应机治之。盗汗可酌加固涩敛汗药物,如浮小麦、糯稻根、煅龙骨、煅牡蛎、碧桃干等药性平和之品,易被患儿及家属接受。大便干结,加地黄、炒牛蒡子、炒山栀子利咽润肠通便。脾胃虚弱、纳谷不馨,加焦山楂、炒谷芽、炒麦芽、炒鸡内金等健脾消食。兼鼻窒鼻渊,多选用苍耳子散、新安鼻渊方、温肺止流丹等。调理兼证,可以促使腺样体肥大快速恢复。参芪相伍护元与辛凉养阴散结,两法常并用;清热通窍、固敛汗液等则为治兼症的圆机活法。

(二)脑积水新识

脑积水是脑室内脑脊液的异常积累,颅内压增高导致的疾病,分为梗阻性脑积水与交通性脑积水,后者手术效果不佳,中医药治疗的文献也比较少。

由于人耳的内耳通过耳蜗小孔与颅脑相通,内耳骨迷路的外淋巴液就是脑脊液,脑积水也是内耳骨迷路积水。郑日新用中医药治疗交通性脑积水,取得了较好的疗效。兹就"衷中参西"守正创新的思路叙述如下。

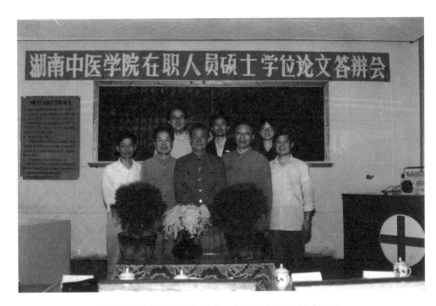

师从谭敬书教授(前排左二)攻读中西医结合硕士

① "参西"新识

(1)交通性脑积水的病位

交通性脑积水是脑脊液代谢异常引起的病变。郑日新认为,交通性脑积水的原发病位在颅脑硬膜的上矢状窦和蛛网膜下腔的蛛网膜颗粒。

在颅骨和大脑之间有三层脑膜,由外向内依次为硬脑膜、蛛网膜和软脑膜。软脑膜薄而富有血管和神经,覆盖于脑的表面,软脑膜的脉络丛产生脑脊液,脑脊液总量在成人约 150 mL,产生的速率为 0.3 mL/min,日分泌量为 400~500 mL。脑积液处于不断产生、循行和回流的平衡状态,其回流由蛛网膜颗粒完成。蛛网膜与软脑膜之间称蛛网膜下腔,腔内充满脑脊液,蛛网膜在硬脑膜构成的上矢状窦附近形成许多绒毛状突起,突入硬脑膜窦内,称蛛网膜颗粒。脑脊液通过脑室系统循环,经蛛网膜下腔、蛛网膜颗粒进入硬膜的上矢状窦,脑脊液被蛛网膜颗粒吸收,回流到静脉系统。

交通性脑积水在脑脊液循环的生成、循环路径中,很少出现病变,临床影像学检查可见所有脑室系统均出现扩张表现,提示在脑脊液循环最后一步,即脑脊液吸收出现障碍,因此,病位方面,交通性脑积水的病位在硬膜上矢状窦和蛛网膜下腔的蛛网膜颗粒。病因方面,硬膜上矢状窦内的静脉压力增大、蛛网膜下腔的蛛网膜颗粒的营养和功能不佳,均是要考虑的交通性脑积水的病因。

(2)交通性脑积水的病理生理学

交通性脑积水常表现为头痛、头胀头沉、眩晕、耳鸣耳堵。其中,头痛、头胀头沉是颅内高压的表现。耳鸣耳堵、眩晕和耳相关。

内耳的前庭和耳蜗通过蜗小孔与颅脑相通,形成内耳的骨性空间被称为骨迷路,骨迷路内含有外淋巴液,外淋巴液经蜗小孔与脑交通,因此外淋巴液就是脑脊液,脑积水也是内耳骨迷路积水。郑日新认为,"头晕"是内耳前庭的外淋巴液高压,进而影响"膜迷路"内平衡器的表现,"耳鸣耳堵"是内耳耳蜗的外淋巴液高压,进而影响"膜迷路"内听毛细胞的表现。

(3)交通性脑积水的疗效判定

郑日新在临床中观察到,交通性脑积水的脑脊液压力变化和各症状的轻重呈正相关,而且和各症状出现的次序相关。脑积水的颅内压轻度升高则有头昏头胀、耳鸣耳胀,颅内压中度升高则有眩晕,颅内压重度升高则有头痛。交通性脑积水经治疗后,头痛和眩晕最先缓解,头胀头沉、耳鸣耳堵稍后缓解,但有波动,再治疗又会好转。患者述耳鸣耳胀缓解,则人很舒服。也就是说,治疗前后出现的症状变化和程度轻重变化,是观察脑脊液压力的窗口。

❷ "衷中"新路

交通性脑积水是新病种,郑日新借鉴了古今中医成功治疗颅内和内耳淋巴液病症的经验。

上文叙及脑积水的病位和可能的西医病因,也是衷中参西的结合点。《素问·调经论》曰:"血气不和,百病乃变化而生。"清代唐容川《血证论》曰"血积既久,其水乃成",所以脑积水的主要病机当责之脾肺肾亏虚,瘀血、痰浊、水瘀互结于脑。治疗应益气养阴通络、健脾利水开窍。所选方用《医林改错》补阳还五汤,《重楼玉钥》地黄散(内消散),《黄帝素问宣明论方》地黄饮子,《金匮要略》苓桂术甘汤、泽泻汤等。

郑日新组方常以黄芪、熟地黄为君药治疗。王清任《医林改错》中重用黄芪的补阳还五汤治疗脑梗死或脑出血,功效益气活血通络,书云"此方治半身不遂,口眼歪斜,语言謇涩,口角流涎,大便干燥,小便频数,遗尿不禁。黄芪四两生,归尾二钱,赤芍一钱半,地龙一钱(去土),川芎一钱,桃仁一钱,红花一钱,水煎服。"王清任黄芪的用法是逐渐加量,郑日新以此方君药黄芪为主药,常渐加至40~50 g即可取得较好疗效。郑氏喉科善用地黄,其中,郑梅涧之子郑既均《熟地黄论》专论地黄,《重楼玉钥》之"地黄散(内消散)"、《黄帝素问宣明论方·喑俳证》之"地黄饮子",均以地黄为君药。地黄散(内消散)以地黄为君药治疗各种感染;地黄饮子以地黄为君药治疗脑病喑俳。《黄帝素问宣明论方·卷二》载喑俳证:"内夺而厥,舌喑不能言,二足废,不为用。肾脉虚弱,其气厥不至,舌不仁。经云:喑俳,足不履用,声音不出者。地黄饮子主之。熟干地黄,巴戟(去心),山茱萸,石斛,肉苁蓉(酒浸,焙),附子(炮),五味子,官桂,白茯苓,麦门冬(去心),菖蒲,远志(去心),各等分。上为末,每服三钱,水一盏半,生姜五片、枣一枚、薄荷少许。"此外,郑日新还常用三七粉化瘀通络,以提高疗效。

(三)耳鸣新识

耳鸣病名首见于《黄帝内经》,是临床常见病和难治性疾病,也是医学科学研究的前沿课题。从现代听力学可知,耳聋伴耳鸣,以及单纯性耳鸣不伴有耳聋,两者病位与发病机理当不相同。

中医在防治耳鸣方面积累了丰富的经验,留下了大量的文献资料。为全面发掘整理古今中医防治耳鸣的经验,郑日新携团队开展了"基于文献和计算机技术的针药治疗耳鸣研究"。从春秋战国到清末的权威本草文献61种中,发现有47味中药可治疗耳鸣。将47味中药的四气五味属性、虚实辨证属性、药物的功效属性进行归纳分析,可以为临床辨证施治提供参考。

❶ 本草文献的价值

本草古籍中蕴藏着几千年来中华祖先同疾病做斗争的经验,古人做学问有"无验不录"的特点。"无验不录"即把确实有效的方药记录下来,以利于后人防病治病时应用。

古本草文献中有关耳鸣的内容,是当今防治耳鸣研究的宝贵文献,全面整理,科学分析,发掘利用,是提高中医药治疗耳鸣效果的科学捷径。

❷ 研究方法

研究路径:研究以古本草文献为依据,通过全面阅读古医籍,梳理出本草文献中记载的可治疗耳鸣的中药→将耳鸣的中医药文献转换成数据库资料→运用计算机的数据发掘技术,课题组开发出《中医针药处方内在规律发掘系统》专用软件→本子课题用《中医针药处方内在规律发掘系统》专用软件关联分析单味中药的四气五味属性→根据本草文献的记载,分析药物的虚实辨证属性,并结合高等中医院校教材《中药学》,分析药物的功效属性。

中医认为"鸣为聋之渐",但亦有长期耳鸣而无耳聋者。国外学者提出耳鸣"外周学说"和"神经心理学说",这些耳鸣假说有必要将中医耳鸣文献再细分类别。郑日新课题组将本草文献分"耳鸣不伴聋"和"耳鸣伴聋"两类研究,为临床治疗不同类别耳鸣提供参考。

③ 阅读书目

《全国中医图书联合目录》(1960年版)收载本草704种,郑日新课题组阅读古本草文献计61种,时间跨度从春秋战国到清末,书目基本涵盖历代权威本草文献。

具体书目为《神农本草经》《吴普本草》《本草经集注》《新修本草》《海药本草》《本草图经》《名医别录》《证类本草》《本草衍义》《汤液本草》《本草发挥》《滇南本草》《本草品汇精要》《本草蒙筌》《本草纲目》《本草乘雅半偈》《本草征要》《药鉴》《本草正》《本草通玄》《本草备要》《本经逢原》《本草经解》《本草从新》《本草纲目拾遗》《本草崇原》《本草求真》《本草述钩元》《本草思辨录》《本草撮要》《本草问答》《得配本草》《本草害利》《雷公炮炙论》《药性切用》《药论》《本草正义》《长沙药解》《玉揪药解》《本草便读》《珍珠囊补遗药性赋》等。

④ 治疗药物

从现在医学分析,"鸣伴聋"和"鸣不伴聋",两者在疾病病位和病因上是有差异的。因此,按耳鸣是否伴聋分开检索,可为临床治疗提供细化的药物。

治疗单纯性耳鸣的中药33味:蔓荆子、天冬、紫金藤、生地黄、泽泻、淡竹茹、浣裈汁、千针万线草、金鹊花、马蹄草、山稗子、川芎、苦远志、甜远志、还阳参、紫背草、猪脑、葱白、茶子、淡竹沥、秦艽、桑椹子、菊花、十大功劳叶、龙胆草、代赭石、零余子、黄柏、虻虫、巴戟天、天麻、南星、冬虫夏草。治疗单纯性耳鸣属于实证的药物:蔓荆子、天冬、淡竹茹、川芎、紫背草、葱白、茶子、淡竹沥、秦艽、菊花、龙胆草、黄柏、虻虫、天麻、南星。治疗单纯性耳鸣属于虚证的药物:生地黄、泽泻、桑椹子、十大功劳叶、代赭石、零余子、巴戟天、冬虫夏草、千针万线草、金鹊花、马蹄草、山稗子、苦远志、甜远志、还阳参、紫金藤。

治疗"鸣伴聋"的中药14味:菖蒲、干地黄、乌头、骨碎补、山茱萸、椒目、丹雄鸡、熊脑髓、桑叶、苦丁茶、芦荟、磁石、柴胡、何首乌。治疗实证的药物有菖蒲、乌头、桑叶、苦丁茶、芦荟、柴胡;治疗虚证的药物有干地黄、骨碎补、山茱萸、椒目、丹雄鸡、磁石、何首乌。

⑤ 药物主治举例分析

(1)蔓荆子

蔓荆子最早在《名医别录》中记载,当时就认识到蔓荆子"主风头痛,脑鸣,目泪出,益气。久服令人光泽,脂致,长须发"。陶弘景的《本草经集注》(成书于公元500年,是继《神农本草经》以后对本草进行的一次较全面的总结),唐代的《新修本草》(成书于公元659年,我国第一部药典也是世界上最早的国家药典),宋元的《证类本草》(1082—1083),明代李时珍的《本草纲目》(1569),还有清代的《本草备要》(1694),《本草思辨录》(1904)都有对蔓荆子的记载,共有19处,足见历代医家都认识到蔓荆子在治疗实证脑鸣且伴风寒湿痹证方面的重要性。"胃虚人勿服,恐生痰疾"(《本草品汇精要》),"但气虚血虚等症,用此祸必旋踵,不可不知"(《本草求真》1769)。

(2)骨碎补

骨碎补始载于《雷公炮炙论》(约成书于公元479年,是我国第一部制药专书),《证类本草》曰"又《乾宁记》云:去毛细切后,用生蜜拌蒸,从巳至亥,准前曝干。捣末用。炮猪肾空心吃治耳鸣,亦能止诸杂痛""又用治耳聋。削作细条,火炮,乘热塞耳,亦入妇人血气药用"。《本草纲目》曰"研末,猪肾夹煨,空心食,治耳鸣,及肾虚久泄,牙疼""耳鸣耳闭:骨碎补削作细条,火炮,乘热塞之"。《本草备要》曰"骨碎补补肾,治折伤苦温补肾,故治耳鸣(耳鸣必由肾虚),及肾虚久泻(研末,入猪肾煨熟,空心食之。肾主二便,久泻多属肾虚,不可专责脾胃也)"。关于骨碎补治疗肾虚耳鸣伴有泄泻的内容,后世的书中记载颇多,一直沿用至今。《本草思辨录》曰"要知其为苦温之剂,勿施于阳胜之体而可耳"。《本草详节》曰"但不宜与风燥药同用"。

(3)泽泻

泽泻始载于唐慎微的《证类本草》,此书规模巨大,内容详博,药物众多,方药并举,在明代李时珍的《本草纲目》刊行以前的500年间,一直被作为本草学研究的范本,李时珍的《本草纲目》也是以它为蓝本编写而成的。《证类本草》曰"治五劳七伤,主头旋,耳虚鸣,筋骨挛缩,通小肠,止遗

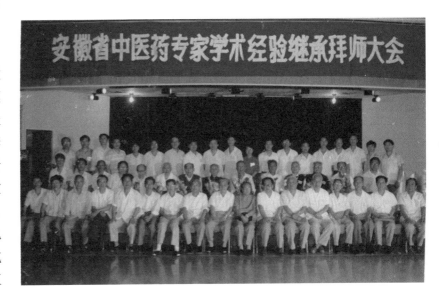

师承国家首批名老中医郑景岐(中排左七)学习

沥,尿血,催生,难产,补女人血海,令人有子"。《本草纲目》曰"时珍曰:泽泻气平,味甘而淡。淡能渗泄,气味俱薄,所以利水而泄下。脾胃有湿热,则头重而目昏耳鸣。泽泻渗去其湿,则热亦随去,而土气得令,清气上行,天气明爽,故泽泻有养五脏、益气力、治头旋、聪明耳目之功。若久服,则降令太过,清气不升,真阴潜耗,安得不目昏耶? 仲景地黄丸用茯苓、泽泻者,乃取其泻膀胱之邪气,非引接也。古人用补药必兼泻邪,邪去则补药得力,一辟一阖,此乃玄妙。后世不知此理,专一于补,所以久服必致偏胜之害也"。而今现代临床上一直使用的六味地黄丸加减治疗肾阴虚耳鸣亦是此意。《本草征要》云"病人无湿,肾虚精滑,目虚不明,切勿轻与"。

(4)山茱萸

山茱萸是一味"益肾养肝,阴阳双补"的中药,《神农本草经》云其"主心下邪气,寒

热,温中,逐寒湿痹,去三虫,肠胃风邪,寒热疝瘕,头风,风气去来,鼻塞,目黄,耳聋,面疮,温中下气,出汗,强阴益精,安五脏,通九窍,止小便利"。《证类本草》曰"臣禹锡等谨按药性论云:山茱萸,使,味咸、辛,大热。治脑骨痛,止月水不定,补肾气,兴阳道,坚长阴茎,添精髓,疗耳鸣,除面上疮,主能发汗,止老人尿不节"。《本草征要》曰"固精缩小便,遗泄之证,宁足患乎。月事多而可以止。耳鸣响而还其聪。益肾养肝,阴阳双补""强阳不痿,小便不利者不宜用"。《本经逢原》曰"甄权治脑骨痛,疗耳鸣,补肾气,兴阳道,坚阴茎,添精髓,止老人尿不节"。

二、经典心悟

经典,是历代医家推崇和公认,在中医学中有着重要学术地位的著作。《重楼玉钥》是中医学术界的经典著作,兹就郑日新学习经典的体会分述如下。

(一)《重楼玉钥》新悟

《重楼玉钥》是一本治疗温热病、疫病的专著。21世纪初,国家中医药管理局启动"优秀中医临床人才研修项目",要求"中医优才"必读经典著作71部,其中就含《重楼玉钥》。中医学术界对《重楼玉钥》的认识曾存在很多盲区。1984年,任应秋先生主编的中医高等院校四版教材《中医各家学说》中,收载了《重楼玉钥》中的学术观点为《中医各家学说》的重要学说;收载了郑梅涧为中国医学史上有重要贡献的105位医家之一,任应秋先生在《中医各家学说》中曾有"郑梅涧不知何许人也"之问。郑日新是《重楼玉钥》作者郑梅涧的嫡传后学,家伯父郑景岐(国家首批500名名老中医)将《重楼玉钥》的原始资料传授并予以解读,加之近30年来不断地深入研究,回答了任应秋先生的困惑,并总结了《重楼玉钥》对中医学方面的两个贡献。第一,发明"针药并用""内外合治"方法和"辛凉养阴"治则,治疗咽喉外感热病。第二,发明养阴清肺汤,护佑中华民族160年。

❶《重楼玉钥》概要

(1)学术价值

感染性疾病是永恒的医学前沿课题。《重楼玉钥》是中医治疗急性咽喉热病的专著。《重楼玉钥》在学术上的原创性贡献主要有:治咽喉部温热病(喉风)创"辛凉养阴学说""内服外治、洗敷吹噙、刀针灸熏"多法并用,以及针灸"三针学说";治疫病白喉创"养阴清肺学说"和养阴清肺汤。

(2)成书年代

郑梅涧(1727—1787)是"对中医学术发展做出贡献的医家",《重楼玉钥》是新安医学郑氏喉科学术流派的代表性著作。从方成培《重楼玉钥·序》可知,此书的成书年代当在清乾隆三十三年(1768)以前。

（3）《重楼玉钥》作者

《重楼玉钥》共两卷，其作者为郑梅涧。

1)《喉口三十六证》的成书年代和作者　据家藏资料及历代口述，1711年，先师黄明生传徒时，曾出秘书以授，该书今已失传。郑日新家藏一世传的手写本《喉口三十六证》，书中"真"字敬缺末笔，以避讳清雍正帝胤禛之"禛"字，"真"缺末笔避讳在雍正初年（1723年2月）以降，其成书年代应在1723年之后。

郑于丰、郑于蕃兄弟于1722年分家，哥哥郑于丰居"南园"、弟弟郑于蕃居"西园"。南园喉科世传手写本《喉口三十六证》，当为南园郑梅涧父兄所作。

2)《重楼玉钥》的成书年代和作者　手写本《喉口三十六证》内容甚简，当是《重楼玉钥》上卷的刍本。郑梅涧以此为基础，参以父辈和自己的临床经验，多次增订扩充，以臻完善，并定书名为《重楼玉钥》。

书成之后，契友方成培、郑梅涧三子郑既均和长子郑枢扶先后在《重楼玉钥》书中加有文字。

方 成 培（1731—1789），号岫云，歙县西乡环山人。清乾隆戊子年（1768），郑梅涧与邑人方成培相互论医，交同莫逆，方见此书，推崇备至，亲为作序，并在《重楼玉钥》书中加有按语。方成培还为郑梅涧提供3首

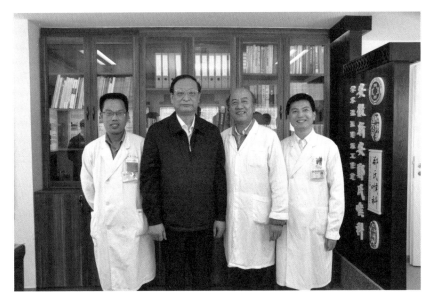

国家中医药管理局局长王国强考察流派工作室

家传秘方，"严氏赤麟散""秘授甘露饮""圣功丹"，由郑枢扶录入《重楼玉钥》。

1792—1795年，郑梅涧长子郑枢扶（1746—1813）在研习该书时，将"批注""心得"以按语形式陆续加入《重楼玉钥》，凡18条，所加批注均冠以"枢扶氏曰"，以资区别。郑梅涧与郑枢扶的生平事迹，鲜为人知，一些刻本将作者署签为"郑梅涧枢扶著"，医学史文献亦将郑梅涧父子混为一人，实缘于此。

《重楼玉钥·梅涧医语》中"又论喉间发白治法及所忌诸药"，亦为郑枢扶所加。"喉间起白如腐一症，其害甚速……余与既均三弟疗治以来，未尝误及一人，生者甚众。经治之法，不外肺肾，总要养阴清肺，兼辛凉而散为主。"其中"余与既均三弟"可证为郑枢扶所撰的文字，叙述了创制"养阴清肺汤"的经过。

《重楼玉钥·梅涧医语》凡二则，医语"论喉间发白症"为郑梅涧与儿辈论医时的讲

话,郑既均笔录于《重楼玉钥》上卷。医语云:"喉间发白之症。予经历十余,俱已收功。此症属少阴一经。"家藏资料中,"此症属少阴一经"文字之前,还有"此父亲大人在日经验之症,述与焘等知悉。又云"字段,外传并出版的《重楼玉钥》删除了此段文字。据郑景岐整理家藏郑氏谱牒知:"焘"即"郑既均,名承洛,字既均,号杏庵,老年又名焘,系郑梅涧第三子。生于清乾隆二十年(1755),殁于清道光十年(1830)",精于喉、内、妇、幼各科。生平著述较多,今幸存者有《杏庵医案》《烂喉风》《熟地黄论》《医叹》《痘科秘奥》《胎产方论》《燕窝考》等书。由"述与焘等知悉"可知,医语"论喉间发白症"为郑梅涧对儿辈论医时的谈话。郑梅涧殁后,郑既均补记于《重楼玉钥》。

《梅涧医语》二则,均为郑梅涧之子整理时补入书中,作为附录而并行于世。结合郑梅涧子辈在《重楼玉钥》中所加的批注按语,郑枢扶撰"又论喉间发白治法及所忌诸药"的内容,可以认为,《重楼玉钥》收录了以郑梅涧为主的新安郑氏喉科三代五位医家(郑于丰、郑梅涧、方成培、郑枢扶、郑既均)凡80余年的临床学术经验。

(4)现存著作版本

《重楼玉钥》经作者多次修撰,每为亲友传抄,不胫而走。由于传抄的时段不同,传抄人所需内容不同,外传的《重楼玉钥》的篇幅与内容亦有差异。经《中医图书联合目录》等文献的分析和调研,结合家藏文献,《重楼玉钥》的现存版本及梓行年代如下。

手写本《喉口三十六证》成书于郑于丰、郑于蕃兄弟1722年分家之后,为南园医家所作,无针灸内容。

《精选喉科秘要良方》为徽城乙照斋木刻本,刻年不详。无针灸内容,且篇幅较小,为《重楼玉钥》的刍本。

清嘉庆四年(1799)刻本,书名《咽喉总论》,一册(不分卷),见于清代杨润(浣亭)、曹施周(沛霖)辑刊的丛书《遵生集要》(又名《醒医六书》)。丛书收有吴有性《温疫论》、杜清碧《舌镜》、景冬阳《增补方论》、戴天章《存存书屋摘抄》、新安郑氏喉科《咽喉总论》、倪东溟《产宝家传》6种古医籍。

从内容分析,《咽喉总论》为《重楼玉钥》上卷。据《遵生集要》丛书凡例所示"今有新安郑氏家藏《咽喉论》一册,绘其全图,方治之妙,原序已备言之,无庸复赘,兹并刻其方图于后",可知此书为新安郑氏喉科所著。《咽喉总论》脱方成培的"叙"和《重楼玉钥》下卷。

清嘉庆十五年(1810)本,书名《咽喉口齿玉钥全函》。清宫御前太医、新安医家汪燕亭刊刻出版《聊复集》,清嘉庆十五年(1810)京都琉璃厂韫宝斋版。《聊复集》卷一为《医阶辨脉》,卷二为《医阶辨证》,卷三为《医阶辨药》,卷四为《眼科心法》,卷五为《咽喉口齿玉钥全函》。《咽喉口齿玉钥全函》为《重楼玉钥》上卷,有方成培的"叙",脱题署,脱《重楼玉钥》下卷,无津门冯相菜的"序"及桐乡孙学诗的"序"。

清道光十八年(1838)苏城喜墨斋木刻本,书名《重楼玉钥》。清道光十八年版封面提"道光戊戌年重楼玉钥谦吉堂藏版",书末提"苏城皋辕西喜墨斋刻印"。此为《重楼玉钥》的全本和足本。

清道光十九年己亥(1839)喜墨斋据初刻本翻刻。1958年,人民卫生出版社首次影印喜墨斋翻刻本并出版,在其后的50余年间,人民卫生出版社多次印刷发行。

其后梓行的版本依次有:清咸丰五年乙卯(1855)重刻道光二十五年本,清光绪四年戊寅(1878)重镌本,清光绪五年己卯(1879)刻本,清光绪七年辛巳(1881)骆孝先刻本,清光绪七年申报馆据谦吉堂板铅印本,清光绪十三年丁亥(1887)芋国重刻本,清光绪二十六年(1900)重镌本,清光绪二十六年杭州景文斋刻本,1916年老二西堂藏版刊本,1917年大成书局石印本,1917年大东书局石印本,1917年章福记书局石印本,1930年中医书局石印本。1956—1992年人民卫生出版社依据清道光十九年(1839)喜墨斋本出版了影印本,迄今凡5次印刷。

(5)主要内容

书名内涵。《重楼玉钥》书名之"重楼",源于道教经典著作《黄庭经》,谓咽喉为"十二重楼""玉钥",是钥匙的美称。"重楼玉钥"指咽喉危急重症如重楼之门被锁闭,作者希望本书成为启锁的玉钥匙,故名之《重楼玉钥》。

内容叙要。《重楼玉钥》全书凡两卷。上卷内容17篇,分别阐述咽喉的解剖部位、生理、病机、诊断和预后;阐述危急重症、不治之症,阐述喉科疾病的病名、病位、症状和治疗用药。列喉科36种喉风名称、发病部位、症状演变、施治用药。本书最早记载白喉,并创立治疗白喉的基本法则和有效方药"养阴清肺汤"。

下卷内容39篇,为我国首部中医喉科针灸专著。论述针刺的手法、要领和补泻秘诀;详述治疗喉病常用73个腧穴的部位、取穴、进针、出针等操作方法及功用和主治等。郑梅涧提出了针灸治疗咽喉口齿唇舌疾病的"开风路针""破皮针"和"气针"三针学说。

❷ 咽喉热病治疗特色

《重楼玉钥》是治疗咽喉热病的专著。郑氏喉科治疗咽喉热病的特色有治喉风创"辛凉养阴学说","内服外治、洗敷吹噙、刀针灸熏"多种疗法相辅并用治喉风,针灸"三针学说"等。郑梅涧认为,当外感热病属风阻咽喉,汤水不进时,治疗的顺序依次是:吹药→针→放血→内服。其针法为"开风路针",由于经络为"气"循行的通道,风邪壅阻经络之路,需用"开风路针"疏通风邪壅阻经络之路。

"针药并用""内外合治""辛凉养阴",三者构成郑氏喉科治疗咽喉热病的整体方案。

(1)内外合治

郑氏喉科治疗咽喉热病同时使用内服和外治方药,称为"内外合治"。《重楼玉钥》上卷载有治疗咽喉热病的喉科吹药与内服方药69首。喉科吹药为外治系列,内服方药为内治系列,两个系列的方药同时使用,为"内外同治"。紫正散和地黄散是最常用的内服方,辛乌散和冰硼散是最常用的外敷方和吹药方。这4方在"喉风三十六证"中的应用最为广泛,且常配合应用。

（2）针药并用

郑氏喉科治疗咽喉热病同时使用针灸和内服方药，称为"针药并用"。《重楼玉钥》的下卷，专论"针药并用"之"针"，有治疗喉口三十六症的三张针灸处方，我国著名针灸学家魏稼于1985年将郑梅涧治疗咽喉急性热病的针灸论述总结为"三针学说"。"郑宏纲的针灸学说"（三针学说）1987年入选高等中医院校针灸专业试用教材《各家针灸学说》，2005年入选新世纪高等中医药院校针灸推拿专业试用教材《各家针灸学说》，2010年入选高等中医药院校针灸研究生试用教材《针灸流派概论》。

（二）郑氏喉科抗疫研究

1 养阴清肺汤的发明过程

疫病白喉曾在我国数度大流行，给中华民族带来了巨大的灾难。《重楼玉钥》《重楼玉钥续编》及相关医学文献，记载了郑氏喉科抗疫的历程和养阴清肺汤的发明过程：1775年前后，白喉在我国初始流行，郑梅涧在医疗实践中，成为我国首位治愈白喉的医家，他还创立治疗白喉的"养阴清肺学说"，认为白喉的病因病机为"热邪伏少阴，盗其母气"，确立"养阴清肺"基本治疗法则，初定养阴清肺方药。郑梅涧长子郑枢扶、三子郑既均，继承父亲"养阴清肺"治疗学思想，郑枢扶优化并确定养阴清肺汤的药物组合，发明了治疗白喉的效方"养阴清肺汤"。

（1）白喉病因病机

郑梅涧基于临床实践，源于温病伏气学说和中医五行学说，提出白喉病因病机为"热邪伏少阴""子盗母气"。《重楼玉钥·梅涧医语》记载白喉的病因病机是"热邪伏少阴"。"伏"，是"隐藏"的意思，"邪伏"属温病学的伏气学说范畴。伏气学说涉及伏气病邪、伏气病机、邪伏病位、邪蓄时间、邪发病位五要素。《重楼玉钥·梅涧医语》谓："此症属少阴一经，热邪伏其间""邪伏于少阴肾经，蓄久而发。"阐述了伏气病邪、伏气病机、邪伏病位、邪蓄时间四要素。如"热邪伏其间"提示伏气病邪为"热邪"；"此症属少阴一经，热邪伏其间""邪伏于少阴肾经"提示邪伏病位是"少阴肾经"；"邪蓄时间"即郑梅涧所云从"邪伏"到"蓄久而发"的时间段，为疫病的潜伏期。邪之所凑，其气必虚，温病伏气学说的理论认为，伏气的病机都是"邪盛正弱"，提示疫病白喉初起就有虚证。

郑梅涧在《重楼玉钥·梅涧医语》中还提出白喉的病因病机为"子盗母气"。"子盗母气"是中医五行学说的病理学术语，提示了疾病属性和发病部位。"子盗母气"又称"子病及母"，指疾病时由"子"病累及"母"病。中医认为母病及子，病情较轻；子病及母（子盗母气），病情较重；病机多为五脏虚损性疾病互相影响。由此可知，郑梅涧的疫病白喉病因病机"子盗母气"说，指出疫病初期就是虚证，属本虚标实。疫病"子盗母气说"对现代中医药防治急性传染病的思路，亦有重要的启迪。

"热邪伏少阴"说明白喉邪伏的病位在足少阴肾经，"子盗母气"则意为肾水之"子"

病,累及肺金之"母",提示邪发的发病部位为肺。

综上所述,郑梅涧《重楼玉钥·梅涧医语》中白喉的病因病机为热邪伏脏病位在肾、发病在肺,疾病属性为本虚标实。

(2)确立养阴清肺治则

中医基础理论的病因病机与相应的理法方药紧密关联,故郑梅涧提出"热邪伏少阴,子盗母气"的病因病机,也就确立了"养阴清肺"治则。

白喉初起就属"本虚",邪伏病位是"少阴肾经",说明"本虚"以"肾虚"为主,提示治疗要补肾。从郑梅涧发微命门学说的学术思想(详见"学术思想·命门学说发微"一节)可知,在对肾命阴阳微弱的治疗中,注重"命水",注重"养阴"。加之白喉病因属"热邪"为患,热邪易耗伤阴液,更提示治疗应以"养阴"为主。白喉病邪为"热邪",提示治疗要清热,邪发病位是手太阴肺经,病邪为热,提示治疗要"清肺"。"养阴清肺"治则由是而立。

(3)初定养阴清肺方药

郑梅涧《重楼玉钥·梅涧医语》详论了"养阴清肺"治疗白喉的方药、治法、"润下"与疗效的关系。其治法坚持滋养阴液,注重清肺通腑。

1)"养阴清肺"法与方药 郑梅涧云:"治法必以紫正地黄汤为主。"

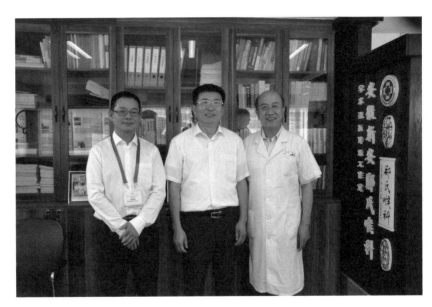

国家中医药管理局局长于文明考察流派工作室

紫正汤由紫荆皮二钱,荆芥穗八分,北防风八分,北细辛四分去节组成;地黄汤由小生地二钱,京赤芍八分,苏薄荷六分,牡丹皮八分,牙桔梗八分,生甘草六分,净茜草一钱,引加灯心二十节组成。

郑梅涧治疗白喉,方选紫正地黄汤减紫荆皮、茜草,细辛在四分的基础上再减量。加减后的处方为小生地二钱,京赤芍八分,苏薄荷六分,牡丹皮八分,牙桔梗八分,生甘草六分,荆芥穗八分,北防风八分,北细辛(小于四分),引加灯心。地黄汤君药为小生地,在全方中剂量最大,生地黄养阴清热、生津、润下通便。紫正汤君药为紫荆皮,郑梅涧将其删去。故删减后的处方更注重养阴清肺。

2)"润下"与"养阴清肺" 郑梅涧从临床中体会到大便通畅对疾病转归的重要性,他说:"此症服药,大便解出结粪,地道通而肺气行,邪从大便出。"分析全方组成,君药小生地也是生津润下通便的主要药物。

中医理论认为,肺与大肠相表里,润下通便,通腑可清肺热。故"润下"的通腑法就是"清肺"法。下法不用峻猛之大黄、芒硝,而用润下之生地,恐峻下伤津耗液,体现了治疗热性疫病需顾护津液,存得一分阴液,便得一分生机的治疗学思想。故"润下"方可"存阴","存阴"有利于"养阴"。

(4)确定养阴清肺汤的药物组合

郑枢扶与郑既均继承父亲郑梅涧"养阴清肺"治疗学思想,反复筛选优化父亲的处方,从临床实践中总结出白喉宜忌药物74种,约在1795年确定了养阴清肺汤的药物组合,其创方的治疫思路、适应病症、病因病机、治则治法均承自郑梅涧而未变。所创养阴清肺汤如下:大生地二钱,麦冬一钱二分,生甘草五分,元参钱半,贝母八分(去心),丹皮八分,薄荷五分,炒白芍八分,不用引。质虚,加大熟地,或生熟地并用;热甚,加连翘,去白芍;燥甚,加天冬、茯苓;如有内热及发热,不必投表药,照方服去,其热自除。

比较养阴清肺汤与郑梅涧治白喉用药可知:养阴清肺汤8味药中,有4味药源自郑梅涧处方(生地、丹皮、薄荷、生甘草),君药未变,并将"京赤芍八分"易为"炒白芍八分",加3味药(麦冬、元参、贝母)以增强"养阴润下清肺"之力。

回眸养阴清肺汤的发明过程可知,郑梅涧立"热邪伏少阴,盗其母气"病因病机说,确立养阴清肺治则,初定养阴清肺方药,为其子郑枢扶、郑既均筛选优化处方,创制"养阴清肺汤"奠定重要基础。"养阴清肺汤"的发明,是新安医学郑氏喉科两代三位医家共同实践的成果,是学术经验积累叠加的效应,是我国中医药工作者防治疫病的科技智慧结晶。

❷ 养阴清肺汤护佑中华民族160年

中国在1959年才开始使用白喉疫苗。在1795—1958年间,白喉数度在中国大流行,白喉疫苗的"空窗期"有160余年,中医界主要采用郑氏喉科发明的养阴清肺汤治疗白喉,中医药抗疫为护佑中华民族做出了重大贡献。

(1)疫病白喉的烈度

迄今为止,疫病白喉仍然是《中华人民共和国传染病防治法》法定的乙类传染病。白喉和新近出现的"严重急性呼吸综合征"(非典)"新型冠状病毒肺炎"(新冠),均属乙类传染病。经历了非典和新冠的劫难,可以感同身受乙类传染病危害人类健康和社会发展的严重程度。

1)国内文献关于疫病白喉的记载 1890年,清代沈青芝著《喉科集腋》,记载了疫病白喉的"烈度""感染率""死亡率"。书中写道:"庚寅(1890)季春,白喉风症时行,而邗江(今江苏省扬州市辖)尤甚,城乡患者不一而足,竟至朝发夕死(急性重症),传染者不可胜屈(具有传染性),十八之中(感染率80%。"中":被感染),得其生者,抑不过二三人(死亡率70%~80%)而已。"说明感染疫病白喉的烈度为有"朝发夕死"的现象,感染率达

80%，死亡率为70%~80%。

2）国际文献关于疫病白喉的记载　国际文献记载白喉的死亡率是50%。2006年，联合国世界卫生组织发布的《白喉白皮书》指出：1890年白喉抗毒素问世以前，世界各地白喉爆发的病死率达到甚至超过了50%，欧洲患病地区人口呈断崖式下跌。

（2）白喉的治疗历史

1）首位治愈白喉的医家　1775年前后，白喉在我国初始流行，国外和我国中医界对此尚无有效方法。《重楼玉钥·梅涧医语》中记载了郑梅涧用中医药方法治疗十余例白喉的病例，均取得了良好的效果，无一例死亡。《重楼玉钥·梅涧医语》云："喉间发白之症，予经历十余，俱已收功。"郑日新分析白喉流行病学和国内外治疗史可知，郑梅涧在1775—1787年间，首先用中医药方法成功治疗白喉，他是我国乃至全世界首位治愈白喉的医家。

2）养阴清肺汤服务于京畿和宫廷　根据汪燕亭《聊复集》可知，1795年，养阴清肺汤发明后，新安医家汪燕亭（家居歙县富竭，居郑梅涧家宅5公里）获《重楼玉钥》上卷。1801年，汪燕亭在北京行医，其后不久，因

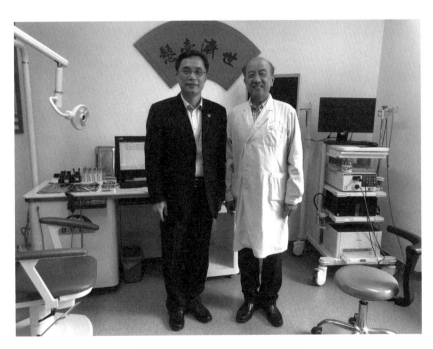

黄璐琦院士视察郑氏喉科示范门诊

医术高明被遴选为清朝宫廷御前太医。郑氏喉科的养阴清肺汤开始服务于京畿和清朝宫廷。

3）养阴清肺汤向全国传播　汪燕亭《聊复集》是传播养阴清肺汤的首刊本。清嘉庆十五年（1810），御医汪燕亭因家中迁坟请假返乡，他担心宫中太医院的同仁不善于相关病证的治疗，在京都琉璃厂韫宝斋刊刻出版《聊复集》，《聊复集》卷一为《医阶辨脉》，卷二为《医阶辨证》，卷三为《医阶辨药》，卷四为《眼科心法》，卷五为《咽喉口齿玉钥全函》。《咽喉口齿玉钥全函》为《重楼玉钥》上卷，有方成培的"叙"，脱题署，脱《重楼玉钥》下卷，无津门冯相棻的"序"及桐乡孙学诗的"序"。

1838年，《重楼玉钥》首次由苏城喜墨斋刊刻，其后国内各书肆竞相翻刻，一时洛阳纸贵，养阴清肺汤为中医用于治疗白喉的首选方药，为护佑中华民族的繁衍昌盛做出了

贡献。

(3)养阴清肺汤"空窗期"抗疫作用

1)白喉疫苗"空窗期"的时间　接种疫苗是防治疫病的重要方法。不同的疫病,从开始发病到疫苗研制成功并投入使用的这一段时间,医学上称为"空窗期"。

1795年,郑氏喉科发明养阴清肺汤。100年以后的德国人埃米尔·冯·贝林在1891年圣诞节,首次成功地用羊的血清治愈了一例住在柏林医院内的白喉患儿,为人类征服白喉迈出了重要的一步。1892年他与法兰克福化学制药公司合作,1894年开始生产和销售白喉疫苗。

世界上各个国家开始使用白喉疫苗的时间不同,1959年,白喉疫苗才开始在我国使用,"空窗期"是160年。

2)养阴清肺汤"空窗期"抗疫作用　我国在20世纪50年代(1958年)以后才实行白喉疫苗预防接种措施。此前,即从1775年到我国开始使用白喉疫苗的1959年,主要依靠中医药防治白喉。

中国中医科学院余永燕研究员,在比较研究中西医防治白喉史的基础上,高度评价了新安郑氏喉科的贡献:"(新安郑氏喉科)确定'养阴清肺'为其基本治疗原则,'养阴清肺汤'为治疗白喉的专病专方,注重辨病与辨证相结合,取得良好疗效。在现代医学尚未发现有效预防方法之前,中医中药曾挽救了无数白喉患者的生命,为我国人民战胜白喉做出了卓越的贡献。中医防治白喉的方法与经验是近代中医学术史上的一个重大创新,为人类征服传染病提供了宝贵的经验"。

2021年11月24日,北京中医药大学学者甄雪燕、梁永宣在中国中医药报《中华民族名医像》专栏撰文指出,郑梅涧是百位中华民族名医之一,清朝先后发生了四次白喉大流行,郑梅涧(宏纲)父子的"养阴清肺汤"挽救了无数白喉患者的生命。在中医学术界,自《重楼玉钥》刊行以降,在此后相继问世的五十余种中医白喉专著中,几乎全部继承了《重楼玉钥》阴虚肺燥的病机学说,提倡用养阴清肺的方法治疗。一直到白喉疫苗使用前,养阴清肺汤都是治疗白喉的主要方药。

世界各地白喉爆发,在没有疫苗的"空窗期",病死率达到或超过了50%,人口呈现断崖式下跌。在养阴清肺汤发明后,在疫苗"空窗期"的160年间,中医界均采用养阴清肺汤治疗白喉,中国人口没有出现像国外那样的"断崖式下跌",而是呈持续增长。养阴清肺汤为护佑中华民族的繁衍昌盛,做出了重大的贡献。

(4)养阴清肺汤"空窗期"后的抗疫作用

在使用白喉疫苗后,白喉发病率明显下降,而病死率下降不明显。据中国预防医学科学院和卫生部疾病控制司专家分析,单纯西医治疗白喉"病死率相对较高,在10%以上"。国外文献报道,白喉发病率明显降低,但发病后的死亡率也在10%左右。

中西结合治疗白喉,使用养阴清肺汤可以降低病死率。据黄全保报道,江苏省江阴市人民医院传染科于1985年10—12月治疗白喉55例,治疗方法是中西医结合,在用白喉抗毒素剂、抗生素的同时,55例全部口服养阴清肺汤加减,治愈54例,伪膜一般在用药后1周内消失。死亡1例,病死率在1.8%;死于第18病日,死因为心肌炎、心脏骤停。

第三节　临证精粹

郑日新从业50年,秉承郑氏喉科"精研喉科,兼理大小方脉"的临床特色,对中医耳鼻咽喉口齿科学疾病和内科、儿科、妇科病症均略有体会和发微,限于篇幅,叙要如次。

一、辛凉养阴治咽喉热病

郑日新家传《重楼玉钥》以紫正散、地黄散合用作为治疗咽喉三十六症的主方。辛凉养阴治疗喉口齿温热病,是其重要学术特色。《重楼玉钥续编》中认为:"辛凉养阴"治疗咽喉温热病,较公知公用的"卫气营血"治疗方法更具先进性和实用性。

(一)《重楼玉钥》喉风内涵

❶《重楼玉钥》病名组构的独特性

书中的咽喉口齿唇舌36种病症名,均有"风"字参与组构,且将咽喉口齿唇舌的外感热病名称均用"风"字参与组构的,唯见于《重楼玉钥》。其理论基础源于《素问·太阴阳明论》:"喉主天气,咽主地气。故阳受风气……伤于风者,上先受之。"风邪侵袭人体,位于人体上部的咽喉口齿"先受之",故以"风"名咽喉诸病。

❷《重楼玉钥》病名组构提示治则

以"风"组构中医喉科急性热病病名,是沿袭《黄帝内经》的疾病命名法则。《黄帝内经》病名中已有相当数量的病因术语,如风、寒、劳等,多用于组构病名,如肾风、寒痹等。《重楼玉钥》的病名即沿袭《黄帝内经》疾病命名法,以"风"组构病名。风善行而数变,故风邪致病,发病急骤,变化迅速。《重楼玉钥》中36种喉风,均属于咽喉口齿的急危病症。《重楼玉钥·坏症须知》指出"喉内生风莫待迟""胸中气急主顷危",说明了喉风发病急、来势猛、传变快。

郑氏喉科用"风"组构病名,其学术内涵是提示了治则治法。

(二)外感热病的传统治法

喉风属外感热病范畴。郑枢扶在《重楼玉钥续编·各证分辨》云:"三十六证,皆由风热壅塞于上焦,触感而发。"以郑梅涧生活时代前溯外感热病的治疗方法,分析外感热病的治则沿革,可以领悟辛凉养阴法治喉风的理论基础和创新性。

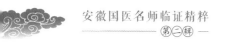

① 辛温发汗法

《素问·六元正纪大论》对外感表证的治疗原则为"发表不远热";张仲景《伤寒论》中治疗伤寒太阳病用"辛温解表法",方选麻黄汤、桂枝汤。明清医家论治外感热病皆宗"伤寒",多用汗法治疗,治疗喉风初起属表者,多宗张仲景伤寒辛温解表法。

② 苦寒清热法

从《重楼玉钥》记载"喉风无非热症,便乱投凉剂"可知,在郑梅涧生存的时代用寒凉药治疗喉风的现象亦较为常见,郑梅涧以"乱投"形容医生用寒凉药物治疗咽喉热病的错误,对现代医疗背景下的咽喉部位感染性热病的治疗仍有启迪。

随着中医学术的发展,治疗法则不断创新与进步,喉风的治则治法也更趋完善。郑梅涧将伤寒与喉风明确鉴别,在治疗喉风时忌用发表,弃用"辛温",戒投苦寒,而是以"风"立论,喉风实证用"辛凉而散,兼养阴以制之",虚证用"托散"的方法。

(三)辛凉养阴学说的文献依据

"辛凉养阴"学说源于郑梅涧《重楼玉钥》,其子郑枢扶在《重楼玉钥续编》中有所发微。

《重楼玉钥》所载喉口三十六证,均属温热病范畴。治以辛凉养阴,方选"紫正地黄散"统治。"紫正地黄散"是"紫正散"和"地黄散"的合方。郑梅涧之子郑枢扶在《重楼玉钥续编·咽喉辨证》中指出:"喉症最忌发表,无论初起恶寒发热与否,只须辛凉而散,兼养阴以制之,不必祛热而热自除,喉患亦渐松减。"阐明了紫正地黄散的治疗法则:紫正散的"辛凉"而散与地黄散的"养阴",即"辛凉养阴"法治疗喉风。

(四)辛凉法的理论基础

《重楼玉钥》中以辛凉法治疗喉风,源于明代喉口三十六证皆因感受风邪而发病:"喉风诸症,皆由肺胃脏腑深受风邪,郁热风火相抟,致气血闭涩,凝滞不能流行,而风痰得以上攻,结成种种热毒。"

《重楼玉钥》以"风"作为"喉口三十六证"的病名,提示其治疗方法不宜采用"苦寒清热"和"辛温发表"法,而是要遵从中医经典理论,从"风"论治。

郑梅涧以辛凉法取代"苦寒清热"和"辛温发表"治疗喉风的"种种热毒",其理论基础源自《黄帝内经》关于风邪的治则。《素问·至真要大论》指出:"风淫于内,治以辛凉,佐以苦,以甘缓之,以辛凉散之。热淫于内,治以咸寒,佐以甘苦,以酸收之,以苦发之。"郑梅涧遵经"治以辛凉",用辛凉之法制方。

(五)辛凉法的创新性

郑梅涧治疗喉风创紫正散,喉风治则首用辛凉,改变了历代医家沿袭张仲景辛温发表治疗方法,其治则具有创新性。

《重楼玉钥》指出"喉症切忌发表"。郑枢扶《咽喉辨证》进一步阐述:"喉症最忌发表,无论初起恶寒发热与否,只须辛凉而散,兼养阴以制之,不必祛热而热自除,喉患亦渐松减。"传统认为,有一分恶寒,便有一分表证;而郑氏谓"无论初起恶寒发热与否",说明喉风初起,不论有无表证,均不用辛温发表。宋代以后,中医始以喉风命名咽喉口齿急性热病,然治则没有提及辛凉法治疗喉风。郑梅涧基于临床和中医经典理论提出的治则具有创新性。

(六)养阴法的理论基础

1 温热病邪伤阴

喉风属于温病的范畴,是咽喉口齿唇舌部位病变的常见疾病,主要反映了温热病邪"耗伤阴津"这一温病的基本病理变化。

2 以甘缓之,制约辛散太过

郑梅涧治疗喉风,忌辛温发表,忌用苦寒凉药,执"辛凉而散,兼养阴以制之",其原理有二:①以甘缓之。《素问·至真

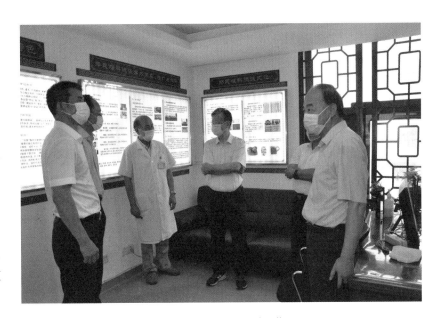

王琦院士考察郑氏喉科工作室

要大论》指出风邪为患的治疗法则:"风淫于内,治以辛凉,佐以苦,以甘缓之,以辛凉散之。"郑梅涧遵从《内经》,制方以甘味药缓解风邪疾病的发展。②制约"辛散"太过。郑梅涧之子郑枢扶诠释紫正散方义谓"辛凉而散,兼养阴以制之"(《重楼玉钥续编》);"制",谓"抑制、限制",以养阴药制约"辛散"之太过。

(七)养阴法的创新性

郑氏治疗初起和热盛时的咽喉热病,均坚持兼用"养阴",其创新性有如下两点。

1 治病求本

温为阳邪,最易伤阴,温热病发展的各个阶段均具有"步步伤阴"的特点,故郑氏喉科在喉症初起和热盛时,均坚持兼用"养阴"。喉症初起阶段提出"辛凉而散,兼养阴以制之",气分阶段提出"拦定风热""气血并治"。治病求本,辛凉而散,执养阴于治疗喉风

全病程,是郑梅涧及其后世医家辨证论治的重要特色,具有原创性贡献。

❷ 治未病

《重楼玉钥》中用养阴法治喉风,是《黄帝内经》"上工治未病"理论在咽喉热病领域的创新性应用。清朝张宗良《喉科指掌》初刊于清乾隆二十二年(1757),是一部流传较广的重要喉科专著。是书"六味汤"为"漱咽喉七十二症总方",书中仅载方药,未论及立方的理论基础。根据其方药组成推测治则治法,没有用养阴的方法。

二、鼻渊

鼻渊相当于西医学的急、慢性鼻窦炎,是临床常见病、多发病,西医常规治疗多采用鼻用激素、血管收缩剂、抗生素、鼻腔冲洗及手术,治疗效果欠佳。郑日新对鼻渊的治疗略有体会。

(一)新安鼻渊方

鼻渊以鼻流浊涕、量多不止、鼻塞、头痛、嗅觉减退为临床特征,肺经风热是其主要证型。外邪经口鼻而入,首先犯肺,是鼻渊发病之标,风寒外袭或风热袭肺,内合于肺,蕴而化热,肺失清肃与宣降,邪热循经蒸灼于鼻窍而发为鼻渊。新安医家吴崑《医方考·卷五·鼻疾门》曰:"鼻流浊涕不止者,名曰鼻渊。乃风热在脑,伤其脑气,脑气不固,而液自渗泄也。"指出风热外袭,上灼于脑,风热乘肺,致鼻流黄涕,可导致鼻渊。正气虚弱是鼻渊发病之本,郑梅涧《箕余医语》云:"若本元禀受不足,一感外邪,中气先弱,无以驾驭外感",即《素问·评热病论》"邪之所凑,其气必虚"之谓也。

郑日新用新安鼻渊方加减治疗鼻渊肺经风热证有良好的临床效果,结合针灸可以进一步提高疗效。

新安鼻渊方加减由黄芪25 g,败酱草15~25 g,藿香15 g,黄芩10 g,桔梗10 g,鱼腥草10 g,苍耳子10 g,白芷10 g,红藤10g,辛夷6 g组成,每日1剂。

新安鼻渊方针对鼻渊本虚标实的病因病机,祛邪扶正。

该方中黄芪归肺、脾经,补益肺脾之气,可助卫气固肌表,护元扶正,益气通窍,解毒排脓。

败酱草性辛、苦,味微寒,有清热解毒、消痈排脓、祛瘀止痛之功。考败酱草首载于《神农本草经》,列为上品,《神农本草经》云其主治"暴热火疮、赤气,疥瘙疽痔,马鞍热气"。《名医别录》言其"除痈肿,浮肿",肯定了败酱草的清热解毒和消痈排脓的功能。《药性论》云"治风毒顽痹,主破多年瘀血,能化脓为水,及产后诸病。止腹痛余疹、烦渴",突出地记载了败酱草的活血化瘀作用。败酱草为治疗肠痈首选药物,如《金匮要略》用其治肠痈之为病,"其身甲错,腹皮急,按之濡,如肿状,腹无积聚,身无热,脉数者。用薏苡仁二十分,附子二分,败酱五分。上三味,杵为末,取方寸匕,以水二升,煎减半,顿服之,"即"薏苡附子败酱散"。郑日新用败酱草治疗急性鼻窦炎,即师从《金匮要略》中"薏苡附子败酱散"之意。临证遇脓涕量多、素体非脾胃虚寒者,败酱草可重用至30~40 g。

藿香,味辛,性微温,归脾、胃、肺经。藿香最早见于陶弘景的《名医别录》,《本草述》总结其具有"散寒湿、郁热、湿热"的作用。藿香最早的复方运用为《备急千金方》之藿香汤,明代陈实功《外科正宗》载"奇授藿香汤",开用藿香治疗鼻渊之先河,奇授藿香汤方取"藿香15 g,水一碗,煎七分,加公猪胆汁一枚,和匀,食后顿服。治鼻渊"《医宗金鉴·外科心法要诀》改汤为丸,以藿香24 g(研末),猪胆汁270 g,制丸梧子大。每服3~6 g,日服2次,用温开水送服。本方为治鼻渊验方,有芳香通窍、清泄风热之功。藿香辛温芳香,外可开肌腠、透毛窍、散表邪,内能振清阳、化湿浊、辟秽恶。《本草再新》曰其"解表散邪,利湿祛风",故可用于外风、湿浊所致之鼻渊。藿香性微温而不燥热,配以辛苦微寒的败酱草相佐,则无论寒热虚实之急性鼻窦炎皆可应用。

此外,鱼腥草归肺经,排中焦之脓,桔梗宣肺气,排上焦之脓,黄芩清泄肺热,三药助君药清热解毒、祛肺热、排脓。白芷善通鼻窍,祛风解表、除湿通窍,消肿排脓;苍耳子具有祛风邪、通鼻窍、止痛之功;红藤清热解毒,消痈止痛;因热可致瘀,热邪可郁久化热或风热内郁,可致气血瘀阻,故本方中予茜草凉血清瘀热。辛夷宣通鼻窍,引药入鼻,发散风寒,最善于通鼻,是治鼻病的主要药物。辛夷、苍耳子、白芷三味取"苍耳子散"意,辛温发散以通鼻窍、除头痛、化浊涕,诸药相合,共奏祛除肺热、益气通窍、解毒排脓、祛风清热、除涕止痛之功。中药药理学研究认为辛夷、苍耳子、白芷可提高黏膜纤毛功能,降低黏膜水肿,有效促进鼻窦开放;败酱草、鱼腥草、红藤、茜草有抗菌消炎和"免疫调节"等作用,可有效改善流脓涕症状,祛肺经风热;可改善人体亚健康状态。

中医治疗急性鼻窦炎疗效可靠,全方可改善鼻塞、流脓涕、嗅觉障碍等症状。治疗时要合理运用疏风散热、清胃泻火、清泻肝胆、清脾泻热的治则,选方遣药时应注意加入宣通鼻窍之药。

医案选摘

王某,男,2020年7月6日就诊。

鼻塞,流黄脓涕反复发作2年余。刻下鼻涕黄黏量多,可流向鼻咽部,鼻塞,头昏痛,咽痒咳嗽,吐少量黄痰,经外院予口服抗生素、喷鼻治疗后,症状反复,改善不明显。无发热,纳可,二便调。检查见面黄少泽,鼻黏膜色红,双下鼻甲肿胀,总鼻道积有黄涕,舌尖红,苔薄黄,脉濡。病属鼻渊肺经蕴热,治拟益气清窍。以新安鼻渊方加减治疗:黄芪30 g,北沙参20 g,藿香15 g,辛夷10 g,炒苍耳子10 g,白芷10 g,桔梗10 g,鱼腥草10 g,败酱草20 g,黄芩10 g,茜草10 g,红藤10 g。7剂,水煎服,一日一剂,分两次服。

【按】 急鼻渊失治,邪热不去,稽留肺经,肺失清肃,邪聚鼻窍,留而不去,而发为慢鼻渊。肺经蕴热,冉冉上蒸,灼蚀鼻窍肌膜,故见流黄涕,鼻黏膜色红,鼻道有黄稠涕;邪壅鼻窍,清窍不利,故鼻塞、头昏痛;肺失清肃,故咽痒、咳吐黄痰;舌尖红,苔薄黄,脉濡均为肺经蕴热之征。

(二)鼻腔局部给药

鼻病,特别是儿童鼻病的发病率有上升的趋势,与过度滥用鼻腔冲洗的医源性因素相关。

❶ 慎用鼻腔清洗

鼻腔局部给药的制剂有三类。一是中药膏剂或滴剂,二是西药的液体制剂,三是生理盐水、生理性海水等鼻腔清洗。近年来,国内耳鼻喉科、小儿科和呼吸科的医生,以及网络均推荐使用生理盐水、生理性海水等清洗鼻腔,治疗各种鼻炎、鼻窦炎。郑日新通过长期的临床实践观察到,鼻腔用生理盐水、生理性海水等清洗,会破坏鼻腔黏液毯的清洁功能,导致鼻炎、鼻窦炎和腺样体肥大的发生或加重,治疗期间使用生理盐水、生理性海水等清洗会拖延疾病恢复的时程,因此病程长的各种鼻病当慎用鼻腔清洗。

❷ 急性鼻窦炎局部用药技巧

向鼻腔内滴药是治疗急性鼻窦炎的重要方法。急性鼻窦炎可以短期使用具有祛风清热、宣肺通窍等功效的鼻炎药水、药膏,以及血管减充血剂,如盐酸羟甲唑林滴鼻液、呋麻滴鼻液、盐酸赛洛唑啉滴鼻液等西药。滴鼻药液给药方法是否得当,与治疗效果密切相关。

滴鼻药前注意事项:滴药前应轻轻擤出鼻腔内分泌物,以利于滴鼻药液与鼻黏膜的接触和吸收,进而产生药效。

滴鼻药的给药头位:前组鼻窦炎(上颌窦、额窦、前组筛窦炎)采用侧头位:患者侧卧,患侧在下,头部伸出床缘;或肩下垫枕,头下垂靠近下肩。用于滴下侧鼻腔。后组鼻窦炎(双侧蝶窦、后组筛窦炎)采用头后伸位:患者仰卧,头部悬空后仰,使颏尖与外耳道口的连线与床面垂直。滴药时要避免使药瓶开口处触及鼻部,以防污染药液。

滴鼻药后注意事项:滴药后将头部略向两侧轻轻转动,以使药液均匀分布,并保持滴药时的头部位置5分钟左右,以延长药液与鼻黏膜的接触时间。

滴鼻药20分钟以后,宜再一次擤净鼻腔内脓性鼻涕,以利于鼻窦窦腔脓液的进一步排空。以后如果鼻腔有脓涕,也应该立即擤出鼻涕。

给药间隔时间:给予药物的次数根据所选择药品的不同而异,中成药的半衰期多数未能检测,可根据临床症状的轻重不同,考虑1日3~5次给药。减充血剂1%(成人)麻黄素滴鼻液,其半衰期为4~5小时,故主张1日4次给药。即早晨起床前、中餐、晚餐、晚间睡眠以前各给药一次。

三、腺样体肥大

某患儿,女,2019年2月18日安徽中医药大学第一附属医院"流派示范门诊"初诊。出生日期:2014年12月20日,体质量13.5 kg。

鼾眠、张口呼吸、鼻塞、咳嗽6个月余,加重20天。患儿于2019年1月21日就诊于安徽省儿童医院,鼻咽侧位片显示:腺样体肥大(鼻咽部腺样体厚度19 mm),予糠酸莫米松鼻喷雾剂喷鼻、孟鲁司特钠咀嚼片口服,症状无明显改善,患儿家长拒绝手术而转诊。刻诊:睡觉打鼾,张口呼吸,鼻塞,无明显流涕,鼻音较重,频咳无痰,夜间入睡时出汗较多,体型偏瘦,面黄无泽,注意力不集中,大便偏干,1~2日一行,舌红苔薄,脉细数。专科检查:鼻黏膜充血,咽部黏膜充血,咽后壁淋巴滤泡增生,有稀黄痰涕附着。双侧腭扁桃体Ⅰ°。西医诊断:腺样体肥大;中医诊断:小儿鼾眠(本元禀受不足,风热痰毒相抟,气滞血瘀)。

治以护元扶正,辛凉养阴散结,佐以清热通窍、固敛汗液。处方:黄芪10 g,党参5 g,紫荆皮9 g,茜草5 g,桔梗6 g,玄参4 g,虎杖6 g,蒲公英9 g,黄芩6 g,煅牡蛎12 g,浙贝母5 g,败酱草10 g,大血藤8 g,辛夷5 g,浮小麦15 g,糯稻根6 g,麻黄根4 g。21剂。每日1剂,分3次服。

2019年3月13日二诊:家长诉鼾眠响度减小,鼻塞好转,仍有鼻音,夜间

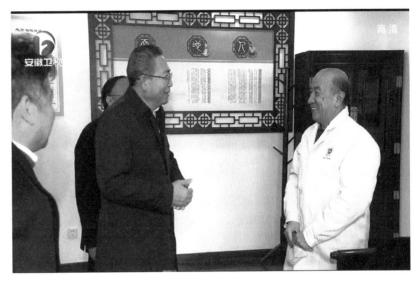

时任安徽省委书记李锦斌鼓励新安医学传承工作

入睡时出汗见减。舌质稍红,苔薄白,脉细数。专科查体:鼻黏膜稍充血,咽部黏膜轻度充血,咽后壁散在淋巴滤泡增生,未见痰涕附着。双侧腭扁桃体Ⅰ°。鼻咽侧位片提示腺样体厚度约15 mm。守上方黄芪改12 g,加太子参7 g,连翘4 g以增强护元散结之力。21剂(复方颗粒剂),水冲服,每日1剂,分3次服。

2019年4月12日三诊:家长诉鼾眠、张口呼吸、鼻塞均消失,入睡时出汗好转,大便每日一行,无干结。检查见:面色红润,鼻黏膜淡红,咽部黏膜无明显充血,咽后壁无淋巴滤泡增生。舌淡红,苔薄白,脉细。鼻咽侧位片示"腺样体11mm"。嘱守方继服21剂(复方颗粒剂),水冲服,每日1剂,分3次服。

【按】 本例腺样体肥大,经过两个疗程计6周的治疗,腺样体厚度由19 mm减至11 mm(每个疗程减小4 mm)。是方紫荆皮、茜草、桔梗、玄参、煅牡蛎、浙贝母辛凉养阴散结;虎杖、蒲公英、败酱草、大血藤、黄芩清热通窍;黄芪、党参顾护元气;辛夷助升清阳,《本草纲目》云:"人之中气不足,清阳不升,则头为之倾,九窍为之不利。辛夷之辛温

走气而入肺,能助胃中清阳上行通于天,所以能温中治头面目鼻之病。"黄芪、浮小麦、糯稻根、麻黄根护元扶正,固敛汗液。诸药合用,共奏护元散结之效。患儿三诊后鼾眠、鼻塞均消失,虚弱之体亦渐康复,避免了手术治疗,达到临床治愈的标准。

腺样体肥大是难治性常见病。郑日新秉承郑氏喉科流派学术精华,认为风邪热毒相抟、气滞血瘀是发病之标,"本元禀受不足"是发病之本,腺样体肥大为局部病理变化。治疗上用辛凉养阴散结、参芪相伍"护元",佐以清热通窍,圆机活法,特色鲜明,取得了满意的疗效。

四、新冠奥密克戎感染

2022年12月,新冠奥密克戎感染在我国大流行,郑日新自拟"养阴清热利咽方"治疗,疗效较佳,记录如下。

(一)适应病症

包括新冠奥密克戎感染在内的咽喉急性感染性疾病,属中医咽喉热病范畴,常见症状有发热、咳嗽、咽痛、鼻塞、流涕等,少数患者可能有呕吐、腹泻等消化道症状,还有极少数会出现味觉、嗅觉减退等。其中,出现高热重症的患者,老年人,或有各种严重基础疾病的脆弱患者,易引起高热惊厥的婴幼儿,养阴清热利咽方尤为适用。

(二)方药组成

生地20 g,生石膏30 g,玄参15 g,北沙参30 g,知母10 g,白芍15 g,薄荷10 g,生甘草3 g,滑石10 g,青蒿10 g,忍冬藤15 g,芦根15 g。口渴、烦躁、呕逆加竹茹10 g,玉竹10 g;舌苔白腻或鼻塞加藿香15 g;热度退至38℃以下,石膏减量为20 g,并去滑石;鼻塞加藿香15 g。

(三)功效主治

养阴清热利咽,用于咽喉热病,如新冠奥密克戎感染之发热、身体酸痛、烦躁、口渴、咽鼻干燥、疼痛等症。

(四)用法用量

每日1剂。中药常规煎煮,每日服用3次(早中晚分服)。处方剂量为成人体重50~60千克的用量。儿童或体重轻的患者,按5千克为一个层级换算,体重10千克即乘以0.2,如生地20 g乘以0.2为4 g;体重25千克即乘以0.5;体重40千克即乘以0.8。

(五)方解

养阴清热利咽汤由《重楼玉钥》养阴清肺汤、《伤寒论》白虎加人参汤、《时病论》清凉涤暑法三方加减而成。

养阴清肺汤是新安郑氏喉科治疗疫病白喉的名方。发热易伤精耗液,注重养阴治咽喉热病,是郑氏喉科治疗学特色。"养阴"不但具有滋补阴液的功效,生地等养阴药清热、润下、散瘀之祛邪泻实的功效,还具有截断病势"在上不下",防病传变至肺胃的作用。

白虎加人参汤见于《伤寒论》,治外感热病的气分热盛、气阴两伤证,方由石膏、知母、甘草、粳米、人参组成,具有清热、益气、生津的功效。

清凉涤暑法为清代新安名医程芝田再传弟子雷丰创定,方见《时病论·卷三》。雷氏制方严谨,"所用诸药,全细心参究,不敢随意妄用以误人"。雷氏用"清凉涤暑法"除大热的经验认为,不必囿于暑令,四季均可用药。故雷氏"清凉涤暑法"实为除大热的良方。

养阴清热利咽汤选取养阴清肺汤之大生地、玄参、薄荷、炒白芍、生甘草,白虎加人参汤之人参(易北沙参或太子参)、知母、石膏、甘草,《时病论》清凉涤暑法之青蒿、滑石、生甘草。针对新冠奥密克戎感染的高热烦渴主症,生地清热养阴生津,石膏清热泻火,除烦止渴是为君药;玄参、知母助君药清热凉血泻火,滋

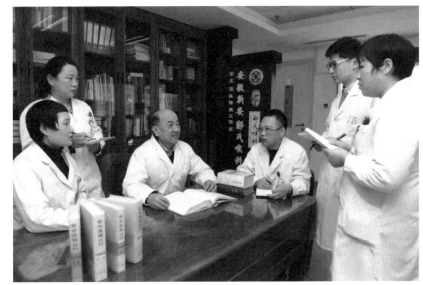

学术团队答疑解惑

阴润燥;北沙参、白芍助君药养阴益气,是为臣药;薄荷、芦根助君药养阴利咽,青蒿退蒸清热,滑石渗利清热,是为佐药;忍冬藤清热解毒利咽,生甘草清热解毒、调和诸药,是为使药。

(六)注意事项

❶ 关于儿童高热惊厥

儿童尤其是婴幼儿感染后,可能会因为体温迅速上升导致惊厥发生。换言之,体温缓慢上升就不会发生惊厥。家长要注意观察患儿的精神状态,当精神较差,不思饮食时,要密切观察体温,如体温高于37.5℃,就要服用本方,可防止惊厥发生。

❷ 关于老人、有各种基础病的患者用药

高龄老人反应性差,体温升高不显著,但易出现变证。各种基础病的患者由于发热

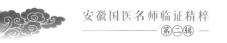

继发身体酸痛和咽干咽痛,影响睡眠,导致机体抵抗力下降,又会加重基础病,故要及时用药。

③ 关于疾病转归

疾病中后期,发热间歇时间由4小时渐渐延长,热度渐渐降低,是疾病趋好的表现。疾病中期,干咳变有痰,如痰多痰黄,肺部听诊呼吸音粗,是继发肺部感染,可加败酱草20 g,白前10 g等。

④ 关于疗效

服用养阴清热利咽汤半小时后,体温会渐渐下降,身体酸痛缓解,睡眠转佳。体温正常后,去石膏、滑石,可再服用3天。

医案选摘

谢某,男,13岁,2022年12月16日患者就诊于安徽中医药大学国医堂门诊部。

主诉:发热1天,伴咳嗽、咽痛、鼻塞、肌肉酸痛、腰背疼痛、盗汗。

检查:体温39.5℃,新型冠状病毒核酸检测阳性。舌苔黄,脉细数。

诊断:新冠奥密克戎感染

治则:养阴清热利咽

生地20 g,生石膏30 g,玄参15 g,北沙参30 g,知母10 g,白芍15 g,薄荷10 g,生甘草3 g,青蒿10 g忍冬藤15 g,芦根15 g,竹茹10 g,藿香10 g,飞滑石(包煎)10 g。

12月17日复诊述,发热渐退至37.5℃,咽痛、咽干加重,肌肉酸痛、腰背疼痛。

原方去飞滑石,生石膏减为15 g,加藏青果10 g。服3剂。

电话追访,服第2帖后,体温正常,诸症均好转。

五、脑积水

医案选摘1

程某,男,31岁,2009年6月26日初诊。

主诉:2个月前出现头痛、头昏头胀、头晕、视物旋转,伴全身困倦乏力,囟门膨隆感。2009年4月23日于皖南医学院戈矶山医院行头颅CT示:脑实质各层面未见明显异常密度影,脑灰白质对比正常;侧脑室及三脑室扩大,侧脑室前后角变圆钝,其余脑室及诸脑池大小、形态、位置正常;脑沟、脑裂正常,中线结构居中。诊断为幕上脑室扩大、脑积水。患者不愿手术治疗,遂来求治。

临床症见:头重眩晕,神倦乏力,身困纳差,面色萎黄,形体虚胖。舌体胖大、舌稍红,苔黄腻,脉弦。

中医诊断为解颅,证属痰瘀互结证;西医诊断为脑积水。

治则:益气养阴通络。

方选补阳还五汤、一贯煎加减。黄芪25 g,北沙参25 g,生地20 g当归10 g,枸杞子10 g,麦冬10 g,川楝子10 g,茯苓10 g,白茅根15 g,赤芍15 g,知母6 g,芦根10 g,磁石(先煎)30 g,生龙骨(先煎)10 g,生牡蛎(先煎)10 g,珍珠母(先煎)10 g,三七粉(分吞)5 g。10剂。

二诊、三诊均以上方为主再加白术10 g,泽泻8 g,茯苓10 g。

2009年7月31日,于安徽中医学院第一附属医院行颅脑CT示:两侧侧脑室及第三脑室可见扩张,脑实质内未见明显异常密度影,脑沟、脑裂未见明显异常及增多增宽,中线结构未见明显移位。
诊断:脑积水改变。

2009年9月23日,患者诉偶有耳鸣,无头晕,乏力减轻,舌红苔黄,脉濡,在原方基础上去磁石,加白芍25 g,淫羊藿10 g。10剂。随着患者脑积水减少,身体状态逐渐好转,后期则以生地20 g,当归5 g,黄芪25 g,芦根10 g,北沙参20 g,茯苓10 g,麦冬10 g,川楝子5 g,三七粉5 g,生白术5 g,怀牛膝10 g,枸杞子8 g,鸡血藤15 g,白芍15 g为主方,随着病情改变进行加减。2010年3月24日,患者诉停药后,头晕未再犯,人不再乏力。

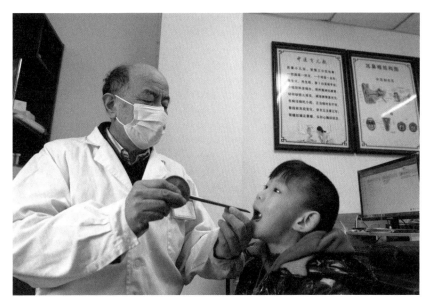

中医喉科特色的吹药给药

医案选摘2

程某,男,37岁。2023年2月24日初诊。

患者头痛头昏,眩晕耳鸣耳胀,平衡功能差,方位感差。舌体不大,舌质淡红,舌苔薄白,脉濡缓。头颅磁共振影像所见:双侧脑室旁、半卵圆中心及大脑皮质下可见散在斑点状异常信号,呈T1WI低T2WI高信号影,FLAIR呈高信号,脑室系统明显扩张,双侧脑室显著,垂体窝扩大,脑沟、脑裂稍增宽,小脑上沟增宽,中线结构居中。影像检查提示:脑内散在腔隙性脑梗死,轻度脑萎缩,脑积水,空泡蝶鞍。

中医诊断:解颅,证属气阴两虚,痰水互结;西医诊断:脑积水。

治则:益气养阴通络。

黄芪30g,红花6g,生地15g,玄参10g,麦冬10g,赤芍10g,牡丹皮10g,泽泻10g,青蒿10g,牛膝10g,地骨皮15g,天冬10g,当归8g,三七粉5g。

二诊,2002年4月24日。头痛头昏见愈,眩晕感、平衡功能差、方位感差见减,耳鸣耳胀相若。再方出入。

生地15g,玄参10g,麦冬10g,白芍15g,薄荷10g,牡丹皮10g,川芎20g,北沙参20g,芦根15g,黄芪35g,熟附片6g,泽泻15g,青蒿10g,地骨皮15g,牛膝10g。

三诊,2023年5月5日。头痛头昏未萌,眩晕感、平衡功能差、方位感差见愈,耳鸣耳胀十去八九。再方出入。

黄芪35g,熟附片6g,生地15g,玄参10g,麦冬10g,白芍15g,薄荷10g,牡丹皮10g,川芎20g,北沙参20g,芦根15g,泽泻15g,青蒿10g,地骨皮15g,牛膝10g,白术15g,茯苓20g,桂枝7g。

李伟莉

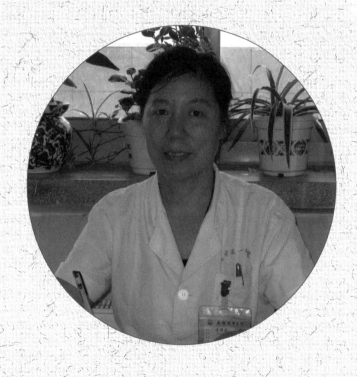

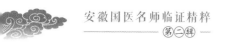
第一节 名医小传

　　李伟莉,女,安徽蒙城人,中共党员,一级主任医师,教授,国家中医药管理局中医妇科重点专科、安徽省重点学科妇科学(专)科带头人,第六、七批全国老中医药专家学术经验继承工作指导老师,首批安徽省名中医学术经验继承工作指导老师,首届江淮名医,首届安徽省名中医,第二届安徽省国医名师,安徽省教学名师,享受国务院和安徽省人民政府特殊津贴。新安妇科流派研究牵头人,先后获得"全国卫生系统职业道德建设标兵""德艺双馨"好医生荣誉称号。

　　历任中华中医药学会妇科分会副主任委员,世界中医药学会生殖专业委员会副主任委员,中国中医药研究促进会妇科流派分会副主任委员,长三角中医妇科流派联盟副主任委员,安徽省中医药学会妇科专业委员会主任委员,安徽省中西医结合学会妇产科专业委员会副主任委员,安徽省医师协会妇产科专业委员会副主任委员,高等学校《中医妇科学》课程联盟副会长等。

　　成立有"国家级及安徽省李伟莉名老中医工作室",首创"从脾肾论治"自然流产,创制补肾安胎饮院内制剂;创新性从母胎界面血管重铸角度提出"胞脉系于肾"理论和"妇科病从瘀论治"思想;自创补肾调冲汤、补肾活血方等调经助孕;将针刺和温热灸法创新性地应用在不孕促排卵、痛经、围绝经期综合征治疗中并获显效。

　　师承徐志华教授,主编《徐志华妇科临证精华》,担任本科、研究生教材《中医妇科学》《中西医结合妇产科学》副主编,参编《新安医学丛书·妇科精华》《中医妇科流派研究》等,出版专著10余部,发表论文100余篇;承担妇科疾病的标准化研究工作,主持和参与完成"胎动不安""胎漏""产后小便不通""月经先期"及"输卵管妊娠"等14项指南(共识)的制(修)定,获安徽省人民政府、中华中医药学会、中国中西医结合学会等科学技术进步奖一、二、三等奖9项。

第二节 学术特色

一、博采众长、巧用经方

　　精研中医经典,博采众长,是守正创新,坚守疗效的基础。经方是中医经典方的略称,主要指东汉著名医家张仲景所著的《伤寒论》及《金匮要略》中收载的名方。经方被誉为"众法之宗,群方之祖",其组方严谨,选药精简,效如桴鼓,备受后世医家推崇。李伟莉秉承辨证论治及辨病与辨证相结合基本原则,灵活运用经方治疗妇科疾病,不但对经方进行继承式使用，而且在继承的基础上化裁经方，创立新方，扩大经方的使用范围，赋予经方新的生命。临床四诊合参，仔细辨证，但凡符合经方之主证均可加减运用之，每获显效。常用经方有当归芍药散、温经汤、桂枝茯苓丸、薏苡附子败酱散、右归丸、血府逐瘀汤等。例如当归芍药散系张仲景《金匮要略》方，原文分别为"妇人怀娠，腹中痛，当归芍药散主之""妇人腹中诸疾痛，当归芍药散主之"，李伟莉通过本方证之腹痛"其痛势缓，绵绵而痛"的临床特点，抓住本方疏肝健脾、调和气血的治疗关键，扩大其应用范围，灵活运用该方治疗盆腔炎性疾病后遗症、带下、痛经、妊娠恶阻、胎动不安等多种疾病。再如桂枝茯苓丸，该方首见于《金匮要略》："妇人宿有癥病，经断未三月，而得漏下不止，胎动在脐上者，为癥痼害……所以血不止者，其癥不去故也，当下其癥，桂枝茯苓丸主之。"李伟莉遵循经义，将桂枝茯苓丸多用于经、胎、产各种疾病，辨其病机为瘀结，方证相应，即可依法选用。临床用于治疗输卵管炎性不孕症、多囊卵巢综合征、盆腔炎性疾病、子宫内膜异位症、卵巢良性肿瘤、子宫肌瘤、子宫腺肌症等。

二、治贵权变、方贵固守

治贵权变，握其势也。李伟莉指出，此处的"势"就是指审度病势变化，从动态的角度主动地治疗疾病。病势所指一般有三：一是发病缓急之势；二是病情演变之势；三是证候动态之势。病势从时间上、空间上和程度上，动态地反映了病机变化的趋向。治贵权变旨在能把握治疗的主动权，提高疗效。如李伟莉治疗崩漏把握发病缓急之势，出血如崩之时，应以止血为要，出血止后，则当治病

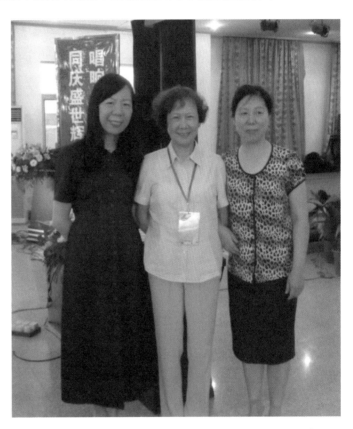

2011年与来肥授课的国医大师肖承悰、全国名中医罗颂平合影

求本、调理气血为要。再如治疗湿热瘀结型盆腔炎，临证治疗以清热利湿、化瘀止痛为主，如疗程过长，加上苦寒之品的使用，证型易转变为寒湿瘀结证，因此治疗时应时时掌控病情变化之势。如此知常达变，辨证施治，每有桴鼓之效。李伟莉指出治贵权变，而方贵固守，尤其疑难杂症，病程迁延，病因多端，虚实夹杂，证候复杂，绝非二三诊所能奏效，若处方用药朝更夕改，则欲速而不达。妇科顽难之病，多为慢疾，其病机复杂，虚实互干，临床症状纷乱繁杂，甚至表现为经、带、胎、产、杂病等数疾参差出现。病之所成，

非一日所致,或久郁深结,或痰浊凝聚,或瘀血阻络,或五脏受累……可谓根深蒂固,欲速去之,往往偾事。此时医者务必思路清晰,制订方案,或先攻后取,或先取后守,拟方选药,犹如布阵用兵,运筹帷幄,稳操胜券。妇人,阴类也,以血为本,以血为用。经、带、胎、产,无不耗伤气血,所致各病,又无不累及气血,尤为顽疾,临证辨析,必须抓住主要病机之所在。李伟莉认为治疗只要药证不悖,则固守方药,或随证加减,徐徐攻之,才可消除顽疾。

三、妇人病源于脏腑、累于气血,治应重调脏腑

脏腑、气血、胞宫是构成女子生理特征及生理活动的不同组织结构和物质基础。各脏腑均有不同的功能特点,彼此间又有极为密切的关系,这一生理关系的有机结合,就构成了女子特有的生理表现。李伟莉认为气血是女子生理活动的物质基础,脏腑是产生气血的源泉,胞宫的功能是女性特征的重要体现。妇人以血为基本,气血宣行,其神自清。气血与女性生理、病理有着密切的联系,为女性经孕产乳的物质基础。若妇女气血调畅,则五脏安和,冲任通盛,经孕正常。脏腑调和,首先表现为气血旺盛,脉畅营和,继而表现为月经、带下、妊娠、产育之正常。脏腑失调,生化无源,也首先影响气血充盈,致血少脉涩,继而表现为月经、带下、妊娠、产育之异常。胞宫满盈有时,藏泻有节,相应促使气血流畅,及脏腑生化、藏泄有序。反之,如胞宫满盈失时,藏泻失节,必然导致气血耗伤或运行受阻,从而影响气血的正常运行与生化,最终导致脏腑功能失常。由此可见,气血运行异常必将导致脏腑功能失常。因此,李伟莉提出,妇人病源于脏腑、累于气血,治应重调脏腑气血。脏腑之中,尤以肾、肝、脾三者与妇人之病关系密切。肾藏精、主生殖,肾之功能失常可导致月经量少、月经后期、绝经前后诸证、胎漏、胎动不安、不孕症等;肝藏血、主疏泄,肝之功能失常可导致月经后期、痛经、闭经、不孕、癥瘕、恶阻等;脾统血、主运化,为后天之本,脾之功能失常可导致崩漏、月经先期、带下、胎萎不长、子宫脱垂、缺乳等。可见,肾肝脾的脏腑功能失常几乎涵盖经、带、胎、产、杂等疾病。因此,治疗妇科疾病应重调肾、肝、脾。

四、祛瘀通络、消疴去菀

(一)瘀血积聚为陈菀薮渊

《类经图翼》云:"凡病之作,皆由血气壅滞,不得宣通。"《素问·调经论》中也曾讲过:"五脏之道,皆出于经隧,以行气血,血气不和,百病乃变化而生。"由此可见,瘀血致病具有多样性,很多疾病的发生皆与瘀血阻滞有关。李伟莉指出,瘀血致病相当广泛,因络脉运血而无处不到,故全身各处皆可血滞成瘀。瘀血乃有形实邪,极易诱生包块、肿痛。女性以血为本,以血为用,经、孕、产、乳生理特点,较之男子更易出现气血失畅。加之妇女的性格特点多思多忧、多愁善感,容易导致情志不畅,气机失调。人体气机贵在

调达,血脉贵在流通,气机升降开合失常,势必影响脏腑的功能,产生瘀滞。因此,李伟莉认为瘀血存在于多种妇科疾病的始终,主要证候表现为面色晦暗,疼痛拒按,癥瘕肿块,经血色黯有块,舌黯或青紫、瘀斑,脉沉弦或沉涩。瘀血阻于下腹发为癥瘕;瘀血阻于胞宫可致不孕、滑胎;瘀血阻于胞络,可致崩漏、妇人腹痛。叶天士云"久病必致瘀闭",意思是当疾病迁延日久,必然会有瘀血的产生,诸法难祛之顽疾也与瘀血有关,诸如此类疾病皆为妇科之陈菀薮渊。瘀血既是致病的病因,又是病变后期的必然结局。李伟莉指出,女性血瘀体质的形成与其生理特点、致病因素、情志因素、久病顽疾等有关,受到饮食、睡眠、运动、情绪等影响。因此,临床上即使无明显的血瘀表现,对于它法治疗无效者,或久病致瘀者均可使用祛瘀通络法。

(二)祛瘀通络旨在气血调和

气血运行于脉中,贵在流畅。然"女子胞中之血,一月一换,除旧生新,旧血即瘀血"。故李伟莉认为女子月经生理本身,即是排瘀生新的过程,稍有不畅,即可留瘀。此外,李伟莉指出妇女一生各个阶段,面临着无数影响气血流畅的因素。如女子天癸将行及初行之际,肾气初盛然尚未平均,难达充盛,肾中阴阳极易失于平衡,导致肾中阴阳

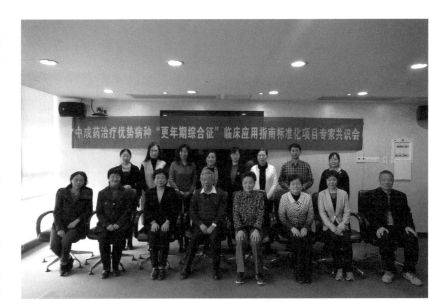

2018年参加指南标准化专家共识会议

的偏胜或偏衰。七七更年之际,肾气生理性衰退,由此致肾中阴阳失衡。因肾为元气之根,五脏之阳气,非此不能发。气为血帅,气不畅则血亦不畅,血之行止与顺逆,皆由一气率而行。气虚鼓动无力则迟滞,迟滞则郁,郁则留瘀。《医林改错》云:"元气既虚,必不能达于血管,血管无气,必停留而瘀。"女子中年,经、带、产、乳屡耗气血,使机体常处于"阴常不足,阳常有余"状态。房事不节,伤肾留瘀;不洁交合,瘀浊内阻,壅滞奇恒成瘀;堕胎、小产损伤冲任,牵及气血而留瘀;情志稍有不遂,肝气即易郁结,肝郁则血滞,血滞则留瘀;孕期腹中徒增一物,致三焦气机升降失司而阻滞,气血由此易成瘀。产后百节空虚,卫外不固,风、寒、暑、湿易伤营卫,寒气客于血室,血凝不利,血受湿热,久必凝浊,热附血而愈觉缠绵,血得热而愈形胶固等;同时,胞宫复旧所产生的余血浊液即瘀血,排

泄于胞宫、胞脉而常致瘀滞。凡此种种,最终均致妇女气血运行失常而成瘀滞。正如《医学准绳》言:"夫人饮食起居,一失其宜,皆能使血瘀滞不行,故百病有瘀血多。"加之气血互根,气虚则血少而行迟致滞,气郁则血滞留瘀;气病及血,血病及气,如此互累,因果相干,使妇女气血常处于气多郁滞、血多瘀阻之状态。李伟莉熟谙气血理论,提出消痛去菀重在祛瘀通络,旨在气血调和,正如王清任所言:"气通血活,何患不除。"

五、调肝建中、身心同治

脏腑功能紊乱是妇科疾病产生的重要因素,肝、脾两脏与妇科疾病的关系极为密切。脾为仓廪之官,主运化输布营养精微,升清降浊,为营血生化之乡,为气血化生之源,五脏六腑、四肢百骸、经带胎产赖此以养,为人体赖以生存的后天之本。胃为阳土,主受纳,为中焦化源第一要塞,百病皆由胃土衰而生也。另"脾主统血",脾气健旺,才能统率血液循经运行不散溢,从而不致伤其肾精,间接巩固了肾的封藏之性。肝藏血,主疏泄,以调节血流正常运行及血海盈亏。肝脉下循阴器,上绕乳房,其循行途中与冲脉血海相交,只有肝气条达,才能保证气血调和。木达土安,肝气疏达,中焦才能升降有序,保证了脾有所化,犹如枢干,至关重要。在生理状态下,肝脾又互为我克及克我关系,相互间存在着既相互资生、相互促进、相互助长,又相互制约、相互克服的效应。由于两脏关系至为密切,临证常常治此必顾彼,治彼必及此。"女子以肝为先天",妇女之病多有肝气失调作祟,而肝郁太过,可致木郁犯土。肝木克脾土,则气血化源不足,故调肝应建中。李伟莉强调疏肝健脾之法重在把握"调肝建中、身心同治",临证多以淮山药、黄芪、党参、炒白术健脾益气,配伍柴胡、醋香附、郁金、玫瑰花、月季花等疏肝理气。淮山药之性,味甘归脾,能滋阴利湿,张锡纯谓之"在滋补药中诚为无上之品"。黄芪补气健脾,与党参、白术同用可补中健脾,以防肝郁克土。柴胡入肝、胆经,疏肝解郁,宣畅气血;香附调血中之气,上行胸膈,外达皮肤,不燥不散,同时不忘配伍养血敛阴之白芍,以护营血,柔肝体。若属于肝郁轻症,无明显情志改变者,以郁金、玫瑰花、月季花疏调肝气,而无耗气伤阴之弊。李伟莉特别指出,心理、社会、环境多方面因素都影响着女性疾病的发生发展,除药物调摄外,更须重视身心同治,治疗疾病时需要时时关注患者心理健康,就诊时耐心询问,运用专业知识引导患者缓解焦虑、抑郁的情绪,养成健康、向上、乐观的心态;鼓励患者适当锻炼,增强体质,增强免疫力,形成良好的作息习惯,顺应四时阴阳,遵循养生的方法和技术,饮食有节制,作息有常规,操劳有度,顺应四时气候之变化,调摄精神,使人体适应自然界生长收藏规律,就可以达到养生保健、治病防病的目的。

六、循期调经、补肾种子

求嗣之要在于男精壮,女经调,女子经调表现为"天癸至,任脉通,太冲脉盛。月事以时下,故有子"。因此,种子必先调经。月经生理的特殊临床表现,在于其典型的规律性和节律性。行经期胞宫泻而不藏,排旧生新,气血流畅,经行无阻为其生理。经后期血海由虚渐盈,血海藏而不泻,是奇恒之府空虚渐复,生殖之精封蛰、充盛、满盈之重要阶段,也是决定月经是否规律的重要因素和前提,此期时间随个体差异而长短各别。临床务须详细观察,灵活掌握,区别对待,不可强求一致。经间期也称氤氲之时,即西医所称排卵期。此期是肾中重阴必阳、阴盛阳动、肾阳蒸腾、生殖之精外泄之时,也是种子的最佳良辰,故也称"的候"、"真机"之时。经前期肾中阴盛阳生渐至重阳,血海气血充盈、奇恒之府阴阳俱盛、胞宫精血布露充分,以备育精养胎之时,或血海精满溢泻,再现下一个月经周期正常来潮的预备前期。此四期在生理上相互依存、相互促进,一荣俱荣,在病理上相互影响、相互制约,一损俱损。故而临证务须重视月经周期中的每个生理阶段,以分期化一的整体观辨治,以求"月事"的规律性。临证中,李伟莉注重分期论治,月经后期以滋养肾精、鼓舞生发为要,方用自拟疏养八珍汤;月经间期以静待佳候、适时扳机为重;月经前期则以温肾养血、填埋育种为先,自拟补肾调冲汤,药物组成:熟地黄、山药、沙苑子、补骨脂、茺蔚子、香附、丹参、赤芍、枸杞子、覆盆子、巴戟天、锁阳、淫羊藿、仙茅。方中熟地黄滋肾填精;山药健脾益气;沙苑子补肝益肾;补骨脂补肾助孕;茺蔚子、香附疏肝理气;丹参、赤芍活血通络;枸杞子、覆盆子滋补肝肾;巴戟天、锁阳、淫羊藿、仙茅补肾阳、益精血、强筋骨,促进肾气化生和肾阳鼓动。若卵泡生长缓慢或未见发育,治疗应重在促进卵泡发育,为排卵奠定基础,此时以补肾健脾、养血调经为主,常用药物有当归、黄精、熟地黄、山茱萸、枸杞子、菟丝子、淮山药、白芍、炒白术等。经后期即阴长期,血海冲任空虚,此期应以"养"为要,包括:养卵泡(养花之育种)、养内膜(养花之培土)、养气血(养花之施肥)。"善补阴者,当阳中求阴,则阴得阳升而源泉不竭",故加酌加少许补阳药,如淫羊藿、补骨脂等,以促进子宫内膜的增长和卵泡的发育,为受孕做准备。若彩超显示优势卵泡成熟后,治宜补肾助阳、理气活血通络,促进机体阴阳转化、卵泡排出。常用药物有补骨脂、巴戟天、淫羊藿、丹参、路路通等。

◤ 第三节 临证精粹 ◢

一、燮理阴阳为调经助孕之要

(一)阴阳孕育理论及运用

《素问·奇病论》谓"胞脉系于肾",肾藏精,主生殖,是产生卵子和孕育胎儿的根本。《傅青主女科》谓:"妇人受妊,本于肾气旺也,肾旺则以摄精。"说明肾气充盛是孕育胚胎的前提与关键。肾藏精,精化气,肾精所化之气为肾气,肾精足则肾气充,肾精亏则肾气衰。《诸病源候论·虚劳病诸候下》亦称:"肾藏精,精者,血之所成也。"肾中阳气亦由肾精所化生。李伟莉将《素问·阴阳应象大论》中"阳化气,阴成形"的理论,运用于女性月经、孕育胎儿之中,张景岳注"阳动而散,故化气,阴静而凝,故成形",正是女性卵泡发育、排卵、形成胎儿功能的机制所在,也是物质和能量相互依存、相互转化的作用。肾精充盛是卵子发育成熟的前提,卵泡逐渐发育,成为成熟卵泡是"阴成形"的具体表现;阳气主动,肾阳的鼓动使冲任气血调畅,卵子正常排出是"阳化气"的表现。此天然之节候。可见,卵子的成熟和排出是以肾精充盛而滋养、肾气旺盛而推动为前提条件的。若肾精不足,肾气虚弱,必然影响天癸的按期泌至、冲任的通盛。肾精亏虚、肾阳不足,一方面当藏不藏,卵泡不能发育成熟,另一方面当开不开,不能作为内在动力鼓动卵子排出,从而出现卵子排出障碍。且肾为冲任之本,冲为血海,任主胞胎,肾气虚,无力推动血行,冲任脉络不畅,阻滞胞宫胞脉,亦会导致卵子排出受阻。李伟莉临证用药攻补兼施,依据女性月经周期中阴阳转化及胞宫气血的变化规律分期论治,认为肾精亏虚,卵子难以发育成熟;肾阳不足,无力鼓动卵子排出系排卵功能障碍的根本原因,治疗之关键在于燮理肾之阴阳、调经促排助孕。临证善用仙茅、淫羊藿、丹参、茺蔚子、鸡血藤等药物,既可补益肾精,又可鼓动血行,使胞宫精血充盛、胞络胞脉通利、两精相搏、安而成孕。

(二)补肾通络(针药结合)、分期论治排卵障碍性不孕

不孕症系妇科临床常见疾病,其病因包括男女双方因素,其中女方因素占60%,在女方因素中,排卵障碍、输卵管因素、生殖系统解剖畸形及器质性病变为主要原因,因其病因庞杂,成为临床难治疾病之一。排卵障碍性不孕症是妇科的常见病、疑难病,诊断和治疗甚为复杂。李伟莉强调辨病与辨证的结合,据其丰富的临床经验总结出,中医药治疗强调整体观念,辨病与辨证相结合,对功能性排卵障碍的治疗具有调经、促卵泡发育成熟、促排卵、提高子宫内膜容受性、改善全身症状等整体调节的优势。李伟莉认为治疗排卵障碍性不孕症应以补肾为重,在补肾的基础上,兼用活血通络、疏肝理气等大法,从调理肝、脾、肾三脏功能着手,使脏腑的功能调畅,阴平阳秘,恢复女性正常的生殖功能,同时顺应月经周期的不同时段,加减化裁,整体调理,使脏腑功能协调,冲任经脉畅达,从而促使卵泡正常发育、成熟、排卵而受孕。据经后期、排卵前期、排卵后期、行经期肾之气血阴阳的变化,顺势而为,疗效显著。

排卵障碍是影响女性生殖功能、性特征、心理变化的主要原因,是女性不孕的主要原因之一。《傅青主女科》谓:"妇人受妊,本于肾气旺也,肾旺则以摄精。"说明肾气充盛是孕育胚胎的前提与关键。李伟莉指出,肾所藏之精就其来源而言,包括先天之精和后天之精,先天之精禀受于父母的生殖之精,与生俱来,是形成胚胎发育的原始物质,在女性类似于现代医学中的"原始卵泡"。肾为藏精之所,精血互生,精充则血脉盈畅,此外,肾中精气具有温养、推动、促进血行之功,肾精化生元气不足,亦会导致元气虚衰,无力鼓动血行,血脉滞涩而形成血瘀。《寿世保元·血气论》载:"气有一息不运,血有一息不行。"瘀血的形成耗精伤血,血瘀脉中妨碍肾精的化生,进一步导致精血亏损。因此,李

伟莉认为,肾虚可导致血瘀,血瘀亦可加重肾虚,肾虚、血瘀这两种致病因素互相影响,导致肾精亏虚,卵泡发育失养;血瘀胞络,冲任不畅,卵泡排出受阻。正如《傅青主女科》云:"疝瘕碍胞胎而外障,则胞胎必缩于疝瘕之内,往往精施而不能受。"

在临床诊治中,李伟莉认为肾虚血瘀系排卵障碍性不孕症的病机关键,治疗以补肾填精、活血通络为基础。有研究表明,补肾活血法可明显促进不孕症患者卵泡发育,增加成熟卵泡排卵率与妊娠率,并改善性激素与卵巢动脉血液循环。此外,李伟莉临证强调分期论治,经后期谓阴生阶段,治疗以滋肾填精为法,促进卵泡的发育,为排卵奠定基础,常用药物有当归、熟地、淮山药、山茱萸、枸杞子、菟丝子等;经间期谓重阴转阳,此期阴精充实、功能增强,阳气内动、有氤氲之势,治疗以活血通络、助阴转阳为法,常用药物有路路通、王不留行等;经前期谓阳长阴消,此时肾气旺而冲任盛,治疗以温肾助阳为主,维持黄体功能,为受孕提供支持,常用药物有覆盆子、沙苑子、仙茅、淫羊藿、补骨脂、肉苁蓉、狗脊、鹿角霜等。此外,李伟莉认为针灸治疗可以从阴引阳,从阳引阴,调整人体经气,调节肾之阴阳转化、任通冲盛,从而达到促进卵泡排出的目的。针灸取穴除了选用关元、三阴交、中极、足三里等穴培补肾元,亦有合谷、太冲、四关

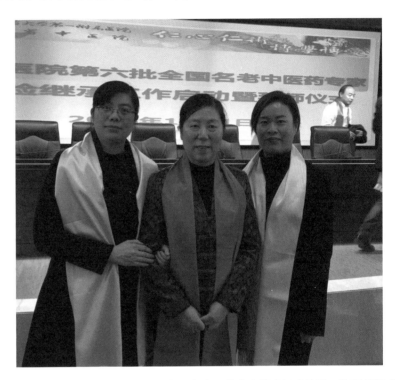

2018年安徽省中医院举行第六批全国老中医药专家学术经验继承工作拜师仪式

等穴祛瘀行滞、理气活血,从而使冲任精血充盛,胞络瘀滞通利,两精相搏而成孕。

(三)善用血肉有情之品

孙思邈在《千金翼方》中首先提出了"血肉有情"的概念,并指出其补益作用。"血肉有情之品"即动物药(食)(以脊椎动物、有血动物为主)中具有滋补强壮、填精益血功效的部分。李伟莉指出,血肉有情之品对虚劳、血枯等虚损至极之症有着极佳的疗效。虚损之疾多因积虚成损,积损成劳,加之邪气盛则实,精气夺则虚,又因五脏之伤穷必及肾。故应使用益精填髓、温阳补气的血肉有情之品,以填充肾脏所亏之真阴真阳,以此对应《黄帝内经》所述"形不足者,温之以气,精不足者,补之以味"之论。与其他草本中

药相比，血肉有情之品更能与有形之精血"声气相应"，而且血肉有情之品的药效要远强于草木类补益中药。妇人以血为本，冲任之本在肾，肾主藏精，若肾气不足或后天肾气损伤，精不化血，冲任奇经精血匮乏导致不孕患者卵巢功能低下、卵泡生长缓慢、内膜菲薄等，李伟莉临床擅用紫河车、龟板等血肉有情之品以补奇经，紫河车出自母体而与人体同气相求，功效滋肾填精，益气养血；龟板滋阴补髓，壮肾健骨，在补气益血、填精益髓、调理冲任、调经助孕方面有着优势功效。此外，李伟莉指出，脾为后天之本，主运化水谷，饮食必须通过脾胃受纳运化，才能转为精微，进而化生气血。因而，使用血肉有情之品须考虑顾护脾胃功能以免滋腻过度有碍运化。

验案举隅

王某，女，33岁。2012年10月初诊。以"结婚4年未孕，试管婴儿失败3次，要求孕前调理"就诊。平素月经周期38天，经期3~4天，量中等，色暗红，有血块，痛经(+)，经前乳胀，伴经行腰酸，基础体温单相。经外院彩超连续监测排卵提示卵泡长至1.6~2.1厘米自行萎缩，未排出，诊断为黄素化未破裂卵泡综合征，妇科检查、优生优育四项、支原体、衣原体未见异常，输卵管碘油造影提示双侧输卵管通畅，在西医院治疗过程中使用克罗米芬促排卵效果不佳。遵医生建议行试管婴儿辅助生殖技术，末次囊胚植入时间为6月初，三次均失败，分析原因考虑为取出的卵子数量少，质量差。经生殖中心医生建议于李伟莉处就诊，拟调理卵巢功能，增加卵泡数量，增强卵泡质量，以助提高下次试管婴儿成功率。李伟莉仔细分析患者资料后告知患者，可用中医方法调节排卵，加之患者子宫及输卵管无器质性病变，配偶精子质量正常，可于调理过程中准备自然受孕。患者表示接受。症见纳可眠安，二便调，形体微丰，怕冷，舌淡胖苔薄白，脉沉细滑。西医诊断：①原发性不孕；②黄素化未破裂卵泡综合征。中医诊断：①不孕症；②月经后期。辨证：肾阳不足，痰湿内蕴。治法：补肾豁痰，调经助孕。右归丸加减：熟地20 g，炒山药20 g，山茱萸20 g，枸杞子15 g，菟丝子15 g，炒杜仲20 g，肉桂3 g，当归10 g，鹿角胶(烊化)10 g，苍术10 g，茯苓12 g，茺蔚子15 g。日1剂，水煎服，饭后温服。于经净后开始服用，并嘱测量基础体温，月经第11天彩超监测卵泡，查见有优势卵泡，加用黄精12 g，紫河车10 g。日1剂，水煎服，饭后温服，连服5剂，近排卵之日，去山药、山茱萸，加淫羊藿、王不留行各15 g，皂角刺15 g，温阳通络促排卵。经半年周期疗法调理后，自主排卵率已达5次。于排卵后使用补肾调冲汤加减以助孕。2012年11月15日见基础体温高温持续16天月经未潮，尿中人绒毛膜促性腺激素提示阳性。11月26日彩超示：宫内探及双孕囊，已孕4个月，后于产科建卡待产。

【按】 李伟莉认为排卵障碍性不孕的病因病机多以肾虚为本，气血痰湿瘀滞为标。若肝失疏泄，肝气郁滞，冲任气血瘀滞，或肝郁脾虚，痰湿内阻，也可阻碍卵子排出。如临床所见多囊卵巢综合征、黄素化未破裂综合征及小卵泡发育等。因此，在治疗上，应以补肾、健脾、疏肝为大法，兼以活血通络、燥湿化痰，调理冲任气血；结合月经周期气血阴阳的变化,灵活施治,同时结合现代检查技术,辨病与辨证相结合以提高临床疗效。治疗中要重视三个阶段,一是月经后期,补肾健脾、养血调经促进其卵泡发育,使之具有趋向发育成熟的优势卵泡,为排卵奠定基础,常用药物有当归、熟地黄、淮山药、山茱萸、枸杞子、菟蕊子、炒白术等;二是促使其排卵;在补肾填精的基础上,温肾助阳,同时配伍适量的调气活血通络之品,标本同治,胞宫温蕴,肾气涌动,卵熟即泌,常用药物有淫羊藿、仙茅、合欢皮、王不留行等;三是排卵后促进黄体功能,益肾可促使排卵,健黄体。《素问·六节藏象论》云:"肾者主蛰,封藏之本,精之处也。"《圣济总录》载:"妇人所以无子者,冲任不足,肾气虚寒也。"陈士铎云"胞胎之脉,所以受物者,暖则生物,而冷则杀物矣"成为确论,在排卵后肾阳所主,以补肾调冲汤加减治疗(熟地、山药、枸杞子、菟丝子、覆盆子、沙苑子、仙茅、淫羊藿、补骨脂、肉苁蓉、狗脊、菟蕊子等),以发挥温肾助阳、健黄助孕作用。

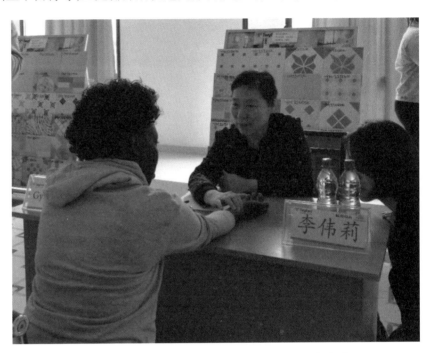

2018年随安徽省侨办"中医关怀团"前往非洲慰侨义诊

二、补肾健脾治疗复发性流产

复发性流产的病因较为复杂,治疗仍是世界性的医学难题。李伟莉指出,其防重于治,在妊娠前,应详细检查,诊察病因,针对治疗,调整阴阳、气血,为母体调理试孕的身体。妊娠后,即应注重安胎,畅情志,慎起居,重在补肾健脾,调理气血。同时整个孕期的检查很重要,需定期复查孕酮、人绒毛膜促性腺激素(HCG)、雌二醇(E2)水平,彩超检查胚胎发育情况。整个孕期均应注意安胎元,一般治疗时间需超过既往流产的孕期,体现中医"预培其损"的重要思想。古往今来,历代医家认为滑胎多与肾虚、脾肾虚弱、气血不足、血瘀、血热等因素有关;而其病机则可分为母体冲任损伤和胎元不健两个方面。证型分布主证中以虚证为主,可分为肾虚证、脾肾两虚、气血虚弱证,气血虚多夹瘀,血瘀证亦多见。李伟莉根据《黄帝内经》中"肾主生殖"的理论,基于新安医学"妊重脾肾"的思想,提出"从脾肾论治复发性流产",肾气旺则胎元固,脾气健则气血充,孕后则无忧。李伟莉治疗复发性流产有丰富的临床经验,根据临床所得,在寿胎丸基础上化裁而成补肾安胎饮(菟丝子、桑寄生、川续断、苎麻根、杜仲、党参、黄芪、当归、白芍等)新方。寿胎丸是中国清代名医张锡纯创建的,是治疗滑胎、防治先兆流产的经典方,临床中广泛应用,且进行了大量的临床和实验研究,统计学分析结果提示在先兆流产的治疗中,寿胎丸的疗效优于单纯西药。补肾安胎饮具有益肾健脾、养血安胎之效。已研制成安徽中医药大学第一附属医院制剂"补肾安胎合剂",应用临床多年,疗效显著。研究显示补肾安胎合剂具有调整内分泌、免疫,改善母胎界面血管生成及血栓前状态的功效。李伟莉强调,本病给患者及其家庭造成较大的压力,因此,整个孕期,孕妇保持良好的心情至关重要,治疗周期长,临床医师应帮助其调整心情,使其对治疗有信心。同时患者应注意饮食调养,忌辛辣刺激;注意休息。

验案举隅

李某,女,35岁。2019年8月25日初诊。主诉:自然流产4次。15岁初潮,月经周期30天左右,一般持续3天,量少,色偏暗,伴腰酸,无痛经。末次月经2019年8月12日,期量如常。0-0-4-0,自然流产4次,均发生在孕50多天,末孕2018年2月2日,孕57天自然流产。夫妻双方染色体正常,男方各项检查正常。患者面色萎黄,精神不振,舌淡,苔薄白,脉细。中医诊断:滑胎(肾虚证);西医诊断:复发性流产。处理:牡丹皮10 g,丹参10 g,香附10 g,茺蔚子10 g,当归10 g,白芍10 g,川芎10 g,生地黄10 g,党参10 g,白术10 g,茯苓10 g,甘草5 g。水煎服,日1剂,连服14天。2019年9月20日二诊,末次月经2019年9月10日,量较前稍多,睡眠差。处理:原方加酸枣仁10 g,莲子心5 g,水煎服,日1剂,连服14天。2019年11月24日三诊,主诉:停经44天,阴道出血伴腰酸1天。末次月经2019年10月11日。近1天出现少量阴道流血,色黯红伴腰酸,无明显腰痛,自测尿中人绒毛膜促性腺激素(+),查人绒毛膜促性腺激素5357 U/L、孕酮36 nmol/L。处理:①安胎饮加减:党参10 g,黄芪105 g,当归10 g,白芍10 g,熟地黄10 g,白术10 g,黄芩10 g,菟丝子20 g,川续断10 g,桑寄生10 g,女贞子10 g,苎麻根10 g,杜仲10 g,墨旱莲10 g。水煎服,日1剂,②黄体酮40 mg肌注,每天1次;③补肾安胎合剂40 mL,每日3次;④嘱患者注意卧床休息,清淡饮食,加强营养;调畅情志,禁性生活;⑤随访。2019年12月25日四诊:服药后现孕75天,无腹痛,无腰酸,无阴道流血,彩超示:宫内早孕。随访患者于2020年7月8日外院行剖宫产,产1健康男胎。

【按】 早期自然流产属中医胎漏、胎动不安、滑胎、堕胎的范畴。《女科集略》云:"女子肾系于胎,是母之真气,子所系也。"王节斋云:"养胎全在脾胃。"肾虚、脾虚、气血不足、血热、血瘀、外伤等因素,均可导致冲任气血不调,胎元不固,而引起流产。致病因素虽多,肾、脾二脏乃病机之关键,因肾为先天之本,主生殖,主藏精而系胞胎。胎孕既成,则有赖于先天生殖之精的滋养和肾气的巩固,后天水谷之精的充养,若肾气不足,胎失所系,或脾虚血少,胎失所养,均可致胎元不固而堕,故肾不系胎,脾失摄养为本病之关键。凡妊娠数次堕胎者,必气脉亏损。患者面色萎黄,为气血两虚,冲任不足,不能载养胎元,故屡孕屡堕;精神疲倦,舌淡,苔薄白,脉细均为气血不足之象。患者初诊值孕前,宜调补,故采用健脾益气、养血活血调冲之法。患者三诊时,已值孕期,肾为冲任之本,肾气亏虚,冲任不固,胎失所系,故屡孕屡堕,反复阴堕,则损伤肾气,肾主骨,为腰府,故肾虚则腰酸。舌暗红、脉细滑尺弱均属肾虚之象,治以补肾健脾,固冲安胎。方中菟丝子补肾益精为主药,能促进卵巢黄体形成;川续断既补肝肾,又可固冲任、止血安胎,含有大量维生素E,能促进子宫和胚胎发育;桑寄生补肝肾养血安胎;熟地黄补肾益精养血;党参补脾益肾,既可补脾肾之气,又可固精;白术健脾以资气血生化之源;黄芩清热止血安胎,与白术相配伍,有朱丹溪"安胎圣药"之妙;苎麻根有止血、安胎之用,古人常单味使用,临床止血治标疗效甚佳。整方紧紧围绕肾脾亏虚这一核心病机,补肾健脾,滋养气血,使气旺则胎得以系,血旺则胎得以养,母体脏腑、阴阳、气血、冲任协调,则诸症自除。

三、"妇科病从瘀论治"在疑难杂症中的应用

(一)化瘀止痛治疗盆腔炎性疾病后遗症

1 瘀结胞宫、不通则痛为病机关键

盆腔炎性疾病后遗症属于中医学"带下病""妇人腹痛""癥瘕"等范畴,古代文献中有许多关于此病的记载,如《傅青主女科·带下》云:"夫带下俱是湿症,夫黄带乃任脉之湿热也。"当病邪经阴户侵袭并壅遏于胞宫、胞脉时,势必使胞脉之气血运行受阻,进而瘀滞不通,最终导致瘀血的产生,不通则痛,发为腹痛这一主要症候。血瘀亦可致湿,《金匮要略》云"血不利则为水",指出血脉瘀滞,血行不畅,血中之津液亦壅滞,渗出脉外而为水;血瘀致气机不利,使水液不能化气而成湿。湿为阴邪,其性重着趋下,易袭阴位。胞宫位于人体下焦,最易遭受湿邪侵袭而致病,至于感受寒、热之邪,亦多夹湿为患。同时湿浊蕴结下焦,邪与血气相搏阻滞胞脉日久则易壅生湿热之邪。本

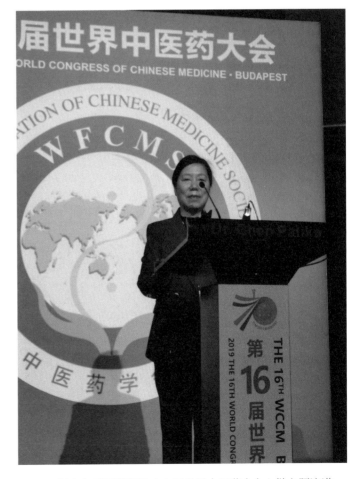

2019年在匈牙利举行的十六届世界中医药大会上做主题演讲

病主要由于湿热、寒湿之邪内侵,邪气与胞脉气血搏结成瘀,胞脉不畅,不通而痛。

❷ 化瘀通络为止痛之要务

李伟莉指出,盆腔炎性疾病后遗症的主要病因是湿热瘀互结,湿性重着而趋下,湿热相合,蕴郁胶结,难于速化,病情迁延缠绵。临床上以清热利湿之法为主,化湿利湿兼以清热,或稍佐附子温通阳气、扶阳祛湿。由于盆腔炎性疾病后遗症病程长,故无论何种致病因素最终均可导致瘀滞,或寒凝血瘀,或气虚血瘀,或肝郁血瘀,或湿热瘀阻。由此可见,血瘀是盆腔炎性疾病后遗症的最终证候,活血化瘀是治疗盆腔炎性疾病后遗症的基本大法。现代药理研究认为,活血化瘀药具有改善血液微循环,加速新陈代谢,提高机体免疫力,促进增生纤维组织吸收的作用,从而达到消除病灶和预防粘连的目的。因此,李伟莉治疗盆腔炎性疾病后遗症时,以清利湿热为主,同时配合活血法,贯穿盆腔炎性疾病后遗症治疗的始终。但李伟莉常强调活血要有度,切不可轻证投猛药,致攻伐太过,损伤元气,亦不可重证予和药,以致药力难效,不足除疾。临证时李伟莉根据中医四诊合参来确定血瘀的程度,血瘀轻者以和血行血药,如当归、鸡血藤、丹参、玄参为主治疗;血瘀重者则合理选用活血作用较强的活血散瘀药,如川芎、红花、赤芍、益母草;血瘀日久瘀结成癥块者,则适当选用破血消癥药,如水蛭、三棱、莪术。

李伟莉治疗盆腔炎性疾病后遗症时,根据自己多年的临床经验,自拟经验方二黄牡丹汤,全方以清热利湿祛瘀为主要作用。此外,其擅长使用经典古方治疗盆腔炎性疾病后遗症,临证时通过辨证化裁,常获满意的疗效。临床使用频率较高的有当归芍药散,此方具有养血活血、健脾行水之效,出自张仲景《金匮要略》,治疗"妇人腹中诸疾痛"。动物实验研究表明,当归芍药散能通过抑制大鼠子宫的过度收缩,调节血管舒缩物质,改善子宫血液循环,对疼痛的治疗具有重要意义。其次使用较多的是《医林改错》的五逐瘀汤,临证时根据患者气郁、血瘀、寒凝之偏盛,辨证选用逐瘀汤,化瘀止痛,屡收效验。

❸ 验案举隅

孙某,女,29岁。2018年4月12日初诊。主诉:反复下腹痛3年余。病史:患者3年前曾行2次人工流产清宫术,第2次人工流产术后出现阴道出血近1个月方净,此后反复小腹疼痛,腰酸乏力,劳累或同房后症状加重,多次就诊于西医院,予口服抗生素后疼痛缓解不明显。近3年来月经尚规则,周期30~35天,4~5天始净,末次月经为2018年3月13日,5天净,量中,色深,少许血块,痛经(+),来诊时正值经前,患者下腹痛近日加重,带下量多色黄,舌质暗红,脉弦滑。妇检:阴道少许黄稠分泌物,宫体压痛(±),左侧附件区可触及条索状增厚,压痛(+),右侧(−)。超声提示子宫附件未见异常,盆腔积液,最大积液深度为22毫米。此乃湿热蕴结下焦日久,致气血瘀滞。诊为盆腔炎性疾病后遗症,辨为湿热瘀滞证,治以清热利湿、理气化瘀,方用二黄牡丹汤加红花、枳壳各10 g。7剂,水煎服,每日1剂,早晚温服。配合中药外敷包外敷,每晚30分钟。2018年4月23

日二诊,末次月经为4月16日,4天净,色暗,痛经较治疗前好转,经后腹痛减轻,带下减少。上方去大黄、红花,加白术10 g,再服14剂。2018年6月10日复诊时,诸症消失,妇科检查无明显阳性体征。之后患者随诊1个月,间断服药调理,腹痛较少复发。

【按】 李伟莉根据盆腔炎性疾病后遗症湿热瘀结的病机特点,采取清热利湿治其标、祛瘀生新治其本的治疗原则,自拟验方二黄牡丹汤。方中黄柏、黄芩味苦性寒,善清热燥湿,治病之源。有研究报道,黄柏、黄芩可抑制多种细菌的生长繁殖,且二者配伍后,可显著提高其有效成分的生物利用度。丹参味苦,微寒,善活血止痛、祛瘀生新,作用平和,与当归、牡丹皮同用,以祛瘀消癥,活血而不伤正,以治病之本。蒲公英、薏苡仁合用,清热消痈,淡渗利湿,且利水不伤正。红藤、败酱草药对,功善清热解毒、祛瘀通经止痛。延胡索,辛散苦泄温通,能活血行气止痛,"能行血中气滞、气中血滞,故专治一身上下诸痛",配以炒白芍,养血柔肝止痛,增强延胡索止痛效果。甘草健脾益气、调和诸药。全方湿、热、瘀同治,标本兼顾,切合病机。

(二)复发性流产血栓前状态从瘀论治

血栓前状态致复发性流产临床常称为"易栓症"。血栓前状态是指多种因素导致血管内皮细胞、血小板、凝血、抗凝血及纤溶系统等发生异常改变,血液凝固度增高,形成血栓倾向的病理过程。血液学检查是诊断血栓前状态的常用手段,例如D-二聚体水平升高、纤维蛋白原水平升高,血液流变学异常等。血瘀证是由于多种因素导致血液成为"浓、黏、凝、聚"的高凝状态。《医宗金鉴》云:"血之凝结为瘀,必先由于气滞。"屡孕屡堕致妇人忧愁思虑,情志抑郁,肝气不舒,气机郁结,气滞则运血不畅,久则成瘀。郁怒伤肝,肝郁化火或妊娠期胎热内盛,热灼营血,久则成瘀。如《医林改错》载:"血受热则煎熬成块。"气为血帅,气行则血行,气虚则血滞;血为气母,能生气又能载气,血行脉中有赖于血气充盛,妇人经、带、胎、产无不耗伤气血,气血不足则运血无力或血亏脉涩而留滞,滞久成瘀。气血者,喜温而恶寒,妇人经后及产后,血室空虚,卫外不固,易受寒邪,寒气客于血室,或嗜食生冷,寒气内生,寒则血凝不利。现代人们生活方式改变,昼夜颠倒,起居失常,人体阴阳气血失调;或久居湿地,湿邪外袭,嗜食甘腻,湿浊内生,脾失健运,湿聚成痰,气血凝滞;或人流手术创损,使瘀血或溢于脉外或留于体内,不能及时排出或消散,影响气血运行。

李伟莉认为,中医所言血瘀证与血栓前状态的相似之处在于均表现为血液高凝状态。清代王清任言少腹逐瘀汤治疗滑胎病是将宫内瘀血化净。张仲景《金匮要略》载:"妇人素有癥病,经断未及三月,而得漏下不止者,胎动在脐上者,为癥痼之害。所以血不止者,其癥不去故也,当下其癥。"李伟莉指出,肾主生殖,任主胞胎,胞脉系于肾。胎赖精血所养,赖肾气所系,精血旺则胎元固。数次堕胎致气血伤耗,肾气受损,冲任虚衰,胎系无力;脾为气血生化之源,肾精来自后天之本滋源,妇人情志抑郁,久则肝郁,木郁克土,脾虚则生化无源,肾精亦虚,胎失濡养;堕胎留瘀致胞脉阻滞,气血流畅受阻,或肝气郁结则气机郁滞,血行不畅,血行瘀滞则精血生少,水源不足,肾精愈虚,荫胎乏力,胎元不固而屡堕。瘀血不去,新血不生,孕后生新无力,胎元失濡而屡堕。故该病病因病机不外乎虚、郁、瘀。而瘀血是导致本病的主要原因,因此,治疗应从瘀论治。具体方法有以下几个方面:

① 补肾化瘀

肾为气血之根,精血之源,先天禀赋不足、房事不节或数堕胎伤肾,肾气虚则运血无力,肾精不足则水源匮乏,血少行滞,滞而成瘀。临床常见平素经量或多或少,经色暗淡夹血块,腰骶酸痛等。常以菟丝子、桑寄生、续断、杜仲、党参、黄芪等益肾,配以当归、桃仁、红花等活血。菟丝子能益肾阴而精血自充,《本草正义》云:"菟丝子其味微辛,则阴中有阳,守而能走,与其他滋阴诸药之偏于腻滞者绝异。"桑寄生如《本草再新》言:"补气温中,治阴虚,壮阳道,利骨节,通经水,补血和血,安胎定痛。"现代药理研究发现,桑寄生作用效果与阿司匹林较为相似。续断,补肝肾,强腰脊,调血脉,《日华子本草》云:"其能补五劳七伤,破癥结瘀血,治妇人产前后一切病。"杜仲味甘性微辛,甘温能补,微辛能润,入肝补肾,流通经脉,强壮益精。黄芪、党参补后天化生气血以养先天。当归辛润入脾,养血中守,流通阴气,运行周身。桃仁苦泻血滞,滋润肠道,甘平舒经活血,祛瘀生新。红花辛散温通,性本温和,气兼辛散,二者合用更增活血化瘀之功。另有临床研究表明,补肾活血法在增加子宫内膜厚度的同时改善内膜血流状态,从而改善子宫内膜容受性,增加妊娠率。

② 行滞化瘀

数次堕胎致妇人情志抑郁,郁久伤肝,肝失条达;或木郁犯土,土失运化,气血生化乏源,而肝得脾之精血濡养方可疏泄条达,脾虚则又导致肝失疏泄,气机不畅,血脉不通。临床常见平素经期血行不畅或淋漓难净,或多或少,夹有血块,伴情志抑郁、胸胁满闷等。常用香附、川芎、生蒲黄、延胡索、三棱、莪术等行气活血化瘀,佐以月季花、玫瑰花疏肝解郁。香附理气解郁,调血中之气,川芎辛温香燥,走而不守,既能行散,上行可达巅顶,又入血分,下行可达血海,二者皆为血中气药,相须则更显活血行气之功。生蒲黄味甘性平,入血分,行血兼消,且以清香之气行气分,延胡索能行血中气滞,气中血滞,两药合用,既行血活血,又行气化滞,气血同行,血脉顺畅。三棱、莪术性平和,擅治女科一切气滞血瘀之症,可消肝郁之积,又擅理脾虚之滞。

③ 清热化瘀

妇人妊娠之后,阴血下聚养胎,素体阴血偏虚,阳气偏盛,或妇人郁久化热,或恣食辛热炙煿之物,热盛伤津耗气损阴,热久不泻,灼营成瘀。临床常见平素月经量多夹块,色黯,时有口干、烦热、大便秘结等症。常用丹皮、丹参、郁金、黄芩、生地黄、赤芍等清热化瘀。丹皮味辛,入血分能行,通血中瘀滞,又能清血中热结。丹参化瘀生新,清心除烦。《妇人明理论》云:"盖丹参能破宿血,补新血,安生胎,落死胎,止崩中带下,调经脉。"二丹合用,能清、能行、能养、能生,善治一切瘀热之证。郁金属血分之气药,能降气,气降则火降,使血凉而不瘀,热而不妄行。黄芩为上、中二焦药,可升可降,能降火下行,养阴退阳,起到安胎之效。生地黄甘寒,能清热泻火、凉血化瘀,赤芍能清血分实热,散瘀血留滞,与牡丹皮、生地黄合用,清热凉血之功更佳。

④ 益气养血化瘀

数次堕胎后或人工流产术后瘀血未清,复伤气血,气虚无力推动血行,或血亏乏源,血行不畅。临床常见平素经色淡暗,质稀,伴面色萎黄、头晕乏力、少气懒言等。常用黄芪、太子参、党参、白术、茯苓、熟地黄、鸡血藤等大补气血,少佐桃仁、红花、川芎等活血化瘀。每重用黄芪意在取气行则血行之功。党参甘平,补脾益胃,健运中气,健脾运而

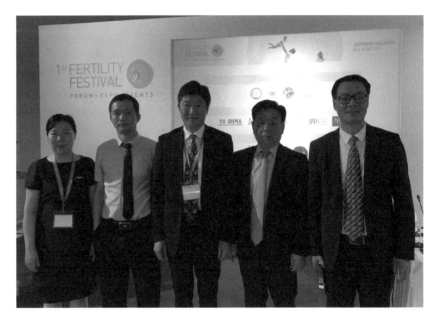

2019年与安徽中医药大学彭代银校长等参加希腊生殖学术会议

不燥,滋胃阴而不湿,养血不滋腻。太子参益气健脾,效似党参,两者合用,疗效倍增。白术味甘能健脾燥湿,理气宽中,中焦健运,血有所生,水有所化。茯苓甘平,补脾益肺,《日华子本草》言:"补五劳七伤,安胎。"熟地黄善补血气,滋肾水,益真阴。鸡血藤入肝肾经,去瘀血,生新血,养血活血。另有研究表明,益气养血活血法治疗复发性流产患者能改善子宫内膜及卵巢血流动力学指标。

⑤ 验案举隅

苏某,女,36岁。2018年5月23日初诊。主诉:不良妊娠史3次。患者平素月经尚规则,月经周期28~30天,持续5~6天,经量少,色暗红,痛经(-),血块(+),经前乳房胀痛。末次月经2018年5月22日,未净,期量如常。已婚,2015年6月孕35天自然流产,未予重视。2016年12月孕40天时有阴道出血,经保胎治疗后胚胎停止发育行药物流产术。2018年1月孕42天流产不全后行清宫术,既往流产过程中查D-二聚体偏高

（0.66 mg/L）。刻下：情绪抑郁，时有下腹胀痛，乳房胀痛，腰膝酸痛不适，纳寐可，二便调，舌暗红，苔薄白，脉弦滑。西医诊断：复发性流产；中医诊断：滑胎，气滞血瘀兼肾虚证。时值经期，治宜疏肝理气，活血化瘀。方药：桃红四物汤加减：桃仁10 g，红花10 g，川芎6 g，赤芍10 g，香附10 g，郁金6 g，熟地黄10 g，川牛膝10 g，当归10 g，茺蔚子10 g，月季花10 g。5剂，水煎服，早晚饭后分服。二诊为经后7天，腰酸不适，舌淡暗，苔薄白。治以补肾益气，化瘀通络。方药：黄芪15 g，菟丝子10 g，枸杞子10 g，当归10 g，山茱萸10 g，熟地黄10 g，丹参10 g，皂角刺9 g，炮穿山甲粉3 g，香附10 g。7剂，水煎服，早晚饭后分服。调整3个月经周期后，复查D-二聚体、妇产科彩超均未见明显异常。2018年11月28日患者因停经38天，自测妊娠反应（+），查血人绒毛膜促性腺激素3 662 U/L，孕酮69.93 nmol/L，D-二聚体0.46 mg/L。妇产科彩超：宫内早孕，未见胚芽反射及胎心搏动。刻下偶有小腹隐痛，余无不适，舌红，苔薄，脉弦滑微数。西医予以地屈孕酮片口服，中药治以补肾健脾，养血安胎，方药：菟丝子15 g，续断10 g，桑寄生10 g，杜仲10 g，黄芪10 g，党参10 g，白术10 g，当归6 g，白芍10 g，黄芩10 g，丹参6 g。5剂，水煎服，早晚分服。早孕期间动态监测各指标，中药随症加减，孕60天时复查血人绒毛膜促性腺激素99 474 U/L，孕酮130.37 nmol/L，雌二醇2 296.7 pmol/L，D-二聚体0.28 mg/L。妇产科彩超：宫内早孕，宫内探及41 mm×28 mm×31 mm大小孕囊，见胎心搏动。2019年4月电话随访至中期妊娠，各项检查指标正常。

【按】 患者屡孕屡堕，经量少夹血块，伴腰膝酸软，情绪抑郁，经前乳房胀痛，时有小腹隐痛，结合舌脉，辨为气滞血瘀兼肾虚证。李伟莉言，多次堕胎，耗伤气血，肾气受损，冲任虚衰；加之多次宫腔手术操作，正气受损，且人体血液溢于脉外，致奇恒之腑留瘀，瘀滞则血行不畅，精血匮乏，无源养胎，肾虚则无力系胎而致屡堕矣。肾之精难以速生，而脾为后天之本，是故补脾化源以滋先天。而气血所生源于气血通畅，故应攻补兼施，补脾肾同时兼顾行滞化瘀。该患者初诊恰逢经期，予桃花四物汤加减活血行滞，使经血顺畅，因势利导，使胞宫陈旧生新。二诊为经后期，此时血海空虚，治以填精益水以盈血海，而蕴发氤氲之气，并加以通络导经血溢泄之功，方中路路通通络畅隧，炮穿山甲粉助通络透达及经间期肾中阴阳顺利转化。孕早期易发生堕胎，故未病先防，予补肾健脾安胎之剂内服，方中少佐清热化瘀之药，使血海盈和，冲任相资，胎元宁静。电话随访至中期妊娠，已远超过既往流产时间，根据临床经验及理论推测，保胎已初步成功。

（三）活血化瘀法在不孕症中的使用

中医认为不孕症病因有肾虚、肝郁、痰湿、血瘀等，多种病因常常相互为病，胶结难愈。李伟莉认为血瘀胞络导致两精不合为不孕症的病机关键，提出"从瘀论治"不孕症，灵活采用滋肾通络、清热化瘀、养精活血等法治疗各种类型不孕症。临床强调辨病与辨证相结合，主张采用针灸、中药保留灌肠等中医综合疗法治疗本病，提高临床疗效。临证用药攻补兼施，依据女性月经周期中阴阳转化及胞宫气血的变化规律分期论治，善用仙茅、淫羊藿、丹参、茺蔚子、鸡血藤等药物,既可补益肾精,又可鼓动血行,使胞宫精血充盛、胞络胞脉通利,两精相搏、安而成孕。

❶ 清热化瘀、多途径治疗输卵管性不孕

输卵管炎性病变导致的输卵管阻塞或通而不畅是造成不孕的主要原因。输卵管炎性不孕在中医医籍中未见系统记载,但据其临床表现可归属为"癥瘕""妇人腹痛""带下病""无子""断绪"等疾病范畴。湿为阴邪,易袭阴位。胞宫位于人体下焦,最易遭受湿邪侵袭而致病,寒热之邪多夹湿为患。李伟莉认为本病多因经期、产后胞脉空虚,摄生不慎、房事不洁等感受邪毒,湿浊蕴结下焦,邪与血气相搏,壅遏于胞宫、胞脉,胞脉受阻,瘀滞不通。《医宗金鉴·妇科心法要诀》云:"因宿血积于胞中,新血不能成孕,或因胞寒胞热,不能摄精成孕。"瘀结冲任、胞宫,胞脉闭阻不通,两精不合,难以成孕。李伟莉研究团队采用临床流行病学方法对300例慢性盆腔炎患者进行临床调查,结果证实,湿热瘀结为病机关键,瘀血阻滞为疾病形成共有的病理产物。

李伟莉认为,本病的发生发展过程,是以湿、热、瘀的演变为主,终成夹杂之势。提出清热利湿、化瘀通络这一治疗大法,旨在调畅冲任、涤胞助孕,临床使用二丹红藤败酱汤治疗本病。该方是根据张仲景的薏苡附子败酱散精心化裁而来,方中薏苡仁健脾益气,利水渗湿,补消兼备,既可绝生湿之源,又可去已成之湿;丹皮清热凉血,且有化瘀之效;红藤、败酱草、白花蛇舌草清热解毒,化湿排脓;当归、丹参、芍药养血活血,凉血解毒,化瘀散结;延胡索以通为用,行气通络;三棱、莪术逐瘀通络,张锡纯谓此二药"性近和平,而以治女子瘀血,虽坚如铁石亦能徐徐消除,而猛烈开破之品转不能建此奇功"。诸药相合,使湿化热清,瘀消结散,胞脉畅通,精卵相合,珠胎乃结。李伟莉在长期临床实践中发现,清热化瘀之剂的长期使用势必损伤机体正气,且易损伤脾胃,因此,主张采用综合干预疗法进行治疗。作为中医特色治疗方式的中医外治法近几年在不孕症的临床治疗中越来越普遍,其具有安全、临床疗效显著、便捷等优点,李伟莉主张临床中使用中药保留灌肠配合内服,取长补短,相得益彰,大大提高治愈率,降低不良反应。因为胞宫与直肠毗邻,直肠黏膜血管丰富,保留灌肠可使药物有效成分通过直肠黏膜吸收,直达病所,加速盆腔粘连松解,具有口服药不能替代的作用。

❷ 养精活血、攻补兼施治疗子宫内膜薄型不孕

子宫内膜在胚胎着床和妊娠过程中起关键作用,胚胎种植不但需要适当厚度的子宫内膜,同时需要具有一定形态和丰富的血供,其容受性才达到合适胚胎种植的条件。近年来,受到流产、感染、促排卵药物等因素影响,薄型子宫内膜导致的不孕症发病率逐年增高。中医学认为,肾藏精,主生殖,为冲任之本,育胎之根,精血的摄藏、子宫的藏泄最终赖于肾气的充盛,故肾在女子月事、生殖中有着重要作用。《傅青主女科》认为"经本于肾""肾水少则经水少",明确指出经水少与肾水少有关。其亦云:"精血亏者,即阴血

之不足也,水亏则木火易动,火炽则精血亦受其灼,致氤氲之气渐灭,故男施而女不孕"。李伟莉指出,先天禀赋不足、房劳频产皆可耗伤精血,致天癸不充,肾封藏失职,胞脉失养而不能摄精受孕。女子以血为本,血气贵在流畅,精血不足则血行迟滞,加之肾气虚弱,不能鼓动血行,瘀血渐滞胞宫,精卵虽至,却难以着床成孕。

李伟莉认为,治疗本病不但需要考虑改善患者子宫内膜的形态和厚度,如何降低子宫动脉的阻力、提高子宫动脉的血流亦是治疗之关键。针对肾精亏虚、瘀血内阻这一病机特点,李伟莉提出采用补肾填精、养血活血之法治疗子宫内膜薄型不孕。自2006—2017年,有121项研究发现补肾活血中药能显著改善植入窗期子宫内膜胞饮突的发育,促进子宫内膜容受性标志物雌激素受体、雌激素蛋白激酶等多种分子的表达,提高子宫内膜容受性,这一研究发现与李伟莉的治疗思路是一致的。李伟莉治疗本病采用自拟补肾活血方,该方由五子衍宗丸和二仙汤化裁而来。方中菟丝子始载于《神农本草经》,被列为上品,既可补阳,又可益阴,具有温而不燥、补而不滞的特点,能调节性激素水平,改善下丘脑-垂体-性腺轴功能紊乱;枸杞子,具有补益肝肾、填补精血之效,《本草汇言》云其"能使气可充,血可补,阳可生,阴可长,火可降,风湿可去,有十全之妙用焉";熟地黄补血滋阴,益精填髓;山药益肾气、健脾胃,补后天益先天;仙茅、仙灵脾(淫羊藿)温肾助阳,有助于鼓动胞脉血行,现代研究表明,二仙汤能明显升高绝经综合征大鼠模型血清雌二醇水平,促进卵巢卵泡成熟;茺蔚子、丹参、鸡血藤活血化滞、通经涤胞;川牛膝活血通经、引血下行。诸药配伍既可补肾填精、滋阴助阳,使胞宫精血充沛,又可助胞脉血气流畅,如此一来,精卵所至,安而成孕。

③ 验案举隅

王某,女,29岁。2019年3月10日初诊。主诉:正常性生活未避孕1年未怀孕。患者结婚2年,未避孕1年未怀孕,既往月经规则,量中,3年前人流后月经量逐渐减少,色黯红,现月经周期33~35天,末次月经:2019年3月3日。平素自觉腰膝酸软、夜尿频数,饮食尚可,大小便正常。妇检:无异常。辅检:数次阴超提示子宫内膜6毫米。男方精液检查正常。舌脉表现:舌淡暗苔薄有瘀点,脉沉涩。初诊:该患者证属肾气不足,瘀血内阻,治宜补肾养血调经。患者首诊值经后期,处方拟补肾活血方:菟丝子30 g,枸杞子15 g,茺蔚子10 g,覆盆子10 g,车前子10 g,熟地黄15 g,山药10 g,当归10 g,仙茅5 g,淫羊藿5 g,丹参10 g,鸡血藤10 g,川牛膝10 g。10剂。2019年3月20日二诊:服上方后,患者腰酸减轻,夜尿略减,舌淡苔薄有瘀点,脉沉涩。原方去车前子、加巴戟天10g。服10剂。2019年3月30日三诊:服药后腰酸明显减轻,夜尿减少,舌淡苔薄,脉弦。处方:柴胡10 g,丹皮10 g,丹参15 g,当归12 g,川芎9 g,赤芍10 g,白芍20 g,桃仁12 g,红花9 g,益母草30 g,鸡血藤30 g,川牛膝12 g。水煎服,日1剂,连服7剂。月经如期来潮,色红,量较前略多,约4天净。如此调理3个月,月经期量均恢复正常,半年后怀孕。

【按】 该病例中,一因人流损伤冲任,致肾气亏虚,经血化生乏源,故经量减少;二因肾气虚弱,不能鼓动血行,瘀血渐滞胞宫,精卵虽至,不能成孕。李伟莉自拟补肾活血方由五子衍宗丸和二仙汤化裁而来,其中菟丝子苦平补肾,益精髓;覆盆子甘酸辛温,固肾涩精;枸杞子甘酸化阴,能补肾阴;五味子五味俱备,入五脏大补五脏之气,因其入肾,故补肾之力更强;车前子性寒有下降利窍之功,且能泻肾浊补肾阴而生津液。配合仙茅、淫羊藿以补肾壮阳,全方共奏养血益阴,补肾生精之效。本案中李伟莉从患者病史、经量、色质及舌脉出发,以"有人流史,月经量少、色黯红,腰膝酸软,夜尿频数,舌淡暗有瘀点,脉沉涩"为辨证要点,重点把握"肾虚血瘀"之病机,首诊治疗上补肾填精、温肾壮阳,既补肾阴又补肾阳,补肾阳能鼓动肾气,补肾阴能增加精液,肾气充足,肾精丰满,故腰酸、夜尿频数等肾虚症状好转。二诊病情好转,正值经前期,当以温补肾阳为主,佐以养血行气为法。三诊时考虑患者值月经前期,适应肝主疏泄、性条达的生理特点,予理气养血、活血调经之剂,以达经血调达之效。

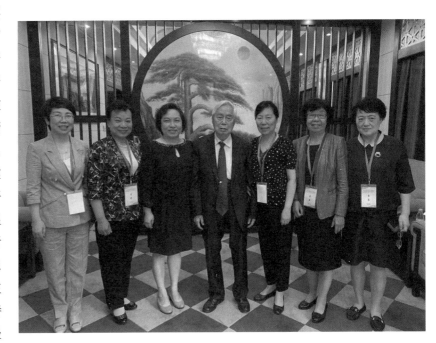

2021年参加国医大师联盟大会与国医大师夏桂成等合影

四、月经病诊治经验选摘

(一)补肾活血治疗月经过少

李伟莉谨遵《证治准绳·女科》中"经水涩少,为虚为涩"之理,认为月经过少的病机虽有虚实之分,虚者多为肾虚,实者多为血瘀,临床观之多为虚中夹实,《黄帝内经》中云"肾气盛……天癸至,任脉通,太冲脉盛,月事以时下"。若患者先天禀赋不足,或久病伤肾,房劳过度,或多次堕胎,伤精耗气,导致肾气不充,精血不足,冲任亏虚,经血无源,则致月经过少,其本为肾虚。不论经期或产后,若经血未净,又感七情内伤,易气滞血瘀,导致留瘀为患,或外感六淫,邪与血结,瘀滞胞宫,影响气血运行,血海满溢不多,导致月经过少,其标为血瘀。李伟莉审因论治,结合临床经验,自拟疏养八珍汤,主要药物为生地黄、菟丝子、枸杞子、沙苑子、当归、白芍、制香附、白术、黄精等,临床应用治疗月经过少疗效颇佳。方中生地黄、菟丝子、枸杞子、黄精、沙苑子补肾填精;白术益气生血;白芍、当归、制香附养血活血,全方共奏补肾益精、活血通经之功,肾精充足,气血调畅,经血自调。根据患者其他伴随症状、体征而辨证论治,虚者补之,实者通之。气虚明显者,加黄芪、肉苁蓉、黄精等益气补肾,瘀血明显者加怀牛膝、益母草、山楂等行气散瘀,甚至加用地鳖虫等;气血亏虚明显者,加八珍汤气血双补;肾阳虚明显者,加仙茅、淫羊藿、巴戟天等温补肾阳或加肉桂、乌药增强其散寒温里作用;肾阴虚明显者,加女贞子、玄参等滋肾养阴;阴虚内热明显者,加丹皮、知母、天花粉;气机不畅者,加四逆散行气疏郁;湿热内蕴者,加紫花地丁、夏枯草等清热利湿为通;少腹疼痛明显者,加延胡索、川楝子、五灵脂等行气活血止痛;子宫内膜偏薄和卵泡发育不良者,加黄芪、淫羊藿、补骨脂等补阳助长;子宫内膜血供较差者,加丹参、郁金等活血通络。

验案举隅

张某,女,28岁。2019年11月11日初诊。月经量少半年余。患者既往月经较规律,13岁月经初潮,周期28~30天,经期5~6天,量可,色红,偶有血块,无痛经,否认性生活史。近半年无明显诱因情况下出现月经量明显减少,经期2天,色淡暗,时有腰酸,述雌孕激素治疗效果不显。末次月经2019年10月,量少,神清,面色暗,形体中等,纳寐可,二便调,无四肢畏寒,有腰酸,舌暗苔薄白,脉沉尺弱。既往无手术史,无肝炎,无过敏史,否认性生活史。辅助检查:2019年10月10日外院妇产科彩超提示:子宫内膜偏薄,性激素六项无异常。李伟莉诊断为月经过少,证属肾虚血瘀。治以补肾益精,活血调经。处方:菟丝子10 g,桑寄生10 g,枸杞子10 g,沙苑子10 g,山药20 g,益母草15 g,当归10 g,黄精10 g,红花5 g,党参10 g,白术10 g,甘草6 g。共10剂,日1剂,一天2次,水煎温服。另嘱要加强营养,适当锻炼,使气血调达,冲任得养。二诊:2019年11月21日,服药后腰酸有缓解,加用补气药物黄芪10 g,活血调经丹参15 g,去桑寄生,共5剂,1天2次,水煎温服。三诊:2019年12月6日,自述此次月经量较前明显增多,经期5天,色偏暗红,有小血块,无痛经,无腰酸,面色淡红,舌淡红,苔薄白,脉沉细。遵行经期、经后早期、排卵期、经前期、经前晚期不同的生理特点,在自拟养精汤基础上化裁,嘱继服药3个月经周期。后随访月经的周期、量、色、质均基本正常。

【按】 该患者28岁,本当肾气盛,任通冲盛,经血满溢,月事以时下,量当适中。然近半年出现月经量明显减少,应用中医反向思维,因患者无感受寒邪、无小腹冷痛、无情志不畅、无形体肥胖、无胃纳不佳等,而伴有腰酸、面色暗、脉沉尺弱可考虑为肾虚,有小血块、舌暗可考虑为血瘀,故结合舌脉,判定本案例病机亦为肾虚血瘀。治疗选择自拟养精汤加减治疗。方中既有养阴之枸杞子、沙苑子、黄精、山药等,又有养阳之菟丝子、党参、白术等,正如《景岳全书》中所述:"善补阳者,必于阴中求阳,则阳得阴助而生化无穷;善补阴者,必于阳中求阴,则阴得阳生而泉源不竭。"全方起到调整阴阳趋于平衡之势。腰酸加桑寄生补肝肾、强筋骨。月经色暗,有小血块,加红花、益母草。肾虚除考虑精血不足外,尚需关注血为气的物质基础,血不足则导致气不足,加党参、甘草,与白术合用,取四君子汤之意,健脾益气,以后天进一步养先天之肾。此外彩超示子宫内膜偏薄,通过益气有利于阳气的升发,促进内膜增厚。二诊为经前晚期,治宜增加黄芪、丹参补气活血。三诊月经量明显增加,病情得到缓解。鼓励患者树立信心,继服中药3个月调理,以恢复肾-天癸-冲任-胞宫轴的生理功能,从而进一步巩固疗效。

(二)祛瘀涤痰法治疗闭经

女子年满16周岁,月经尚未来潮,或已建立起月经,周期规律后,又因病停止6个月以上,或根据自身月经周期计算停止三个周期以上,称为闭经。前者称原发性闭经,后者称继发性闭经。闭经首载于《素问·阴阳别论》,称"女子不月""月事不来",《金匮要略》称本病为"经水断绝",《诸病源候论》称为"月水不通"。闭经的病因有虚有实。《黄帝内经》指出本病"忧思郁结,损伤心脾""失血过多、房劳过度、肝血亏损"。《医学正传》云:"月经全借肾水施化,肾水既乏,则经水日益干涸。"《兰室秘藏》云:"妇人脾胃久虚,或形羸气血俱衰,而致经行断绝不行。云络者,血脉津液所化,津液既绝,为热所烁,肌肉消瘦,时见消渴,血海枯竭,病名曰血枯经绝。"故虚者多因肾虚,气血不足,阴虚血燥所致;实者则因痰湿壅滞,气滞血瘀所致。《景岳全书》将此种病因归为血隔。《女科切要》云:"肥白妇人,经闭而不通者,必是湿痰与脂膜壅塞之故也。"《仁斋直指方·妇人论》云:"经脉不行,其候有三:一则血气盛实,经络遏闭……一则形体憔悴,经脉涸竭……一则因冷内伤,七情内贼致经络痹满。"李伟莉指出闭经虚实有别,原发性闭经多由于先天禀赋虚弱,或幼年失养多病,天癸不能充盈所致,虚证多见。《景岳全书·妇人论》云:"今之为治者,不论有滞无滞,多兼开导之药,其有甚者,则专以桃仁、红花之类通利为事,岂知血滞者可通,血枯者不可通也。"《金匮要略》云:"经不行者,非无血也,为痰所碍而不化也。"指出了痰浊阻隔是经闭的另一个重要原因。痰浊可致瘀滞,瘀滞内阻,中焦失运,水湿内停,又可加重痰浊,如此互累,病趋日重,而致冲任胞脉受阻。李伟莉认为继发性闭经属于疑难杂症,乃痰瘀互结之故,痰浊黏腻难除,而瘀血为陈年旧疴,治疗应施以祛瘀涤痰之剂。

验案举隅

患者,女,21岁,学生,否认性生活。2018年10月27日初诊。主诉:月经稀发伴量少7年。患者13岁初潮,月经周期30~42天,持续7天左右,量中等。近7年月经稀发,1~6个月一行,8~20天方净,量少,色淡暗,末次月经2018年4月2日,量少。既往曾多次就诊于外院,予地屈孕酮、达因-35等间断口服,近一年未用药治疗。身高161厘米,体重78千克,体质指数29.2。面部痤疮明显,毛发较重,平素胸胁胀痛,纳食尚可,夜眠差,多梦,二便正常。舌淡暗,苔白腻,脉弦滑。性激素六项:睾酮1.93 nmol/L;卵泡刺激素5.34 mIU/mL;黄体生成素19.3 mIU/mL;雌二醇145 pmol/L;孕酮1.2 nmol/L;催乳素129 uIU/l;彩超提示子宫正常,内膜6 mm,双侧卵巢呈多囊样改变。西医诊断:多囊卵巢综合征;中医诊断:闭经(肝郁脾虚痰湿证)。因患者就诊时停经5个月要求先来月经,予地屈孕酮口服。2018年11月17日二诊:末次月经为2018年11月3日,4日净,量少。刻下带下量少,胸胁胀痛,夜眠差,舌淡暗苔白腻,脉弦滑。予疏肝理气,化瘀涤痰,方以芎归苍附二陈汤加减治疗。药物组成:当归10 g,川芎6 g,苍术10 g,制香附10 g,陈皮6 g,法半夏6 g,云茯苓10 g,酸枣仁6 g,荷叶10 g,石菖蒲10 g,丹参10 g,川楝子10 g。水煎服,日1剂,连服14天。嘱适量运动,控制体重,忌食奶茶、外卖等食物。2018年11月24日三诊:患者体重下降2千克,胸胁胀痛较前减轻,夜眠略改善,仍多梦,舌淡略暗苔白腻,脉弦滑。时值经前,药物组成:原方加益母草15 g,川牛膝10 g,续服14剂。2020年12月25日四诊:患者2018年12月12日月经来潮,8日净,量中等,色淡红,无明显痛经。患者末次就诊为2019年7月13日,自诉目前体重为68千克,月经35~42天来潮一次,7~9日净,量尚可。复查性激素六项:睾酮1.62nmol/L;卵泡刺激素5.71 mIU/mL;黄体生成素9.6 mIU/mL;雌二醇132 pmol/L;孕酮1.1 nmol/L;催乳素221 uIU/l。

【按】 该患者为年轻女性,未婚,平素学习压力大,加之性格内向,郁郁不舒,肝郁气滞,气滞不能行血致经血不能下达冲任、胞宫;另肝郁日久侮脾,加之平素暴饮暴食,饮食不能节制则脾胃乃伤,脾阳不足不能运化水湿,水湿内生,湿聚为痰,痰湿流注胞宫、阻滞胞脉,致胞宫胞脉血行不畅,痰瘀互结,经血更加不能下达胞宫,而致月经久久不至。故治宜疏肝行气、化瘀涤痰。初诊时因停经时间较长,以地屈孕酮口服促使月经来潮,增强患者诊病信心。二诊以李伟莉自拟方芎归苍附二陈汤加减,二陈燥湿化痰,川芎、当归、丹参、香附,养血活血调经,加用石菖蒲化湿开胃、豁痰开窍,荷叶有利湿减肥之功。三诊在服药14剂的基础上加川牛膝、益母草温经活血、引血下行。另患者焦虑、夜眠差,故加酸枣仁养心安神,身心同治;同时情绪疏导,并嘱患者配合运动、合理饮食,故定期服药5个月后月经按期而潮。

(三)补肾疏肝法治疗早发性卵巢功能不全

《傅青主女科》指出:"经水出诸肾。"肾为天癸之源,冲任之本,月经的产生和调节以肾为主导。《素问·六节脏象论》曰:"肾者主蛰,封藏之本,精之处也。"肾藏先天之精,精能生血,血能化精,精血同源,同为月经产生的物质基础。精者,乃水谷之精、生殖之精之谓也。其中生殖之精藏于肾中,由水谷之精滋养而渐至成熟。生殖之精的成熟及排泄,是女性月经生理节律性的重要基础与前提。《医学正传》云:"月经全赖肾水施化,肾水既乏,则经血日以干涸。"肾水即月经产生、卵泡生长和发育的物质基础,李伟莉认为,肾气不足,封藏无力,血行失司,则可出现崩漏;肾精亏损,冲任不足血海亏虚,以致天癸不能应期泌至,女性月经后期、过少。《素问·上古天真论》云:"女子七岁,肾气盛,齿更发长,二七而天癸至,任脉通,太冲脉盛,月事以时下……七七任脉虚,太冲脉衰少,天癸竭,地道不通,故形坏而无子也。"指出了肾在月经产生和断绝过程中起着主导作用。肾气充盛则天癸至,肾气衰则天癸竭,天癸之源在于肾;冲为血海,调节十二经气血,任为阴脉之海,调节阴经气血,任通冲盛,则子宫满盈,月经具有相应的节律性变化,任虚冲衰,经血化生无源而经断。肾-天癸-冲任-胞宫生殖轴的任一环节出现问题,都会导致未至七七而天癸竭。李伟莉强调,肾气盛衰是影响人体生殖与衰老的一个重要因素,肾中精气充盛,蓄养天癸,冲任气血调畅,血海满溢,下注胞宫,则月经按时来潮。肾精不足,冲任虚损,则生殖功能逐渐丧失,出现卵巢早衰、早发性卵巢功能不全等疾病。李伟莉认为本病发生和发展还与心、肝等脏腑密切相关。肝藏血,肾藏精,肝肾同源,精血互化并相互滋生,共同作为月经产生的物质基础。肝主疏泄,肾主闭藏,月事依赖肝主疏泄使肾开合有度,肾气闭藏防肝疏泄太过。早发性卵巢功能不全患者精神和心理负担较重,常导致气机郁滞。《万氏女科》所载"忧愁思虑,恼怒怨恨,气郁血滞而经不行"。因此,补肾疏肝法常用于治疗早发性卵巢功能不全。

验案举隅

梁某,女,38岁。2019年2月20日初诊。因月经7月余未行就诊,患者近2年月经周期不规则,月经5~6月一行持续5~7天,量少,色暗红,血块(-),痛经(-)。末次月经2018年7月15日,期间曾用黄体酮治疗,月经仍未来潮,刻下月经数月未行,白带减少,伴烦躁易怒,乳房胀痛,失眠多梦,舌淡红,苔薄黄,脉弦。辅助检

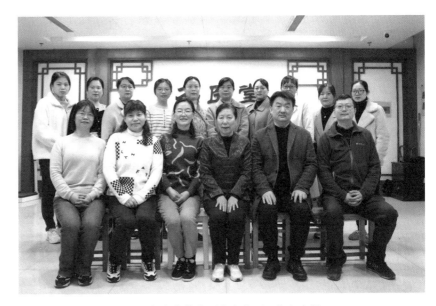

2022年李伟莉全国名老中医工作室合影

查:2019年2月20日彩超提示子宫内膜2毫米,子宫、附件未见明显异常;性激素六项提示:卵泡刺激素68.44 IU/I,黄体生成素34.39 IU/L,雌二醇119.35 pmol/L,孕酮1.17 nmol/L,催乳素408.27 pIU/mL,睾酮0.63 nmol/L。西医诊断:早发性卵巢功能不全。中医诊断:闭经,辨证为肾虚肝郁。治宜益肾填精,疏肝解郁,方用定经散加减:柴胡12 g,当归、白芍、山药、菟丝子、枸杞子、杜仲、熟地黄、广郁金、鸡血藤、制香附、远志各10 g,酸枣仁20 g。14剂,水煎服,每天2次。3月5日二诊,月经于3月4日来潮,未净,量少,色暗红,患者烦躁易怒,乳房胀痛,失眠多梦症状悉除,正值经期,宜活血化瘀通经,方用桃红二丹四物汤加减:桃仁、红花、丹参、生地黄、当归、赤芍各10 g,丹皮12 g,川芎6 g,益母草、川牛膝、香附各9 g。7剂,水煎服,每天2次。3月12日三诊,经血已净,经后宜补肾益精,方用补肾调经方:熟地黄、当归、白芍、茺蔚子、仙茅、淫羊藿各10 g、党参、枸杞子、菟

丝子、沙苑子各12 g,山药15 g,甘草各6 g。7剂,水煎服,每天2次。3月19日四诊,药后诸状悉除,时值排卵期,处方:熟地黄、紫石英各12 g,山药15 g,枸杞子、沙苑子、巴戟天、淫羊藿、补骨脂、茺蔚子、丹参、红花、香附各10 g。5剂,水煎服,日服2次。3月23日五诊,无其他不适,为经前期,宜温肾健脾,方用补肾调冲汤:熟地黄、山药、覆盆子、沙苑子、肉苁蓉、盐补骨脂各10 g,仙茅、淫羊藿、锁阳、巴戟天、枸杞子各12 g,菟丝子15 g,7剂,水煎服,每天2次。患者调理半年后,月经周期基本正常,2019年9月20日复查性激素六项:卵泡刺激素8.87 IU/L,黄体生成素7.85 IU/L,雌二醇198.2 pmol/L,孕酮1.03 nmol/L,催乳素200.34 pIU/mL,睾酮0.56 nmol/L。症状明显好转。

【按】 中医学中虽然没有记载早发性卵巢功能不全这一病名,但依据其临床症状和特点,相似的症状在闭经、血枯、年未老经水断、月经过少、不孕等病症篇章中都有论及,且在其长期的发展演进及诊疗实践活动中,逐步形成并发展了中医妇科学肾-天癸-冲任-胞宫生殖轴独特的新理论,突出了"肾主生殖"的生理基础。李伟莉认为本病主要病机为肾精亏虚,按其临床表现可分为肾精亏虚、肝郁肾虚、心肾不交等证型。该病例患者辨证为肾虚肝郁。临证中李伟莉擅于遵循女性月经周期性、节律性,根据月经周期肾阴阳消长、气血盈亏变化分期调治。行经期,排出经血,子宫血海由满而溢,"瘀血不去,新血不生",此期宜因势利导,活血化瘀通经,以助经血的排出,自拟桃红四物汤加味。此方在四物汤调经和血的基础上加上活血化瘀之桃仁、红花、益母草、泽兰,凉血活血化瘀之丹参、丹皮,从而加强其祛瘀生新之功。经后期,血海空虚,此期宜补肾益精以助阴长,促进子宫内膜的修复,自拟补肾调经方,方中四君子汤补气健脾,四物汤活血调经,枸杞子、菟丝子、沙苑子补肾益精,山药甘平,气血并补,肺脾肾同调,配伍仙茅、淫羊藿温肾补阳,寓阳中求阴。经间期,阴盛阳生,阳气开始生长,治宜温补肾阳,理气活血,自拟补肾助孕方,促使机体阴阳转化及卵泡的成熟及排出。经前期,相当于西医的黄体期,此期血海充盈,渐至重阳,宜温肾健脾,自拟补肾调冲汤,方中仙茅、淫羊藿、肉苁蓉、锁阳、巴戟天、补骨脂温补肾阳,配伍枸杞子、沙苑子、覆盆子滋阴,寓阴中求阳,山药补脾益胃,以资后天之源,先后天相互资生,促进阴阳转化,任通冲盛,子宫血海得以充盈。

(四)百合甘麦大枣汤治疗绝经前后诸证

黄某,女,49岁。2021年1月26日初诊。主诉:头晕目眩、失眠1年余。患者诉头晕目眩、失眠、烘热汗出1年余。患者既往月经规则,13岁月经初潮,月经周期为30天,近1年常感觉头晕目眩、失眠、面部烘热汗出,伴月经紊乱,未重视。刻下症见:头晕目眩,失眠盗汗,急躁易怒,五心烦热,舌红,苔薄白,脉弦细。中医诊断:绝经前后诸证,属肝肾亏虚证。治宜清养肝肾,镇静安神。给予百合甘麦大枣汤加减。处方:百合10 g,麦冬10 g,生地黄10 g,龙骨(先煎)15 g,牡蛎(先煎)15 g,珍珠母(先煎)10 g,酸枣仁15 g,茯神10 g,合欢皮10 g,知母20 g,五味子5 g,大枣10 g,炙甘草6 g。14剂,每日1剂,水煎服。2021年2月10日二诊：患者仍感头晕，失眠及面部烘热症状稍减，晨起面稍肿，饮食可，舌红，苔薄白，脉细。继续给予原方治疗，加泽泻15 g以利水渗湿。14剂，每日1剂，水煎服。2021年2月25日三诊：患者诸症渐缓，夜寐时醒，神清，饮食调，舌红，苔薄白，脉细。处方：百合10 g，麦冬10 g，生地黄10 g，龙骨（先煎）15 g，牡蛎（先煎）15 g，酸枣仁15 g，茯神10 g，合欢皮10 g，浮小麦15 g，五味子5 g，大枣10 g，炙甘草6 g。7剂，每日1剂，水煎服。

【按】《素问·上古天真论》云"帝曰：有其年已老而有子者何也？ 岐伯曰：此其天寿过度，气脉常通，而肾气有余也"，由此可见，肾气盛衰是影响人体生殖与衰老的一个重要因素，女性绝经前后，肾气、精气逐渐衰退，生殖功能逐渐丧失，出现腰膝酸软、月经紊乱、头晕耳鸣等肾虚诸症。肾虚是导致绝经前后诸证的主要原因。李伟莉强调，肾中精气充盛，蓄养天癸，冲任气血调畅，血海满溢，下注胞宫，则月经按时来潮。肾精化生肾气，肾气推动机体正常的生理活动，七七之年，肾中精气不足是人体生长衰老的自然规律，若多产房劳，数脱于血，或药食不当，或久病，则暗耗精血，致绝经前后出现月经紊乱、烘热汗出等症。妇女忧思难寐，精血耗伤日久，肾阴本亏，水不涵木，肝血暗耗，子病犯母，肾阴亏甚，如此形成恶性循环，肝肾阴虚，日久虚火益甚。李伟莉强调，肝体阴而用阳，而补肝肾阴之药往往滋腻不利肝气，且滋腻之品易碍脾，故临证多选择甘寒清润之品，常用百合甘麦大枣汤清养肝肾，镇静安神。方中百合、甘草宁神益智，甘寒清润不腻，清心和百脉。生地黄、麦冬、知母益阴养肾，其中生地黄甘寒，凉而不滞，补益肾水真阴之不足；麦冬养阴润燥，清心除烦；知母清热泻火，与百合相伍，一润一清，一补一泻，宁心安神；茯神、酸枣仁、合欢皮益智，养肝宁神；龙骨、牡蛎、珍珠母重镇安神，龙骨潜上越之浮阳，牡蛎摄下陷之沉阳，既可安神又可敛汗；五味子益肾养心，敛阴止汗。

李伟莉指出，围绝经期是女性必经的一个阶段，此时女性体内激素缺乏，心理、社会、环境多方面因素都影响着疾病的发生发展，除药物调摄外，更须重视辅助治疗，综合调理。在进入围绝经期前预防"未病"，关注患者心理健康，就诊时耐心询问，运用专业知识引导患者缓解焦虑、抑郁的情绪，养成健康、向上、乐观的心态；鼓励患者适当锻炼，增强体质，增强免疫力，形成良好的作息习惯，顺应四时阴阳；重视饮食的作用，注重调护脾胃功能，加强营养，增加优质蛋白、维生素、钙的摄入，阴虚者少食牛、羊肉等温燥食物，阳虚者慎食生冷、寒凉之物，饮食营养均衡，先后天同时调养，可帮助女性平稳度过这一特殊阶段。

（五）补肾固冲治疗崩漏

李伟莉指出，崩漏的中医学病因病机是脏腑、冲任、气血失调、胞宫藏泄失常。病机不外虚实两端，或虚实夹杂。病程多缠绵起伏，迁延反复。李伟莉认为：崩漏的病因可概括为虚、热、瘀。临床暴崩多热，久漏多瘀，肾虚为其根本。肾为先天之本，先天肾气不足，青春期少女肾气稚嫩，冲任亏损；更年期妇女肾气逐渐衰退，房劳多产，损伤肾气，精血耗伤,肾阴虚损,阴虚内热,迫血妄行均可致冲任损伤,不能制约经血而致崩漏。李伟莉结合出血的量、色、质的变化和全身证候辨明寒热虚实以及病情的缓急轻重,采用"急则治其标,缓则治其本"的原则。在临床中灵活运用塞流、澄源、复旧三法。临证血崩急重症,虽病因寒热各异,但凉血化瘀之法必伍其中。如纯投升提,则常因"阴虚阳搏谓之崩",而"同气相求",致助阳行血而加重病情;如一派寒凉,则恐寒凝脉滞致血行不畅而延长病程;如单纯使用活血化瘀,又恐耗血伤阴而助"阳搏"。即李伟莉强调唯投清热凉血兼以行血活血之味,可凉血止血而不滞瘀,化瘀血以助生新,新则营和,脉盈通畅,血自循经。"经水出诸肾",肾气盛,月事以时下,对青春期、育龄期的虚证患者,补肾调经则尤为重要。李伟莉认为,因为不同时期女性的生理特征不同,故用药也有所偏重。如少年肾气未充之际,"调冲"以补益冲任为主,以求肾气平秘为目的来调整月经周期。育龄期妇女,因工作、琐事烦劳,常致肝郁血滞,肝失疏泄,血海蓄溢失常而妄行。临证常以疏肝解郁、活血行滞为主,"调冲"以调理月经周期,恢复月经生理的节律性。一般血止后调理脏腑的同时,按照月经节律的特点,遵照经行期以流畅的法则,以如期完成胞宫除旧生新之生理;经后期无邪勿攻,宜填精养血,以促进血海尽快充盈,求达肾中重阴至极之状;经间期肾中重阴转阳,胞中气血变化较快,此期宜平调阴阳,理顺气血,养阴而不碍阳,助阳而不伤阴;经前期,气血渐趋满盈,肾中阳盛阴秘,有待育胎或至期溢泻,宜温通助阳,调理肝气、畅胞脉,以利于行经期经血畅行。围绝经期妇女,肾气渐衰,肾中阴阳失调,继而冲任不能相资而致经乱出血者,"调冲"以减少出血为目的。故李伟莉认为崩漏以"清通"塞流为首务,否则出血不止,阴血耗伤,重者可致阴阳离绝,危及生命。血止后应审因论治以"调冲","调冲"之要在于明晰女性生理而区别施治,以达到益肾健脾,防止复发的目的。

验案举隅

胡某,女,17岁。2018年11月29日初诊。月经紊乱1年余。患者述13岁初潮起初月经尚规则,月经周期40~45天,持续7天,量中,色红,无痛经,近1年余周期为1~3个月,经期明显延长,多达20天左右,不能自净,需服药后方净,量时多时少,色黯淡,质稀,无腹痛,末次月经2018年11月17日,现仍有少量咖啡色阴道流血伴腰酸、头晕、乏力、纳差,面色少华。性激素六项检查正常。舌淡红,苔薄白,脉沉细弱。诊其为崩漏(无排卵型功血),证属脾肾两虚。时值经后,故治宜补肾健脾、固冲止血。拟方:黄芪20 g,炒白术10 g,党参10 g,升麻10 g,补骨脂、煅牡蛎10 g,小蓟10 g,棕榈炭10 g,茜草10 g。水煎服,2018年11月25日二诊。服药后11月20日阴道出血止。无头晕,仍觉乏力,面色黄。舌淡红,苔薄白,脉沉细弱。治宜补肾固冲、健脾养血。拟方:巴戟天10 g,当归10 g,菟丝子10 g,枸杞子10 g,山茱萸10 g,山药10 g,麦冬10 g,紫石英10 g,白芍10 g,熟地黄10 g,黄芪10 g,茯苓10 g。每日1剂,14天。2019年1月5日三诊。服药后月经2018年12月28日来潮,共8天净,量中,平素偶感乏力。治宜益气养血、理血调经以巩固治疗。拟方:太子参10 g,白术 10 g,茯苓10 g,甘草5 g,当归10 g,白芍10 g,川芎5 g,生地黄10 g,丹皮10 g,丹参10 g,香附10 g,茺蔚子10 g。水煎服,每日1剂,连服15天。按此法治疗3个月,随访月经的周期、量、色、质均恢复正常。

【按】 青春期功血是由于月经初潮后1~2年内因神经内分泌调功能不成熟,雌激素对下丘脑-垂体正反馈机制建立不完善,引起生殖内分泌紊乱造成的异常子宫出血。子宫内膜长期受雌激素的刺激,而无孕激素的拮抗,呈持续性增生或增生过长,无分泌期的改变。青春期功血治疗原则首先是止血,有贫血者同时纠正贫血。血止后应调整月经周期,促进排卵,恢复正常月经。中医理论认为,肾主生殖,其中肾-天癸-冲任-胞宫与现代医学中的下丘脑-垂体-卵巢子宫的功能相近。青春期功血的根本原因是肾气未充,精血不足,脾失统血,后天气血生化不足,血海空虚,以致冲任不固,经血非时而下,遂成崩漏。《傅青主女科》指出:"经水出诸肾。"其病在肾,位在冲任,变化在气血,治疗上多本着"急则治其标,缓则治其本"之原则。出血期以塞流止血为当务之急,采用健脾补肾固冲法。方中采用党参、黄芪、炒白术、升麻健脾益气,升阳固冲;淫羊藿补先后天,是补肾气充脾气,脾气

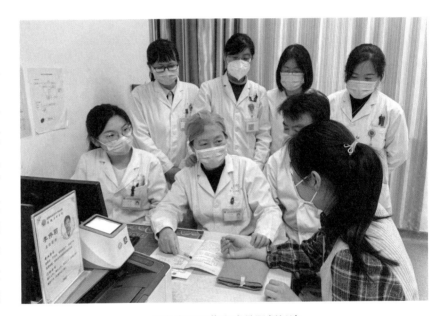

名老中医工作室成员跟师门诊

足则经血自止,共为主药。煅牡蛎收敛止血,茜草化瘀止血,以防血止留瘀。止血只是治其标,重要的是恢复正常月经周期,以治疗其本。正如《景岳全书·妇人规》所说:"凡见血脱等证,必当用甘药先补脾肾,以益生发之气。"方中取四物汤之意补血养血,六味地黄汤之意滋阴补肾,巴戟天、紫石英温补肾阳,枸杞子、麦冬滋肾养阴。全方共奏健脾补肾、益气养血功效。并结合不同的证分别加减施治"病证结合,方证相应",体现了中医对现代妇科病的治疗方向。

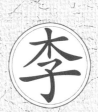

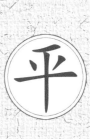

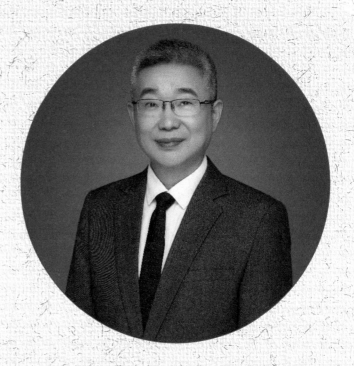

▶️第一节 名医小传◀️

　　李平，男，安徽和县人，医学博士，一级主任医师，教授，博士生导师，卫生部国家临床重点专科(中西医结合肿瘤专科)、国家中医药管理局重点学科(中医肿瘤病学)带头人。全国第六、第七批老中医药专家学术经验继承工作指导老师，安徽省国医名师，江淮名医，安徽医科大学第一附属医院高新院区副院长，安徽医科大学中西医结合肿瘤中心主任。

　　现任中国抗癌协会第九届理事会常务理事、中国抗癌协会肿瘤传统医学专业委员会主任委员、中华中医药学会肿瘤分会副主任委员、中国老年学会中西医结合肿瘤专业委员会副主任委员、中国中医药研究促进会肿瘤分会副主任委员、长三角健康一体化中西医结合肿瘤学科联盟主任委员、安徽省抗癌协会理事长、安徽省中医药学会肿瘤专业委员会主任委员。

　　提出"元气化生异常、内生瘤毒"的中医肿瘤病机学说。擅长中西医结合防治肺癌、胃癌、结直肠癌、乳腺癌，并对肝癌、胆囊癌、复发性卵巢癌有独到见解。是高等医学院校教材《中西医结合肿瘤病学》主编，国家卫生和计划生育委员会"十三五"临床医学专业英文版规划教材《中医学》副主编，全国高等学校八年制及"5+3"一体化教材《中医学》副主编，全国中医药行业高等教育"十四五"规划教材《中西医结合肿瘤学》副主编；主编学术著作5部。公开发表学术论文50余篇，主持多项国家级科研课题，获中国中西医结合学会科学技术奖一等奖1项，中华中医药学会科学技术进步奖三等奖1项、安徽省科学技术进步奖三等奖1项，安徽省中医药科学技术奖二等奖3项。

▶️第二节 学术特色◀️

一、肿瘤病因新论——元气化生异常，瘤毒致癌

　　李平创造性提出肿瘤病因新论——"元气化生异常，瘤毒致癌"。凡是能导致机体相对平衡状态失常而引发疾病的任何因素均称为病因。《黄帝内经》以阴阳为总纲，对病因进行分类。东汉张机将病因与发病途径相结合，指出疾病发生不越三条。陈言在《金匮要略》的基础上提出了"三因学说"，即六淫邪气侵犯为外因，七情所伤为内因，饮食劳倦、跌仆金刃及虫兽所伤等为不内外因。"三因学说"进一步明确了不同的病因有不同的侵袭和传变途径。这种将致病因素与发病途径结合起来进行分类的方法，使中医学病因理论更趋完善，对后世影响很大。现代对病因的分类，基本沿用此法，分为外感病因、

内伤病因、病理产物形成的病因,以及其他病因四大类。对肿瘤的病因病机论述也是如此,但临床上发现以上理论并不能解释肿瘤的病因病机,肿瘤发病有其独特的病因病机。李平提出瘤毒是肿瘤的病因,瘤毒有其独特的致病特征。瘤毒之性不同于一般的外感六淫邪气,也不同于一般的内生邪气,而是一类特殊的毒邪,其性更暴烈顽固,更加壅滞不化,为病缠绵,病变深在,易与痰瘀互结,缠绵难愈,具有易于耗伤正气、易于随气血旁窜他处等特殊之性,而瘤毒之形成源于元气化生异常。

初探瘤毒作为肿瘤的病因,是为了更好地指导临床。《黄帝内经》中就有昔瘤、肠蕈、石瘕、癖结等病名。之后的历代医家又相继有瘿瘤、赘疣、癥瘕、积聚、噎膈、恶疮、岩、癌等记载,这些都属于肿瘤一类的疾病,其中有些属于恶性肿瘤。汉代华佗《中藏经》中说,肿瘤的发生,非独气血的壅滞而致,更有五脏六腑蓄毒不流这个原因。这种认识,把肿瘤和一般的气血痰食等的壅滞区分开了,就是说,肿瘤的发生除气血痰食等聚结外,更有致癌之"毒"。由此可见,肿瘤的发生与毒是密切相关的。

毒是在五脏之气紊乱的状态下,在气滞、血瘀、痰凝等基础上所形成的复杂病理产物。毒有火毒、热毒、胎毒、糖毒、尿毒等,然导致肿瘤发生的毒邪不同于传统意义上的毒邪,称为瘤毒,系由外感六淫,内伤七情,饮食、劳倦、外伤等综合作用下,人体元气化生异常,进而产生的一种强烈的致病物质,具有隐匿性、暴戾性、扩散性、难治性等特点。瘤毒的初期阶段,主要表现为暗耗正气,瘤毒向原发病灶周围的侵袭扩散不易察觉,而进入中后期,瘤毒沿络脉、经脉流散,在适宜的环境下停留形成转移病灶,有毒阻络脉与病络形成的特点,瘤毒毒力的强弱,是恶性肿瘤能否转移的重要因素。一般而言,毒

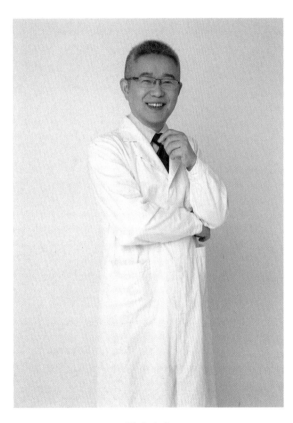

诊疗之余

力越强,愈易入里入血,或随气升降,循气血而到达机体任何一个部位,形成转移。反之,毒力较弱,则转移的可能性较小,这与现代医学认为的癌肿转移取决于肿瘤细胞的分化程度有某些相似之处。

临床所见许多患者是在体质强壮时发病,形成瘤毒后正气渐虚,机体的正气在防止包括肿瘤在内各种疾病的进展与转移中占主导地位,虚是瘤毒形成后的结果而不是启动病因,肿瘤干细胞的理论对该观点做了很好的佐证。正常情况下元气化生一身之气、化生五脏之气,在此过程中如遭受六淫、情志内伤、饮食水土失宜、痰浊瘀血阻滞、虫毒

结石等作用,导致元气化生异常才会形成瘤毒,瘤毒的产生导致肿瘤。如不能干扰元气的化生,不形成瘤毒,就不会形成肿瘤,仅会导致机体气机的障碍与阴阳平衡的失调,产生非肿瘤性疾病。瘤毒一旦产生,病络亦随之出现,浸润和转移亦伴随进行。瘤毒向病灶周围组织侵袭扩散是经瘤体及瘤旁络脉发生的。因此毒生病络是瘤毒增殖迁移的基础。病络既生,瘀血、痰浊、湿毒等诸邪又互结于病络,络道恣行,增生无制,亢而为害,瘀滞阻络为害。由此可见,元气化生异常、瘤毒、病络是肿瘤发病的关键,正气亏虚是瘤毒致病的显著特点,由瘤毒暗耗所致,贯穿肿瘤发展的全过程。

瘤毒的致病特点有以下几种:起病隐匿,致病广泛,暗耗正气;病证繁多,毒生病络,易于传变;毒势鸱张,正气难抗,又具伏邪的特点;阻络成结,多见肿块、疼痛。因此通过对病因病机的再认识,李平提出"稳化生、扶正气、清瘤毒、调病络"是肿瘤预防与治疗的新理念。

二、论因机诊治及在恶性肿瘤防治中的应用

病机学说是中医学理论体系中的重要组成部分,辨识病机对恶性肿瘤的防治具有重要意义。从精准诊治及预估病情角度,将病机与病证进行对比,凸显了因机诊治在防治恶性肿瘤中的优势。结合体质学说,基于对恶性肿瘤病机的认识,强调"谨守病机",厘清恶性肿瘤发展阶段,从"稳化生、补元气、清瘤毒、和病络"4个方面阐述了该理论在恶性肿瘤防治中的应用,以期提高中医药防治恶性肿瘤的临床疗效。

李平从事肿瘤临床及教学工作30余年,积累了丰富的临床经验,根据多年的实践经验及研究结果,通过对《黄帝内经》"病机十九条"的研读,提出了因机诊治的论治体系。因机诊治是在肿瘤的预防及诊疗过程中,利用西医学在精确诊疗方面的优势,在中医整体观念指导下,强调以人为本,首先明确肿瘤不同的生物学特性,结合中医学的辨证论治体系及体质学说,厘清病变的不同阶段及其治疗手段,针对性地应用传统中医药及现代科技手段施以相应的治疗,以提高患者生存时间与质量的诊疗理论。其侧重于辨识病机在诊疗过程中的重要性,强调不能单纯地以疾病发展过程中某一阶段的病理变化为辨治基础,而要时刻用整体的、动态的思维考虑疾病的核心,即通过"谨守病机",以期达到"阴平阳秘"。

中医作为一门从观察世界中所感知而得的哲学、自然、医药经验相结合的学科,李平认为从唯物辩证法角度看,在肿瘤的防治过程中需要用思辨的、哲学的观点看待辨病机与辨证。辨病机揭示疾病的基本矛盾,有利于认识疾病的特殊性,掌握其发生发展的特殊规律,从而确定治法,而不至于因为个别症状的变化而改变基本治法。辨证揭示疾病阶段性的主要矛盾,更能针对"靶点"进行治疗,但是只体现了疾病全过程中某一阶段病理变化的静止空间结构;而病机则充分体现了疾病发展、演化、转归及论治全过程中静止与运动、局部与整体、时间与空间的有机统一。因机诊治涵盖了辨病机与辨证结合的思想,既能针对疾病发生发展的全过程,又能解决疾病某一阶段的主要矛盾,如此精

准的"辨",使治疗更具针对性。

因机诊治理论时刻"谨守病机",用动态的、整体的观念把握肿瘤的发展趋势,结合病络的特点及患者当前治疗手段,针对病络的病理状态进行治疗,畅达病络,防止耐药发生,阻止病情进一步发展。

三、《伤寒杂病论》六经辨证及杂病辨治思想对肿瘤病诊疗思路探讨

李平从《伤寒杂病论》中六经辨证及杂病辨治的思想对肿瘤病诊疗思路进行探讨。《伤寒杂病论》对外感疾病发展中不同证候群,进行了综合分析,同时将其邪正盛衰、寒热趋向和病变部位进行归纳总结,创造性分成少阴、太阳、厥阴、阳明、太阴和少阳六经。八纲辨证则始终贯穿于六经辨证内,凡病势亢奋、抗病力强、正盛邪实多表征为实、热,一般属于三阳病证;凡病势虚衰、抗病力弱、正气虚衰多表征为虚、寒,一般属于三阴病证。六经病证其临床表征都是以脏腑和经络病变作为病理基础,故六经辨证不但在外感伤寒中适用,对临床各科都具有指导影响。使用六经辨证可以准确了解疾病发展规律,病邪由外部侵入,而后渐渐向内部传播,从一经证候变成另一经证候,叫作传经。患者传经与否,取决于治疗是否得当、体质强弱和病邪轻重。当疾病不经过阳经,而是直接传入阴经,表征三阴经证可称作直中。六经传变对于患者的病情转归有重要影响,和临床肿瘤患者转移或者发病位置侵犯其他组织具有相似之处。

《金匮要略》中关于虚劳、积聚、黄疸等病机和证治内容,对痰饮与瘀血等病邪都进行了阐述,对肿瘤患者病证论治有重要价值。辨证论治为中医治疗精髓,关键为权衡邪正盛衰、辨清标本、辨明阴阳。恶性肿瘤患者在发病初期多为阳,随着病情进展转为阴。标本为中医治法与辨证的重要概念,治病求本,急时治标和标本兼治是变法。恶性肿瘤的进展过程也为肿瘤和机体互相争斗的过程,因此要全面权衡肿瘤和机体间的联系状况以制定对应治疗方法,在保护正气基础上进行攻毒祛邪。

四、基于中药四性理论探析抗恶性肿瘤药物的精准运用

李平认为,机体元气化生异常致瘤毒内生,而瘤毒也是人体的一部分,有"阴瘤"与"阳瘤"之分,两者在人体的寒热倾向具体表现不同,症状也不同,可以借此加以区分,再结合中医"疗寒以热药,疗热以寒药"理论,针对性地选择用药。他基于中药四性理论探析抗恶性肿瘤药物的精准运用。例如,肺鳞癌多表现为阳热之象,可为"阳瘤"。患者多为男性,且与吸烟有巨大的相关性,发病部位约2/3为中心型,在临床上常表现为剧烈咳嗽、咳血、胸痛,痰黄量多,舌红苔黄腻等。中医认为患者肺部长期承受烟火毒熏,火毒留滞肺络,肺络不通则咳嗽胸痛;热迫血行,血出脉外则为咳血。肺鳞癌发展较为迅速,且最易出现血行及淋巴转移,与中医的"阳热主动"相合。肺腺癌多表现为阴寒之象,可为"阴瘤"。患者多为女性,大多无吸烟史,疾病发展相对较缓,发病多是周围型,极易出现胸腔积液及淋巴结转移,临床常表现为咳嗽痰少,痰白质稀,舌暗红、苔薄白等。中医

认为"阳化气,阴成形",阳虚运化无力,则阴寒内生、痰湿凝聚,发为有形之邪,即为转移淋巴结;并且肺腺癌出现的胸腔积液多为清澈透明,无血性之象,据病机十九条"诸病水液,澄澈清冷,皆属于寒"可知为阴寒之象。所以,选择合适的化疗药结合中医"热者寒之,寒者热之"理论,针对性地用药,会取得意想不到的疗效。我们须运用古人的"四性"判定思维,区别化疗药物的寒热属性。通过对四性理论的剖析,深度挖掘古人四性判定思维,应用于抗肿瘤药物中,进行寒热属性的划分,并且对肿瘤患者整体和局部的联系进行辨证,判断肿瘤的阴阳属性,结合中医"辨证论治"理论,在指南的范围内选择合适的抗肿瘤药物,做到"阳盛则热,用寒药;寒则生湿,用热药"。这样才能避免盲目用药,提高用药的针对性,有利于患者的疗效及预后。抗肿瘤药物品类繁多,作用机制各不相同,多具有毒副作用,所以划分抗肿瘤药物的"四性"工作量巨大,非一朝一夕能完成,需要各大肿瘤临床中心经过大量的临床实践探索和经验总结。

五、基于"血不利则为水"理论探讨恶性腹腔积液的形成机制

李平从"血不利则为水"探讨恶性腹腔积液的形成机制,为临床提供辨证思路。恶性腹腔积液是指恶性肿瘤发展至腹腔时所引起的腹膜腔积液异常潴留,是癌症晚期的严重并发症之一,根据其临床表现及病理变化归属于中医学"臌胀"范畴。恶性腹腔积液病情易于反复,难以控制,预后一般较差。因此对恶性腹腔积液的认识应有别于一般腹腔积液。传统上认为腹腔积液的基本病理变化总属肝、脾、肾受损,气滞、血瘀、水停腹中,肝脾肾虚为本,气滞、血瘀、水蓄为标,但以此来认识并治疗恶性腹腔积液,往往收效甚微。尽管在"血不利则为水"病理过程中,"血不利"是因,由此所形成的"水"为果,但水一经形成,停积于腹部,则又将作为致病因素影响血液的正常运行,进而加重瘀血。故治疗时,不仅应根据瘀血的成因选择恰当的祛瘀方法,更重要的是能及早预见"血不利则为水",而先行调护之。

▌◀ 第三节　临证精粹 ▶▌

一、胃癌论治

(一)胃癌病因病机

李平结合多年中西医结合防治恶性肿瘤的临床经验及研究成果,提出"元气化生异常,内生瘤毒"是恶性肿瘤形成的根本原因,"毒至正衰"是瘤毒致病的显著特点,"毒生病络"是瘤毒增殖迁移的基础,晚期胃癌患者瘤毒聚于胃,瘤毒四周病络恣行,增生无序,痰、湿、瘀与瘤毒胶着一体,阻塞病络,同时随病络气血流窜全身。

（二）胃癌治则治法

李平基于对晚期胃癌发生发展、传变转归的认识，提出了"扶正气、清瘤毒、调病络"的治疗理念，将中医治疗、免疫治疗、抗血管靶向、姑息化疗有机结合在一起，以最大限度地改善晚期胃癌患者的生活质量，延长其"带瘤生存"时间。

李平善于运用扶正通络解毒法，不仅要匡扶正气，扶助补益患者的气血阴阳，改善患者的虚证体质；还要调整病络的状态，使其达到气血调和、络脉通达的平和状态，并且要清除瘤毒，减轻患者的肿瘤负荷。

李平善于运用山萸肉、枸杞子、熟地黄等补肾填精；黄芪、茯苓、白术、甘草等益气健脾；若伴有面色白，畏寒肢冷，胃脘隐痛，喜温喜按，舌淡苔白，脉沉迟，常予附片、肉桂补肾温阳，回阳救逆，大补命门之火，佐以黄芩、黄连，防止温燥太过；若伴有口干咽燥，五心烦热，胃脘灼痛，舌红少苔，脉细数，常予沙参、麦冬、鳖甲、何首乌、白芍等滋阴生津。病络形成后，呈现瘀滞及过度增殖两种状态。

李平善于运用虫类药物进行治疗，全蝎、地龙、天龙、蜈蚣等性善走窜，具钻剔之性，对于久瘀入络、癥瘕积聚之疾，有良好的攻毒散结、通络止痛之功。斑蝥、雄黄、蟾蜍皮等具有阻络作用，阻止病络过度增殖。但虫类药药性峻猛，在攻伐瘤毒的同时，又不可避免损伤正气。因此李平在运用虫类药物的时候，会根据患者的体质状况酌情用药及用量，同时注意固护胃气，且要定期复查肝功能，避免虫类药造成药物性肝损害。

对于解毒之法，李平认为瘤毒与痰、湿、瘀胶着为一体，治疗上当辨证论治，各个击破。若患者自觉胸脘痞闷，呕吐痰涎，恶心纳呆，舌淡苔白腻，脉滑者，常予半夏、陈皮、姜竹茹、前胡、鱼腥草、杏仁、薏苡仁、白蔻仁、车前草等化痰祛湿；若患者自觉胃脘疼痛，刺痛固定，肌肤甲错，舌质紫黯或伴有瘀斑，脉涩者，常予丹参、三七、当归、红花、桃仁、牡丹皮等活血化瘀。同时李平认为，痰、湿、瘀与瘤毒互为胶着，瘤毒局部郁而发热，往往表现为午后低热，局部郁热会加重津液消耗，使得痰、湿、瘀邪更加黏滞胶着，一定程度上会促进瘤毒的进一步扩散。这种局部的改变类似于现代医学中肿瘤微环境的炎症反应。

李平擅长运用黄芩、黄连等苦寒之品，通过清热解毒法来改善局部郁热的情况。同时黄芩、黄连还能对附片、肉桂等大温大热之品起到佐制之功。痰、湿、瘀胶着阻滞气机，因此方中常予柴胡、郁金、陈皮、香附、枳壳等以疏肝行气。

另外，瘤毒具有极强的伪装性，它在避开正气锋芒的同时，又能暗耗正气，这与现代医学中肿瘤细胞的免疫逃逸如出一辙。李平擅长在扶正通络解毒的基础上通过引经药及中医局部外治法来逆转免疫逃逸，从而重新激发机体免疫功能。胃癌病位在胃，可根据患者不同的转移灶位置，而选择相应的引经药物：若瘤毒转移至脑，可予川芎、钩藤引药上行；若瘤毒转移至肺，可予桔梗、白芷；若瘤毒转移至肝，可予柴胡、郁金等。

对于体表转移性包块，李平擅长应用火针等针刺技术温通经络，改善局部气血运行,改善微循环,更重要的是通过此法能促进正气往局部病灶汇聚,从而起到消肿散结的作用。

扶正通络解毒法作为一种独特的治疗法则,其应用不仅仅局限于中医层面。从西医角度来看,肿瘤的发生发展与瘤毒的扩散,从病因到病机皆有相似之处。西医认为胃癌的发生与遗传因素、饮食因素等密切相关,肿瘤的扩散与肿瘤血管生成相关,这与中医所阐述的"元气化生异常""毒生病络"理论不谋而合。基于此,李平运用中医扶正通络解毒法联合现代治疗手段治疗晚期胃癌患者,取得了较好的疗效,匡扶正气,类似于现代医学中的免疫重建,程序性死亡受体(PD-1抑制剂)及程序性死亡配体(PD-L1抑制剂)的发现揭露了这一免疫机制,相关药物的问世开启了胃癌免疫治疗的先河,同时也改变了胃癌治疗的格局。口服5-FU类化疗药物通过细胞毒作用来"解毒",抗血管生成药物通过抗肿瘤血管生成作用来"通络",因此免疫治疗联合化疗及抗肿瘤血管生成治疗也是中医扶正通络解毒法的具体体现。

(三)验案举隅

患者朱某,男,50岁。2017年10月10日行"根治性远端胃大部切除+十二指肠部切除+毕Ⅱ吻合术+小肠Braunn吻合术",术后病理:远端胃,胃窦部小弯侧溃疡型中-低分化腺癌,肿块大小3 cm×2.5 cm×1 cm,侵及浆膜下,脉管内瘤栓(+),神经侵犯(+);上下切缘未见癌转移,小弯侧检及淋巴结12枚,其中3枚见癌转移,大弯侧检及淋巴结4枚,未见癌转移。免疫组化:Her-2(-),Ki-67(+80%)。术后分期:Ⅲb期(T4aN2M0)。2017年11月8日至2018年4月11日行"紫杉醇酯质体+卡培他滨片"方案化疗6周期,李平认为该患者手术病理分期偏晚,患者虽然行手术及化学治疗,但瘤毒不易清除,稽留体内,暗耗正气,导致气阴两虚,容易复发和转移,故予以替加氟配合中药巩固治疗,以降低患者复发和转移的风险,中药予以"益气养阴解毒方",具体处方:生黄芪40 g,白术10 g,茯苓10 g,枳壳10 g,党参10 g,姜半夏10 g,陈皮10 g,北沙参10 g,麦冬10 g,山慈菇10 g,浙贝母10 g,黄芩10 g,蜈蚣1条,鳖甲10 g,鸡内金20 g,甘草5 g。水煎服,每日1剂,早晚分服。此后定期复查,2019年7月17日患者复查示胃癌术后伴肝脏转移,脾脏转移,肝包膜及腹盆腔转移,患者无病生存期达21个月。2019年7月20日至2019年11月7日予以"卡瑞利珠单抗+甲磺酸阿帕替尼片+替吉奥胶囊"治疗,联合中药"扶正通络解毒方",具体处方:生黄芪40 g,白术30 g,茯苓10 g,枳壳10 g,党参10 g,姜半夏10 g,陈皮10 g,全蝎6 g,蜈蚣1条,鳖甲10 g,土鳖虫10 g,山慈菇10 g,白花蛇舌草20 g,黄芩10 g,鸡内金20 g,甘草5 g。水煎服,每日1剂,早晚分服。多次复查示病情稳定,并随症加减此方,近况稳定。

患者经某,男,66岁。2019年1月13日初诊。主诉:贲门癌术后1年余伴转移5个月余。病史:2018年9月14日于合肥市第一人民医院查胃镜示"贲门癌,胃角糜烂"。2018年10月8日于复旦大学附属肿瘤医院闵行分院行"近端胃癌根治术"。2019年7月

16日全身骨显像:(胃癌)右侧第9后肋骨盐代谢增高灶,建议定期复查。2019年9月12日胸、腹、盆腔CT平扫:贲门癌术后:肝脏多发低密度灶,建议增强;右肺中、上叶多发结节。现症见:乏力,腰背部疼痛,腹胀,纳差,体重减轻,舌淡苔白,脉细。西医诊断:①贲门恶性肿瘤,②肝部继发性恶性肿瘤,③骨继发恶性肿瘤。中医诊断:①内科癌病(贲门癌),②余毒凝滞证。李平认为胃癌术后、化疗后,体质虚弱,脾胃失司,运化失职,致使气血不足,不荣则痛,发为腰部疼痛。久病必气血双耗,阻滞血液运行,胃部肿瘤切除术后,加重血虚、血瘀之候,故可见舌淡苔白,脉细。临床症状结合舌脉辨为余毒凝滞之证,治疗以扶正解毒、益气通络为大法。治法:扶正解毒,益气通络。药用:黄芪40 g,茯苓10 g,北沙参10 g,枸杞子10 g,山慈菇10 g,醋鳖甲10 g,白花蛇舌草20 g,炒鸡内金20 g,陈皮10 g,甘草5 g,浙贝母10 g,炒白术15 g,蜈蚣1条。上方14剂,水煎服,每日1剂,1天3次,饭后半小时温服,嘱其避免劳累,避风寒。2019年9月30日二诊,腰背部疼痛减轻,乏力、腹胀好转,纳可,时有便溏,舌淡苔白,脉细,遵上方加山药30 g,上方14剂,水煎服,每日1剂,1天3次,饭后半小时温服。之后随证加减,服药至今,患者无不适主诉,复查结果未提示复发或转移。

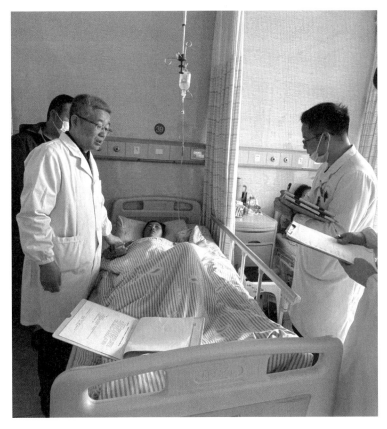

查房带教

【按】 患者胃癌术后、化疗后,体质虚弱,脾胃失司,运化失职,致使气血不足,不荣则痛,发为腰部疼痛。久病必气血双耗,阻滞血液运行,胃部肿瘤切除术后,加重血虚、血瘀之候,故可见舌淡苔白,脉细。临床症状结合舌脉辨为余毒凝滞之证,治疗以扶正解毒、益气通络为大法。方中黄芪益气扶正,白术燥湿健脾,二药合用奏以益气健脾、补脾合胃之功,辅以茯苓,增强健脾益气、渗化痰湿余毒之力,以上三者共为君药,奠定全方扶正益气基础。《本草新编》云"山慈菇,玉枢丹中为君,可治怪病……或疑山慈菇非消痰之药,乃散毒之药也。不知毒之未成者为痰,而痰之已结者为毒,是痰与毒,正未可二视也",与鳖甲同用,主治肝癌、肝硬化等疾病。白花蛇舌草,味苦甘,性寒,可清热利湿解毒,主治消化道癌症。蜈蚣具祛风定惊、攻毒散结之功,主治癥积、瘤块、瘰疬等毒聚凝块之症,如《医学衷中参西录》言:"蜈蚣,走窜主力最速,内而脏腑,外而经络,凡气血凝聚之处皆能开之。"鳖甲乃血肉有情之品,峻补其精,善滋阴潜阳。二者合用,软坚散结之功倍增,故可用于治疗诸类癌病。本方选用醋鳖甲,在原功效基础上辅以疏肝理气、通络活血之力。四味同为臣药,共奏祛毒化瘀、散结消肿之效。病位于中焦肝、脾、胃,以陈皮化湿醒脾、炒鸡内金健脾胃而助运化,久病伤阴,遣北沙参、浙贝母、枸杞子益气养阴,增养阴津,奏佐药之意。使以甘草缓急定痛,调和诸药。本方脏腑并治,气血通调,攻补兼施,标本兼治,配伍精当。

患者汪某,男,61岁。2019年1月13日初诊。主诉:"胃癌术后2月余"。现病史:2019年8月14日患者因"黑便伴头晕、呕血"就诊于普外科,查CT示:胃壁改变,纵隔淋巴结肿大,腹腔淋巴结;胃镜示:溃疡型病变(CA?)。2019年8月31日在全麻下行全胃切除伴食管空肠吻合术。病理示:胃大弯侧溃疡型浸润性中-低化腺癌,部分黏液腺癌,肿瘤大小5.0 cm×5.0 cm×1.5 cm,侵及浆膜外纤维脂肪组织,神经侵犯(+)。吻合口盒标本上、下切缘未见癌累及。大弯侧淋巴结14枚见癌转移,小弯侧淋巴结14枚未见癌转移。免疫组化:CK(+)、Syn(灶性+)、CgA(−)、CEA(+)、Her−2(0),Ki67(+,约50%)。2019年10月15日行"奥沙利铂200 mg d1 + 替吉奥40 mg d1-14"方案化疗1个疗程,现为求进一步治疗入院。现症见:乏力,纳差,时有腹胀,便溏,体重减轻,舌淡苔白略腻,脉沉细。西医诊断为胃恶性肿瘤。中医诊断为内科癌病属气虚毒滞证。治法:扶正益气,解毒行滞。李平认为,消化道肿瘤病位责之脾胃,甚则累及肾,病机为脾胃虚弱,在其基础上继则出现湿毒。中焦气机紊乱,脾气不升,胃气不降,故治疗当以补益脾胃、调畅气机为主,临证之际针对患者兼证适作加减。本患为胃癌术后、化疗后,体质羸弱,脾胃失于健运,水谷精微输散失常,全身气血运行不畅。临床结合症状及舌脉特点辨证为气虚毒滞证,治疗以扶正益气、解毒行滞为大法。药用:黄芪40 g,山慈菇10 g,蜈蚣1 g,炒白术10 g,郁金10 g,茯苓10 g,重楼5 g,北沙参10 g,鸡内金20 g,浙贝母15 g,醋鳖甲10 g,甘草5 g,夏枯草15 g,延胡索10 g。上方14剂,水煎服,每日1剂,每天3次,饭后半小时温服,嘱其避免劳累,避风寒。2019年11月1日二诊,乏力减轻、腹胀好转,纳可,二便调,舌淡苔白,脉细。后以此为基础方随证加减,治疗至今,目前患者无不适主诉,复查结果均未提示复发或转移。

【按】 李平认为,消化道肿瘤病位责之脾胃,甚则累及肾,病机为脾胃虚弱,在其基础上继则出现湿毒。中焦气机紊乱,脾气不升,胃气不降,故治疗当以补益脾胃、调畅气机为主,临证之际针对患者兼证适作加减。本患为胃癌术后、化疗后,体质羸弱,脾胃失于健运,水谷精微输散失常,全身气血运行不畅。临床结合症状及舌脉特点辨证为气虚毒滞证,治疗以扶正益气、解毒行滞为大法。针对本虚标实之证的疾病性质整体调理,攻补兼施。方中夏枯草、浙贝母、白术从毒、痰、瘀三方面防治本病,起到清热解毒、化痰散结、活血化瘀之效,黄芪益气扶正,白术燥湿健脾,茯苓渗化痰湿余毒,三者并驱,补益脾气,助脾化湿。山慈菇散毒化瘀,与鳖甲合用,消散病灶区域癌肿,与蜈蚣相须为用,奏攻毒散结之功,缓解临床疼痛、肿胀等症状,亦可强化浙贝母、夏枯草化痰软坚散结之力。延胡索行气止痛,疗效尤甚。以甘草缓急止痛,调和诸药。诸药合用,配伍得当,共奏奇效。

二、从肺论治EGFR-TKI所致皮疹

(一)从肺论治分子靶向药物所致皮疹

分子靶向药物现已用于非小细胞肺癌的一线治疗,以吉非替尼和厄洛替尼为主。其主要的副作用是皮肤不良反应,皮疹发生频率的增加及严重程度的加剧与靶向药物剂量的增加、肿瘤反应的增强以及患者生存期的延长呈正相关。而目前临床上因担心额外的药物干预会影响靶向药物的作用机制进而降低疗效,多不建议对轻中度皮疹进行处理。现有的EGFR-TKI皮肤毒性处理方法亦非基于循证医学的推荐治疗,其中对于激素在药物性皮炎的应用上存在争议,外用激素的滥用容易引起依赖和停药后反跳现象,甚至引起激素性皮炎,因服用抗组胺药引起过敏的报道也不少。

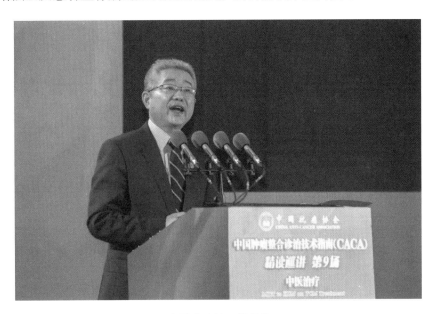

在学术会议上做报告

《素问·阴阳应象大论》云:"肺生皮毛。"又《素问·五脏生成》云:"肺之合皮也,其荣毛也。"均说明了肺与皮毛生理上的紧密关系。皮毛在一身之表,依赖于卫气和津液的温养和润泽,肺主一身之气,宣发卫气输精于皮毛,从而皮肤致密,毫毛光泽。若肺气虚弱,布津不能,皮毛滋润无液,则可见毛发脱落之症。或肺热津伤,阴虚血燥,皮毛失却营养,则憔悴枯槁,肌肤粗糙甲错。或肺气失宣,湿热搏结,浸淫皮毛腠理,则生湿疮等病。再者肺开窍于鼻,肺经血热,则易生肺风粉刺等。肺为娇脏,不耐寒热,外邪侵扰,首当犯肺,使气机壅滞,腠理闭塞,不得宣发疏泄,而见皮肤斑疹、痒痛诸症。

(二)创立"LG09老鹳草方"及立据理论

根据临床舌象与脉象辨证特点,多数分子靶向药物相关药物性皮疹患者表现为风热、湿热、血热、阴虚四种体质特点,主要以风热、湿热型多见。鉴于TKI制剂所致皮疹

由风湿热毒引起,李平选择从肺论治,用清肺、润肺、宜肺补肺等法,创立外用洗剂"LG09老鹳草方"清泻肺热、凉血消风,主要用于服用靶向药物后出现皮肤瘙痒,甚至出现严重皮疹或伴有皮肤疼痛等症状。"LG09老鹳草方"主要由老鹳草30 g、苦参30 g、紫草30 g、白鲜皮30 g等药物组成。将该药物煎成适量药汁,先取部分药汁局部外洗,然后将纱布浸泡剩余药汁中,然后外敷于患处持续约30分钟,每日外洗或外敷3~5次。方解:老鹳草归肝、肾、脾经,除湿解毒、收敛生肌、止痒功效,用于湿毒蕴结所致的湿疹、皮炎、皮肤瘙痒、痈、疔、疮、疖等化脓性疾病;紫草归心、肝经,具有凉血、活血、清热、解毒透疹功效,用于血热毒盛、斑疹紫黑、麻疹不透、疮疡、湿疹、丹毒等;苦参、白鲜皮、地骨皮清泄肺热,燥湿止痒等。

(三)验案举隅

患者王某,男,73岁,退休。2012年10月26日初诊。2011年6月患者体检时发现左上肺占位,行"左上肺根治术"。术后病理示"左上肺中分化腺癌,部分细支气管肺泡癌"。PET-CT示:"左肺癌术后,肝转移癌",予以肝转移癌介入治疗,术中行肝动脉造影,提示病灶未显影,行"腹腔镜下肝癌射频消融术+肝活检术"。已行多次化疗,无法再耐受化疗。2010年10月20日开始予以"吉非替尼"治疗,服药后10天出现皮疹、瘙痒来就诊。诊见:针头至粟米大小淡红色丘疹为主,未见脓疱,分布于颜面、鼻唇、颈项、胸、双上肢,此起彼伏,瘙痒,微触痛,自觉干燥,皮色红,口干,舌红苔薄黄,脉浮数。诊为吉非替尼所致皮疹(肺经风热证),治则:清泻肺热、凉血消风。李平予以自拟LG09老鹳草外洗方,内服方在外洗方基础上剂量调至10 g,另加黄芩10 g,桑白皮10 g,地骨皮15 g,牛蒡子10 g,北沙参10 g,牡丹皮15 g,白鲜皮10 g,连翘20 g,白花蛇舌草30 g,夏枯草15 g,白茅根15 g,浙贝母10 g,桔梗10 g,赤芍6 g,白芷10 g。每日1剂,水煎分2次服。连服1周后粉刺明显减少,丘疹及瘙痒症状消失。

【按】 肺经风热是靶向药物所致皮疹发病的主要原因之一。肺合皮毛,面鼻属肺。肺经风热蕴阻腠理,导致腠理毛窍堵塞,皆可导致粉刺和毛囊炎的发生。治疗应清泻肺热,凉血消风。赤芍、牡丹皮、白茅根清热凉血活血,黄芩、牛蒡子、北沙参、地骨皮、桑白皮清泻肺热,紫草、老鹳草、白鲜皮、苦参疏风止痒,夏枯草、桔梗、浙贝母化痰散结防止结节生成,连翘、白花蛇舌草清热解毒,白芷长肌肤、润泽。2013年3月2日复诊,胸部CT复查结果:左上肺癌术后改变,肿瘤标志物在正常范围值,肿瘤疗效评价为PR,未见明显丘疹,瘙痒症状减轻,气短,乏力,面色苍白,盗汗,口干不多饮,舌质淡红有齿印,苔薄,脉细弱。外洗方继续使用。内服方改为李平自拟方"益气养阴解毒方",由生黄芪40 g、炒白术10 g、云茯苓10 g、炙鸡内金20 g、天花粉10 g、太子参9 g、炒白芍6 g、白花蛇舌草15 g、山慈菇10 g、蜈蚣1条、炙鳖甲10 g、生甘草5 g组成。将诸药熬成200毫升,每日1剂,早晚各服用100毫升。

后患者复诊无皮疹、瘙痒,停外洗方,一直以"益气养阴解毒方"加减服用,病情稳定,影像学上未见可疑病灶。李平认为元气化生异常,内生瘤毒是肺癌的病因,毒生病络是肿瘤增殖的始动因素与基础,病络既生,瘀血、痰浊、湿毒等诸邪又互结于病络,形成肺部肿块,患者迁延不愈,久之气阴两虚。李平在健脾益气养阴基础上,佐以解毒通络,自创的内服中药复方制剂"益气通络解毒方",具有益气养阴扶正、健脾和胃、解毒散结通络的作用。

患者吴某某,男,43岁,工人。2012年2月患者体检时胸片示"右肺上叶占位",2012年3月16日行胸部CT检查提示:"右肺上叶可见一不规则的分叶状占位,伴双肺转移,肺门、纵隔及扫描范围内锁骨上。"病理:右上肺低分化腺癌。已行化疗。2012年8月初服"厄洛替尼"治疗。以面胸部粉刺、丘疹、脓疱,伴瘙痒反复发作8个月为主诉,激素等各种西药治疗无效来就诊,伴口臭,大便秘结,小便黄赤。舌质红,苔黄腻,脉弦数。李平认为肺合皮毛,皮为肌肉之外,故疹多高出皮肤。皮疹初期多由风热袭表,循经入里,蕴于肺经,表现为肺经风热证候,如丘疹色红,或有痒痛;肺与大肠相表里,加之饮食不节,过食肥甘厚味,致胃肠湿热循手阳明大肠经和足阳明胃经上蒸颜面,则皮肤油腻,有丘疹、脓疱;病程日久则气血凝滞,痰瘀互结,缠绵难愈。根据本案脉症辨证为肺胃湿热证,故诊断为厄洛替尼所致皮疹属肺风热兼胃肠湿热证,治宜清肺泻热祛湿,凉血解毒。予以自拟LG09老鹳草外洗方,内服方在外洗方基础上剂量减至12 g,加减,由枇杷叶12 g、黄芩12 g、桑白皮12 g、透骨草10 g、黄连10 g、金银花15 g、赤芍15 g、生薏苡仁12 g、大黄10 g、枳实10 g、苦杏仁6 g、白鲜皮12 g、老鹳草10 g、紫草6 g、甘草10 g组成。每日1剂,水煎服,嘱其清淡饮食。2周后,面部炎症减轻、油脂减少,便秘消失。继用上方去大黄、枳实、苦杏仁,并随症加减内服1个月余,面部皮疹消退,脓疱破溃愈合。李平指出肺合皮毛,皮为肌肉之外,故疹多高出皮肤。皮疹初期多由风热袭表,循经入里,蕴于肺经,表现为肺经风热证候,如丘疹色红,或有痒痛;肺与大肠相表里,加之饮食不节,过食肥甘厚味,致胃肠湿热循手阳明大肠经和足阳明胃经上蒸颜面,则皮肤油腻,有丘疹、脓疱;病程日久则气血凝滞,痰瘀互结,缠绵难愈。根据本案脉症辨证为肺胃湿热证,方中枇杷叶清肺热,对肺风疮、胸上疮有奇效,桑白皮、透骨草、黄芩清泻肺热;黄连清热燥湿泻火;金银花解毒散结;赤芍凉血消肿;苦杏仁润肠胃、消面粉积下气,紫草、老鹳草、白鲜皮疏风止痒;生薏苡仁健脾利湿,重用枳实、大黄以泻阳明腑实,导热下行,釜底抽薪,结合外治法,清洁护肤,使气血调畅,皮损更新修复,终获痊愈。

三、肺癌论治

(一)肺癌病因病机

李平认为,在致病因素影响下的元气化生异常是瘤毒内生人体的根本原因;人体正气亏虚是瘤毒内生的基础条件,也可由瘤毒消耗所致;而络脉病变与瘤毒内生伴随出现,将肿瘤形成的病因病机高度概括为"元气化生异常、瘤毒内生,毒生病络、瘤毒阻络、瘤毒传络",提出"稳化生、扶正气、清瘤毒、调病络、化痰饮、破瘀血"的治疗理念和学术思想,正气亏虚贯穿于癌症的整个病程中,肺卫不固导致邪毒内生,继而形成瘀血、痰湿,发展为肿块,消耗人体正气。肺癌患者受不同强度的瘤毒影响,常以正虚为本,局部瘀痰毒互结成积为标,正虚即气虚、阴虚。

李平认为,毒生病络是瘤毒增殖迁移的基础。病络既生,瘀血、痰浊、湿毒等诸邪又互结于病络,络道恣行,增生无制,亢而为害。而"络"又是瘤毒之邪侵袭的通路,络脉为瘤毒传变的中心环节。瘤毒一旦产生,病络亦随之出现,浸润和转移亦伴随进行。癌瘤向原发病灶周围组织的侵袭扩散主要是经由瘤体及瘤旁络脉发生。

(二)肺癌治则治法

李平认为,毒生病络是肺癌增殖的始动因素与基础。因此,中医辨证论治肺癌除攻击瘤毒、扶助正气外,还可考虑将抑制病络的无序增生,阻断癌瘤的养分供给作为一项重要的治疗指导原则。可在攻毒扶正的基础上,佐以通络之药畅达络脉,改变病络的状态,达到治疗肺癌的目的。

李平认为,从中医角度看,肺主皮毛,肺的生理特点决定了肺易气虚、阴虚。肺居上焦而为娇脏,气虚受风;其次,在七情、饮食、环境等因素诱导下,元气异常化生,就形成了瘤毒,瘤毒阻络、瘤毒传络与毒生病络是肿瘤发生发展的机制,"通络、解毒"是治疗肿瘤的关键。李平常选用虫类药物进行治疗,如地龙、地鳖虫、全蝎、蜈蚣、壁虎、蟾蜍皮。虫类药的特性是善于行走攻窜,具有解毒散结、破血祛瘀之功效,用于治疗邪毒内聚、气滞血瘀、阻结为有形之块的肿瘤,可收到较好疗效。

李平认为,肺癌患者术后处于放射治疗、化学治疗中时,当以扶正固本为主、祛邪为辅,基于患者多气阴亏虚,采用益气养阴、和胃健脾之法,佐以少量清热解毒之品,以便消除放射治疗、化学治疗产生之毒。放射治疗、化学治疗后,大部分瘤毒已被祛除,但正气受损,仍有少量瘤毒稽留机体,属于余邪。其仍秉承瘤毒特性,即暗耗正气,易成积,以致正气溃败,瘤毒走窜,且难以清除。因此,对于放射治疗、化学治疗后患者,仍需维持治疗。

李平用药以黄芪、甘草、白术等补气健脾之品培补脾土以资气血生化之源,气血调和则元气化生有根;联合鸡内金健胃消食,陈皮、枳壳理气健脾之中兼有燥湿化痰之效,一补一消,既有清除痰瘀郁结之用,又可防补虚药滋腻碍胃之弊,是为"培土生金",充实元气,提高肺脏免疫力以抵抗外邪入侵,促进肺癌的康复。

李平以北沙参、枸杞子、鳖甲、山茱萸等润肺滋阴、补肾潜阳之品滋养肺肾,以改善患者阴虚内热的体征;兼以黄芩清上焦肺热,黄连祛除脾胃大肠湿热,浙贝母清化热痰、散结消痈。

李平治疗原发性肺癌以攻毒扶正为基础,佐以通络之药畅达络脉,改变病络的状态;针对化疗后癌症常出现气阴亏虚夹血瘀之证,故而佐以清热解毒药,以达标本兼治,明显改善恶性肿瘤患者的生活质量。

常用药对为健脾益气、养阴润肺、活血通络、消毒散结的药物组合,李平据此创立经验方"益气养阴解毒通络方",并用此方联合化学疗法治疗非小细胞肺癌,取得较好疗效。基本方:黄芪40 g,炙鸡内金20 g,天花粉、白花蛇舌草、山慈菇各15 g,太子参12 g,炒白术、茯苓、炒白芍、路路通、鳖甲各10 g,甘草5 g,蜈蚣2条。以3周为1个疗程。方中以大剂量黄芪益气扶正,以炒白术、茯苓、炙鸡内金健脾益胃,扶正祛邪,天花粉、太子参、炒白芍加强养阴之功,以白花蛇舌草、山慈菇清热解毒散结,路路通、蜈蚣活血通络,配以鳖甲养阴收敛,甘草调和诸药。

常用方为四君子汤加减,白术益气健脾、善治脾气虚弱症,茯苓健脾渗湿而止泻,黄芪补肺脾之气效宏,益卫固表,可起到护卫脾胃、益气之效;北沙参、黄芪养阴益肺,益胃生津;白英、浙贝母消肿散结,清泻热毒;厚朴下气除满宽中,燥湿消痰;浙贝母清化热痰;消痈散结。诸药合用,共奏益气养阴活血之效。

（三）验案举隅

患者黄某,男,45岁,工人。2013年2月患者因咳嗽、咳痰在当地医院诊治,考虑为急性上呼吸道感染,经对症治疗后症状稍好转,但其后一直反复出现干咳,遂于5月2日行胸部CT检查,提示左肺下叶占位性病变。排除手术禁忌证后于2013年5月8日行"左下肺癌根治术",术后病理检查示:左下肺低分化鳞癌（Ⅲa）。术后1个月患者有乏力、体倦、纳少,时有气

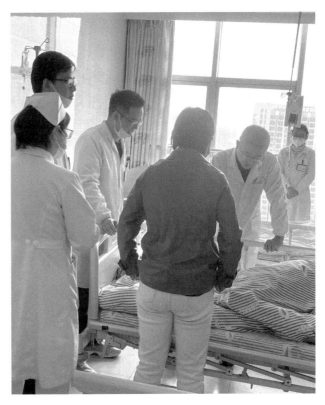

指导管床医生为患者出具诊疗方案

短,舌淡红,苔少,舌边有齿印,脉细。2013年6月13日入院,临床相关检查基本正常。依据患者术后病理存在复发及转移的高危因素,李平指出由于患者术后正气虚损,兼以瘤毒未清,需要行术后辅助化学治疗。拟方:黄芪40 g,炙鸡内金20 g,鸡血藤、天花粉、白花蛇舌草、山慈菇各15 g,太子参12 g,炒白术、茯苓、炒白芍各10 g,甘草5 g。共14剂,水煎服。方中以大剂量黄芪益气扶正;炒白术、茯苓、炙鸡内金、鸡血藤健脾和胃,扶正消积;天花粉、太子参、炒白芍、鳖甲、白花蛇舌草、山慈菇养阴清热,解毒散结;甘草调和诸药。服用中药汤剂3天后,患者乏力、体倦、气短症状有所缓解,同时行第一周期"长春瑞滨+顺铂"方案化学治疗,患者耐受性尚可,未见不良反应。

2013年7月5日二诊。患者处于化学治疗间歇期,出现情志不舒,自觉胸闷,食欲不佳,时有呃逆,口干喜冷饮,无咳嗽、咳痰,苔白微黄,舌质淡紫,舌边有齿印,脉细弦。辨证为脾胃气虚,失于健运,湿热内生,夹有血瘀之象,以健脾益气、和胃降逆、疏肝解郁为主,辅以清热养阴、解毒通络之品缓解化学治疗药物的不良反应。拟方:黄芪40 g,鸡内金20 g,炒麦芽15 g,炒枳壳、茯苓、生白术、百合、神曲、柴胡、炒厚朴、太子参、黄芩、麦冬、莪术各10 g,全蝎6 g,生甘草5 g。共7剂,水煎服。患者服用两剂后呃逆停止,纳食明显改善。

2013年7月13日三诊。患者第二周期化学治疗结束后7天。复查血常规示:白细胞总数2.60×10⁹/L,中性粒细胞绝对值1.25×10⁹/L,红细胞总数4.07×10¹²/L,血红蛋白浓度128 g/L,血小板总数123×10⁹/L。患者出现Ⅱ度骨髓抑制。患者情绪略显焦虑,偶有胸闷,全身轻度乏力感,纳食一般,舌质淡红,苔薄白,脉细弦。以升白方益精填髓生血。药物组成:黄芪40 g,鸡血藤20 g,白术、枸杞子、北沙参、山茱萸、党参、生地榆、枳壳、柴胡、太子参各10 g,生甘草5 g。共7剂,水煎服,每日1剂。2013年7月21日再次复查血常规示:白细胞总数4.20×10⁹/L,中性粒细胞绝对值2.0×10⁹/L,红细胞总数3.83×10¹²/L,血红蛋白浓度119 g/L,血小板总数143×10⁹/L。

2013年8月27日四诊。患者已经完成术后4次辅助化学治疗,进入随访观察期。李平认为,瘤毒不易祛除,需行维持治疗,予益气养阴解毒通络方加减运用,以达到益气养阴、解毒通络的功效。拟方:黄芪40 g,炙鸡内金20 g,天花粉、白花蛇舌草、山慈菇各15 g,太子参12 g,炒白术、茯苓、炒白芍各10 g,甘草5 g。随证加减:兼血瘀者加路路通20 g,赤芍15 g,蜈蚣1条;兼痰热者加鱼腥草15 g,浙贝母、黄芩各10 g。以3周为1个疗程,每日1剂,该患者一直维持治疗至今,定期入院复查,目前病情仍稳定,尚未见肿瘤复发及转移。肺癌病情复杂多变,虚实之间亦常相互兼杂,互为因果,采用中西医结合辨证技术论治肺癌,能够较好地将西医的治疗方式与中医辨证论治相结合,扶正祛邪并举。因肺癌患者受不同强度的瘤毒影响,常以正虚为本,局部瘀痰毒互结成积为标,正虚即气虚、阴虚。李平认为,气阴两虚是中晚期肺癌患者的主要病理变化,常常因化学药物运用,导致脾胃运化功能受损,因此,在运用益气养阴解毒药物的基础上,还应扶正固本、顾护脾胃,从而达到标本兼顾的功效。

四、直肠癌论治

(一)直肠癌病因病机

李平认为导致结直肠癌发生的毒邪不同于传统意义上的毒邪,称之为瘤毒。瘤毒系在外感六淫、情志内伤、饮食失宜、劳倦失度等综合作用下,元气化生异常,进而产生的一种强烈致病物质,其性更为暴烈顽固,毒势鸱张,正气难抗。结直肠癌早期,瘤毒向原发病灶周围侵袭而不易察觉,进入中后期,瘤毒沿络脉、经脉和气血扩散,在适宜的环境下停留形成转移病灶。结直肠癌形成以后,由于毒邪的广泛性,手术疗法难以彻底清除瘤毒,成为转移复发的病理基础。瘤毒毒力的强弱是结直肠癌能否转移他处的决定性因素,这与现代医学认为的肿瘤的异常分化、自身基因变异和蛋白异常表达有相似之处,瘤毒毒力强,则正不胜邪,瘤毒旁窜于脏腑经络形成转移。李平认为,毒生病络是瘤毒增殖迁移的基础。病络既生,瘀血、痰浊、湿毒等诸邪又互结于病络,络道恣行,增生无制,亢而为害。瘤毒向病灶周围组织的侵袭扩散主要是经瘤体及瘤旁脉络发生。

(二)直肠癌治则治法

李平认为,瘤毒的形成源于元气化生异常,所以应避六淫、节饮食、稳化生,从而做到结直肠癌的早期预防及防止术后复发。鉴于毒瘤暗耗正气,临床上大多数患者在肿瘤的不同阶段均出现了不同程度的气血阴阳亏虚症状,加上手术及术后反复的放、化疗使正气更加亏虚,进而导致气机不畅,无力抗癌。而脾胃为全身气机之枢纽,因此,益气健脾、扶助正气应贯穿结直肠癌治疗的始终,常用太子参、党参、黄芪、茯苓、白术等。

李平认为瘤毒一旦形成后,迅速侵犯全身,耗伤正气,结直肠癌患者始终表现出一系列正气被瘤毒耗散的证候,并且随着病情的进展,瘤毒日炽,不断耗散正气,证候不断加重。机之所虚之处,便是容邪之地,因此,不能只着眼于消瘤攻毒,扶助正气是贯穿结直肠癌治疗的主线。因手术会大伤气血,放疗易灼伤阴液,化疗药又多为燥热伤阴之品,久而久之,阴液亏损,肠道失润,导肠道传化水谷糟粕不利,在用药时应加入适当滋阴之品。

李平认为,毒生病络与结直肠癌的浸润转移伴随出现,是其发生的基础。浸润转移的速度取决于瘤毒所依附的病络及周围瘀血、痰湿、瘀毒的程度。因此,对于结直肠癌的术后治疗,在攻毒扶正的基础上,还应改造病络状态,使其气血调和、络脉通达。在临床中,通常在攻毒扶正的基础上,佐以通络之药畅达络脉,改变病络的状态,达到治疗结直肠癌的目的。

李平常选用全蝎、蜈蚣、壁虎、地龙、僵蚕、土鳖虫等,这些药物可以通过通络或阻络以畅达络脉,改变病络的状态,但虫类药常用会有一定毒性,要掌握好剂量。

李平创立经验方"益气养阴解毒通络方",用此法联合化学疗法治疗结直肠癌取得较好的疗效。基本方:黄芪40 g,炒白术10 g,党参10 g,茯苓10 g,北沙参10 g,生地10 g,白芍10 g,枸杞子10 g,鳖甲10 g,白花蛇舌草10 g,山慈菇10 g,鸡内金20 g,蜈蚣1条,甘草5 g。方中大剂量黄芪益气扶正,中医认为,脾胃乃后天之本,气血生化之源,水谷精微、营养物质均赖脾胃的消化吸收以营养全身,白术、党参、茯苓、甘草加强补气健脾之效,北沙参、生地、白芍、枸杞子、鳖甲滋阴,白花蛇舌草、山慈菇起清热解毒散结之力,方中鸡内金健脾消食,能缓解抗肿瘤中药对胃肠道的损伤及因邪毒阻络引起的腹胀腹痛、纳呆食少等症状,蜈蚣开瘀散结,搜风通络,可畅达络脉,改变病络的状态,甘草调和诸药。

(三)验案举隅

患者李某,男,61岁。2018年7月无明显诱因出现左下腹胀痛不适,伴大便不成形,偶有大便带血,便秘与腹泻交替,遂就诊于当地某医院,结肠镜显示:乙状结肠癌。后于7月31日在全麻下行"腹腔镜辅助乙状结肠癌根治术",手术顺利,术后恢复可。术后病理示:乙状结肠(腺癌,大小4.2 cm×2.2 cm×1.5 cm)。术后行8次"奥沙利铂200 mg dl+卡培他滨1.5 g bid dl-14"化疗,患者耐受性好。2019年3月29日于原就诊医院复查,肠镜显示:横结肠息肉,大小约0.6 cm×0.8 cm。于7月22日行结肠息肉切除术,手术顺利。12月4日前来就诊,刻下症见面色少华,倦怠乏力,纳差,寐尚可,小便正常,大便稀溏,舌红、苔薄白,脉滑数。中医诊断:肠癖(乙状结肠癌),证属余毒未清证。治法:益气健脾,扶正祛邪。处方:黄芪40 g,茯苓10 g,北沙参10 g,枸杞子10 g,醋鳖甲10 g,蜈蚣1条,炒鸡内金20 g,山慈菇10 g,浙贝母10 g,陈皮10 g,甘草5 g,白花蛇舌草10 g,炒白术20 g,枳壳10 g,重楼10 g。14剂,水煎服,每天2次。二诊:诉偶有术后伤口处阵发性腹痛不适,纳食一般,大便已调。舌红、苔薄白,脉细。在上方基础上减北沙参、枸杞子,加用香附、延胡索、当归各10 g。14剂。三诊:诉睡眠仍较差,纳食尚可,大小便正常。原方基础上加酸枣仁30 g,郁金10 g。14剂。其后无间断服药,未诉明显不适。多次复查肿瘤标志物及全腹部CT未见明显异常。

【按】 本案患者年老体虚,加上多次手术及化疗导致气虚血亏,故而面色少华,倦怠乏力;脾胃虚弱,则纳差,运化失常,大便稀溏。李平认为,患者正气亏虚,脾失健运,毒滞脉络,治疗应以"扶正祛邪"为核心,用药以培固胃气、益气扶正、养阴滋胃、通络祛邪为原则。本案所用方中四君子汤增强健脾益气、渗化痰湿余毒之力;重楼、蜈蚣、浙贝母、山慈菇、白花蛇舌草清热散结、攻毒散结,通络止痛,主治消化道癌症。诸药合用,配伍得当,共奏奇效。因谨守病机,治疗得法,故疗效突出。

患者王某,女,41岁。2018年2月因脓血便伴持续性右下腹痛就诊安徽医科大学第一附属医院胃肠外科,查肠镜示:(乙状结肠活检)中分化腺癌。于2018年2月13日行"乙状结肠姑息性切除+降结肠造口+卵巢囊肿切除术",术后病理示:(乙状结肠)溃疡型浸润中分化腺癌,pT3N2bM0(ⅢC期)。2018年3月16日初诊,临床相关检查基本正常,患者需要行术后辅助化疗。2019年3月19日开始行"奥沙利铂200 mg d1 ivgtt+卡培他滨1.5 g po d1-15"术后辅助化疗,患者耐受性好,未见不良反应,刻下症见面色少华,神疲乏力,伤口愈合不佳,纳差,眠可,二便尚调,舌淡红苔白,脉细弱。按:患者因手术损伤正气,耗伤气血,故见面色少华,神疲乏力,舌苔脉象亦是佐证。李平认为患者术后正气虚损,兼以瘤毒未清,治疗应重视调理脾胃,改变病络的状态。拟方:黄芪40 g,炒白术10 g,茯苓10 g,北沙参10 g,炒白芍10 g,丹参10 g,陈皮10 g,路路通10 g,枳壳10 g,山茱萸10 g,鸡内金20 g,甘草5 g。共14剂,水煎服。方中大剂量黄芪益气扶正,炒白术、茯苓、鸡内金健脾和胃,顾护胃气,陈皮、枳壳疏通脾胃气机,以使胃气得复,正气得补;北沙参、炒白芍滋阴,炒白芍兼能养血补血;丹参、路路通可行气活血通络;山茱萸补益肾气,在遣方用药时,强调气血、脾肾兼顾,甘草调和诸药。

患者黄某,女,61岁,2018年2月因上腹部疼痛不适入住安徽医科大学第一附属医院肝胆外科,2018年2月24日肠镜示:结肠癌可能,病理提示:结肠(肝区)中分化腺癌。腹部CT示肠系膜、腹膜后中小淋巴结。2018年3月1日开始行xelox方案新辅助化疗3程,病灶较前明显缩小。于2018年5月15日行"右半结肠切除+胆囊切除+腹膜后淋巴结清扫术",术后分期:ypT2N1aM0(ⅢA期)。术后行xelox方案辅助化疗5周期。为控制病情进展复发,2018年11月18日开始行"卡培他滨1.5 g po bid"维持治疗至今,期间多次评估病情稳定。2019年6月14日复诊,刻下症见面色苍白,稍疲倦,纳差,食后腹胀,寐可,盗汗,小便正常,大便干燥。舌暗红,苔薄黄,脉弦数。按:患者素体亏虚,又逢手术,元气大伤,再加上多次化疗后,损伤脾胃,耗气伤阴,气血两亏。气血亏虚,则感疲倦,不能上荣于头面,故见面色苍白;脾气虚弱,运化失职,则胃纳不佳,食后腹胀明显,机体阴虚偏热,可见盗汗,大便干。李平认为患者为气阴耗伤,脾胃虚弱,治疗应调理脾胃,补气养阴,佐以通络之药。拟方:黄芪40 g,生白术10 g,茯苓10 g,北沙参

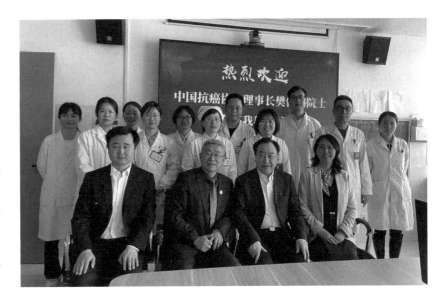

与樊代明院士合影留念

10 g,浙贝母10 g,山慈菇10 g,白花蛇舌草10 g,醋龟板10 g,醋鳖甲10 g,路路通10 g,枳壳10 g,陈皮10 g,蜈蚣10 g,焦山楂20 g,鸡内金20 g,甘草5 g。方中黄芪、生白术、茯苓益气健脾;北沙参、浙贝母养阴,醋龟甲、醋鳖甲加强养阴之功;白花蛇舌草、山慈菇清热解毒散结;路路通、蜈蚣活血通络;鸡内金、焦山楂健脾消食,陈皮、枳壳疏通脾胃气机,合用改善腹胀;甘草调和诸药。

患者谢某,女,46岁,2017年4月因便血1月就诊于当地医院,肠镜活检示直肠浸润性腺癌,2017年4月6日行"腹腔镜直肠癌根治术(dixon)+末端回肠预防性造瘘术",术后病理示:直肠腺癌,pT3N1M0(ⅢB期)。术后行xelox方案化疗6次,后定期复查病情稳定。2019年6月14日上腹部、盆腔增强CT示:肝1、2、8段新发结节灶,拟转移性病变,左肝部分肝内胆管扩张;子宫两侧旁软组织结节影,拟两侧卵巢增大可能;右侧腹腔

多枚肠系膜淋巴结显示。患者出现肝转移,评价病情进展,需要行姑息性化疗,现按期行"贝伐珠单抗400 mg d0+CPT-11 180 mg d1+卡培他滨1.5 g bid d1-14"方案姑息性化疗。刻下症见形体消瘦,体倦乏力,口渴咽干,纳可,夜寐不安,小便正常,大便秘结,舌红少苔,脉虚数。按:患者因手术及多次化疗损伤正气,耗伤气血,故见形体消瘦、体倦乏力,化疗为火毒之邪,耗伤津液,故见口渴咽干、便秘;气血耗伤,心神失养,故见夜寐不安、舌红少苔,脉虚数亦是伤阴耗气之象。李平认为患者术后复发,余毒凝滞,以益气养阴为主,佐以解毒通络之药。拟方:黄芪40 g,生白术10 g,茯苓10 g,浙贝母10 g,北沙参10 g,枸杞子10 g,山慈菇10 g,白花蛇舌草10 g,醋鳖甲10 g,醋龟甲10 g,陈皮10 g,枳壳10 g,蜈蚣1条,鸡内金20 g,甘草5 g。方中大剂量黄芪、生白术、茯苓、鸡内金益气健脾;北沙参、浙贝母、枸杞子养阴,醋龟甲、醋鳖甲加强养阴之功;白花蛇舌草、山慈菇清热解毒散结;蜈蚣开瘀散结通络;陈皮、枳壳疏通脾胃气机,始胃气得复。此方还可减轻姑息性化疗的不良反应。

五、食管癌论治

(一)食管癌病因病机

李平将食管癌发生的根本原因归结为元气化生异常,瘤毒内生。元气,人体气之根本,为生命活动之原动力,系先天之精与后天之水谷精微合之而成。如《灵枢·本神》云:"故生之来谓之精,两精相搏谓之神。"又如《素问·金匮真言论》所言:"夫精者,身之本也。"李平认为,元气在正常状态下会化生一身之气,从而维持机体之正常运转。反之,若元气在化生过程中遭受到外感六淫、内伤七情、饮食劳伤、痰瘀阻滞等因素侵袭,则会出现化生异常,此时瘤毒随之而生。该瘤毒远不同于一般的致病毒邪,其起病更加难以察觉,且易与痰、湿、瘀夹杂,遂致病更加广泛,病症更加繁多,人体正气亦更加难以抗拒。久之则正气亏虚,百病丛生。这即李平所谓之"毒至正虚",与《黄帝内经》所云"邪之所凑,其气必虚"不谋而合。在瘤毒的转归方面,李平引入了"病络"的概念,认为瘤毒沿着病络传变、转移。食管癌早期,瘤毒潜伏在原发病变部位四周不易察觉,病至晚期,络脉空虚,瘤毒则沿经络、气血传变转移并在适宜之地停留形成转移灶。

(二)食管癌治则治法

李平认为,食管癌患者"瘤毒"多居于食管,且"瘤毒"四周病络横行,增殖无序。食管病变必累及脾胃,脾失健运则多生痰湿,痰湿生,瘀则至。痰、湿、瘀与瘤毒相互夹杂,阻塞络脉的同时也沿病络传至全身。据此,李平认为应行扶正、通络、解毒之法。

李平认为在食管癌之瘤毒的长期消耗及放化疗的不良反应共同作用下,患者大多体质虚弱,正气亏损、肾精不足、气血不足等多为其常见之证候。对此,李平辨证论治,运用枸杞子、山茱萸、熟地黄等填精补肾;党参、茯苓、黄芪等益气健脾;若患者出现畏寒肢冷,胃脘隐痛,喜温喜按,舌淡苔白,脉沉迟,则予以附片、肉桂补肾温阳;若伴有五心烦热,烦躁难眠,舌红苔少,脉细数等阴虚之象,常予以麦冬、北沙参、醋鳖甲等滋阴生津。李平用补益药对,改善患者体质,从根本上抵御瘤毒,恰是《黄帝内经》"正气存内,邪不可干"之体现。

李平认为,食管癌之瘤毒形成后并非单独致病,其多与痰、湿、瘀相互交合,因此其临床症状也呈多元化,对此在治疗上应辨证论治,明确其病理因素,从而针对性用药。如食管癌患者出现呕吐痰涎,胸脘痞闷,舌苔厚腻,脉滑,予以半夏、陈皮、姜竹茹、苦杏仁等祛湿除痰;若患者自觉胃部刺痛,疼痛部位固定,夜间加重,同时肌肤甲错,舌质紫暗,脉涩,予以丹参、桃仁、红花等活血化瘀。李平多年临床经验表明,瘤毒与痰、湿、瘀互结,邪郁日久必发热,需佐以清热之品,如酒黄芩、黄连等;邪郁日久亦会阻滞气机,因此柴胡、香附等疏肝行气之品必不可缺。李平用药兼顾各症,且针对性强,中医之整体观念和辨证论治两大特色在此得到深刻体现。

李平提出的"瘤毒致病"理论认为,瘤毒增殖、传变的重要基础是毒生病络。络脉为经络之分支,分布广泛,是气血运行之通道,是人体津液循环之枢纽,亦是瘤毒传变之重要路径。因此食管癌的治疗用药应以络脉为切入点,运用具有调畅、通达络脉之功效的中药。李平多年临床经验证实,虫类药物在调达病络方面疗效颇为显著。李平认为在食管癌之瘤毒初袭患者机体时,瘤毒之邪虽盛然正虚不甚,应对瘤毒内生、络脉瘀滞之局面,应选散结攻毒为主的虫类药物,如斑蝥、蟾蜍、全蝎等;随着食管癌之瘤毒进一步深入,病至中期,患者身体正气不断消耗,加之化学治疗等均加重正气亏损,无法抵御邪气,瘤毒沿病络增殖、转移,此时当选用搜风解毒为主的虫类药,如地龙、蜈蚣等,以清除流散的瘤毒;当食管癌发展至终末期,正虚已极,转移病灶蔓延全身,此时当以扶正为主,解毒通络为辅,故应选择具有滋补作用的虫类药,如冬虫夏草、桑螵蛸、蛤蚧等。虫类药药性峻猛,攻瘤毒的同时亦暗耗正气,因此李平在运用虫类药物的同时,会根据患者病情及体质酌情用药,并注意顾护胃气,同时嘱患者定期复查肝功能,避免造成药物性肝损害。

李平认为食管癌患者多因进食不畅或是放化疗影响,脾胃多虚,脾失健运,痰湿内生。痰又可与寒热夹杂,李平擅用制附子、姜半夏作为药对随证加减治疗食管癌之瘤毒与寒痰相互夹杂之症,临床疗效颇著,未见明显不良反应。寒性收引、凝滞易阻滞气机,治疗应如《金匮要略》所言"病痰饮者,当以温药和之"。温药可分化痰饮水湿,同时寒得温散,血得温行。李平从温化、助阳等角度切入,用药别具特色。

(三)验案举隅

患者张某,男,55岁。2021年3月8日因进食哽噎不顺伴中胸部疼痛不适就诊于当地医院,行胃镜检查示:食管癌。2021年3月9日病理显示:(食管活检)低分化癌。完善相关检查后,评估肿瘤无转移征象,2021年3月19日于当地医院胸外科行"胸腹腔镜联合食管癌根治术",术后病示(食管+部分胃+吻合口)溃疡浸润型中分化鳞状细胞癌,大小 1.5 cm×1.0 cm×0.8 cm,侵及全层;脉管内癌栓(+),神经侵犯(+);送吻合口2圈及胃下切缘未见癌累及;食管周检及淋巴结6枚,其中两枚见癌转移,胃周检及淋巴结6枚,均未见癌转移。食管癌 AJCC 第8版 pTNM 分期:pT3N1Mx IIIB 期。后行"奈达铂40 mg d1-3+替吉奥 40 mg bid d1-14"方案化疗6程,期间配合辅助放疗(具体放疗剂量不详)。2021年12月10日至我院门诊就诊,刻下症见面色少华,乏力纳差,时有腰背部隐痛,小便正常,大便稀溏,舌淡苔白,脉沉细。西医诊断:食管恶性肿瘤(pT3N1Mx IIIB期)。中医诊断为内科癌病,属气虚毒滞证。治疗应益气扶正,解毒通络。药用:党参10 g,炒白术 10 g,黄芪 40 g,茯苓 10 g,陈皮 10 g,枸杞子 10 g,浙贝母 10 g,山慈菇 10 g,山萸肉 10 g,鸡内金 20 g,白花蛇舌草 20 g,蜈蚣 1 条,甘草 5 g。14剂,水煎服,每日1剂,早晚分服。

2021年12月29日二诊,刻下症见腰背部隐痛不适较前减轻,小便正常,大便2日行1次,自觉情绪低落,时有胸部憋闷感,食欲不佳伴有呃逆,舌质淡紫,苔微黄,舌边可见齿纹,脉细弦。四诊合参,考虑脾胃气虚,运化失职,湿热内生,同时夹有血瘀之象,治以益气健脾、和胃降逆、疏肝解郁为主,辅以清热解毒、养阴通络之品。拟方:炒白术 10 g,柴胡 10 g,郁金 10 g,黄芪 40 g,厚朴 10 g,百合 10 g,黄芩 10 g,枳壳 10 g,茯苓 10 g,鸡内金 20 g,炒麦芽 10 g,麦冬 10 g,莪术 10 g,焦神曲 10 g,全蝎 6 g,炙甘草 5 g。14剂,水煎服,每日1剂,早晚分服。同时嘱患者保持积极乐观心态,及时疏解不良情绪,必要时可于心理科就诊。

2022年1月6日三诊,刻下症见情绪低落较前好转,胸部无憋闷感,纳食尚可,二便调。夜间入寐困难,多汗,舌淡红,苔少,脉细数。予二诊处方基础上加首乌藤 30 g,煅龙骨(先煎)30 g,煅牡蛎(先煎)30 g。14剂,水煎服,每日1剂,早晚分服。患者服药后,夜寐安,汗出较前好转,复查病情稳定,现长期于门诊行中药维持治疗。

【按】 本案患者因行手术及多次放化疗导致身体正气严重耗伤,遂在初次就诊时症见面色少华、乏力纳差、腰背部隐痛不适、大便稀溏,舌淡苔白,脉沉细。四诊合参,李平辨证为气虚毒滞证,遂予以益气扶正、解毒通络治疗。初诊所拟方中用黄芪、党参以达益气扶正之功;茯苓、炒白术、陈皮、鸡内金健脾和胃,扶正消积;浙贝母、山慈菇、白花蛇舌草、蜈蚣解毒散结,通络止痛;山萸肉、枸杞子填精补肾;甘草调和诸药。全方谨守病机,配伍得当,故疗效突出,患者症状得以缓解。二诊时,患者因病情迁延,心理负担较重,心情不畅,遂导致肝气不舒,肝气郁结,从而症见胸部憋闷;脾胃气虚,运化失司,湿热内生遂症见纳差、呃逆;气虚不能推动血行乃见血瘀之象。二诊所拟方中亦重用黄芪益气扶正;炒白术、茯苓、鸡内金、厚朴、枳壳、焦神曲、炒麦芽健脾和胃;柴胡、郁金疏肝解郁,调畅气机;百合、黄芩、麦冬养阴清热;全蝎解毒通络;莪术行气消积,破血止痛;甘草调和诸药。三诊时,患者诸症皆缓,仅见汗出、入寐难,结合舌脉,乃典型阴虚证,遂加以首乌藤助眠,煅龙骨、煅牡蛎止汗,全方兼顾各症,疗效颇著。

六、乳腺癌论治

(一)乳腺癌病因病机

李平在总结反思前人有关恶性肿瘤病因病机的论述,并结合自身临证经验的基础上,率先提出了恶性肿瘤新的病因病机理论——瘤毒理论。认为机体在六淫外邪侵袭、情志所伤、痰浊瘀血阻滞、饮食水土失宜、虫毒、结石等诱因的作用下,致使元气化生异常,产生一种具有强烈致病性质的邪气瘤毒,瘤毒是导致恶性肿瘤发病的根本原因。病理状态下,机体经受长期的情志刺激,或所愿未达,或急躁易怒,或忧思多虑,使肝失疏泄,气机郁滞,气滞可夹痰夹瘀,日久扰乱元气化生,致使瘤毒内生。瘤毒随郁结之肝气聚于乳房,发为乳腺癌。故乳腺癌发病的主要诱因是情志不畅,肝气郁结;根本原因是元气化生异常,内生瘤毒。

(二)乳腺癌治则治法

肝气郁结可伴随乳腺癌患者疾病发展的全过程。正常情况下人体的络脉具有沟通表里、通行气血、贯通营卫等功能。瘤毒一旦产生,病络亦随之生成,痰瘀、湿毒等邪气结于病络,使络道瘀滞为害。故瘤毒阻络是瘤毒致病后的常态,同时瘀滞的病络又是乳腺癌瘤体获取气血等营养物质、侵袭及转移的通道,是乳腺癌疾病进展的重要条

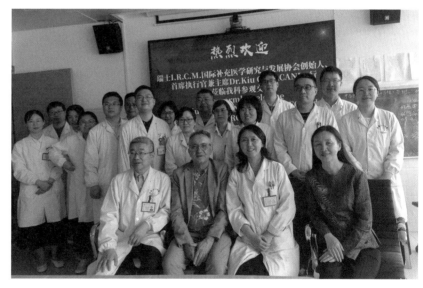

与瑞士I.R.C.M.国际补充医学研究与发展协会Kiu CARACANI团队合影留念

件。故肝气郁结、瘤毒阻络证可贯穿于乳腺癌发展的全过程,是乳腺癌的常见证型。

以证立法,以法统方,针对乳腺癌患者肝气郁结瘤毒阻络这一证型,李平以疏肝理气、解毒通络立法,拟治疗乳腺癌的基础方药如下:柴胡、郁金、白术、茯苓、黄芩、枳壳各10 g,蜈蚣1条,猫爪草、鸡内金各20 g,甘草5 g。方中柴胡、郁金均入肝经,具有疏肝解郁的功效,其中郁金兼能行气,共为君药。猫爪草归肝、肺二经,具有解毒化痰散结之效;蜈蚣归肝经,善走能行具有很强的攻毒散结,通络之功,二药共为臣药。枳壳宽胸理气,与郁金合用畅达气机;黄芩泻火解毒,助猫爪草解瘤毒。《黄帝内经》载:"上工治病,知肝传脾,当先实脾。"《金匮要略》载:"夫治未病者,见肝之病,知肝传脾,当先实脾。"故

方中选用白术、茯苓健脾益气,一可实脾气防肝郁乘脾;二可通过补脾气达扶正抗邪之效。鸡内金消食和胃,顾护胃气,共为佐药。甘草解毒,调和诸药,功兼佐药与使药。全方药味不多,配伍合理,共奏疏肝理气、解毒通络之功。

李平并不拘于一方一法。如:患者放疗期间,放射线总属火热毒邪,致病易伤人体阴液,此治疗时期多见火毒伤阴证,治以泻火解毒养阴立法。即使患者临床表现以肝气郁结、瘤毒阻络证型为主,但当兼夹其他症状时,应在原方的基础上,随症加减用药,以期获得更好的疗效。如兼气血亏虚者加黄芪补中益气,当归、鸡血藤养血;兼乳房胀痛甚者加香附子、延胡索增强疏肝理气之效,且延胡索又兼止痛之功;兼血瘀之象者加川芎、桃仁活血行气化瘀,瘀血重者改用莪术、土鳖虫、三棱破血消癥;化疗期间兼胃气上逆,脾气亏虚症见恶心、呕吐、乏力者加姜半夏、旋覆花降逆止吐,党参健脾益气;兼肝肾不足,腰酸膝软者,加熟地黄填补肾精、充髓,山茱萸、怀牛膝肝肾并补,强筋健骨;兼肝郁化火伤阴,阴虚内热者,加生地黄、麦冬、枸杞子滋阴,龙胆草泻肝火,牡丹皮清虚热;兼夜间难以入眠或寐而不安者加酸枣仁、首乌藤养心安神等。

(三)验案举隅

患者王某,65岁。因"乳腺癌术后半月余",于2020年4月13日来院就诊。刻下症见情绪低落,时作太息,乳房胀痛,每遇情志不遂,胀痛加重,面色晦暗,食少,舌淡、苔白腻,脉弦。治以疏肝理气、解毒通络兼化湿,药用如下:柴胡、郁金、延胡索、黄芩、炒白术、茯苓、枳壳各10g,砂仁、全蝎各6g,夏枯草、鸡内金各20g,甘草5g。煎水后,分早晚服,每日1剂。同时嘱患者保持积极乐观的心态。2020年4月26日二诊,刻下症见患者太息及乳房胀痛已除,面色较前略显光泽,纳食增加,舌质淡、苔薄,脉细缓。后收入肿瘤科行化疗联合靶向治疗,化疗期间患者出现纳差、乏力、恶心、反酸、无呕吐,情绪低落,大便难解,舌淡、苔白腻,脉弱。治以疏肝解郁、解毒通络,兼健脾和胃、降逆止呕。方药:柴胡、郁金、黄芩、旋覆花、枳壳、白花蛇舌草各10g,吴茱萸6g,黄连3g,蜈蚣1条,火麻仁15g,党参、炒白术、鸡内金各20g,甘草5g。煎水后,分早晚服,每日1剂。患者服药1周后,乏力较前明显改善,已无恶心、反酸,大便通畅,舌淡、苔白,脉缓。现定期行靶向及口服中药治疗。

【按】 患者术后初诊时以肝气郁结为主证,兼苔白腻湿阻之象,治疗上用柴胡、郁金、延胡索疏肝理气止痛,炒白术、茯苓、砂仁、枳壳健脾化湿行气,黄芩、夏枯草解毒散结,全蝎解毒通络,鸡内金和胃护中,甘草解毒调和诸药。全方配伍得当,服药后肝郁、湿滞之证自除。化疗期间,患者出现肝郁之证,又加药毒损伤机体脾胃之气,患者出现恶心、反酸之胃气上逆征象,纳差、乏力之脾气亏虚征象,加之化疗期间常规运用西药止吐剂,导致患者胃肠蠕动减缓,大便难解。此时治疗上在疏肝解毒通络的同时,应着重解决化疗给患者带来的不适症状。故方中重用党参、白术健脾益气,鸡内金消食和胃,旋覆花降逆止呕,吴茱萸配黄连疏肝和胃,火麻仁、枳壳润肠行气通便,柴胡、郁金疏肝解郁,黄芩、白花蛇舌草解毒散结,蜈蚣通络,甘草解毒调和诸药。全方药味不多,兼顾各证,故能有效缓解患者症状。

患者周某某,女,55岁,因"左乳癌术后伴左上肢肿胀1个月余"于2020年5月10日来诊。刻下症见左上肢肿胀,伴有明显的沉重感,烦乱易怒,胸胁胀满,嗳气则舒,至夜难以入眠,纳食一般,二便尚调,舌淡胖、苔白,脉沉弦。5月3日查糖类抗原CA199:45U/L,高于参考值上限。辨证属肝气郁结、瘤毒阻络,兼水湿内停证。内服方药如下:柴胡、郁金、黄芩、白术、姜半夏、陈皮、泽泻、五加皮各10g,猫爪草、夏枯草各15g,全蝎6g,壁虎2条,鸡内金、首乌藤各20g,甘草5g。煎水后,分早晚服,每日1剂。局部外敷中药:芒硝200g,大黄粉100g,冰片5g。5月26日二诊:诉上肢肿胀较前明显好转,已无胸胁胀满,睡眠较前改善。给予复查肿瘤标志物,结果显示患者糖类抗原CA199为20 U/L,已恢复至正常范围。

【按】 该患者术后肿瘤标志物仍高于正常,故治疗上应以解毒通络为要,以求降低肿瘤标志物,防止肿瘤复发转移。兼顾疏肝理气,健脾燥湿,利水消肿,解决患者情志不畅,左上肢水肿带来的不适。故内服方选用猫爪草、夏枯草、黄芩解毒散结,全蝎、壁虎解毒通络,柴胡、郁金疏肝理气。因手术破坏了津液正常运行输布的通道,水湿内生,故加白术、姜半夏、陈皮健脾燥湿利水,泽泻、五加皮利水消肿,兼见睡眠差加首乌藤养心安神,鸡内金顾护胃气,甘草解毒调和诸药。外治以软坚利水消肿之芒硝,活血通络之大黄,消肿止痛之冰片,局部用药,直达病所,收效迅速。内治以疏肝行气、解毒通络、利水消肿立法,尤注重解毒通络,防止肿瘤发生复发或转移。外治以消除水肿为目标,以缓解患者左上肢水肿带来的不适。内治外治相结合,效果佳。

七、胆囊癌论治

(一)胆囊癌病因病机

李平认为瘤毒是产生恶性肿瘤的关键病因,元气化生异常是肿瘤发生的基础和前提。元气化生异常,瘤毒内生,胆囊正气虚衰,瘤毒稽留胆囊,影响胆囊正常的气机与代谢,最终形成肿块,发为胆囊癌。同时,胆囊瘤毒产生后,又会影响机体局部的代谢,产生痰、瘀、水湿等病理产物。因此,毒生病络是瘤毒增殖迁移的基础。病络既生,瘀血、痰浊、湿毒诸邪又互结于病络,络道恣行,增生无制,亢而为害。随着肿瘤组织的不断增大,机体正气耗伤严重,更无力清除瘤毒,正胜则邪退,邪盛则正衰,这为瘤毒传至他处及全身提供可能,最终导致肿瘤复发及转移。

(二)胆囊癌治则治法

李平认为胆囊瘤毒是区别于其他致病因素的独特邪气,《灵枢·本输》云"胆者,中精之府",具有贮藏和排泄胆汁的功能,且胆属东方甲木,主少阳春生之气。胆囊瘤毒既生,形成肿块,影响肝胆疏泄,胆汁排泄不利,进而影响脾胃运化功能,可能会出现腹胀、纳差、食入不化等消化症状;胆汁外溢肌肤,可出现皮肤、巩膜黄染等黄疸症状;胆囊瘤毒阻滞气机,胆失升发条达之性,脾胃气机升降失常,也可引起胁痛、恶心呕吐、肠癖等症。同时胆囊瘤毒产生后,影响机体局部的代谢,产生痰、瘀、水湿等病理产物,故在临床上治疗胆囊癌常根据具体病因应用清热解毒、疏肝解郁、化痰散结、活血化瘀、理气降火、健脾利湿等治法。

另外,针对其难治、易扩散的特点,常通过"调病络"的原则,改变病灶周围的病络状态,选用调络的虫类药,如水蛭、全蝎、壁虎,阻止病灶快速生长及向他处转移。在"清瘤毒"的同时,改变瘤毒产生的内环境,使"邪去正安"。

发病早期,机体正气未衰,邪气未盛,临床症状尚不明显或症状较轻,患者生活起居、体力和饮食状况均未受到明显影响,可能仅以气虚、气郁为主要病理变化,表现为肝郁脾虚之征象。予以疏肝解郁、健脾化湿之法,方用六君子汤和逍遥散加减。

气滞日久化火,脾虚水液运化失司致水湿、湿热胶结为病,肝胆疏泄不利,湿热毒邪熏蒸,胆液外溢肌肤,发为黄疸,形成胆囊癌的常见证型——肝胆湿热证;予以清热利胆、化湿退黄之法,方用茵陈蒿汤加减。

在气滞血瘀、痰湿内停的基础上,日久酿生瘤毒,瘤毒、痰、瘀相互搏结,互为因果发为本病,故胆囊癌发病中期主要为瘀毒内结之征象。予以活血化瘀、解毒散结之法,方用鳖甲煎丸合龙胆泻肝汤加减。

随着病情的进展,正邪相搏日久,正气渐衰,邪气日盛。胆囊癌晚期,肝郁气滞日久化火,煎灼肝阴,肾中藏一身元阴,肝阴亏虚日久,致肾阴亏损,出现肝阴、肾阴俱虚之象,或经手术、化学治疗、靶向治疗后耗伤肝肾所藏之精,阴精不足,形成胆囊癌的常见证型——肝肾阴虚证。予以滋阴养肝、补肾解毒之法,方用六味地黄丸合一贯煎加减。

正气抗邪日久,阴损及阳,伤阳耗气致脾肾阳虚。予以温补脾肾、除湿退黄之法,方用茵陈术附汤合金匮肾气丸加减。

(三)验案举隅

关某,女,47岁,农民。患者因右上腹疼痛查腹部彩超提示:胆囊边界轮廓不清,胆囊内为异常回声物充填,胆囊壁前壁增厚,胆囊后壁因宽大声影遮盖显示不清。彩色多普勒血流成像:可采集到少许点状血流信号。腹部CT提示胆囊占位性病变,考虑胆囊癌伴腹膜后淋巴结转移。2018年7月22日,上腹部MRI平扫+增强+弥散加权成像(DWI):胆囊癌治疗后,腹腔及腹膜后多发肿大淋巴结。2018年7月31日,血常规检查:白细胞 $8.30×10^9$/L,中性粒细胞百分比60%,红细胞 $3.53×10^{12}$/L,血红蛋白120 g/L,C-反应蛋白80.20 mg/L。肝肾功能:总胆红素2.87 μmol/L,直接胆红素1.86 μmol/L,间接胆红素1.01 μmol/L,其余正常;消化道肿瘤五项:癌胚抗原(CEA)8.66 ng/mL,癌抗原125(CA125)75.93 U/mL,糖链抗原199(CA199)158.60 U/mL,癌抗原724(CA724)1.87 U/mL,甲胎蛋白(AFP)1.70 ng/mL。B超引导下行胆囊细针穿刺,病理诊断提示低分化腺癌。基因检测:ERBB-2阳性。

2018年8月1日初诊,患者已出现腹膜后淋巴结转移,无手术指征,目前口服"阿法替尼30 mg,每日1次"靶向治疗。刻下症见右上腹疼痛,牵引肩背,右胁疼痛拒按,口苦咽干,厌油腻,纳少,腹胀,夜寐尚可,小便如常,大便2日一行,便溏。舌质暗红,有瘀斑,舌苔厚腻,脉弦。辨证属痰、瘀、瘤毒互结,肝郁脾虚。处以疏肝解郁、健脾化湿、活血化瘀、解毒散结之剂口服。处方:车前子30 g,鸡内金20 g,龙胆草15 g,柴胡、当归、白芍、茯苓、生白术、栀子、黄芩、泽泻、桃仁、红花、姜半夏、丹参、山慈菇各10 g,甘草5 g,乳香、没药各3 g,蜈蚣2条。

2018年8月15日二诊,患者复查消化道肿瘤五项提示:CEA 1.81ng/mL,CA125 9.73 U/mL,CA199 92.36 U/mL,CA724 0.87 U/mL,AFP 1.81 ng/mL。生化检查提示肝功能正常,血常规正常。刻下症见颜面部散在皮疹,右上腹隐痛,神疲乏力,口苦,口干少饮,纳差,睡眠一般,舌质红,有瘀斑,舌苔白、微黄,脉弦细。辨证属瘀、瘤毒互结、气阴两虚。处方:黄芪40 g,鸡内金20 g,白术、茯苓、党参、五味子、麦冬、生地黄、当归、桃仁、山慈菇、蟅虫各10 g,甘草5 g,蜈蚣2条。并予老鹳草、紫草、苦参、白鲜皮各30 g,煎水外洗颜面部及其他部位皮疹处。

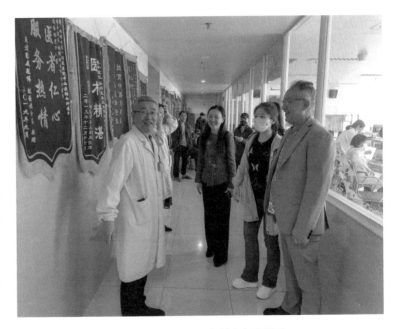

与瑞士Kiu CARACANI在科室交流学习

2018年9月20日三诊,患者复查消化道肿瘤五项提示:CEA 7.41 ng/mL,CA125 66.64 U/mL,CA199 78.18 U/mL,CA724 0.97 U/mL,AFP1.62 ng/mL。上腹部MRI平扫+增强+DWI:胆囊癌治疗后,腹腔及腹膜后多发肿大淋巴结,与2018年7月22日MRI比较大致相仿。刻下症见右上腹疼痛较前减轻,颜面部皮疹较前减少,右上腹隐痛减轻,夜间偶有口干,纳食一般,寐差,舌暗苔薄,有瘀斑,脉弦涩。二诊处方基础上去延胡索,加夜交藤30 g,煅龙骨、牡蛎(先煎)各20 g,醋鳖甲10 g。后以二诊处方为基础方对症调整加减,诸症缓解,影像学及肿瘤标志物评估病情稳定。

【按】 本例为胆囊癌靶向联合化学治疗过程中,患者因痰、瘀、瘤毒内结发为本病,同时兼有肝郁脾虚之象,遂初诊予以复合大方治疗,药用柴胡、龙胆草、茯苓、生白术等疏肝解郁、健脾化湿;用桃仁、红花、蜈蚣、山慈菇等活血化瘀、解毒散结;用黄芪、党参、麦冬、生地黄等益气养阴。患者右上腹疼痛明显,佐以栀子、延胡索、乳香、没药等止痛对症治疗。针对患者睡眠不佳,佐以夜交藤养血安神,煅龙骨、牡蛎滋阴潜阳,改善睡眠;后患者出现颜面部散在皮疹,考虑为靶向药不良反应,佐以老鹳草、苦参、白鲜皮、紫草祛风利湿、活血消斑。全方以活血化瘀、解毒散结为主,兼顾疏肝解郁、健脾化湿、益气养阴安神,取得较好效果。

八、从湿论治卵巢癌

(一)湿邪是元气化生异常的诱因之一

湿邪是元气化生异常的诱因之一,李平认为肿瘤发生的根本原因是元气化生异常,瘤毒内生。《论衡》曰:"万物之生,皆禀元气。"元气是由肾藏先天之精构成,依赖于脾胃所化生的后天水谷之精所充养。元气化生正常需要五脏安和,即心神有主,肝气调达,脾气健运,肺气调和,肾水可藏。正常情况下,元气化生的环境正常,则可化生一身之气、五脏之气,使气血运行通畅、津液代谢无阻,则人弗生病。基于李平的瘤毒理论,导致元气化生异常的因素均可致瘤毒内生。先天之精禀受于父母,若先天不足则易导致元气化生不足,变生诸证。后天脾胃水谷之精不能正常化生,亦可导致瘤毒内生。而瘤毒是在元气化生异常的基础上,由外感六淫、内伤七情、饮食劳倦及药物因素等综合作用所产生的一种强烈的致病物质。后天之脾胃常受到饮食、情志因素的影响,如饮食不节或饮食不洁,现代生活节奏的加快,快餐、外卖等食物的制作过程不洁,不按时就餐,饥饱失常,长期处于高压环境中,忧思过虑、肝气横逆等均会影响脾胃的运化功能,久之则脾胃虚弱,运化水湿不足,津液代谢输布异常,产生内湿。脾为太阴湿土,喜燥恶湿,外来湿邪最易伤脾,湿土之气,感而相召,合而更易发病。故湿邪常为元气化生异常的诱因之一。

(二)以症证机

卵巢癌在中医古代文献中并没有具体病名的记载。后人依据卵巢癌的症状表现,将其归类于中医"肠蕈""积聚""癥瘕"等内科杂病范畴。从中医理论来说,湿邪干扰元气化生,导致其化生异常,则产生瘤毒之邪。瘤毒初期,致病力尚浅,毒性尚弱,机体正气尚可抵挡,故早期无明显临床症状。瘤毒中期,其内生环境与湿邪密切相关,水湿不能正常输布代谢,瘤毒就会瘀滞体内,日久幻化成积。"伤于湿者,下先受之"。胞宫位于下焦,湿为阴邪,其性黏腻,易阻遏气机,气血运行不畅,聚而生痰、生瘀,湿、痰、瘀积聚胞宫,发为癥瘕。少腹腔积液道不通发为腹腔积液,下焦气滞不通则腹胀。湿邪可与外来寒、热相合,表现为寒湿或湿热之象。痰湿内停可兼见头重如裹,肢体困重,呕恶纳呆,舌润,苔白或腻,脉滑。湿热内阻可兼见口苦、口干不欲饮,或见阴道不规则出血,大便干,小便黄,舌暗,苔黄或腻,脉弦数或滑。血瘀、痰凝、湿阻胶结的环境易于瘤毒增殖,易流注于脏腑经络等。如侵犯大肠,则出现便秘或泄泻;如侵犯膀胱,则出现小便浑浊或小便不利。湿邪郁久可化热,《温热经纬》云:"热得湿而愈滞,湿得热而愈横。"而瘤毒之性暴戾,暗耗正气,故瘤毒晚期可见虚实交杂之象,整体属虚、局部为湿的外在表现。湿邪所致的病理产物在卵巢癌的各个阶段中分布不同,早期仅少部分患者出现水湿;中期多表现为水湿、湿浊、血瘀;晚期则可见水湿、痰毒、湿热。

(三)卵巢癌耐药复发符合湿邪黏滞的特性

对于卵巢癌的治疗,手术及化疗是常用的治疗手段。术后患者正气大伤,致脾胃虚弱,气机不畅,运化水湿能力不足,津液代谢失调,进一步产生内湿;水湿内停,郁久化热,热灼津液,炼液为痰,进一步使气机紊乱,瘀滞更显。湿、热、痰、瘀胶着,瘤毒更难速去。湿邪既为病理产物,又为致病因素,进一步加重恶性循环。手术虽去除肉眼可见病灶,然瘤毒之性隐匿、暴烈,易于浸润及转移,故术后常须化疗攻瘤毒。卵巢癌常用的化疗方案为铂类及紫杉醇。这类细胞毒性药物的常见不良反应为神经毒性,通过观察药物的作用趋向,推测其药性属寒,从中医理论上说,化疗其实充当清热的角色,现代研究发现清热解毒药大多具有抗肿瘤作用。故化疗可使患者症状得到一定的缓解,病情得到一定的稳定。而后期的抗血管生成疗法则是针对湿邪造成的瘀阻,故也可以见到一定的疗效。当代火热的免疫疗法无疑是扶正,肿瘤晚期,正气匮乏,匡扶正气以驱除余毒。然扶正解毒通络的治法,并没有纠正湿邪的病理环境,故湿热易"死灰复燃"。故大多数患者对此治疗有效,但此类患者中又有大多数极易复发。这是因为湿热之邪属于半阴半阳之邪,变化无端,易于转化,因而不可偏执一种治疗方式,治疗须权衡湿热之偏盛,注重瘤毒内生环境的偏颇。湿热氤氲黏腻,治疗予清热药重,则湿邪难除,予燥湿药重,则热邪难除。治病求于本,因机证治,万物归于一、从于简,故湿邪与卵巢癌的发生、发展密切相关。

(四)以湿邪为病机指导卵巢癌的中医药治疗

以扶正解毒通络为基础,多配伍健脾化湿之剂。健脾化湿之剂可从病机上针对内环境的紊乱,逐步纠正体内湿邪的环境,从某种程度上来稳定元气化生的环境。对于瘤毒阻络,手术可去除瘤毒,放、化疗可抑制瘤毒;对于病络,抗血管生成疗法、血管介入及活血化瘀药可改善病络,使气血运行通畅、津液代谢正常。中药常配伍扶助正气之剂,此举在于调动机体元气,提高免疫功能,增强其对瘤毒的识别能力。中药可通过配伍作用于肿瘤形成的多个环节,在元气的自身调动下,损其有余,补其不足,达到阴平阳秘之态,从而发挥多途径、多层次、多靶点的综合调节作用。

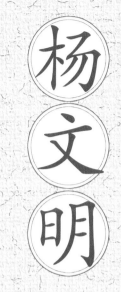

杨文明

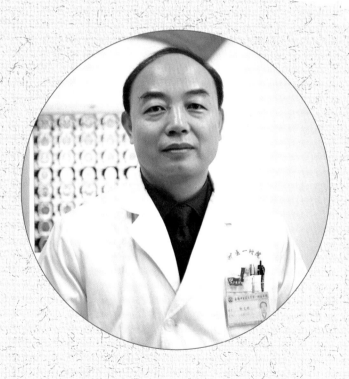

第一节　名医小传

　　杨文明,男,安徽定远人,中共党员,医学博士、博士后,一级主任医师,教授,博士生导师,国家中医药领军人才"岐黄学者",国务院政府特殊津贴获得者,第六、七批全国老中医药专家学术经验继承工作指导老师,全国中医药创新骨干人才培养指导老师,全国中医临床优才指导老师,安徽省名中医学术经验继承指导老师,国家中医药管理局重点专科(脑病)及重点专病(肝豆状核变性)带头人,安徽省"115"产业创新团队带头人,安徽省学术和技术带头人,安徽省中医药领军人才。

　　1986年毕业于安徽中医学院,并以专业第一名的成绩留在医院工作。1993—1997年在安徽中医学院攻读中医内科学硕士学位,1997—2000年在北京中医药大学攻读中医内科学博士学位,2003—2005年在首都医科大学宣武医院攻读临床医学(神经内科)专业博士后,顺利出站,并在德国汉诺威医科大学和哥廷根大学医学院研修。现任安徽中医药大学第一附属医院院长、教育部新安医学重点实验室副主任、国家中医重点专科全国脑病协作组组长、国家中医重点专科优势病种(肝豆状核变性、帕金森病)全国协作组组长,担任世界中医药学会联合会脑病专业委员会、睡眠医学专业委员会、老年医学专业委员会副主任委员,中国中西医结合学会神经内科专业委员会副主任委员,中国民族医药学会脑病分会常务副会长,国家卫生计生委脑卒中防治工程专家委员会中西医结合专业委员会副主任委员。

　　从医以来坚持教学查房和门诊,每次门诊患者逾百人次,经常受邀至省内外三甲医院进行危急重症和疑难疾病会诊。坚持临床与基础融合,注重中医脑病创新研究。创新性提出肝豆状核变性"毒邪"病因理论和"伏毒"致病学说;提出"虚-痰-瘀致呆论",创制"智脑胶囊"应用于临床;首次提出帕金森病中医药全程干预理念,明确中医药治疗该病的作用优势,创立中药复方"帕宁"应用于临床。主持国家自然科学基金等科研项目30余项,发表论文300余篇,主编全国高等院校规划教材6部、副主编3部,学术著作10部,以第一发明者获专利5项,获中国中西医结合学会科学技术进步奖一等奖、安徽省科学技术进步奖一等奖等科学技术奖项18项。

第二节　学术特色

一、首创肝豆状核变性伏邪致病新论

　　伏邪隐藏于人体之虚处,伺机而动。伏邪致病理论认为伏藏于内、未立即发病的所

有邪气可因秉受六淫之邪,或因饮食不节,七情过分,劳逸失度,起居失调等因素引动而发病。伏邪具有隐匿潜藏、遇因而发,邪气兼夹、自我积聚,致病广泛、变证繁多等特点。肝豆状核变性是以铜代谢障碍为主要病理生理特征的单基因隐性遗传病。杨文明认为本病的病因为先天禀赋不足,伏铜内聚。病性为本虚标实,以先天肾精不足为本,伏而不即发的铜浊耗伤精气,导致脏腑功能失调,变生痰湿、瘀血、火郁、肝风等标邪,致病广泛,脑、肝、肾、角膜、皮肤等均可受累,甚至累及全身。

杨文明创新性地从伏邪学说探讨肝豆状核变性的病因病机、临床表现,认识到伏邪致病的本质与肝豆状核变性的发病特点基本吻合,认为肝豆状核变性患者属先天禀赋不足,肾精素亏,精不化血,精血两虚,伏铜内聚,变生诸邪,导致以肾、肝、脑为主的脏腑功能受损,从而创立"伏邪致病学说"和"三级伏邪动态分层"来解释肝豆状核变性的发病规律,确立了伏毒阻络是肝豆状核变性的基本病机,以此指导临床诊治。

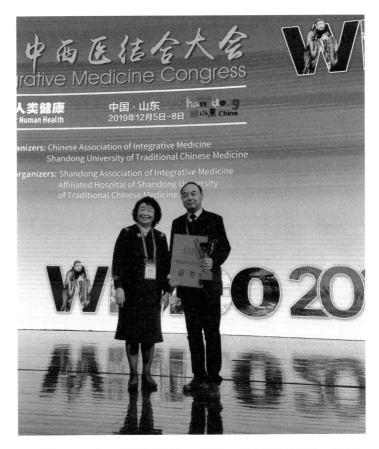

陈香美院士为杨文明颁发"中国中西医结合学会科学技术奖一等奖"

(一)邪伏于精(肾)

《幼科发挥》之"男女精气交配凝结,亦有伏邪",《温病条辨》之"先天之邪伏藏在肾脏",均说明来源于父母的伏精之邪,由母代传到子代肾脏之中,成为诱发子代产生疾病的潜在致病因素。基因学研究显示,肝豆状核变性是一种以ATP7B单基因发生突变导致的神经遗传性疾病。杨文明认为,先天肾精不足、邪伏于精(肾)是引起本病的根本原因。因"以母为基,以父为楯"而成胚胎,父母先天之精遗留,与生俱来伏藏于子代体内而致病。《素问·金匮真言论》言:"夫精者,身之本也。"肾为先天之本,源于父母生殖之精匮乏,精不化血,精血两虚导致肾的开合失司,封藏失职,温煦推动无力,则引起铜吸收、转运、排泄障碍,伏而发病。中医认为肾主封藏、司二便,人体内95%的铜是以胆汁形式经大便排泄,5%经由尿液、汗液、唾液排泄,这与肾阳推动功能密切相关。伏精亏虚,阴虚风动,可见肢体拘急,步履艰难,动作笨拙;肾生脑髓,髓窍受损,则构音困难,反应迟钝;肾志在恐,恐则伤肾,神失所养则出现哭笑无常、情绪失控;因肾主骨肉关节,病则可见骨质疏松、骨坏死、关节畸形、骨折、佝偻病等症。现代研究表明,本病患者铜容易在肾脏沉积,导致近曲小管、肾小囊等病变,出现蛋白尿、血尿、管型尿等症状,表现为肾炎、肾病综合征等。

(二)邪伏于肝

肝脏是铜代谢的转运中枢,是本病损害的最主要器官。虽在婴儿期肝脏会有铜的蓄积,肝铜蓄积期临床可无症状而仅实验室检查出肝功能异常,但是随着铜累积超量导致肝细胞大量变性坏死,进入肝铜饱和释放期,引起肝脏一系列损害,临床可表现为急、慢性肝炎,肝硬化,甚至出现暴发性肝衰竭、肝性脑病等危重症候,危及生命。肝豆状核变性属于遗传性疾病,病始于精(肾),累及肝。内生外受的伏铜产生量变到质变的过程是导致疾病暴发的直接原因。《素问·灵兰秘典论》论及"肾为先天之本,作强之官,伎巧出焉",中医认为肝肾同源,肝肾阴虚动风,蕴久则伏精化火,则见肢体颤抖、行走困难、言语含糊、性格急躁等肝风症状。肝失疏泄,郁结过久则见焦虑、欣快、狂躁、淡漠、抑郁、兴奋、强迫、谵妄、恐惧等诸多情志表现。

(三)邪伏于脑

大脑细胞特别是基底节神经元对铜离子特别敏感、亲和力高、易损性高,肝细胞破坏之后,铜离子大量释放入血,透过血脑屏障入脑。患者由于遗传的异质性或铜离子蓄积的速度不同逐步进入或者直接进入临床脑症状期,因铜在脑组织中广泛沉积,病理改变可累及壳核、苍白球、尾状核、丘脑、脑干、齿状核、皮质和锥体束等。"脑为元神之府,髓海之源",肾脏通于大脑,主骨生髓。临床研究发现,以基底神经节受伏铜损害为主而出现临床神经系统病变,表现为姿势异常、运动障碍、肌张力改变、言语不清等。肾精匮乏,脑髓失养,清窍不荣,可见言语不利、口角流涎、呕吐痰涎、记忆力减退、健忘痴呆、头晕头痛、癫痫发作、精神异常等临床表现。

(四)邪伏于三焦

"上焦连于胃、出咽口,以上贯膈,布胸中……中焦主胃,连接上焦……开于肺中……下焦通回肠,注于膀胱而渗入焉"(《灵枢·营卫生会》)。从现代解剖学来说,上焦范围包括心、肺等,中焦实体包括肝、胃、脾等,下焦主要包括肾、膀胱、肠道、生殖器官等。三焦形态特点:范围大,分布广,与其他脏腑联系紧密,此与肝豆状核变性患者邪伏部位广泛类似。大量临床研究表明,本病患者肝脏内所含的铜进入血液,可沉积在脑、肾、心、肺、血管、皮肤、骨骼、角膜等肝外组织并储存致病,导致心血管系统、泌尿系统、造血系统、骨骼肌肉系统、内分泌系统、免疫功能等出现相应的症状。

三焦气化不利,产生食、湿、血、痰、瘀、火、毒、热、风等病理产物,浸淫于三焦而致病。气虚无力行血、血虚滋润不足,进而心失所养,出现心悸、胸闷、头晕、呼吸困难等,体征主要有心界扩大、心律失常、心脏杂音、体位性低血压、高血压等。脾胃运化功能受损，升降失调，则吞咽障碍、食欲低下、消化不良、消瘦等。三焦通调水道不利，决渎失调，出现蛋白尿、血尿、低蛋白血症、水肿等症状，往往被误诊。晚期患者合并泌尿系感染可出现尿频、尿急、尿痛等。部分患者以急性溶血性贫血起病，表现为黄疸、发热、腰背酸痛、四肢无力等。部分患者伴发骨关节症状，如骨质疏松、骨关节炎、骨软化、骨折、佝偻病、骨软骨炎、骨软骨碎片等。肝豆状核变性患者存在多种内分泌和代谢方面的异常，例如垂体激素和性激素等内分泌激素异常等。气机不畅，疏泄失调，胆汁排泄受阻，伏湿郁久化热，瘀热互结，外溢肌肤而出现发黄、棕色、变黑、蓝灰色等色素沉着征象，或合并鱼鳞癣，皮肤皱纹，腹部瘢痕及穿通性、匐行性弹性组织变性等，部分患者有指甲青色弧影、油性面容、毛发稀疏脱落等。

"三焦主五脏六腑，贯穿人体，无形之体。"可见三焦并非简单地按人体的部位划分成上、中、下焦，而应存在"主通行诸气""总领五脏六腑"的功能，即所谓"无形之三焦"。杨文明认为，人体中"空无"之处就是三焦，以空为用，以无为有，通行气血，调节阴阳。总而言之，本病是以锥体外系损害为主的全身性疾病，故佐证了邪伏于三焦的论断。

（五）伏邪的动态分层传变

对于人体来说，疾病的病因是固定不变的，而邪气潜伏人体的部位、对人体造成的损害却是不断变化的。因此，采用动态分层解析的方法对疾病的病机进行分析，这有助于分析疾病每一阶段病理变化的主次矛盾。当机体处在肝豆状核变性的不同病理阶段时，对人体的影响都是不尽相同的。利用疾病在机体发展变化的规律，将肝豆状核变性患者分为3个不同的病机层次，针对每一层，分析它们的主要矛盾、病邪潜伏特点与发展变化过程。第1层着重先天层面，即精子卵子结合成受精卵层面上的病理变化，即一级伏邪——禀赋之邪（突变之邪）；第2层是人体由母体内发育至完整个体出生时的病理变化，即二级伏邪——代谢之邪（铜毒之邪）；第3层主要论述机体作为个体独立生活时体内病邪的积累和潜伏发病病机，即三级伏邪——痰瘀之邪。通过先天层面、母体发育层面、个体生活层面逐层分级展开分析，这3个层面既相互分割，又自上而下地产生一种递进式的影响。从疾病发展变化的动态角度分层观察肝豆状核变性在不同病理阶段下的病机变化符合人类微观研究方法，也符合疾病的发展变化规律。

（六）确立伏毒阻络为肝豆状核变性的基本病机

伏毒属于伏邪的范畴，《金匮要略心典·百合狐惑阴阳毒病证治第三》曰："毒者，邪气蕴蓄不解之谓。"而"毒"有内外毒邪之分，外毒包括六淫之邪毒、戾气等；内毒是指机体在正常的新陈代谢过程中产生的废物，人体代谢异常，气血津液等正常生理性物质可转化为痰、湿、热、瘀等有害物质成为毒。伏毒有"伏而潜藏，伏而后发，毒留难尽，缠绵难愈，并有动态时空变化"的特点。通常情况下，伏毒在引发相关疾病的发病过程中，常具有伏而后发的临床特性，表现为隐伏、缠绵、暗耗、毒性猛烈、病情危重、迁延难愈等临床特点。肝豆状核变性的伏毒还具有禀受父母,隐伏潜藏,多起病于儿童青少年时期;常蛰伏肝肾,损伤脑髓;多为阳邪,其性发散,易生湿热,易阻碍气机,致痰致瘀的特点。

杨文明认为,肝豆状核变性的关键致病因素在于伏毒,伏毒通过阻滞络脉而致病。经络纵横交贯,遍布全身,将人体内外、脏腑、肢节、官窍联结成为一个有机的整体。《难经·二十三难》云:"经络者,行血气,通阴阳,以荣于身者也。"由此可见,经络是气血津液的运行通道,并具有沟通内外、防御护卫、运行气血、温养濡润、感应传导、调节脏腑功能的作用。从解剖结构及分子生物学角度来看,经脉可视为经络的主干部分,由经脉向体表逐渐分支,形成微细结构并网状相连,向体内逐渐分支形成各个器官的络脉并相互连接,在体表为皮肤、肌肉等络脉,在体内为肝络、脑络、肾络、心络、肺络、脾络等。经络为气血津液正常代谢的途径,在本病发病过程中,铜代谢障碍造成铜毒内伏,可进一步酿生湿热,阻碍气机,致痰致瘀,进而阻滞不同层次的络脉,产生相应临床症状。

二、帕金森病辨治经验

(一)注重帕金森病正虚血瘀病机理论

帕金森病又称为震颤麻痹,是一种常见于中老年人的神经系统变性疾病,其临床表现多种多样,以静止性震颤、运动迟缓、肌强直和姿势平衡障碍为主要临床特征,常伴有精神异常、睡眠障碍、嗅觉减退等非运动症状,是常见神经系统疾病之一。帕金森病属于中医"颤证"范畴,历代文献亦描述其为"振掉""颤振""振栗""手颤""足颤""颤抖""痉病""肝风"等,其主要病位在肾、脾、肝三脏。对本病的记载最早可见于《黄帝内经》,虽无颤病一说,但"掉""强直""收引"分别是肢体颤动、肌张力增高、关节拘挛等相关表现,同时认为本病与邪气、髓海空虚或瘀血留滞筋脉关节有关。《素问·至真要大论》指出"诸风掉眩,皆属于肝""诸暴强直,皆属于风",认为颤证的病因本质为风,定位在肝。孙一奎《赤水玄珠》论及"颤振者,病人手足摇动如抖擞之状,筋脉约束不住而莫能任持,风之象也",首次将此病命名为"颤振证",同时将本病归属内风范畴。

杨文明认为,颤证与患者年老体虚,精血不足,肝风妄动,筋脉失养有关。一切邪气或瘀血停留均会损伤筋脉骨节,使关节屈伸不利,以致发生拘挛,指出瘀血为本病的病理因素,瘀血阻滞,脉道不通,血行瘀阻,筋脉失养而致手足震颤,屈伸不利,此即血瘀生风。帕金森病发病机制多为正虚,之后形成的风火痰瘀进一步加重病情,其中正虚可为肝肾阴虚,可为气血两虚。多因年老体虚、饮食不节、情志不调、劳逸不当,从而导致气血阴精亏虚,进而痰浊、瘀血壅阻经脉,气血运行不畅,或热甚动风,扰动筋脉,而致筋脉失去濡养,肢体拘挛颤动。

❶ 正虚是帕金森病病机之本

帕金森病的病性总属本虚标实,本为气血阴阳亏虚,又以阴津精血亏虚为主,与肝、脾、肾三脏关系密切。肝为风木之脏,易化火生风,随风而动,风易袭阳位,肝阴亏虚亦致阴不制阳,则肝风内动,筋脉不能自主,随风而动,牵动肢体,则肢体动摇。脾为后天之本,乃气血生化之源,五脏之中心,可运化水谷精微以充养四肢五脏。脾虚,运化失司,气血化生不足,四肢肌肉失于濡养,则振摇而失用;可累及肝肾,致肝肾不足,肝肾阴亏无以制阳,则阳偏亢而风动;脾虚不能运化水湿,痰浊内生,久而化热,痰热则风动;气虚则血瘀,瘀血痰浊交阻,则进一步耗伤阴津气血而致颤振发生。肾为先天之本,主水,肾虚,水不涵木乃使肝脏阴血亏虚,致筋脉失养。肾精虚损,髓海不充,肝木失养,风动振摇,临床多表现为动作迟缓,手指呈搓丸样震动,步伐呈慌张步态等。肾藏精,主骨生髓,上充于脑,"脑为髓海",脑之形态和功能取决于肾精的盛衰。脑为周身连接之要领。脑髓充盈,身体轻劲有力;若髓海不足,则运动失调,或震颤或迟缓;肾虚易致血瘀,加之髓海空虚,使瘀积久留不去,久而更损髓海,不仅肢体活动失于协调,而且思维意识失常,出现反应迟钝、记忆力减退,重则呆傻

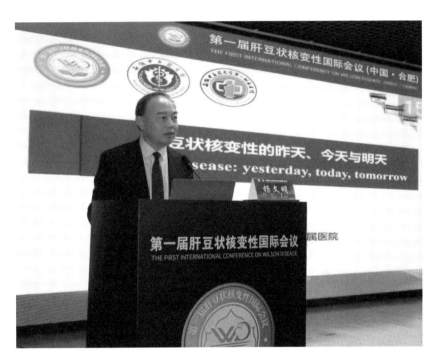

担任第一届肝豆状核变性国际会议大会主席并做专题报告

愚笨之症。正虚在帕金森病的发病过程中占有重要地位。

❷ 血瘀系帕金森病病机之关键

杨文明认为,颤证病因以风、火、痰、瘀为患,标实之间可相互转化。瘀血贯穿于本病发生、发展及转归的各个阶段,并且瘀血日久亦可以产生痰、热等其他病理因素,导致瘀血阻滞,脉道不通,血行不畅;筋脉失濡而手足颤动,屈伸不利,此即血瘀生风。血瘀与内风之间有着一定的联系。血瘀是本病临床上常见的病理因素及病机,可单独发病,也可与其他病理因素相互为患,或夹杂其中而发病,可见于帕金森病的发生、发展、转归各个阶段,贯穿于帕金森病的始终。长期观察发现大部分患者具有局部血流障碍表现,如头摇或肢体颤振,日久渐重,肢体拘挛,活动受限,项背前倾,言语不利,步态慌张,面色晦暗,皮脂外溢,肌肤甲错,舌质紫黯或夹瘀斑,舌苔薄白或白腻,脉弦涩等。临床可表现为血瘀证候,血瘀而生内风,临床观察中,无论帕金森病表现为何种临床证候,大多

兼有瘀血阻络之象。瘀血是引起帕金森病发病或加重的重要因素,强调在本病治疗中应重视"瘀血生风"这一病机认识,重用活血化瘀药方可逆转病机。

(二)主张帕金森病全程管理观念

帕金森病是一种需要终身接受治疗的慢性疾病,在治疗过程中,不仅要考虑控制患者的运动症状,也应改善其非运动症状,从而形成一种连续而全面的管理模式,可以延缓疾病进程,提高患者生活质量,达到长期获益。治疗方法和手段,需包括药物治疗、运动疗法、手术治疗、心理疏导及家庭照料护理等。药物治疗是帕金森病全程干预管理中的首选方法和主要治疗手段。手术治疗则是药物治疗基础上的补充手段。运动疗法、心理疏导及照料护理等是提高患者生存质量的重要手段。当然,由于帕金森病本身的特性,不论何种手段只能改善患者的生活质量和临床症状,减缓病情进展,但无法彻底治愈。因此,本病的治疗不仅要立足当前,而且需"全程管理",让患者长期获益。

杨文明认为,中医中药对帕金森病的全程干预有其独特的优势:①毒副作用小或没有;②疗效确切长远;③标本兼治,注重人身整体调节和局部症状的治疗;④重视辨证论治,在普遍治疗的基础上,强调个体化治疗等。因此,中医药治疗帕金森病有广阔前景。中医药通过滋补肝肾、益养气血、化痰通络、息风止痉、祛瘀通络等,调节机体免疫系统,促进神经细胞的修复,改善脑部血液循环,刺激大脑中枢神经系统多巴胺的分泌并平衡多巴胺系统功能,从而综合调节神经系统,最终改善疾病的治疗与预后。对帕金森病早发现、早诊断、合理治疗是全程管理的核心内容,加强功能锻炼、心理指导、合理照料护理是重要部分。另外还需社会为患者提供合理的医疗体系、人文关怀。患者本身也需增强战胜疾病的信心,合理认识疾病,寻求帮助,做到远期安排,提高生活质量。

(三)帕金森病临证用药特色

❶ 顾护脾胃,重用白术

杨文明认为,脾乃后天之本,其功能正常与否对本病发展及转归影响极大。脾虚中阳不振,则痰饮内停;胃纳不佳,则痰热内生,引动内风。《神农本草经》言:"白术,味苦温,主风寒湿痹死肌,痉疸……除热……久服,轻身延年,不饥。"《本草汇言》曰:"白术……散湿除痹,消食除痞之要药也。脾虚不健,术能补之……胃虚不纳,术能助之。"故杨文明常重用白术30~40 g。现代研究表明,白术所含苍术酮等成分可影响动物模型肠道微生物和酶的活性,从而发挥调节肠道功能的作用,加强肠道平滑肌运动,改善患者便秘;可清除活性氧自由基,改善患者运动迟缓症状;并能保肝护肝。肝完好,则无虚无风,痉无以生。与赤芍配伍,赤芍入肝经,走血分,功擅清肝凉血活血,针对湿热之痰引动肝风,证见头晕目赤、肢摇日久、情绪易急易变者每收良效。《本草纲目》认为天麻为治风之神药,与天麻配伍,平肝止痉,祛风通络,主治肢体挛急、头昏眼蒙、言语不利等。

② 善用虫类药,息风止痉

《素问·至真要大论》曰:"诸风掉眩,皆属于肝……诸暴强直,皆属于风。"杨文明认为,本病基本病机为肝风内动,筋脉失养。肝者,其充在筋;风者,其性主动。肝风内动,筋脉运动失调,遇风而动,从而肢体出现颤抖、抽搐、摇动、无法自控,甚者颤动不止、强急挛缩。虫类药具有搜风通络、行走攻窜、活血化瘀的特性,"草木不能建功,故必借虫蚁入络搜剔络内久踞之邪",常用全蝎、蜈蚣、地龙、土鳖虫、水蛭等搜风通络,天麻、钩藤、龙骨、牡蛎之类以息风镇痉。若五心烦热者,加知母、石斛;痰多白腻者,加法半夏、胆南星;认知障碍者,加郁金、远志;大便秘结者,加瓜蒌仁、桃仁、火麻仁。

③ 喜用厚朴,点睛之效

厚朴可化湿消痰、通腑行气,《名医别录》有"消痰下气,厚肠胃"。现代研究表明,厚朴酚可松弛肌肉,降低患者肌张力,改善动作协调;可提高脑内核团中5-羟吲哚乙酸/5-羟色胺值,从而改善患者抑郁等非运动症状;改善患者记忆力等,提高日常生活质量。杨文明常用厚朴20~30 g,配伍伸筋草、丝瓜络舒筋活络,可显著改善患者动作缓慢,提高其生活自理能力。

④ 消除便秘,调理肠道

便秘是帕金森病患者最常见的非运动症状,可先于典型的运动症状出现或与运动症状伴发,临床可表现为排便不尽感、排便不畅、排便周期或时间增长、粪便性状干涩等,部分患者可伴发胀气、肛门阻塞感,甚至需辅助排便等,严重影响患者心理及生活。临床研究显示,脑内神经元减少或者缺失与本病胃肠功能障碍有关;另外,抗胆碱药、多巴胺激动剂等抗帕金森药物会影响肠道菌群及运动,可能加重便秘。杨文明认为,脑与大肠在生理上互通互用,病理上互损互荣,脑为精髓汇集之地,位居最高;大肠为传化糟粕之腑,地处最下。精髓汇聚于脑,浊气不可侵犯;水谷之浊下聚于肠,排出须有时。脑为清灵之腑,藏而不泻,大肠为传导之官,泻而不藏,二者藏泻有度,精神乃居。泻下攻伐过度,则正气愈虚,不仅达不到通便目的,反而加重病情,故应攻补兼施。若患者大便秘结数日未解,伴潮热汗出、面红口渴、脘腹胀满等一派阳明实热证,可在大黄、枳实、厚朴等行气通便基础上加滋阴增液、滑利润下之品,如生地黄、玄参、麦冬、火麻仁、苦杏仁、郁李仁等,以达泻而不峻、润而不腻之功;若患者大便已通,则应停用攻伐之品,以免耗伤正气,可酌以填精益髓或益气生津补血之品,如肉苁蓉既有补肾阳、益精血之功,又兼润肠通便之功;熟地黄能填骨髓、生精血、补五脏,制何首乌功善补肝肾、益精血、润肠通便,当归补血活血、润肠通便。

5 活血化瘀，贯穿全程

血瘀风动是帕金森病发病的中心环节。临床上，瘀血始终贯穿于本病发生、发展、转归、预后各阶段，瘀血日久可产生痰、热、湿、毒等其他病理因素，致经脉受阻，筋脉失濡而手足颤动、屈伸不利。"治风先治血，血行风自灭"，故杨文明将活血息风贯穿本病治疗始末，并提出"辨瘀必辨舌"，注重辨别舌象瘀点、瘀斑。用药可选鸡血藤、丹参、姜黄、红花、三七、川芎、延胡索、益母草、牛膝、牡丹皮、赤芍、桃仁、姜黄、三棱、莪术等，尤其鸡血藤祛瘀生新，有较好的抗氧化、镇静等作用，针对患者全程管理，能有效改善肢体症状，调节情绪，并能提高机体营养状态。

三、提出虚-痰瘀致呆论

老年性痴呆是常见的神经系统退行性疾病，常隐匿发病，病情进行性加重。临床主要表现为记忆力减退、失认失算、日常生活能力下降、精神行为异常等。

目前西医治疗以乙酰胆碱酯酶拮抗剂、N-甲基-D-天冬氨酸受体抑制剂为主要治疗药物，但均不能有效地延缓病情进展。中医在本病的诊治方面有自己的特色和优势。在新安医学的指导下，杨文明结合自身的临床经验，提出虚-痰瘀致呆论，认为本虚标实是本病的基本病机，本虚以元气不足、脾肾亏虚为主，标实以痰、瘀为主。

（一）元气不足、脾肾亏虚为本

中医认为，元气是人体最根本、最重要之气。《难经》又称"原气"，《黄帝内经》虽无"元气"或"原气"之谓，但有"真气"之说。其实三者的内涵是同样的。"元者，气之始也"。元气来源于父母先身之精，元精化元气，精气化元神，人的意识、思维活动的产生离不开精、气、神的支持。脑为髓海，肾藏元精化髓以充脑，髓海充盈，则灵机记忆有所主；"脑为元神之府"，是生命的枢机，人的言行、思维、生命活动的产生都受到元神的调控；元气的激发推动作用，是元精气化生髓的必备条件。三者相互依存，相互作用，是思维活动形成的原始物质，并且受到后天脾胃运化的水谷精微充养，布散全身，温润脏腑、充身濡窍、补肾益髓、卫外御邪，以维持和激发机体的正常生理功能。若脾肾亏虚，元气不足，导致髓海不充，脑减髓消，发为痴呆。

老年性痴呆是多发于老年人的神经系统退行性疾病，随着年龄增长，发病率逐渐增加，该病的发生与人体先天之本肾与后天之本脾的关系十分密切。中医认为，肾气的盛衰，贯穿人类生命过程中生、长、壮、老的各个阶段，影响着机体阴阳的平衡、转化、代谢过程等。一旦肾气匮乏，则机体的平衡遭到破坏，代谢失常，从而加速机体的衰老。衰老是人类生长发育过程的必然结果，同时也是老年性痴呆发生的前提条件。《黄帝内经》认为肾精、气血阴阳与衰老相关；李时珍在《本草纲目》中指出，肾气的盛衰决定了衰老的进度，保持肾中精气的充足，是延缓衰老的必需条件。《医学正传》述："肾元盛则寿延，肾元衰则寿夭。"《医林改错·脑髓说》曰："高年无记性者,脑髓渐空。"脾为阴土,土为万物之母,气血赖此以生,为气血生化之源。《素问·平人气象论》曰："人以水谷为本。"人禀命于天,自生至老,都离不开水谷精微物质的滋养。《素问·本病论》曰："脾为谏议之官,智周出焉。"可见脾胃功能的正常与否,与"智"具有很强的相关性。现代研究表明,健脾益肾法能够有效地改善阿尔茨海默病模型大鼠的学习记忆能力。脾主运化,《灵枢·五癃津液别》云"五谷之津液……补益脑髓",五脏六腑之精气皆上注于脑,若脾旺则元气化生有源,髓海得充;脾气亏虚,则输送乏源,气血精微不能上荣于元神之府,血气渗灌

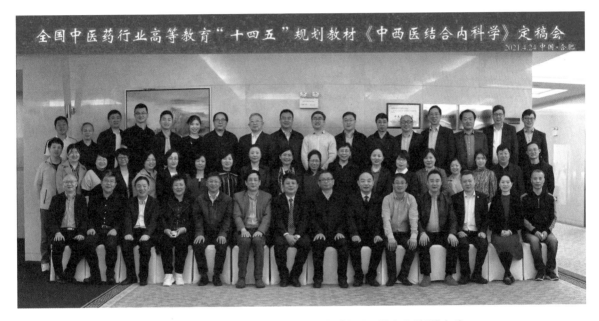

担任中医药高等院校"十四五"规划教材《中西医结合内科学》主编

减弱,元气虚损,或内伤积损,肾中精气亏虚,脑髓空虚,脑滋养无源,则枯萎失用,府神不清,神机失转,元神失敛,灵机记性衰减至丧失、肢体钝而不受控、情志异而多变,渐发为痴呆之症。脾胃化生水谷精微物质,不仅充身润肤濡窍,使脏腑维持正常的新陈代谢,还能不断地充养元神,使人思维敏捷,神府得用,发挥"任物"之作用,达成"气和而生,津液相成,神乃自生"的最终状态。因此,脾肾亏虚、元气不足是本病发生的重要基础。

(二)痰瘀互结为标

"痰也、血也、水也,一物也",痰浊、瘀血同出一源,常相互交结、相互转换、缠绵病情。本病患者多元气不足,脾肾亏虚,脾为生痰之源,肾为生痰之本。脾主运化,脾虚则运化无力,水湿困脾,久而凝聚成痰;肾主水,肾虚则开阖不利,水湿内聚,亦可为痰。元气不足,则气虚行血无力,留滞经脉,瘀血内生,形成痰瘀互结,阻塞清窍,蒙蔽神明,元神失用而致痴呆。正如"痰积于脑中……使神明不清而成呆病矣"。脾肾亏虚则元神化

生不足,不仅影响人的思维活动正常开展,同时致使痰瘀等病理产物淤积,日久则会毒损脑络,发为痴呆。现代研究发现,老年性痴呆患者脑内的病理改变与痰瘀机制存在一定的相似性;痰瘀虽是痴呆发病的重要病理因素和代谢产物,但其产生的根源是脾肾亏虚,故治疗应重在补益脾肾,脾肾一固,痰瘀自消。治病必求其本,固本培元、补益脾肾实为治本之法,正本即可清源。

(三)确立固本培元、痰瘀兼治基本治法

中医学认为元气是人体生命进程中必不可少的原始物质和原动力,人体生长、发育、温煦和激发等生理活动的完成与否,元气在其中扮演关键角色,故元气充足,则盛而顺,不足则衰而减。元气源于先天,以肾中精气为基础,通过脾胃化生之精微物质不断充养,维持机体生命的根本。

杨文明秉承新安医学固本培元的学术思想,结合长期临床诊疗经验,认为固本培元、痰瘀兼治是老年性痴呆的基本治法,创制了具有健脾益肾、化痰祛瘀功效的中药复方制剂"智脑胶囊"治疗老年性痴呆,取得了较好的临床疗效。由于脾肾亏虚而致元气不足,因此固本培元法在老年性痴呆治疗中的实质就是健脾益肾,在此基础上同时兼以化痰祛瘀治标。《素问·上古天真论》云:"肾者主水,受五藏六腑之精而藏之。"先天元元气源于父母之精,由肾中精气所化生,古代医家遵循"以母为基,以父为楯"的理论,认为先天之元气对血肉、形体的构建至关重要,然先天禀赋,已有定数,若使用过度,则会加速元气的消耗,无以化髓充脑,增加痴呆发生的可能性。李东垣认为,"元气……非胃气不能滋之""脾胃元气既伤,元气亦不能充,而诸病之所由生也"。气血为人体基本营养精微,既为生智之物质基础,又能充养脑髓,聪明益智。后天充养不足,元气化生乏源,脏腑功能减退,脑减髓消,从而加速痴呆的发生。因此,健脾益肾、化痰祛瘀、标本同治是治疗老年性痴呆的关键之策。

四、强调分期论治中风后脑水肿

中风,又称卒中,是以半身不遂、肌肤不仁、口舌歪斜、言语不利,其则突然昏仆、不省人事为主要临床表现的一类疾病。中风后脑水肿是指缺血性或出血性中风后由多种物理损伤、生化改变等因素共同作用而导致脑组织继发性病理改变,主要表现为脑内水分增加、脑容积增大,严重时可进一步导致颅内压增高、脑中线移位甚至诱发脑疝而引起死亡。对于中风后脑水肿的治疗,目前大多应用脱水药物降颅压或手术减压等方法,临床上具有一定的疗效,但其带来的水电解质平衡紊乱、反跳现象、肝肾功能受损等副作用不可忽视。

杨文明在中医经典理论和现代医学认识的基础上,结合长期临床实践经验,认为中风后脑水肿的病理因素主要为瘀、毒、水、痰四种,且不同发病时期主要病理因素各有不同,在治疗时应分期分度从瘀、毒、水、痰四个方面论治。临证善用虫类药化瘀通络利

水;强调整体观念,上病下取,二便分消;同时重视患者意识状态的动态观察和辨识,在病情未加重或恶化之前及时采取措施以截断病势。

(一)"瘀、毒、水、痰"为其关键病机

现代医学认为,脑水肿多数是由脑微循环障碍引起,以血脑屏障结构功能损害和脑细胞能量代谢障碍为发病基础,最终导致过多的水分积聚在脑细胞内或细胞外间隙。根据中风后脑水肿临床症状的不同,可归属于中医学"中风""真头痛""昏迷"等病证范畴。早在《素问·调经论》中就有"孙络水溢,则经有留血"的记载,认为瘀血是水液泛溢的重要原因。唐宗海在《血证论》中亦论及"瘀血既久,化为痰水,血病不离水",认为瘀血内阻致使气血运行不畅,气机不利,津液输布失常,而生痰化水。

杨文明根据前人研究基础并结合自身临床实践经验,对中风后脑水肿的病因病机进行了总结与创新,认为本病的病理产物主要为"脑中水毒",基本病机为各种原因导致脑脉痹阻或血溢脉外而成瘀血,瘀停为水化毒,水聚而成痰湿,水与热毒、瘀血、痰湿互结阻于脑之神机窍道,使神机受累、元神失用而出现的一系列变证,故治疗上从瘀、毒、水、痰四个方面论治。

(二)临证分期分度,把握四端

中风后发生脑水肿时,因病情较急,故根据"急则治其标"的原则,应从标实论治。目前国内外尚无公认的中风后脑水肿严重程度的评判标准,一般结合意识状态,头痛、呕吐、视盘水肿等典型颅内压增高表现以及影像学检查如颅脑CT、磁共振成像(MRI)进行综合评判。杨文明认为MRI可作为评判脑水肿严重程度的首选检查方法。临床根据中风发病不同时期、发生后MRI脑中线移位程度以及临床表现,可将中风后脑水肿分为早期、极期、晚期三期,强调不同时期、不同程度脑水肿的主要病理因素也有所不同。

❶ 早期为轻度脑水肿阶段,治宜活血化瘀、解毒通络

早期又称代偿期(一般在发病6小时内),此期延髓对脑缺氧尚有一定的耐受,除偏瘫之外,可出现头痛、呼吸加深等,但一般尚无颅内压增高等典型症状,意识通常保持清醒,因而常被临床忽视。脑水肿早期时,水肿造成的MRI脑中线移位一般达到5 mm,多属轻度脑水肿。杨文明认为瘀血是中风后脑水肿形成的基础,而毒邪为早期、轻度脑水肿阶段主要病理因素,亦可见于脑水肿各个时期。中风后脑水肿,此时离经之血成为瘀血,其周围形成一缺血水肿区,造成脑组织缺血、缺氧、水肿等病理改变。毒邪致病在中风病的发病过程中也有重要作用。毒邪致病,疾病多病情复杂、变化多端、危急凶险、胶结不解、难以治愈。中风病是由各种病邪长期、反复损伤脑络,病邪积而成毒,毒邪闭阻脑络或使脑络破损血溢而发病。此期瘀血与毒邪互结,化瘀是解毒的基础,解毒有利于祛瘀,因此应化瘀与解毒合用。

❷ 极期为中度脑水肿阶段，治宜化瘀解毒、通络利水

极期又称典型期（一般在发病6小时至2天），患者常有典型的颅内压增高症状，如头痛剧烈、喷射状呕吐、视物模糊、视盘水肿，但一般无明显意识障碍，此时MRI脑中线移位多在0.5~1 cm，属中度脑水肿。杨文明认为水邪是脑水肿极期的主要病理因素，是疾病进展的关键。《金匮要略·水气病》曰"经为血，血不利则为水"，指出瘀血是导致水肿的重要因素。随着病情发展，脑中瘀血阻络导致津液输布失常，或瘀血化生水邪导致脑窍水饮进一步增多，病理因素由瘀、毒进展为瘀、毒、水。瘀血阻于脑络，气机被阻，津液输布失常，聚而为水饮之邪；水饮又可阻滞气机，致脑络血行不畅，进一步导致血瘀水停，正如《灵枢·百病始生》所言："凝血蕴裹而不散，津液涩渗……而积皆成矣。"水积聚于脑窍，与瘀、毒互结而致疾病渐进，进一步加重临床症状，常见半身不遂、头痛如劈、呕吐涎沫、头晕目眩、腹胀喘满，或有神昏谵语等。治疗应化瘀、解毒、利水并重，常用化瘀解毒、通络利水之法。

❸ 晚期为重度脑水肿阶段，治宜豁痰化瘀、通腑解毒

晚期又称衰竭期（一般在发病2天后），此期除有明显颅内压增高症状外，常伴有明显意识障碍，严重时可出现昏迷、抽搐、脑疝等，危及生命。此时属重度脑水肿，MRI脑中线移位一般达到1 cm，若未得到及时有效治疗，预后多不良，死亡率可达90%。杨文明教授认为痰浊是该期的重要因素，临床症状较重，常见喉中痰鸣、咳嗽喘促、恶心呕吐、神志昏蒙或嗜睡、胸闷、便秘、舌质暗红、苔黄腻、脉弦滑等，治宜豁痰化瘀、通腑解毒。根据急则治其标的原则，此时应以豁痰开窍醒神为先。此外，该期病情较重，随时可危及生命，还应以西医对症支持治疗为主，以维持患者生命，必要时可行脑脊液引流术、去骨瓣减压术，同时可联合应用化痰、涤痰或豁痰开窍之中药进行中西医结合治疗，以提高疗效，改善预后。

（三）诊疗特色

❶ 化瘀通络，善用虫类药

杨文明认为中风后脑水肿的治疗应重在化瘀，化瘀应重在通络。临床可用益母草、泽兰、水蛭、桃仁、红花、川牛膝、鸡血藤、琥珀活血通络利水。对于出血性中风离经之血造成的脑水肿，杨文明主张在辨证论治的基础上针对"离经瘀血"选用具有化瘀与止血双向作用的活血化瘀药，如三七、花蕊石、大黄、血竭、蒲黄、赤芍、茜草。对于瘀血阻于脑络，病位较深，难以祛除者，常用虫类药，其性走窜，活血通络力强，能除草木难除之瘀滞。应用虫类药不仅可以活血逐瘀、搜风剔络，还能针对脑水肿络阻水停之病机起到活血通络利水之效。但在病程早期应慎用破血通络峻猛之品，如水蛭、虻虫，随着病情发展，后期可根据瘀血证情轻重选用虫类药，轻者可酌选地龙，重者可选土鳖虫、蜈蚣、全蝎等。

❷ 二便分消，上病下取

杨文明认为，对于一些重症或恶性脑水肿，临床治疗难度大，可基于整体观念采用通腑利水、二便分消之法进行治疗。脑为奇恒之腑，元神所处之所，在人体的最上部；大肠是传导之腑，糟粕存储之地，位于六腑的最下部。二者上下联系，清气藏，浊气出，则人体气机升降通畅，脏腑得养，神乃正常。在临床诊治过程中，杨文明十分重视对二便的诊察，强调分消二便可在脑水肿治疗中发挥4个作用。①二便是水液排泄的主要途径，通过分消二便使体内的废液排出体外，可起到减轻脑部水肿及降低颅内压的作用。②中风闭证时，患者意识不清，此时运用通腑泄热利水之剂，可通过二便除去郁滞于胃肠的痰浊积滞，使浊邪不得上扰脑窍神明，气血逆乱得以平息，有助意识改善。③分消二便一方面可以调节胃肠道功能，促进肠管蠕动，预防和减轻肠道应激损伤，又可通过增加小便量而促进毒素从尿液排出。④中风后脑水肿后期常伴有肺部感染及高热，分消二便可增加热量的排出，有助于缓解高热及呼吸

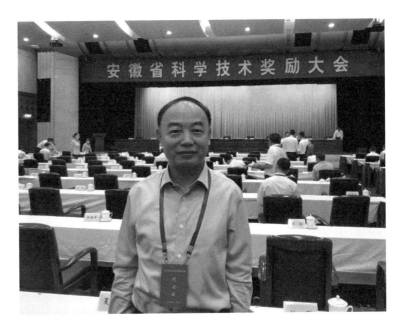

获奖并参加安徽省科学技术奖励大会

道症状。临床治疗中风后脑水肿特别是顽固性脑水肿时，常用大黄、枳实、芒硝、火麻仁、番泻叶、茯苓、白术、车前草、商陆、泽泻等通利二便之药，取其釜底抽薪、上病下取、通畅腑气、逐利水道之妙效，通过增加毒素、水液、热量等的排泄，以达到减轻脑部水肿、改善意识状态、防止变生他症的作用。

❸ 辨析意识，截断病势

中风后脑水肿为神经科之危重病症，病情变化迅速，易并发意识障碍甚至脑疝等危及生命。杨文明认为，临床应密切关注患者的意识变化，其意义有二方面。一则意识是判断病情轻重及预后的关键，当患者中风后出现意识障碍，则提示为中脏腑，其后发生脑水肿程度往往较为严重，预后一般不佳；若患者中风后无意识障碍，一般提示为中经络，病情较轻，其后发生脑水肿程度一般较轻，预后一般较好。二则意识是判断疾病进

退变化的标志,若患者中风发病起初伴有因脑水肿引起的意识障碍,经过治疗意识逐渐好转,此时多提示脑水肿情况较前有所好转,疾病趋于良好;若患者中风发病起初无意识障碍,随着时间变化出现意识障碍,或起病之初意识障碍较轻,随着病情进展意识障碍程度进一步加重,则提示脑水肿可能有所加重,疾病趋于进展。

第三节 临证精粹

一、从解毒通络论治肝豆状核变性

杨文明认为伏毒阻络是肝豆状核变性的基本病机,因此在临证治疗中,应针对伏毒阻络病机进行干预。祛除伏邪、解毒通络是治疗本病的基本治则治法。由于患者的伏毒可表现为铜毒、湿毒、热毒、痰毒、瘀毒等,因此,在基因治疗尚无有效进展时,解毒通络便成为本病的基本治法。治疗上除控制饮食中铜的摄入外,在辨证施治的同时,不忘解毒通络。

(一)补益肝肾,解毒通络

患者先天禀赋不足,禀赋突变之邪伏于肝肾,肝肾亏虚,风动痉挛,则肢体抖动、手舞足蹈、膝挛趾收、躯体扭转、酸楚频作;足厥阴肝脉络舌本,风阳窜扰络脉,铜毒内聚,则言语含糊;风动于上,阴亏于下,上盛下衰,则步履蹒跚;肾阴不足,无以充髓实脑,则呆傻愚笨;肾精不养腰府,则腰酸腿软;水不涵木,肝阳上扰,则头晕目眩;阴虚失润,虚热内炽,则口咽干燥、五心烦热、盗汗便秘,舌干红、少苔、脉弦细数。治以滋补肝肾、解毒通络。投以左归丸加减。方中熟地滋肾填精,大补真阴;山茱萸以养肝滋肾,涩精敛汗;山药补脾益阴,滋肾固精;枸杞子补肾益精,养肝明目;菟丝子、牛膝、狗脊益肝肾,强腰膝,健筋骨。加用半枝莲、穿心莲、鸡血藤以清热利湿解毒通络。

(二)清热利湿,解毒通络

患者铜毒内聚,津液不布,酿生湿热,导致湿热内蕴之证。湿热内生,阻滞脉络,肝经不舒,引动肝风。湿热为标,留滞脉络,肝筋失去柔和,则见肢体抖动,行走摆动,步态不稳,活动增多;风阳窜扰舌本络脉,则言语含糊,流涎;湿热内生,脾胃运化功能失司,则见口臭,纳谷不香,大便干结,小便黄。治宜清热利湿、解毒通络。采用中药复方肝豆汤加味投之,本方由大黄、黄连、黄芩、半枝莲、穿心莲、萆薢、丹参、莪术等组成,既能清热解毒、通腑利尿,又能利胆排铜,在解毒的同时,使铜毒从大小便及胆道排出,且能化瘀通络,修复损伤的脏腑之络。方中大黄主入肝、胃、大肠经,具有清热解毒、利胆通腑之功,可通泄肝络、肠络之邪毒;黄连、黄芩可入肝、胆、大肠、小肠经,具有清热燥湿、泻火解毒之功,半枝莲、穿心莲、萆薢主入大肠、肝、肾、膀胱经,协同发挥清热解毒利尿之功,丹参、莪术具有活血通络之效。全方共奏解毒通腑、化湿通络之功。如此则热得泄,湿得除,腑得通,毒得解,气得顺,血得行,络得畅,津血无以聚,痰瘀无以生。

(三)祛痰化瘀,解毒通络

患者先天禀赋不足,邪伏于肝肾,肝肾受损,铜毒内聚,阻碍气机,气血津液停留,聚湿生痰,滞血为瘀,此时伏毒转化外显为痰瘀之毒。痰瘀互结上扰清窍,阻滞筋脉,故可见言语不清,精神异常,肢体抖动,震颤不已;痰瘀内停,铜毒蓄积于胸腹部,可见胸脘痞闷,胁下积块,疼痛不移,腹胀纳少;痰瘀壅塞于肌肤,可见肤色黧黑,肌肤甲错;舌质黧淡或有瘀斑,苔薄腻,脉弦滑,为痰瘀互结之象。治宜祛痰化瘀、解毒通络。临证治疗可予肝豆灵汤,该方由郁金、石菖蒲、大黄、黄连、丹参、鸡血藤、莪术、姜黄等组成。方中石菖蒲、郁金祛痰、活血通络,为君药;丹参、姜黄、莪术、鸡血藤活血化瘀、散结通络;佐以大黄、黄连通腑解毒。诸药合用,共奏祛痰化瘀、解毒通络之效。但应注意的是,临床化瘀通络中药应禁用虫类药物,如全蝎、蜈蚣、地龙、水蛭,这是因为此类药物大多含铜量高,应用后往往病情不见减轻反而加重。因此,临证时一般多使用低铜高锌的植物类通络药物。

(四)疏肝解郁,解毒通络

患者长期心情忿闷,郁怒不畅,使肝失条达,气失疏泄,肝气郁结,发为本病。情志所伤,肝失条达,则精神抑郁、反应迟钝、表情呆滞;肝火有余,则性情异常、急躁易怒、哭笑无常、肢体抖动、步态不稳;肝气上逆,循经上攻头目,气血壅盛络脉,则头昏且胀;肝气郁结,经气不利,则胸胁或少腹胀闷窜痛;肝气犯脾,则脘闷纳呆;舌质淡红苔白脉弦,为肝气郁结之象。患者虽有本虚,但以标象为重,治宜疏肝解郁、解毒通络,投以柴胡疏肝散加大黄、莪术、郁金、鸡血藤。方中柴胡配香附、川芎以疏肝理气,行气活血;陈皮、枳壳理气行滞,白芍以柔肝止痛;大黄可行腑通络、利胆排铜;莪术、郁金、鸡血藤以理气活血通络。

(五)温补脾肾,解毒通络

患者先天禀赋薄弱,肾气不足,肾阳受损,不能温煦脾阳,导致脾肾阳气同时损伤,虚寒内生,温化无权,水谷不化,水液潴留,发为脾肾阳虚。脾阳不振,寒湿停聚,水蓄不行,则腹大胀满;不能腐熟水谷,则纳呆;阴气极盛,阳气未复,命门火衰,阴寒凝滞,则便溏;阳虚阴寒内盛,气机凝滞,则腹痛绵绵、喜温喜按;脾为湿困,阳气失于舒展,则畏寒神倦;四肢失于温养,则四肢不温;阳虚水泛,水无去路,泛溢肌肤,面部及全身浮肿,则面色㿠白、遍身不泽、肢体水肿、口淡不渴;阳气虚衰,无以温化水湿,膀胱气化失司,则小便短少;舌淡胖,苔白滑,脉沉迟无力,为脾肾阳虚之象。治宜温补脾肾、解毒通络。投以济生肾气汤加大黄、莪术、郁金。方中熟地黄滋肾填精、大补真阴;山茱萸以养肝滋肾、涩精敛汗;山药补脾益阴、滋肾固精;附子、肉桂回阳救逆,补火助阳,散寒止痛;泽泻、茯苓、丹皮、川牛膝、车前子利水渗湿、泄热;大黄可行腑通络、利胆排铜,莪术、郁金以理气活血通络。

验案举隅

李某,男,16岁,2017年6月5日初诊。

主诉:四肢不自主抖动2年。

现病史:患者2年前无明显诱因出现双手轻微抖动,影响写字,自认为学习强度过大引起,未予重视。症状逐渐加重,双下肢开始抖动,影响日常步行和活动,行走及活动时动作夸张。就诊于当地市级人民医院,考虑为"小舞蹈病"并予以治疗(具体不详),治疗后半年患者自觉四肢抖动加重,身体左右肩膀高度不一致,行走时身体向右侧倾斜,步态明显不同步,再次至医院诊治,未予明确诊断。后辗转至北京某三甲医院,拟诊为"肝豆状核变性",予以青霉胺治疗后患者症状未见明显改善。后至我院脑病科门诊查,铜蓝蛋白:0.073 g/L;铜氧化酶:0.021活力单位/L;血清铜:5.290 μmol/L;24小时尿铜:1 117 022 μg/24 h;颅脑MRI提示:双侧基底节区异常信号。眼科查角膜K-F环阳性。明确诊断为"肝豆状核变性"。病程中患者四肢抖动,表情怪异,言语含糊,行走时四肢摆动幅度大,身体右侧倾斜,步态不稳,转弯不灵活,反应迟钝,流涎明显,口臭口干,纳谷不香,大便干结,小便偏黄,睡眠差,舌苔黄腻,脉弦滑数。

中医诊断:肝风(湿热内蕴证)。

治法:清热利湿,解毒通络。

处方:生大黄6 g,黄连8 g,黄芩10 g,半枝莲15 g,穿心莲15 g,萆薢20 g。7剂,水煎服,每日1剂,早晚口服。

二诊,2017年6月12日。患者四肢抖动减轻,但每于紧张或情绪激动时抖动加重,步态较前灵活,大便仍难解,小便偏少,守上方加大黄8 g,泽泻15 g,郁金10 g。14剂,水煎服,每日1剂,早晚口服。

三诊,2017年6月26日。患者大小便正常,抖动控制可,睡眠较差,守上方加远志15 g,丹参10 g。21剂,水煎服,每日1剂,早晚口服。半年后随访,抖动症状控制,不影响日常生活,行走姿势异常减轻,睡眠尚可,大小便正常,坚持服用以上方为基础的中药片剂,病情稳定。

【按】 从患者临床表现及舌脉来分析,符合湿热内生表现,湿热内生,阻滞脉络,肝经不舒,引动肝风。该患者主要因先天禀赋不足,后天饮食不节,铜毒内聚,酿生湿热。该阶段以湿毒为主,治疗上应予以清热利湿、解毒通络。若任由病情迁延,湿热内停,阻困中焦,痰瘀互结,致使肝失条达,气滞血瘀,临床表现为腹胀如鼓,按之坚满,或如蛙鼓,脘闷纳呆,恶心欲吐,小便短少,大便溏薄;瘀血阻络,症见腹大坚满,按之不陷而硬,腹壁青筋暴露,胁腹钝痛,肋下痞块,面色黧黑或晦暗,唇色紫褐,大便色黑,小便短赤,舌质紫红有瘀点、瘀斑,舌下静脉怒张;若肝肾阴虚,既可引起肝风内动,又可引起腰膝酸软、面色晦暗、形体消瘦、潮热心烦、失眠多梦、鼻衄齿衄、舌红绛而干或光剥;瘀血阻窍,可见健忘、失眠、痴呆等;若阴损及阳,阴阳俱亏,则可出现昏迷等危重证候。

二、补益肝肾扶正、豁痰化瘀祛邪法治疗肝豆状核变性肝纤维化

杨文明基于肝豆状核变性肝纤维化的肝肾亏虚、痰瘀互结病机,提出补益肝肾、豁痰化瘀是本病的基本治法,并创制了中药复方制剂"肝豆扶木汤",广泛用于临床,疗效显著。本病的病理性质为本虚标实,肝肾阴虚为本,痰瘀互结为标。朱震亨在《丹溪心法》中提到"气血冲和,百病不生。一有怫郁,诸病生焉",《黄帝内经》中有"邪之所在,皆为不足"之说,故杨文明强调治疗本病要做到标本兼顾。本病的发生以肝肾阴虚为基础,阴不敛阳,虚风内动或肝失条达,气机不畅。滋补肝肾,则精血得充,正气渐盛,肾气充沛,则能激发脏腑经络官窍的生理活动,推动精气血津液的运行,而不使痰聚血瘀。调达气机,则肝郁得疏,柔肝敛阴,则阴阳平衡互制,内风得息。豁痰祛瘀,既能去除标实亦有利正气恢复,即所谓扶正祛邪,扶正邪自去,祛邪正自安。肝豆扶木汤由制何首乌、枸杞子、土茯苓、白芍、三七、郁金及柴胡等组成。方中制何首乌、枸杞子补益肝肾,扶正固本;三七、郁金、

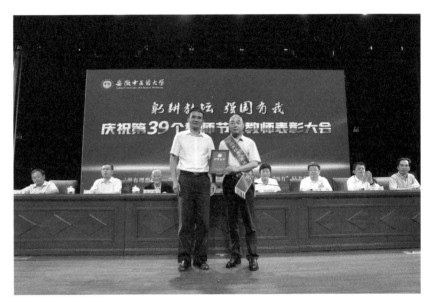

领衔的中西医结合临床教师团队成功入选教育部"全国高校黄大年式教师团队"

土茯苓活血化瘀,解毒除湿;白芍、柴胡柔肝敛阴,条达肝气。诸药合用,共奏补益肝肾、豁痰化瘀之功效。此外,杨文明在临床中结合每个患者的不同情况灵活加减:若中焦湿热重者加苍术、白术、厚朴、半夏、陈皮以化湿行气;若气滞血瘀重者加川楝子、延胡索、赤芍以行气活血;阴损及阳,脾肾阳虚者可合济生肾气丸加减;痰瘀互结,肝硬化甚者加姜黄、莪术以活血散结。

验案举隅

陶某,女,16岁。2016年7月11日初诊。

主诉:发现肝功能异常1年余。

现病史:患者1年前开始出现形体变胖,体检时发现肝功能异常。父母为非近亲婚配,家族无类似病史。症见:胁肋隐痛,痛有定处,形体肥胖,纳呆,泛恶流涎,舌质紫黯,苔滑腻,脉弦滑。辅助检查:角膜K-F环(+)。肝功能:ALT 116 U/L,AST 69 U/L,肝纤四项:HA 265.48 ng/mL,铜蓝蛋白0.081 g/L,铜氧化酶0.023活力单位/L,尿五元素:铜1 322.07 μg/24 h,血清铜:10.250 μmol/L,肝胆胰脾超声提示脂肪肝。

中医诊断:肝风(肝肾阴虚,痰瘀互结)。

治法:补益肝肾,豁痰祛瘀。

处方:①肝豆扶木汤加减。方药:制何首乌6 g,枸杞子30 g,三七10 g,土茯苓15 g,白芍20 g,郁金20 g,柴胡12 g。14剂,水煎,每日1剂,分3次口服。嘱患者避免高铜饮食。②二巯基丙磺酸钠0.5 g静脉滴注,每日1次。

二诊,2016年7月25日。患者述胁肋隐痛减轻,食少,夜寐差。原方加鸡内金10 g,二芽各15 g,酸枣仁15 g,远志10 g,茯神10 g。继服14剂后,诸症缓解。复查结果:ALT 58 U/L,AST 34 U/L,HA 58.62 ng/mL。

【按】 患者先天禀赋不足,肾精素亏,水不涵木,延及肝脏,肝肾阴虚,铜毒内聚,发为该病。阴不敛阳,虚风内动。肝失濡养,条达不畅。铜毒郁久,湿热内蕴,湿邪为患,易阻滞气机,气滞血瘀,气滞津停,又邪热炽盛,炼液为痰,热入血脉,煎熬成瘀。痰饮一旦形成,又可以进一步阻碍气血运行,加重瘀血。瘀血必兼气滞,津化失常,聚为痰饮,故痰瘀之间形成痰凝血瘀,血瘀津阻的恶性循环,痰瘀互结,病势缠绵,胶着难解。瘀血内积,气血运行受阻,不通则痛,故见胁肋刺痛,痛处固定;痰浊内生,泛于肌肤,故见形体肥胖;痰浊中阻,胃失和降,故见纳呆流涎;舌质紫黯、苔滑腻、脉弦滑为痰瘀互结之象。遂投以肝豆扶木汤加减运用。方中何首乌、枸杞子补益肝肾,扶正固本;三七、郁金、土茯苓活血化瘀、除湿解毒;白芍、柴胡柔肝敛阴,条达肝气;鸡内金、二芽健脾消食;酸枣仁、远志、茯神宁心安神,益智祛痰。诸药合用,标本兼顾,使肝肾得补、痰瘀得祛,诸症改善。

三、扶正化瘀法治疗帕金森病

帕金森病属于中医"颤证"范畴,又称"颤振""振掉"等。本病病因复杂,其中包括年老体虚、情志过激、饮食不节、劳逸失当,上述原因导致气血阴精亏虚,不能濡养筋脉;或痰浊、瘀血壅阻经脉,气血运行不畅,经脉失养;或热甚动风,扰动筋脉,而致肢体拘急颤动。本病的病理性质为本虚标实,本为气血阴阳亏虚为主;标实为火、痰、瘀为患,标本之间密切联系,风、火、痰、瘀可因虚而生,诸邪又可进一步耗伤阴、精、气、血。风、火、痰、瘀之间又可以相互转化。杨文明认为,帕金森病病位在肝,病久涉及脾、肾,肝肾不足是发病基础,瘀血与内风始终贯穿疾病的整个过程及各个阶段,并且内风、瘀血日久可致痰、热等其他病理因素的产生,瘀血阻塞脉道,气血运行不畅,筋脉失于濡养,而产生手足颤动、屈伸不利,血瘀与内风的产生具有一定联系,故正虚血瘀是该病发生的主要病因病机。临床多症见腰膝酸软、耳鸣、神疲乏力、表情淡漠、健忘、纳呆、口中多见流涎、口干、小便频数、大便干结、舌体及舌下脉络紫黯，或有瘀点瘀斑，脉沉涩无力。

杨文明认为，治病求本，帕金森病以瘀血为标，本则多虚，故扶正祛邪，在成方中多重滋补肝肾，佐以健脾，加用虫类药物。一则肝肾乙癸同源，滋补肝肾使水能滋木，肝肾相交，气血充足，髓充脑窍，筋脉得以充养，症状消减；二则帕金森病患者病程缠绵，无法根治，中医认为久病必虚，虚则不耐攻克，瘀血则无法消除；即使正气尚未亏损，也需添加扶正之品，如杜仲、淫羊藿、桑寄生、女贞子；三则虫类药物多具有搜风息风、活血化瘀、通络止痛、化痰散结之功，较一般活血化瘀药物，治疗范围更广，针对风、痰、瘀等多种病理因素，效力更强大和持久，同时虫类药物抗血小板、抗凝、促纤溶作用突出。杨文明又指出，气为血之帅，气行则血行，组方时可酌情加用补气之品，如黄芪、白术、党参、白扁豆。然一味使用活血之品，会耗伤胃气，且活血化瘀药行散力强，亦耗血动血，治疗中多加用益气健脾、养血滋阴之品，如白术、炙甘草、熟地黄、当归、白芍、制首乌、麦冬、天冬等。

杨文明治疗本病，常分期辨证施治，按照安徽中医药大学第一附属医院帕金森病临床路径进行辨证加减运用，在治疗早期，多选用补虚祛邪的方药，在中晚期的治疗中，应重视补虚环节，多选用补虚的方药，注重心理指导、功能锻炼、护理照料。在疾病发展过程中，患者常出现焦虑、抑郁、恐惧等心理疾病，杨文明在诊治过程中，多劝导患者解除心理负担，鼓励患者积极面对生活，调畅情志，节制饮食，使气机条达，气行血畅，在美多芭等药物使用过程中，坚持不求全效、细水长流原则，尽量延缓疾病进展，改善生活质量。

验案举隅

王某，女，77岁。2017年4月11日初诊。

主诉：渐进性四肢不自主抖动8年余，动作缓慢3年。

现病史：患者8年前无明显诱因情况下出现左下肢不自主抖动，后逐渐累及右下肢、左上肢及右上肢，精神紧张时明显，睡眠时消失。3年前开始出现动作缓慢，主要表现为起步困难，走路有前冲倾向，双上肢联动动作减少，尚无转身困难，曾在外院诊断为"帕金森病"，予以调节肌张力等治疗，为求进一步诊疗，就诊我科。肢体颤振、拘挛，活动受限，项背前倾，步态慌张，发甲焦枯，素有头晕，腰酸，纳寐一般，二便尚可，舌质暗，舌苔薄白，脉弦数。

中医诊断：颤病（肝肾亏虚夹瘀证）。

治法：培补肝肾，活血息风。

处方：制何首乌15 g，天麻9 g，生地黄15 g，玄参10 g，钩藤15 g，白蒺藜10 g，丹参15 g，赤芍10 g，杜仲10 g，桑寄生9 g，生牡蛎（先煎）30 g。14剂，水煎服，每日1剂，分早餐后及下午4点服用。

二诊,2017年4月25日。患者震颤幅度明显减轻,右手为中度,左手及上下肢为轻度,头晕及腰酸症状改善,肌张力增高程度也减轻,写字情况较前好转,生活基本可自理。治疗前后肌电图及脑电图可见明显改变,治疗前肌电图为明显的群放电位,治疗后群放电位明显减少。治疗后脑电图α波指数较治疗前明显增高,疗效显著。

【按】 患者年过七旬,正气亏虚,肝肾不足。肝主筋,肾主骨,肝肾不足则筋骨痿软;肾为作强之官,主司技巧,肾亏技巧不能,作强失司,故见肢体不自主震颤,且伴有头晕、腰酸、舌暗等症。治宜培补肝肾、活血息风。选用生地黄、玄参、白蒺藜、杜仲、桑寄生、何首乌补益肝肾、平肝息风;丹参、赤芍活血化瘀,"血行风自灭"。

四、从虚、痰、瘀论治老年性痴呆

杨文明在诊治老年性痴呆时常根据患者的实际病情,灵活辨证论治,均收到良好的治疗效果。杨文明在总结前贤诊治经验的基础上,对老年性痴呆病因病机进行分析并得出独特见解。认为该病的内因是先天禀赋不足、后期失养、年老机能衰退,主要是肾阴精不足,无法上充脑髓。脑髓空虚,再加上后期脾虚,气血生化不足,后天之本失养,痴呆病情进一步加重。髓脑亏空,有形和无形痰饮充斥于脑,脑不能发挥正常的主神明功能,从而导致善忘、痴呆等。疾病发展至一定阶段和一定程度,同时会出现气血瘀滞、痰瘀互结的情况,会使其病情后期进展较快,预后较差。这与西医对该病的认识相吻合,老年斑(β-淀粉样蛋白)改变和神经元纤维缠结可以看作中医的有形之痰饮,脑萎缩后大脑空隙出现的无形填充物质可以看成无形之痰饮,代谢物质的堆积和胶质的增生可以看成是中医的痰瘀互结。

在辨证论治方面,滋补肾精的同时,兼顾补脾健运、调肝疏泄,重用黄芪益气固表、利水消肿。熟地黄、山茱萸入肝、肾二经,滋养肝肾,补先天之根本;白术、茯苓入脾经,健脾补气,补后天之根本。黄精滋补肾精,滋润脾脏,通过补脾起到益气的作用;石菖蒲开窍豁痰、醒神化湿,改善认知功能。在痰饮的清除过程中,注重有形、无形和痰瘀三者的动态转化,善用半夏燥湿化痰,细辛祛风、行水、开窍。在祛瘀方面,丹参益气、活血、养血,三七活血、止血,二者合用,补血而不留滞,加强祛瘀的作用。擅长用全蝎、地龙、蜈蚣等虫类药物,其性善走窜,通行经络,入络搜剔,善入细微孔隙之处,活血祛瘀、涤痰通络。

验案举隅

李某,男,67岁。2016年3月18日初诊。

主诉:记忆力下降2年。

现病史:患者于两年前出现头晕,记忆力下降,情绪不稳定等症状,MRI示脑部老年性改变。近日情绪低落,时常流泪哭泣,站立时头晕,不敢行走。回想不起刚发生的事情或者刚讲过的话,易丢三落四,整日头脑昏沉,前来就诊。时见面色㿠白无华,言语低微,回答问题时词不达意,两目无光,表情呆滞,舌质发暗而舌面少苔,舌质淡边有齿痕,近边缘舌体有两处瘀点，舌体下络脉曲张比较明显，脉沉略迟。

中医诊断：痴呆（脾肾亏虚、瘀血阻窍）。

治法：健脾益肾，活血通络。

处方：炙黄芪30 g，生黄芪、山茱萸、熟地黄各15 g，党参20 g，当归12 g，淫羊藿8 g，石菖蒲12 g，桂枝、鹿角胶（另烊）各10 g，附子（先煎）3 g，法半夏8 g，干姜10 g，三七粉（冲服）6 g，30剂，每日1剂，早晚分服。

二诊，2016年4月18日。患者诉记忆力好转，可以叙述病情减轻的时间和症状改善的情况，齿痕减轻，瘀点和舌下络脉曲张改善。上方去白术、法半夏，加枸杞子15 g，薏苡仁30 g，益智仁20 g，地龙6 g，全蝎3 g，21剂，每日1剂，早晚分服。

三诊，2016年5月9日。患者神如常人，情绪稳定，舌下络脉正常，舌上瘀斑隐见，上方去全蝎、鹿角胶、桂枝、附子，地龙用量调整为3 g，21剂，每日1剂，早晚分服。后随访患者症状控制良好，记忆能力改善，情绪控制稳定。

【按】 该患者年老体弱，肾脾二脏阳气虚衰，气血生化运行缺乏所需的物质和动力，再加上病情日久，形成血瘀。

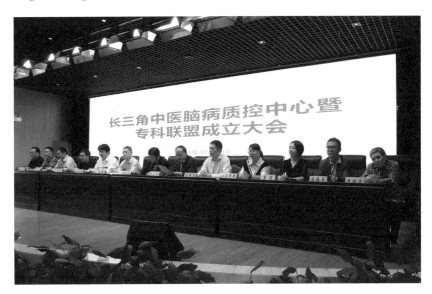

牵头成立长三角中医脑病质控中心暨专科联盟并担任主任（理事长）

瘀血阻于经络，使气血不能上达于脑，导致脑髓失养，神明无主，从而形成善忘痴呆病症。治疗上宜大补肾脾先后天之本，填精补髓，温经活血祛瘀，使精神得以安定。

五、疏风豁痰、化瘀通络法治疗偏头痛

偏头痛是一种反复发作的慢性神经血管疾病，临床表现为单侧或双侧搏动样头痛，以神经、胃肠和自主神经功能变化的各种组合为特征。偏头痛属中医学"头痛""头风""偏头风""真头痛""脑风""首风"等范畴。外感风邪是偏头痛发病的重要致病因素。杨文明认为，偏头痛的病因以风、痰、瘀为主，应以疏风豁痰、化瘀通络为基本治法，临证注重把握病机，准确辨证；重视瘀血，善用虫类药。

（一）风、痰、瘀上壅清窍，络脉不通为基本病机

杨文明认为风、痰、瘀是偏头痛的主要病因。风有外风与内风之别，外风多为感受

外来之风邪,常夹杂寒、热、湿等,侵袭机体,上扰清窍,清阳之气受阻,气血不畅,阻遏络道而发为偏头痛。临床多表现为气候变化、季节交替或长夏季节感受外邪,头痛易发。内风多为肝阳化风,常因素体肝肾阴虚,阴虚阳亢,或情志不遂,肝气郁结,气郁化火,损伤肝阴,肝阳化风,清窍受扰而致头痛发作。临床常见头痛在情绪波动后诱发或加重。痰邪为患,分有形和无形,有形之痰是指产生于肺胃,并能排出体外的痰、涎、涕、唾、沫、脓的总称;无形之痰不可见,闻之无声,触之不及,是机体脏腑功能失调、水液代谢障碍所形成的病理产物。偏头痛患者致病因素多为无形之痰,常因嗜食肥甘厚味、辛辣刺激、生冷之品,饮食不节,暴饮暴食,或劳伤脾胃,脾失健运,不能运化转输水津,难以升清降浊,或因肝失疏泄,助脾胃运化失常,津液输布障碍,导致痰饮内生,阻遏清阳。临床常见头痛患者或因饮食不节,或偏食某些食物后诱发。此外,痰阻脉络,气血郁滞,因痰致瘀,或因情志不畅,气滞血瘀,或肝郁化火,灼伤阴液,阴虚血少,脉道失充,血行瘀滞,脉络涸涩,发为瘀血,瘀阻脑窍,不通则痛。临床常见患者头部刺痛,疼痛剧烈,固定不移。

(二)疏风豁痰、化瘀通络为基本治法

鉴于风、痰、瘀为偏头痛的主要发病因素,杨文明临证多采用疏散外风、平息内风、豁痰化瘀等治法遣方用药,自拟舒天止痛汤疏风豁痰、息风化瘀、通络止痛。药物组成:川芎10 g,羌活10 g,白芷10 g,天麻10 g,僵蚕10 g,钩藤(后下)12 g,全蝎3 g,法半夏9 g,陈皮10 g,白芍12 g,当归12 g,甘草6 g,细辛3 g,丹参30 g,蜈蚣3条。方中川芎性味辛温,归肝、胆、心包经,祛风止痛、活血行气,为血中之气药,走而不守,疏散头面部之风邪,兼调达肝气,行气解郁,又可活血止痛,药力居首,为君药。《本草纲目》指出,川芎"上行头目,下行血海,能散肝经之风,治少阳、厥阴经头痛及血虚头痛之要药"。臣以羌活、白芷,既可助君药疏散外风,又兼化湿之效,中医学认为,湿聚为水,水停成饮,饮凝成痰,此两味药物可防止水液运行障碍,进而避免痰饮内生,其中羌活入太阳经,白芷入阳明经,又有引药入经之功。天麻、钩藤、僵蚕均入肝经,息风通络、平抑肝阳,共为臣药。佐以半夏、陈皮、白芍、当归、丹参、全蝎、蜈蚣,其中半夏、陈皮燥湿化痰,《药性赋》谓半夏"除湿化痰涎,大和脾胃气,痰厥及头疼,非此莫能治";白芍、当归、丹参活血祛风,化瘀通络,白芍又可柔肝,明代李中梓《医宗必读卷十·痹》有"治风先治血,血行风自灭"之说,防止久病入络,并制约诸药之温燥;全蝎、蜈蚣有小毒,息风止痉、散结通络止痛之功甚,叶桂《临证指南医案》认为"风邪留于经络,须以虫蚁搜剔"。细辛,入少阴经,疏风通络止痛为使,甘草调和诸药亦为使药。纵观全方,温而不燥,不寒不热,药力直达病所,针对偏头痛急性发作,每获良效。

由于舒天止痛汤针对偏头痛的常见病理因素风、痰、瘀而设,故可作为该病的通治方,临床在应用该方时可根据患者风、痰、瘀轻重程度的不同而进行加减运用。如外风盛者,可加荆芥、防风、柴胡、薄荷等;内风偏亢者,加龙骨、牡蛎、石决明、珍珠母等;痰浊

为重者,加苍术、厚朴、胆南星、石菖蒲等;瘀血为重者,重用丹参,加用地龙、水蛭、土鳖虫、蜂房等。偏头痛发作超过 72 小时,呈偏头痛持续状态,多因瘀水互结,阻滞脉络,可在舒天止痛汤基础上加川牛膝、泽漆、益母草、泽兰、白茅根、地龙、茯苓等活血利水之品。

验案举隅

张某,女,26 岁。2019 年 3 月 13 日初诊。

主诉:头痛反复发作 6 年,再发加重 5 小时。

现病史:患者 6 年前无明显诱因出现头痛,头痛发作前眼前常浮现圆形闪光点,约 2 分钟后右侧额颞部出现剧烈疼痛,呈搏动样疼痛,难以忍受,伴畏光,呕吐痰涎,每次发作持续约 3 天,安静休息后头痛稍减轻,发作时口服布洛芬可缓解。每月发作 2~3 次,伴情绪急躁,失眠多梦,痛经,尤以经期第 1 天为甚,经量少,色紫暗。患者体型偏胖,平素饮食偏少。此次患者 5 小时前双眼呈现圆形闪光暗点后右颞部搏动性剧烈疼痛,伴畏光、畏声,自行口服布洛芬后症状未缓解,发病前 1 天有外出受凉史。查颅脑 CT 及 MRI 未见明显异常。其母亲有偏头痛病史。刻下症见:右侧额颞部搏动性头痛,见光闻声加重,伴呕吐痰涎,偶有恶风,胸闷,舌质暗红,苔白腻,舌体两边可见长约 1 cm 的黯紫色瘀条,舌下络脉迂曲,色紫黑,脉弦涩。

中医诊断:偏头风(风、痰、瘀夹杂为患)。

治法:疏风豁痰,息风化瘀,通络止痛。

处方:舒天止痛汤,川芎 10 g,羌活 10 g,白芷 10 g,白芍 12 g,当归 12 g,细辛 3 g,天麻 10 g,钩藤(后下)12 g,丹参 30 g,法半夏 9 g,陈皮 10 g,僵蚕 10 g,全蝎 3 g,蜈蚣 3 条,甘草 6 g。3 剂,每日 1 剂,水煎,分早晚两次口服,嘱避风寒、畅情志。因患者头痛剧烈,嘱其取药 1 剂水煎急投。服药后 1 小时头痛减轻,恶心消失,呕吐亦止。服药后 2 小时头痛明显减轻,5 小时后再口服该药,初次服药后 10 小时头痛缓解。嘱按时按量继续服用,巩固疗效。

2019 年 3 月 16 日二诊。患者头痛未再发作,情绪稳定,舌质暗红,苔微腻,脉同前。处方以初诊方加白扁豆 30 g,薏苡仁 30 g,继服 7 剂,煎服法同前。

2019 年 3 月 23 日三诊。头痛未再发作,情绪稳定,饮食、睡眠正常。处方以二诊方改为颗粒剂,继进 30 剂,巩固疗效,预防再发。2019 年 4 月 24 日随访未再发作。

【按】 本案患者为青年女性,病程较长,有遗传因素,平素情志不畅,郁积于肝,肝阴血被耗,难以敛阴潜阳,风阳内动,感于春季时邪而诱发;肥人多痰,复因起居不慎,食饮未节,加之肝疏泄失职,脾失转枢,津液内停,痰浊内生,见呕吐痰涎。杨文明指出,辨瘀必先辨舌。该患者舌质暗红,舌体瘀条浮现,舌下络脉紫黑迂曲,提示瘀血程度较重。治宜祛除外风、平肝潜阳、化痰散结,逐瘀止痛,多法并用,标本兼顾,方用舒天止痛汤,一诊取效明显,二诊患者诸症好转,舌质暗红,苔微腻,加用白扁豆、薏苡仁健脾燥湿化痰,意在健脾以杜生痰之源,治病求本。此后患者未见加重及复发,表明方药对症,切中病机,标本兼治。考虑患者病已年久,嘱药守前方以颗粒剂缓图,尽收其效。

六、治疗特发性面神经麻痹经验

特发性面神经麻痹是因茎乳孔内面神经非特异性炎症所引起的周围性面瘫。杨文明在临床工作中对特发性面神经麻痹的诊治颇有心得,认为本病的主要病理因素为风、痰、毒、瘀、虚,临床上应分期进行辨治。在具体诊治方面,杨文明强调首先必须明确疾病的诊断,确定神经受累的病位。在此基础上,急性期选择中西并用治疗方案,宜采用大剂量解毒清热中药以截病势,防病入里;主张早期运用针灸疗法;强调瘀血贯穿本病的始终,在病情的不同阶段均可选用活血化瘀药,并喜用虫类药物以增通络之功;同时重视临床调护,以助病情向愈。

中医学认为,特发性面神经麻痹归属于"口眼歪斜""面瘫""口僻"等病证范畴。杨文明在长期的临床实践中,通过大量的病例观察,对特发性面神经麻痹的病因病机进行了总结,认为本病既有本虚,又有标实,本虚主要责之正气不足,其中以气虚为要,标实主要归于风、痰、毒、瘀,其病因多由饮食劳倦、久病体虚或失治误治,耗伤正气,致人体正气亏虚,不能卫外,风痰毒邪侵袭经脉,经络受阻,由浅入深,血行不畅,面部筋脉失养而致,并针对上述病因病机进行中医辨证论治。

(一)分期论治

本病临床上应分为急性期、恢复期、后遗症期3期。急性期指发病1周内,此期风邪初入,正气微耗,正邪交争,病位表浅。风邪是六淫之首,易兼夹寒、热、痰等外邪,故急性期主要表现为风寒证、风热证、风痰证,治以驱邪通络为要,采用疏风解表通络之剂。风寒证者,多选荆芥、防风、细辛、桂枝、白芷、藁本、赤芍、全蝎、地龙、僵蚕、川芎、白附子等药。风热证者,常用羌活、黄芩、蒲公英、生地黄、细辛、川芎、板蓝根、芦根、郁金、连翘、僵蚕、全蝎等。部分患者因毒邪侵袭少阳经脉出现耳内或耳后疼痛,杨文明常重用黄芩,并加用栀子、知母、黄连、夏枯草、白花蛇舌草等清热解毒之剂截断病势,避邪深入。风痰证者,多用牵正散加味,药用白附子、僵蚕、全蝎、川芎、陈皮、半夏、枳壳、胆南星、薏苡仁、白芥子等。恢复期指发病1周至3个月内,此期患者往往正气亏损,病传邪变,毒邪蕴络,气血瘀滞,毒瘀互结,多为本虚标实之证,治当在顾护正气的基础上,加强祛邪,标本兼治。因脾为后天之本,脾主肌肉,面部肌肉瘫痪无力多由脾气亏虚所致,故主张采用健脾益气之法,药用黄芪、茯苓、党参、山药、白术等,使脾气得健,气血得生,精微得旺,面部肌肉经脉得到充养、滋润。同时应用解毒散结、化瘀通络之品如大青叶、蒲公英、金银花、白附子、夏枯草、紫花地丁、皂刺、僵蚕、全蝎、没药、炮山甲等,使邪去正安。后遗症期指病情超过3个月未愈者。此期多因前期病情较重,虽经治疗病情略有好转,但病期弥久,迁延不愈或失治误治,正虚难复,邪气留恋,而成正虚邪恋之证,治当扶正祛邪,以补为要,中药多以补气为主,如黄芪、党参、白术、山药等,通常重用黄芪

30~60 g,党参 20~30 g,兼投解毒通络之品,如大青叶、贯众、蒲公英、桃仁、红花、三棱、莪术、全蝎、蜈蚣等。

(二)早期中西并用,达到优势互补

特发性面神经麻痹早期主要病变为面神经水肿、脱髓鞘,少数患者甚至可出现轴突变性。按"急则治其标"的原则,杨文明主张本病早期治疗宜中西并用,标本同治,即在中医辨证治疗的同时,兼以西医治疗,中西并用,优势互补,从而提高疗效,而不是一味盲目地排斥西医。目前西医主要给予糖皮质激素、抗病毒药物及维生素类药物治疗。其中泼尼松、地塞米松等糖皮质激素具有抗炎、减轻面神经炎症水肿、促进面神经结构和功能恢复的作用。阿昔洛韦等抗病毒药物具有抑制病毒复制的作用。而呋喃硫胺、甲钴胺等维生素类药物具有营养神经、促进面神经髓鞘修复之功效。大量研究表明,早期足量使用糖皮质激素联合抗病毒药物治疗可减轻面神经炎症水肿,有利于其结构和功能的恢复,缩短疗程,且后遗症少。由于糖皮质激素应用后易出现水钠潴留、骨质疏松、应激性溃疡等不良反应,故疗程不宜过长。此外,对病变部位较深、预后不佳的患者,可采用短程大剂量糖皮质激素冲击疗法,并配合中药、针灸等综合治疗,既可获得最佳的临床疗效,又有助于减轻糖皮质激素不良反应。

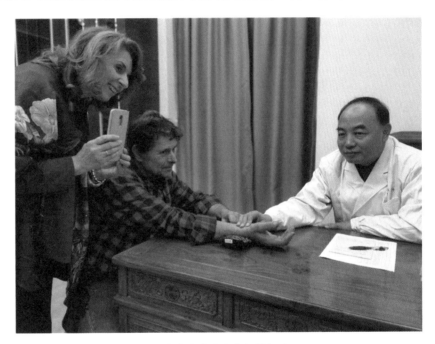

在希腊雅典为患者把脉问诊

(三)解毒化瘀通络,凸显用药特色

杨文明治疗本病常在辨证论治的基础上进行选方用药,尤其擅用解毒化瘀通络药物,具体体现在 3 个方面。一是尽早应用解毒清热之剂,以逆转病机及病势。杨文明认为本病急性期风邪是其发病的重要病因,风邪轻扬,易于上扰头面部,引起面部肌肉瘫痪无力,故在本病急性期治疗时应着重疏散外风。由于风邪易夹热、夹毒,流窜经络,病情缠绵,久延不愈,或由表入里,病情加重,故在疏散外风的同时,宜早期即投大剂量解毒清热药以重锤猛击,截断病势,避邪深入。二是在本病的全过程中使用活血化瘀药。

杨文明认为瘀血在特发性面神经麻痹的发病中占有重要地位,瘀血贯穿本病的全过程,即使在本病的早期也可见有瘀血之象。由于瘀血既可为果,又能为因,亦可与他邪相兼为病,同时"瘀血化水,亦发水肿",瘀水相合导致面神经水肿,体积倍增,肿大的面神经受限于骨性管道引起面神经营养障碍,髓鞘脱失或轴突变性,可致面神经严重受损。临床上杨文明常用蒲黄、益母草、琥珀、牛膝、泽兰、王不留行、小蓟、血余炭等化瘀利水,减轻面神经水肿。三是喜用虫类药物以增搜风通络之功。正如叶天士所谓:"风邪留于经络,须以虫蚁搜剔。"对本病因风痰等实邪外袭,风痰互结或痰瘀交阻,或病情较重,部位较深,日久不愈者,杨文明主张选用蜈蚣、全蝎、土鳖虫、僵蚕等虫类药以搜风通络,有助于病情改善或恢复。

(四)及早应用针灸,把握干预时机

杨文明据《黄帝内经》"善治者治皮毛"之论,主张应及早应用针灸,认为本病急性期是针灸干预的良好时机,可使用针刺和电针进行治疗。针灸治疗本病越早越有利于控制病情进展,提高治愈率。但针灸治疗本病需严格掌握刺激深度和刺激量,如《素问·刺要论》所云:"病有沉浮,刺有浅深……深浅不得,反为大害。"本病急性期邪气初中经络,病位尚浅,针灸宜浅刺、轻刺,取阳白、风池、下关、太阳等穴,并根据《四穴总歌》所云"面口合谷收",临床常循经取手阳明经之原穴合谷来治疗口眼歪斜。对于轻中度面神经损伤者,针灸宜采用轻刺激,选穴要准,切忌过强或过多刺激,时间不宜长,且以补以灸为主。而重度面神经损伤者,针刺宜采用强刺激,且以泻为主。恢复期病邪久居浅位或由浅入深,针灸常用透刺法,局部可用电针加强刺激。后遗症期正气已虚,邪气留恋,针灸常用巨刺法,手法不宜过重,同时配合艾灸、拔罐等治疗。

验案举隅

李某,男,38岁。2019年4月10日初诊。

主诉:左眼睑闭合不全伴口角右歪4天。

现病史:患者4天前因外出受风,晨起后发现左侧眼睑不能闭合,口角向右侧歪斜,鼓腮漏气,左耳后乳突区疼痛,进餐时食物易滞留于左侧齿颊之间,遂就诊于当地县医院,诊断为特发性面神经麻痹,予阿昔洛韦、甲钴胺等治疗3天,病情未见好转。现左侧面部板滞,左侧额纹消失,左侧眼睑不能闭合,左耳听觉过敏,左鼻唇沟变浅,口角右歪,左耳后乳突区疼痛明显,痞满纳呆,大便偏溏,舌淡胖,苔白腻,脉滑。患者体型偏胖,平素喜食肥甘厚味,无高血压病、糖尿病、心脏病史。肌电图检查示:左侧面神经运动传导动作电位波幅减低。

中医诊断:面瘫病(风痰证)。

治法:祛风豁痰,通络止痉。

处方:①小剂量激素(泼尼松)、阿昔洛韦抗病毒及B族维生素治疗。②中药方用牵正散加味,组方:白附子8 g,全蝎3 g,僵蚕9 g,川芎12 g,半夏8 g,陈皮10 g,茯苓10 g,

白芥子10 g,黄芩12 g,蒲公英15 g,金银花15 g,白术8 g,薏苡仁30 g,羌活12 g,防风12 g。每日1剂,水煎取汁,早晚两次服,每次200 mL,共7剂。③针灸取太阳、阳白、风池、地仓、下关、合谷等穴,浅刺。④配合中药热奄包外敷调和气血,改善局部微循环。

二诊,2019年4月17日。患者左侧面部板滞改善,左耳后乳突区疼痛消失,左眼睑可闭合但不紧,痞满纳呆症状改善,但见心烦多梦,中药守上方加茯神12 g,首乌藤15 g,连服7剂。

三诊,2019年4月24日。患者心烦消失,多梦改善,左眼睑闭合可,无明显口角右歪,舌苔薄腻,脉滑,停用激素、阿昔洛韦等西药,中药守上方继服14剂后诸症均消失。

【按】 本例患者为中年男性,体型偏胖,平素喜食肥甘厚味,痰浊内生,又外出复感风邪,风痰互结,脉络瘀滞,筋脉失养而见眼睑闭合不能,口角歪斜,痞满纳呆,大便偏溏,苔白腻,脉滑诸症。辨证属面瘫病之风痰证,此风痰之"风"实为外风作祟,与内风(肝风)所致的风痰证明显有别。正如《泰定养生主论》所指:"风痰者,因感风而发,或因风热怫郁而然也。此皆素抱痰疾者,因风、寒、气、热、味而喘咯咳唾,非别有五种之痰。"在治疗上内风与外风所致者大有不同,因

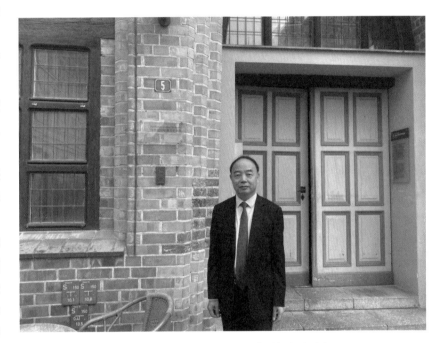
在德国施特拉尔松德孔子学院进行交流访问

外风而致者宜宣散,因内风而起者宜平息。因本病缘于感受外风,风与宿痰相搏,风痰交阻,滞涩筋脉,故治当祛风豁痰、通络止痉,方选牵正散加味。方中白附子辛温,祛风豁痰,解毒通络,善"主面上百病而行药势";全蝎、僵蚕搜风通络,化痰止痉,与白附子合用,药简而效宏,使风邪得散,痰浊得化,脉络得以通畅,肌肤筋脉得以濡养,口眼歪斜诸症得治;川芎活血行气,寓有"治风先治血"之意;半夏、陈皮、白芥子行气燥湿、祛风化痰;黄芩、蒲公英、金银花清热解毒,避邪深入;茯苓、白术、薏苡仁健脾祛湿,且可杜生痰之源;佐以羌活、防风辛散外风。全方配伍,力专效著,共达祛风豁痰、通络止痉之功。风痰证面瘫者,虽常用牵正散,临证时应根据患者次症或兼症的不同灵活化裁,不拘原方,方可得药后症除之效。

七、从肾论治老年性失眠

失眠是指患者的睡眠时间和(或)质量不能满足其精神和生理的需求,甚至影响社会功能的病理状态。失眠中医又称"不寐""不得眠""不得卧",其形式多样,包括入寐困难、多梦、易醒等,其中最多见欲寐而不得寐。本病轻者仅见短暂发作、偶尔难眠,重者则整夜辗转反侧、入眠困难,或多梦易醒,寐浅易惊,昼间则可见烦躁不安、困倦易怒、食少纳呆等。不寐可见于各类人群,尤以老年患者多见。杨文明认为老年性失眠的根本病机在于肾阴亏虚为主的本虚标实,各种原因造成肾虚亏耗,白天精气失于输布、神失所养而精神倦怠,夜间心神失于涵养、神失闭藏而出现入眠困难。虽临床表现差异较大,但总以肾虚为本,痰、瘀、火等为标。故临证治疗时多以滋阴降火药物为主选方配伍,同时根据老年性失眠多迁延日久,合并气血衰少、脉络瘀阻特点,酌加养血通络之品,并注意标本兼顾,护助脾胃,使水火相济、阴阳相交而自能寐,以得到满意的治疗效果。

临证时杨文明将肾阴虚作为核心病机,从肾阴、肾阳、肾精的不同角度,结合受累脏器的盛衰偏颇分别采取交通心肾、温肾宁神、滋精养血等不同方法辨证施治。擅以交泰丸、六味地黄丸为基础组方加减应用治疗老年性失眠,认为交泰丸用药精炼,虽仅有肉桂、黄连两味,但两药寒热之性相反,一温肾阳,蒸腾肾阴于上,一泻心火,护佑心阴于下,肾阳得助,心火不亢,阴阳水火上下互济互制,心肾互交。六味地黄丸为滋补肾阴的经典方剂,方中重用熟地黄、山茱萸、山药,三药合用并补肾、肝、脾三脏,配以泽泻、丹皮、茯苓各司其职,分别以利湿、泄热、渗湿的功效制约补益之剂过于滋腻、温涩之不足,取补中有泻之义。全方以滋补肾阴为主,并具滋肾益精之功。交泰丸与六味地黄丸合用,从对不寐影响最大的心肾二脏着手,调整脏腑阴阳,补虚泻实,滋肾降火,交通心肾,以改善睡眠,使不寐自愈。杨文明还根据老年患者多见虚证或虚实夹杂,且具有气血虚弱、多个脏腑功能同时受累的病机特点,在治疗老年性失眠时,尤其重视配伍补益气血、宁心安神之品。此外,老年性失眠多见迁延日久,缠绵难愈,久病入络,久病必瘀;复加老年常见气血衰少,失于温煦,故血行无力而多见脉络瘀阻。故杨文明治疗老年性失眠中常联用通窍活血汤、血府逐瘀汤等活血方剂,以行气血,安五脏,调和阴阳,使病愈寐安。

验案举隅

周某,男,75岁。2018年6月9日初诊。

主诉:入睡困难20年余,加重2个月。

现病史:患者夜寐不安、梦多、易醒20余载,曾服用多种助眠西药,夜间能勉强入眠3~4小时,近2个月睡眠情况恶化,仅能入睡1~2小时,严重时整夜无法入眠,增加西药服用后无明显改善,并出现烦躁、纳差、易怒,时有头晕、耳鸣、便秘;舌暗红,苔薄黄,脉细弦。

中医诊断:不寐(肾阴亏虚,心火亢盛证)。

治法:滋阴清火,兼疏肝理气。

处方:生地黄、熟地黄各15 g,山茱萸9 g,丹皮10 g,黄连6 g,肉桂(后下)1 g,麦冬12 g,玄参10 g,酸枣仁30 g,首乌藤12 g,合欢皮12 g,茯神15 g,地龙6 g,桃仁9 g,琥珀(冲服)3 g。7剂,水煎服,每日1剂,早晚分服。

2018年6月17日二诊。患者诉睡眠改善,夜间能连续入睡4~5小时,但偶尔仍寐浅易醒,梦仍偏多,头晕减轻,仍有便秘,口稍干;舌淡红,苔薄黄,脉细弦。原方加柏子仁12 g、郁金8 g,7剂,用法同前。

2018年6月25日三诊。患者诉睡眠明显改善,能连续入睡5~6小时,精神状态明显改善,随访3个月,未见复发。

【按】 老年性失眠多因老年之人虚劳日久,失于调护;或宿疾失治,迁延难愈;或思虑过度,情志不遂,郁而化火,均可致肾阴耗伤,阴阳失衡,久则肾阳蒸腾无力,肾阴无以上济于心,心阴失于濡养,心阳失于制约而见心火独亢,故可见心神不宁,失眠多梦;肾水不足,脑髓失于充养,耳目失于濡润,故见头晕、耳鸣;虚火内炽,耗伤阴液,则见便秘。治疗以六味地黄丸联合交泰丸滋补肾阴、交通心肾,配合麦冬、玄参滋阴润燥,酸枣仁、首乌藤、合欢皮、茯神宁心安神,地龙、桃仁化瘀通络,配以琥珀镇静安神、活血化瘀。全方共奏滋阴降火、宁心安神之功,故见良效。

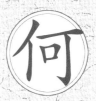

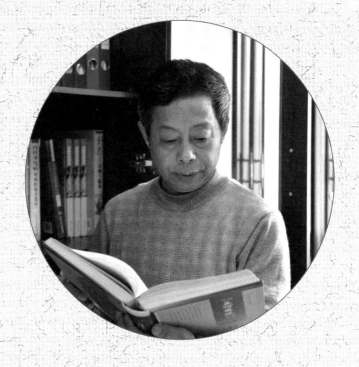

◤ 第一节　名医小传 ◢

何镔,男,安徽天长人,主任中医师,安徽中医药大学兼职教授。首届安徽省江淮名医,第二届安徽省国医名师,第六批全国老中医药专家学术经验继承工作指导老师,安徽省名中医,全国基层优秀名中医,安徽省最美中医,安徽省中医学术和技术带头人,安徽省中医跨世纪人才;滁州市非物质文化遗产项目《千秋中医诊疗法》市级传承人。主持的脾胃病学科为国家中医药管理局中医特色优势重点学科、安徽省中医特色专科、安徽省中医药管理局重点中医专科。

世界健康促进会常务理事,中国民族医药学会脑病专业委员会常务委员,中华中医药学会脾胃病分会委员;安徽省中医药学会理事,安徽省中医药学会脾胃病、老年病、脑病、风湿病专业委员会副主任委员;滁州市中医药学会副理事长,天长市中医药学会副理事长兼秘书长等职。

何镔自幼受家庭中医熏陶,诵读医书《药性赋》《汤头歌诀》《濒湖脉学》《伤寒论》等,在其父何仁之严格要求和教导下,学习中医理论知识,高中毕业跟随其父侍诊临证,初悟辨证思维方法和中医临证用药之道。1978年3月至1982年11月就读于安徽中医学院中医专业,1982年11月至1986年9月分配至来安县相官中心卫生院任内科医生,1986年9月调至天长市中医院任内科医生至今,先后师从安徽省名老中医何石泉先生、全国名中医、著名脾胃病专家、江苏省中医院博士研究生导师单兆伟教授,2001年3月至2003年3月就读于南京中医药大学中西医结合专业研究生班。1994年任天长市中医院医务科长,1999年任业务副院长,1999年被聘为副主任中医师,2006年被聘为主任中医师。

从医40余载,精研经典,博采众长,用药轻清,配伍精当,整体结合,全面调理,运用丸、散、颗粒、膏方、针灸、外治等综合疗法诊治内科脾胃病及疑难杂病,疗效显著,配制各种制剂50余种,发表学术论文50余篇,主编《常用中药354味》《得了胃癌怎么办》《专家教您防治消化性溃疡》《专家教您轻松应对过敏性疾病》著作4部,参编著作10部,获国家发明专利6项。参加国家中医药管理局及省市级科研项目9项,获安徽省科学技术进步奖三等奖1项、安徽省中医药科学技术进步奖2项,市科学技术进步奖1项。

第二节 学术特色

一、健脾为本，调气复平

《素问·灵兰秘典论》云："脾胃者，仓廪之官。"脾胃主受纳和运化水谷，为机体生、长、化、收、藏之源泉。脾胃位居中州，为后天之本，乃人体气血生化之源。脾胃功能健旺，方可营养全身脏腑、形体百骸。无论是脾胃之为病，还是以脾胃虚弱为主证之诸多疾患，均可以调补脾胃之法而收功。《中藏经》云："胃者，人之根本也，胃气壮则五脏六腑皆壮。"强调脾胃功能对人体生命健康的重要影响。李东垣认为："内伤脾胃，百病由生""元气之充足，皆由脾胃之气无所伤，而后能滋养元气。若脾胃之气本弱，饮食自倍，则脾胃之气既伤，而元气亦不能充，而诸病之所由生也。"故脾胃损伤往往是疾病发生的本源，无论是外感六淫，还是饮食所伤，起居失时，劳逸不匀，性情抑郁均可损伤脾胃，致中焦亏虚。脾胃虚弱，运化失健，痰湿内生，情志不遂，肝郁脾虚，气机郁滞，六淫外感，胃肠湿热乃生；劳倦七情，气郁化火；气病入血，脉络受阻而致病。故脾胃虚弱可致肝郁、痰湿、瘀血、湿热诸证。临证可见胃胀、胃痛、嘈杂、泛酸、呕吐、纳少、痞满、泄泻等，辨证不外虚实两端，总与人体正气不足有关。即《黄帝内经》所述："正气存内，邪不可干，邪之所凑，

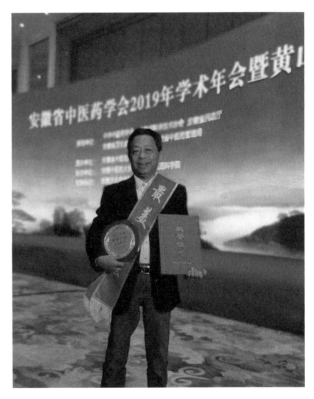

2019年获安徽省"最美中医"称号

其气必虚。"以中焦脾胃虚弱为病理基础，诸病之邪乘脾胃虚弱侵袭人体，形成诸多实证病变。诊治上述病证中以脾胃虚弱为患病之本。治疗大法宜补益脾胃而固其本。正复邪安，邪去正安，疾病康复，体现了提高人体正气、增强免疫功能和抵抗病邪的防病保健思想。

脾胃虚弱可致多种病证，无论标本虚实多端，总以健脾益胃为其本，益气补脾为先，补脾贵在健运，以党参、太子参、白术、薏苡仁、山药、扁豆等甘平微温之品健脾助运，补益中气。胃属戊土，脾属己土，戊阳己阴，脾胃之性有别，且脏腑功能亦有不同，一宜藏，

一宜通。除因脾阳不足,胃有寒湿可用温燥升运之法,如脾阳不亏,胃有燥火,应当养胃阴和中为治,注重健脾药宜甘平或甘凉,以养胃阴,阴液复来,脾健胃降,益胃贵在柔润,养阴而不滋腻。临证选用沙参、麦冬、百合、白芍、葛根、白术、茯苓等柔润甘凉之品。脾主运化功能,体现在运化水谷精微以及运化水湿津液两个方面。能否顺利完成这项重要功能则需依赖脾升胃降,全身气机运行是否通畅。故叶天士《临证指南医案》曰:"脾宜升则健,胃宜降则和。"强调了脾升胃降的重要功能。脾胃居于中州,乃全身气机升降之枢纽,脾胃虚弱,升降失常,中焦气机郁滞,情志不遂,肝失疏泄则出现肝脾不调、肝胃不和等气机升降失调之病证,出现水谷纳运功能障碍,如脘腹痞满、胃痛、呕吐、呃逆、纳差、肠鸣、泄泻诸证,处方用药当遵吴鞠通"中焦如衡,非平不安"之旨,升降气机,调气复平,勿使中焦壅滞,选用轻清调气、疏肝和缓之品,少用重浊厚味、刚劲香燥之药,使理气而不伤阴,柔润而不腻滞,药用木蝴蝶、玫瑰花、香橼皮、扁豆花、合欢花等轻清调肝之品。辨证选药总以疏通脾胃枢纽,调气复平,维护脾胃之生理功能为要。

二、和法为先,平调阴阳

《素问·生气通天论》云"阴者,藏精而起亟也;阳者,卫外而为固也。……如是内外和调而不能害,耳目聪明,气立如故""凡阴阳之要,阳密乃固。两者不和,若春无秋,若冬无夏,因而和之,是谓圣度"。张仲景《伤寒论》曰"病常自汗出者,此为荣气和,荣气和者,外不谐,以卫气不共荣气谐和故尔""尺中脉微,此里虚,须表里实,津液自和,便自汗出愈""吐利止而身痛不休者,当消息和解其外,宜桂枝汤小和之"。上述之"和"有"和谐""协调""和解""调和"之义。

秉承天长何氏内科学术流派"重视脾胃肝胆,善于调和中焦,以中焦为中心,和法为主旨"的学术思想,临床所见疾患大寒大热、大虚大实其实并不多见,大温大补者运用不多,绝大多数病患均为脏腑阴阳失衡,邪正相兼,虚实夹杂,若治疗大法偏激,往往导致疾病恶化,单纯的温、清、补、汗、吐、下、消难以取效,作为八法之一的和法,实为八法之帅,有多法合用、整体调节之意,把"调和阴阳"作为各种疗法统领的"和法"则可涵盖中医所有的治法,如《景岳全书·新略》说:"和方之剂,和其不和也。凡病兼虚者,补而和之;兼滞者,行而和之;兼寒者,温而和之;兼热者,凉而和之,和之义广也。"程钟龄《医学心悟》说:"有清而和者,有温而和者,有消而和者,有补而和者,有燥而和者,有润而和者,有兼表而和者,有兼攻而和者,和之义则一,而和之法变化无穷焉。"脾主运化,胃主受纳,脾主升,胃主降,脾与胃一阴一阳,一脏一腑,胃为阳土,喜润恶燥,以降为顺;脾为阴土,喜燥恶湿,以升为健。两者维持协调和顺,平衡一致,共同担负水谷精微的转化、吸收、转输和布散的作用,为机体提供精、气、血、津液等各种营养物质。脾胃与肝胆之间关系密切,肝胆主疏泄,脾胃主运化,肝胆司气之开合,脾胃主气之升降,正如清代吴谦《医宗金鉴》所云:"盖肝之木气,全赖土以滋培,水以灌溉。若中土虚,则木不升而郁。阴血少则肝不滋而结。"故脾胃与肝胆之间存在相互影响、和谐统一的密切关系,其病机复杂,证见肝脾不调、胆胃不和、肝胃不和、脾胃失和等。

脏腑功能失调,表现病机各不相同,有寒热错杂、虚实夹杂、营卫不和、肝脾不调、表里同病、升降失调等。营卫不和,营弱不内守,卫强浮盛于外,调和营卫用桂枝汤(《伤寒论》)治疗,起调和阴阳、调和肝脾、调和气血之功用。清代王子接《绛雪园古方选注》云:"桂枝汤,和方之祖,故列于首。"寒热错杂病证可见于多科杂病中,主以半夏泻心汤治疗上热下寒、寒热不调、寒热错杂之证。运用乌梅丸治疗胃寒肠热之滑泄,具调和气血、收敛滑泄功效。邪在少阳,半表半里,正邪交争,寒热往来之证运用和解少阳之法,以小柴胡汤和解,具有寒热并用、攻补兼施之功。肝失疏泄,脾气不升则致肝脾不和,方用逍遥散、四逆散、疏肝实脾以达"肝苦急,急食甘以缓之"之意,实脾而抑木,使营血生化有源。肝脾不调之痛泻证,方用痛泻要方调理肝脾以止泄泻。气血不足、心脾两虚、中焦里急者以小建中汤温中健脾、调和气血,如喻嘉言所说"以小建中汤之缓而和其里急"。再则表里同病者,明辨其轻重缓急,方用大柴胡汤、葛根芩连汤、五积散、防风通圣散等表里双解。

三、辨证辨病,辨体论治

辨证是中医诊断的特色,中医历来也重视辨病,两者可以从不同角度去认识疾病的本质,无论是中医的病,还是西医的病,两者相互合参,互相补充,运用中医的辨证思维去分析、归纳,结合后方能更加全面、准确地提高辨证论治水平。再结合体质辨证,更能够完善补充辨证论治的内容。

所谓辨证,就是医者通过观察、询问患者所获得的第一手感性材料,再经过收集、整理、分析、归纳、总结找出其本质所在,做出正确的判断和辨证。运用"望、闻、问、切、查(现代医学的相关理论检查)",通过中医的整体分析、总结概括,保证诊断辨证的准确性。辨病,不论是中医的病,如"头痛""呕吐""眩晕""中风""泄泻"等,或是西医的病,如"胆囊炎""胰腺炎""高血压""心律失常""风湿病""颈椎病"等,或是现代医学科学的各种检查结果,如"HP感染性胃炎""萎缩性胃炎""乙型病毒性肝炎""肺结节""肝血管瘤"等,先辨病,再辨证,确立病名,根据各种病情资料,对照病名定义及诊断依据,确立病种名称,其病变的发生、发展、传变、转归及所含有的各种证型,就有一定的规律可循,就此去辨证,可提高辨证的准确率和可靠性。

从病辨证,不断认识疾病的本质,既笼统又精确认识疾病不同阶段的矛盾,只有两者相互结合,才能体现中医诊断辨治的诊疗特色。以辨证为主,结合辨病和辨体质,才能更加全面精准地辨识疾病的全程。中医的"证"不只是一个症状或一个综合征,而是概括了产生疾病的各方面的因素和条件,其中综合分析了症状的部位、原因、性质,如脏腑、病因、八纲、卫气营血、六经等辨证,经过正确的辨证思维分析、归纳成比症状更接近疾病本质的证。随着科学的进步,现代医学诊疗设备及仪器的广泛使用,在微观诊断上也不断提高对"病"的本质的认识,因此,在辨证的基础上,更要结合辨病,更加深入了解疾病的预后转归,恢复其治疗的病证特点,避免了一成不变、固定一证一型,一辨到底的片面性,要求全面辨证,灵活辨证,认清疾病的本质。

在上述辨证基础上,更应辨人体体质,辨识从体、形、气、神所呈现出的整体状态。体质是辨证的基础,体质决定临床证候的类型,同一种疾病,因患者体质条件不同,其临床证候类型则有阴阳、表里、寒热、虚实之不同。所谓同病异证,往往因体质类型不同而导致证候不同;而异病同证,亦与体质有关。体质是形成证的主要基础之一,辨体质是辨证的重要依据。两者有机结合,才能提高辨证水平。尤其临证中病、证不明显者,都可以结合体质辨证合参,整体辨治。

辨证辨病辨体质,三者合参同辨治,可去伪存真,无论何种病证难辨、扑朔迷离的疾病早期,当病情表现尚不明了,病种病情难以确立时,若可准确辨证,抓住疾病阶段的病位、病性、病势、病机辨证施药,积极探究,动态观察,可促进向愈,亦可佐证和鉴别病种,深入对疾病的认识,更能确立证治方法。

四、怡情悦性,调和气血

诸多内科疾患属心身疾病,情志不遂、饮食失节、劳逸不均、起居失常等因素均可引起疾病的发生。《灵枢·百病始生》曰:"喜怒不节则伤脏,脏伤则病。"情志异常主要影响内脏气机,使升降出入失常,气血紊乱。

临证诊治,首当揣摩患者心理,掌握患者情志状况,若因情志不舒而诱发疾病者,当疏解心结,耐心引导,详析病情,健康宣教,克服障碍,怡情悦性,正如《灵枢·师传》所云:"告之以其败,语之以其善,导之以其所便,开之以其所苦,虽有天道之人,恶有不听者乎。"治疗亦重在疏肝解郁,保持乐观、愉悦心情,注意避免精神过度紧张,方能使机体气血流通,更能使药效发挥。

对于肝病患者,首先正确认识疾病,各种病毒感染无疑是发病的始动因素,但患者的情志状态,自身免疫功能的强弱,人体的正气强弱,是病程转归的决定因素。只要保持情绪稳定,注意生活起居调摄,合理营养与治疗,肝病大多是可以完全恢复的,并不会留下后遗症。其次要调控情绪,尤其是因多症状、长疗程、病情反复造成紧张烦躁,坐卧不安,夜不安寐等症,让患者尽量宣泄烦闷,倾吐积郁,释放心理压力,消除疑虑,建立治病信心,培养自控能力,让患者有心理承受能力,冷静对待,并予合理治疗;转移情绪,多做有益身心健康的活动,如听音乐、散步等。最后,克服心理障碍,放松自己,稳定情绪,精神愉悦,心情舒畅,胸怀大度,树立战胜疾病的信心,相信"七分精神三分药"的道理。"肝主疏泄""肝主情志",指肝脏具有舒畅气机、调节情志、促进胆汁分泌与疏泄、协助脾胃健运的功能。肝的功能正常,就会心情舒畅,气机调顺;反之,怒伤肝,不良的精神刺激会影响肝的疏泄功能,导致肝气郁结、气机阻滞,出现胸胁胀痛、食少纳呆等症。临床上经常遇到肝病患者因情志刺激而致病情加重或愈后复发的情况。故对肝病患者,在运用药物治疗的同时,配合情志疗法,怡情悦性,有利于病情的康复。

对于高血压等心脑血管病患者,尤其是情绪不安、忧心忡忡、消极沮丧、失去信心、焦躁不安、怨天尤人、不配合治疗者,首先要进行情志心理的科普教育。对长期治疗缺乏信心、不愿改变生活方式者,应当进行情志治疗、心理安慰、耐心解释,使患者保持心境平和、情绪乐观,培养多种兴趣。其次,纠正不良的猜疑心理,转移注意力,稳定情绪,克服心理障碍,因势利导,晓之以理,动之以情,家属积极关心、体贴、尊重和谅解患者,使之感受到医生和家庭的关心和温暖。

运用情志心理调养的同时,更应配合患者自身的养生,如生活起居、寒温调摄、食疗、运动锻炼。摄生养性得宜,将息有度,饮食有节,勿伤脾胃之气,适当运动,增强体质,养成慢跑、打太极拳、跳舞等运动习惯,劳逸结合,因体质制宜,既能调节气机,促进机体气血流畅,舒筋活络;又能疏肝理气,健脾和胃,调和气血,增强代谢,提高机体抗病能力和免疫功能。

五、专科专病,专药特色

中医脾胃病是临床上的常见病和多发病,天长何氏内科流派作为千秋中医流派的分支之一,运用中医脾胃病学术思想诊疗内科及其他科疑难杂病,取得了良好的临床疗效。千秋中

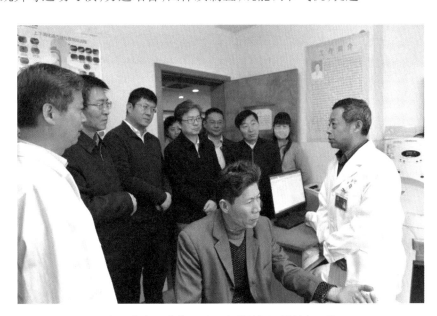
向国家中医药管理局于文明局长汇报科室工作

医流派名家,安徽省名中医何石泉以及孟河医学传人、全国名中医单兆伟,在中医内科脾胃病及相关疑难杂病的学术成就和丰富的临床经验,为护佑国内外广大患者的健康做出了突出贡献。何镔有幸拜于老师门下,传承与创新脾胃病学科的诊疗经验,并发挥了专科专病的特色与优势。

脾胃病专科,2000年被国家中医药管理局确立为农村中医药服务能力建设项目单位;2006年起被安徽省中医药管理局确立为"十一五""十二五""十三五"省重点专科项目;2012年,被安徽省卫生计生委确立为全省中医特色专科单位;2014年,被国家中医药管理局确立为全国特色中医专科项目。经过20年的努力,在专科专病的建设中,不断发挥中医药诊治脾胃病的优势,加强中医内涵建设,运用中医综合疗法,提升专科服务能力,制定临床路径和诊疗方案,发挥优势病种的疗效,在临证中不断完善优化诊疗方案,提高辨证水平,注重多环节、多方位提高中医药诊疗水平,不断总结临床经验,广

泛积累临床资料,运用特色专科制剂治疗各类疾病,运用循证统计方法统计分析,收集数以万计的病例,开展临床总结,对各种疾病不同证型,辨治以专科特色专药,运用丸、散、颗粒、膏方等中药制剂,不断提高临床疗效。

运用香苏和胃颗粒治疗脾胃不和、肝脾不调所致功能性消化不良、胃脘痛、腹胀、痞满、纳差等证;运用柴芩舒胃颗粒治疗肝胃郁热、脾胃湿热、肝胆湿热所致胃食管反流病、胃溃疡、胆囊炎、胃炎所致口干口苦、胃脘灼热、嘈杂、胃痛、泛酸等证;运用参芪健脾丸治疗脾气虚弱所致胃痛、腹胀、嘈杂、乏力等证;运用参术平萎丸治疗脾虚湿滞所致萎缩性胃炎;运用芩黄清幽丸治疗脾胃湿热所致幽门螺杆菌感染胃炎以及口干口苦、口中异味、胃灼热、嘈杂、疼痛等证;运用菖朴化滞丸治疗脾虚湿盛所致嘈杂、纳差、乏力、困倦、苔厚腻等证;运用仙桂温胃丸治疗脾胃阳虚所致胃痛、泛恶、胃胀、便溏、腹部寒冷等证;运用参芍养胃丸治疗胃阴不足所致胃隐痛、口干舌燥、形瘦纳少、舌红少苔等证;运用胃疡平、胃疡清、胃疡灵治疗各种证型消化性溃疡;运用止血Ⅰ号、Ⅱ号、Ⅲ号方治疗各种证型的上消化道出血;自拟治疗慢性肝病、炎症性肠病、脂肪肝、胃食管反流病、功能性消化不良、风湿免疫疾病、慢性肺病咳喘、高血压病、高脂血症、冠心病、心律失常、心功能不全、慢性肾病、中风后遗症等各种杂病的协定制剂处方、外治三伏贴及协定膏方等制剂50余种,在中医药的传播推广、传承发展和创新工作中,以低廉的价格、简便的诊治方法、安全有效的制剂,传承精华,守正创新,为天长何氏内科学术流派的传承奠定了良好的基础。

六、方药和缓,胃能纳药

天长何氏内科流派用药轻灵,方药醇正,药性平和、不伤脾胃、补脾扶正、补益气阴是其特色,处方用药轻清简约,药味不多,用量不重,避免品种过多,不能切中病所,药味过多而互相牵扯无功。注重辨证,补益脾胃后天之本,方能培补先天之精气,气血生化之源不竭,营养充足,气血旺盛,阴阳平衡。无论诊治全身疑难杂病,抑或五脏六腑四肢百骸之患,调理各种虚损劳伤之疾,正所谓"有胃气则生,无胃气则死"。临床诊治内科脾胃病及脾胃虚弱相关疾患,如妇人带下、月经不调、胎动不安、中风、眩晕、失眠、胸痹、心悸、咳喘、小儿泄泻、厌食、老年体质虚弱、各种术后并发症、肿瘤放化疗后康复期、急危重病恢复期,均可以调理脾胃机枢之功能而康复痊愈。

脾胃位居中焦,乃气机升降出入之枢纽,脾胃受损,升降失调,诸病遂生,故处方用药当遵吴鞠通"中焦如衡,非平不安"的原则,维护脾胃的生理特点,勿过偏执,药味平淡,疗效明显。《脾胃论》云:"善治者,唯有调和脾胃。"健脾补中常以调气健运辅佐。如健脾益气药中配以助运调中之品,使补而不滞,健脾助运;养阴益气药配以和中之品,使补益而不腻,清化湿热,清胃降火、活血通络、化痰祛湿、理气化滞、化食消积治其标,不忘健脾补虚兼护后天之本。临床病证错综复杂,脾胃相关疾病、兼杂证、并发症等均统一论治,因辨证精当,用药轻清,虽以平淡之品,其效仍然卓著。如益气健脾用太子参、党参、白术、茯苓、山药、扁豆等清补之品,气阴兼顾,又不滞气,不碍胃纳运;润养胃阴常用南沙参、北沙参、麦冬、白芍、石斛、百合等清养之品,少用厚味重浊之品,以防腻滞不行;补血养血,常用当归、白芍、熟地黄、仙鹤草等药;清泄郁热,常用半枝莲、白花蛇舌草、黄芩、蒲公英等,不用大苦大寒之品,以免苦寒损伤胃气;渗利水湿常用薏苡仁、赤苓、猪苓、茯苓、泽泻等,取其"善利水,又不耗伤真阴之气"(《本草秘录》);柔肝养阴用百合、枸杞子、白芍、当归、合欢花等兼调情志。选择药物,量轻味淡,勿过偏颇,以药食之功用择优配伍,总以药味甘淡,易于入口,不伤脏腑,胃能纳药为要。

曾治一病例,患"痞满"10年,多方诊治,各类检查,无特殊发现,多种方药治疗未获良效。证见胃胀嗳气,食后不化,纳食欠馨,大便稀溏,肢体乏力,夜不安寐,舌淡胖,脉细弱。中医诊断:痞满;西医诊断:功能性消化不良;辨证:脾胃虚弱,胃气郁滞,运化失健,气血生化乏源,心神失养;治则:健脾益气,和胃安神法。方用参苓白术散合归脾汤化裁。药用太子参、炒白术、山药、白扁豆、薏苡仁、茯苓、陈皮、绿梅花、木蝴蝶、莲子肉、百合、合欢花。守方治疗3个月,随证加减治疗半年,诸证渐愈,坚持服药1年,未见复发。回顾诊疗记录,每次用量不大,药味不多,药性口感好,胃能纳药,辨证准确,用药精当,守方治疗竟获奇效。

七、医教研学,师承传授

何镔从事临床40余年,每年门诊接诊患者两万例以上,以内科脾胃病为主,涉及内、外、妇、儿等多科疑难杂病,经大量病例总结,开展多项临床科研、科技创新、成果转化工作。2000年前何镔被确立为安徽省跨世纪人才,安徽省中医学术和技术带头人。何镔主持全国农村中医药服务能力建设项目,率先在全省开展^{13}C呼气试验检测幽门螺杆菌感染性胃病相关工作,针对本地区消化道肿瘤发病率高的特点,开展天长市幽门螺杆菌感染人群的中医辨证分型的研究,提高早癌防治水平,在消化道肿瘤的防治上取得良好的成效。临床研制中医药特色制剂治疗幽门螺杆菌感染性胃病,在结合早癌早防早治工作中做出较大贡献。

开展国医大师徐景藩脾胃病诊疗经验传承创新及临床应用示范项目研究,内容包括《徐景藩教授三型论治慢性萎缩性胃炎癌前病变经验应用的研究》《徐景藩教授抑肝扶脾法治疗腹泻型肠易激综合征经验应用的研究》《徐景藩教授论治胃食管反流病经验应用的研究》。该项目应用国医大师临床经验,传承创新应用转化到临床,提高了临床疗效,展示了中医药在该领域的独特优势,使脾胃病专科水平得到较大的提升,培养了一批中青年中医药人才的临床科研能力。主持或参加《点灸特定穴治疗功能性消化不良的临床研究》《香苏和胃丸治疗功能性消化不良的临床研究》《柴芩舒胃颗粒治疗胃食管反流病临床研究》《参术平萎丸治疗慢性萎缩性胃炎癌前病变的临床研究》《仙桂温胃丸治疗脾胃阳虚型胃炎的临床研究》《天长何氏内科流派学术传承研究》《千秋医学流派学术研究》等科研项目10余项,先后获多项科研成果奖。

何镔广泛开展中医药知识宣教科普,开展巡诊坐诊,师承带徒,口授心传,运用老年空中保健课堂专题讲座、专家授课、学会活动等形式,科普中医药知识,让中医药科普走入千家万户。传承中医药多年来师承带徒带教学生100余名,先后通过全国基层名老中医药专家传承工作室、安徽省名老中医工作室、全国老中医药专家学术经验继承工作指导老师及中医院师承带徒工作等名义,培养中青年中医药人才10余名,完成临床带教学习,内容包括讲课、教学、科研、临床跟师、撰写论文、批阅作业等多项指标及任务,精心培养新一代中医,传承流派学术思想精华,弘扬传承千秋中医,造福人民的健康事业。

八、膏方滋补,调治未病

中医进补膏方是中医学的瑰宝,是中医方剂的重要组成部分,其历史悠久,在临床实践中不断得以发展,在滋补、健身、抗衰益寿、纠偏治病、治未病等方面,为人类的健康发挥了重要的作用。何镔在数十年的临床实践中,运用膏方预防疾病、养生保健、延年益寿,取得了良好的效果。

临床针对患者的身体状况进行辨证处方,一人一方,"量体裁衣"度身定做,对症下药,针对性强,加之配伍精当,选药讲究,工艺独特。膏方的个体化辨治是其他保健、滋补品无法比拟的。膏方有3个特点。其一,辨证论治,整体调理,针对性强,根据患者的不同体质,不同的亚健康状况,不同的症状、不同的体征、不同的理化检查结果,根据因人、因时、因地制宜的个体化治疗原则,四诊合参,按君臣佐使合理配伍,调节阴阳气血的动态平衡,拟订出合理的膏滋处方。其二,扶正补虚,攻补兼施,补中寓治,治中寓补。爱开膏方的人以老年人居多,老年人精气神渐衰,抵抗力逐渐下降,应激能力比较低下,一般患有多种老年病,患慢性消耗性疾病者更多,需用膏方调补者多于中青年人。因此,老年人膏方扶正补虚,以治疗虚损体质和虚弱病证为主。通过调补脏腑的虚损和阴阳气血的不足,使人体阴平阳秘,气血调畅,脏腑功能活动恢复正常。在进补的同时,常攻补兼顾,补中寓治,治中寓补,寓攻于补,补虚扶正兼顾祛邪疗疾。其三,高效无毒,服用方便,口感怡人。膏方基本采用无毒且无不良反应的优质药材熬制,方便携带服用,较煎药更加便捷,更易于进行长时间的中医药治疗。

中医膏方适用范围广泛,具有养生保健、延年抗衰、调整体质偏颇的作用,可用于治未病、调治亚健康状况,可恢复人体气血阴阳平衡。第一,适用于正气虚弱之人。适合一般性虚弱性病证,病势较缓者,从本而治,缓缓奏效,疗病愈疾于不知不觉中。临床常见气、血、阴、阳虚弱者,气血两虚,阴阳两虚,或气阴两虚证,所以要气血双补,阴阳双补,或气阴同补。第二,适用于正虚有邪之人。疾病发展过程中既有正气无力抗御病邪,致邪气内侵,也有邪气留恋日久难去,导致正气耗伤,造成正虚和邪实并存的局面,邪正相持,虚实并见,疾病缠绵。对正虚邪实的病证,辨证选用膏方可达到全面兼顾作用,使正复邪安。第三,适用于亚健康状态之人。亚健康是指无明显的器质性或功能性疾病,且经现代化仪器或专科医生的诊断均达不到疾病的标准。亚健康状态的表现涉及躯体、心理、人际交往、性生活等各个方面,而这些方面都能运用中医膏方辨证治疗,均能达到纠正亚健康状态的效果。第四,适用于体质偏颇之人。中医将人的体质分为10种,其形态结构、生理功能和心理特征各有不同的特点,其中除平和体质不需要运用膏方调养之外,剩余的9种体质均具有可变性和可调性,可以通过心养、神养、形养、术养、食养、药养、居养等方法来纠正体质的偏颇,减少某些疾病的易感性,体现"治未病"的思想,中医膏方便是体质养生的重要方法之一。第五,适用于健康无疾之人。从强身防病的角度出发,使用膏方调养可延缓人体精气的耗损,增强体质,预防疾病。健康无疾之人根据各自的体质特点与短期的精力不足情况服用适宜的膏方,通过补气养血或滋阴壮阳,强身健体,不仅可以提高工作和学习效率,增进食欲,改善睡眠,保护性功能,同时还能延缓衰老。

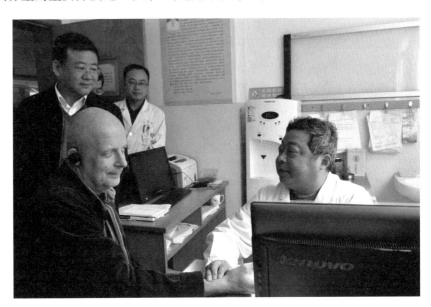

外国友人慕名来脾胃病专科就诊

膏滋方具有独特的临床疗效,为支气管咳喘、体虚感冒、贫血、冠心病、中风、萎缩性胃炎、高血压、高血脂、高血糖、神经衰弱、脑动脉硬化、脑萎缩、月经不调、不孕、阳痿、遗尿、风湿病、结节增生、更年期综合征、黄褐斑、脱发、汗证、肿瘤康复等病的治疗提供了良好方法,应弘扬传统中医膏方文化,传承膏方诊治精华,以造福于大众健康。

九、药膳食疗,科学养生

进补药膳,食疗治病,按"药食同源"理论,按食物和药物的四气五味,调节机体阴阳气血平衡,调护摄生,补虚扶正。食疗治病、膳食养病是配合药物治疗的好方法,辨证施膳、整体调整,可补充营养,增强体质,防治疾病,养生保健。

"民以食为天",饮食是供给机体营养物质的源泉,是人体气血生化之源。药膳食疗既能治疗疾病,又能协助康复,是中医养生治病的独特疗法。我国药膳食疗的运用源远流长,最早可追溯到春秋战国时期,《周礼·天官》中有"食医"的记载,其职责为"掌和王之六食、六饮、六膳、百羞、百酱、八珍之齐。"《黄帝内经》中亦明确"谷肉果菜"等食物对人体的调理营养作用。《素问·脏气法时论》曰:"五谷为养,五果为助,五畜为益,五菜为充,气味和而服之,以补精益气。"其中饮食平衡理论为药膳食疗奠定了学术理论基础。

"药食同源"是药膳食疗的基本核心,其与中药治疗疾病所遵循的基本原理是一致的。食物的性味又称为"食性""食气""食味"等,和药物的性能一样,包括性味、归经、升降浮沉、补泻等内容。食物"四性"按寒、凉、温、热分类。寒凉性食物多有清热、泻火、凉血、解毒、滋阴等作用;温热食物多有温经、散寒、助阳、活血、通络作用。平性食物居多,温热性次之,寒凉性更次之。药膳食疗不仅具有滋补营养、整体调理的治疗作用,还具有治未病、延年益寿的保健作用,或有治疗兼辅助治疗作用。

辨证施膳、以食代药、重视体质、辨证施补。饮食疗法是一种增强体质,纠正转化体质类型,提高机体免疫功能,防治疾病,补充营养,养生保健的重要方法。如治阴虚体质,虚热内生者以甲鱼、海参、百合等为治;阳虚体质者以羊肉、牛肉、鹿肉、姜、椒之属为治;痰湿体质,形体丰腴之人多食海带,或以煮汤;肾、尿结石患者可进山慈菇、胡桃;癌症患者多食薏苡仁、菇类、毛笋等;尤其是治疗脾胃病患者,胃阴不足、虚热内生者以百合、冬瓜、甲鱼、海参等为治,亦可进凉润水果;脾阳不足、脾胃虚寒者以羊肉、牛肉、佛手、韭菜、丁香、姜、椒之属食之;胃酸过多者吃碱面食;胃酸缺乏者进食适量醋或山楂片;胃热者酌进凉润水果;肝胆疾病患者宜进清淡蔬菜及营养丰富的瘦肉、鱼类、鸡肉等,忌辛辣刺激之品,少进动物脂肪;高血压患者辨证选用菊花乌龙茶、甘菊粳米粥、红花拌芹菜、首乌大枣汤、首乌巴戟兔肉汤等;糖尿病患者选用海参粥、山药小麦粥、杜仲炒羊腰等;高脂血症患者辨证选用决明子茶、荠菜汤、黄精炖肉、荷叶银杏茶、茶叶薏苡汤等;冠心病患者辨证选用薤白扁豆粥、银杏炖羊心、黄芪炖鸡汤、酸枣仁茶、红参麦冬粥等;消化性溃疡患者辨证选用黄芪茯苓山药粥、生姜羊肉汤、百合莲子粥等;慢性支气管炎患者辨证选用罗汉果茶、枇杷叶粥、薏苡杏仁粥、百合甜杏粥、灵芝山药炖紫河车等;慢性肠炎脾气虚者选用黄芪山药茯苓粥;慢性肠炎阳虚者选用韭姜奶;慢性肠炎脾虚肝郁者选用芡实山药粥;慢性肝炎肝肾阴虚者选用银耳枸杞汤;脾胃虚弱者选山药赤豆粥;脾胃阳虚者选用姜桂牛肉汤;肝炎恢复期者选用芹菜红枣汤;慢性肾炎脾阳虚者选用参苓粥;脾肾阳虚者选用杜仲苁蓉羊肾汤;肝肾阴虚者选用地黄燕窝汤;气阴两虚者选用黑鱼肉粥。

◣ 第三节　临证精粹 ◥

一、胃食管反流病临证辨治

(一)病名与病因病机

胃食管反流病属中医"食管瘅""嘈杂""泛酸""胸痹""噎膈"等范畴。早在《黄帝内经》中,便对胃食管反流病有所记载。《素问·至真要大论》中就明确指出"诸呕吐酸……皆属于热""热客于胃……呕酸善饥"。《伤寒论》云:"胃气有余,噫而吞酸。"《丹溪心法·嘈杂》曰:"嘈杂,是痰因火动,治痰为先。"刘完素在《素问·玄机原病式·六气为病·吐酸》中说:"酸者,肝木之味也,由火盛制金,不能平木,则肝木自甚,故为酸也。"中医学认为胃食管反流病是由肝、胆、脾、肺气机升降功能失调所致。主要病邪为湿、痰、气滞、血瘀,与胃失和降、浊邪上逆密切相关。基本病机可概括为:肝胆失于疏泄,肝气郁结,痰气交阻,气郁化火,肝胃郁热,胃失和降。本病初起以实证居多,随着病情的发展,逐渐演变为虚实夹杂以及虚证表现,其虚以脾胃虚弱为主,其实证以气滞、痰阻、郁热、湿滞、血瘀多见。临床上应以调整肝、胆、脾、胃等脏腑生理功能为要,调理脏腑升降、斡旋气机,调气复平,以恢复脾胃升清降浊、纳化转输之功能。何镔诊治研究胃食管反流病几十年,精于辨证、综合调治、整体调理,积累了丰富的临床经验。

(二)明辨病程分期,分清标本缓急

本病初期,患者仅有吞咽不利,嗳气腐臭,口干咽干等症,辨证多属实证;随着病情的进展,吞咽困难渐重,胸骨后疼痛明显,并有泛酸、嘈杂、食纳不香、精神不振,或有吐衄、舌红、苔薄黄,或舌红少苔有裂纹、脉弦细等症,此为病之中期。若病程迁延,进一步加重,吞咽更难,疼痛频作,甚则表现为稍食易吐、泛酸、消瘦、气短、四肢不温、舌淡、脉细弱等症,此为病之后期,则虚多实少。

本病本在脾胃虚弱,肝郁、痰湿、湿热、血瘀为其标,上述诸因,可单一出现,亦可兼夹出现,病理性质属本虚标实。单一出现者,其病理变化与临床证候比较单纯,则易治;而寒、热、虚、实兼夹出现者,其病理变化与临床证候比较复杂,则难治。如脾胃虚弱、脾胃虚寒、脾虚胃热等证,临证亦多见,呈现本虚标实的特点,治疗拟健脾清胃、和胃降逆。若形瘦虚火较盛之人,病机为胃阴不足,失于濡润,食管不利,胃失和降或表现为阴虚胃热、胃气上逆证,治疗拟滋阴清胃为法,此类亦属本虚,在脾胃有在气、在津之异,标实则有气郁、痰阻、血瘀、郁热之不同,临证可兼夹互见。

(三)注意脾胃升降,紧扣气逆病机

食管与胃相连,属胃气所主,胃气以通降下行为顺,食管亦以降为顺,具有食物传导和抗反流功能。若通降不畅,则可发生"噎""膈""呕"等病证。如朱丹溪《脉因证治·噎膈》所云:"在上近咽之下,水饮可行,食物难入,间或少食,入亦不多,名之曰噎。其槁在下,与胃为近,食虽可入,难尽入胃,良久复出,名之曰膈,亦名翻胃。"又如《素问·举痛论》云:"寒气客于肠胃,厥逆上去,故痛而呕也。"脾胃同为中焦,相为表里,脾气升,胃气降,为机体气机升降之枢纽,若脾胃损伤,脾失健运,胃失和降,水湿不化,气机不畅,木不疏土致肝胃不和,胃气上逆则出现泛酸、反胃、嗳气。临床上胃食管反流多与肝气犯胃、胃气上逆而不降,胆腑失于中正清净,则胆汁、胃酸随胃气而逆升,烧心、反胃、嗳气等症随之而生,正如《临证备要·吞酸》之"胃中泛酸,嘈杂有烧灼感,多因于肝气犯胃"。

(四)兼顾寒热虚实,治以升降同调

脾胃为仓廪之官,主受纳和运化水谷,若饥饱失常,或劳倦过度,则脾胃受损,中焦亏虚;若恣纵口腹,恣饮热酒煎炸,复进寒凉生冷,湿热内生,朝伤暮损,日积月累,则胃之阴阳失调,寒热错杂,引起胃受纳腐熟功能失常,胃失和降,纳谷不下;腐熟不及,胃内容物上泛损及食管即可发病。亦可嗜酒辛辣耗损胃阴,失其濡养而致食管部位疼痛。肝为刚脏,性喜条达而主疏泄,若忧思恼怒气郁伤肝,横逆克脾犯胃,胃气上逆泛于食管,致气机郁滞,亦可发生疼痛、呕吐、泛酸、嘈杂等症。肝郁日久化火伤阴,气郁生痰,痰瘀交阻。上述因素可单一出现,合并出现亦有之。食管与胃相连,终可出现虚实兼夹、寒热错杂、升降失调之病机,故治疗上以虚实兼顾、寒温并用、升降同调为治疗大法。

虚实兼顾,其虚宜通补。《王旭高·临证医案》云:"心中若嘈,饮食厌纳,时吐酸水,是脾胃不足而夹痰饮者也。"《景岳全书·吞酸》云:"治吞酸、吐酸,当辨虚实之微甚,年力之盛衰,实者可治其标,虚者必治其本。"胃食管反流病大多病程日久,病理特点常以虚为主,兼夹各种实证,治当虚实兼顾,若虽以正气虚弱为主,多因虚中夹滞,亦宜通补为要。即在健脾益气或养阴益胃之中加入通调气、郁、寒、热、痰、食、瘀之药,使补而不壅,通勿伤正。应用通补方法治疗气虚、血虚、阴虚之胃食管反流病时,要注意调节通与补的比重,标实较重的,加大通调药物剂量,本虚较重的,减少通药比重。

寒温并用,针对寒热错杂之证候,以清热为要。《素问·至真要大论》云:"诸呕吐酸,暴注下迫,皆属于热。"胃属阳明,阳明乃"两阳相合",有阳气旺盛之意,是多气之经,凡病邪踞之容易化热,多见咽、膈、胸灼热,泛恶,口苦,燥热,胃脘小腹疼痛,得温则舒,大便稀溏;或为胸背寒冷,舌红,苔白腻,脉滑数;或为胸背冷痛感,脘部灼热,嘈杂,口中异味,苔黄腻,脉弦滑;或为胸脘灼热疼痛,喜进冷食,苔黄脉滑。故治疗时,要注意寒与热的孰轻孰重,通过寒凉药与温热药的相互反佐,消除药与证的格拒不和。

升降同调,以通降为主。胃为中焦,无物不受,易被邪居。邪气犯胃,胃失和降,脾亦从而不运。若一旦气滞血瘀、湿阻、食积、痰结、火郁从而产生实滞;若脾胃虚弱,传化

失司,升降失调,清浊相干,郁滞内生,从而产生虚滞。不论是实滞还是虚滞,均可郁而不通,上反食管。滞者宜通之,逆者宜降之。故对因升降失调所致的胃食管反流病,治疗当以通降为主。实滞而逆者,宜驱邪通降,不可误补;虚滞而逆者,宜补而通降,又不可壅补。

(五)宏观微观结合,临证舌镜互参

舌为脾之外候,足太阴脾经连舌本、散舌下,阳明胃腑,多气多血,熏蒸水谷之气上潮于舌,也常夹邪气外显于舌,故有"舌为胃之镜"之说。《临症验舌法》云:"内外杂症,无一不呈其形,著其色于舌。"食管为胃之延续,由胃所主,所以舌象为诊察脾胃及食管等疾病的重要手段。何镔尤其重视舌脉征象,舌象能客观地反映正气的盛衰、病邪深浅、邪气性质、病情进退,强调对舌质、舌苔及舌下脉络的观察,如舌红而苔干、中有裂纹或花剥多为胃阴不足;若舌质微红、脉象稍弦或细数多为肝胃郁热;舌质淡胖、苔白腻、脉沉缓多系脾胃虚寒;舌苔厚腻多系脾虚痰阻;舌红苔黄腻,则辨证多属脾胃湿热;如舌下脉络色深紫而滞、充盈

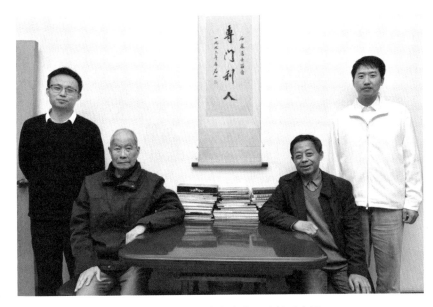

与99岁高龄何石泉名老中医及弟子合影

增粗多可辨为血瘀。然临证之际,何镔认为对于胃食管反流病的诊断,仅凭舌象恐难以明确,故而舌镜互参,取长补短。主张宏观与微观结合,将临床证候与内镜检查结果互参,如舌质红或绛、边尖深红,苔黄厚腻为湿热蕴结中焦,脾失健运,浊气上承于舌面,镜下黏膜充血水肿,以红为主,重者花斑状伴糜烂,糜烂面可呈圆形、条形或不规则,证属脾胃湿热型;舌红少津,苔花剥或裂纹,为胃阴耗伤,甚者枯竭,无以上承于舌,是胃气将绝的危候。镜下食管黏膜失去正常淡红色,呈苍白、灰白斑片状或弥漫性分布,边界不清,暗红色血管网,证为胃阴不足型;舌质淡暗,或有瘀斑,舌下静脉青紫迂曲者,镜下食管黏膜呈小静脉怒张或蓝色树枝状较大血管,多为瘀血阻络证;舌体胖嫩,边有齿痕,苔白腻,为脾阳衰弱,土不制水,水湿壅盛,镜下黏膜肿胀而湿润,红白相间,以白为主,血管网透见,证属阳虚寒湿型。

（六）辨证辨体结合，注重个体治疗

临证辨治，遵循辨证论治原则，明辨寒热虚实，阴阳表里，标本缓急，明确病因，病情虽复杂不一，病种多样，变化多端，传变各异，但本病的发生、发展、变化以及转归等病机是有一定的本质特点与规律可循，结合辨体质，更可分析出病情传变、转化的预后规律。本病在病情发展过程中可见气郁、化火、痰阻、血瘀、阴虚、阳虚等病机，由于患者体质不一，诱因有别，病理侧重不同，故在临床治疗时需要辨证论治。素体阳旺，性格急躁而易于发怒之人，极易形成肝郁化火，横逆脾胃，而损伤食管，出现胸骨后灼痛，吞咽梗阻，口苦咽干，嗳气泛酸，胸胁胀闷，心烦易怒，且每因郁怒则发或加重，食欲不振，大便不畅，舌质红，苔薄黄，脉弦数等，主要为肝胃不和，胃失通降，食管不利。体态丰腴，多愁善感之人表现咽中似有梅核梗阻，胸部郁闷，吞咽不利，胸骨后疼痛，得嗳气稍舒，每因情志不遂而加重，舌苔薄腻者，为痰气交阻，气滞血瘀，食管不利。素体不足，久患胃疾合并有贲门失弛缓症或食管裂孔疝者，症见胸骨下隐痛，脘腹胀痛，泛吐酸水，嗳气纳呆，口干嘈杂，大便时干时溏，每因饮食不节加重，精神疲乏，舌淡红，苔薄黄等，为脾虚胃热，寒热错杂，气机失调。形瘦虚火较盛之人表现胸骨后或剑下隐痛痞胀，有灼热感，泛吐酸水，口干嘈杂，纳谷不香，大便偏干，舌质偏红，苔微黄或少，脉细数等症者，为胃阴不足，失于濡润，食管不利。

本病病因病机复杂，目前中医对胃食管反流病的辨证与分型还未达成统一固定的分型标准。何镁根据气、热、痰、瘀、虚，分为肝脾不调、肝胃郁热、痰气交阻、气滞血瘀、寒热错杂、胃阴不足、脾胃虚寒、脾虚痰阻八型。但临床仍以肝胃郁热、肝脾不调、痰气交阻三证型为最常见。为此，何镁运用整体观念、辨证施治的思路遣方组药，从情志心理上疏肝理气，从脾虚上健脾益气固本，从调和气血上促进黏膜修复，从痰、湿、热上清化痰湿、祛邪治标以及敛疮护膜止酸，自拟柴芩舒胃方，药用炒柴胡6 g，黄芩10 g，木蝴蝶2 g，炒白芍15 g，炒白术10 g，炒枳壳10 g，白茯苓15 g，法半夏10 g，蒲公英15 g，砂仁2 g，厚朴10 g，藿香10 g，紫苏梗10 g，大贝10 g，白及10 g。上方随证加减：反酸甚者，加煅瓦楞子、浙贝母；脘胀嗳气频繁者，加佛手、枳壳；胃阴不足口干明显者，加麦冬、玉竹、石斛；脾胃虚寒、形寒肢冷、腹部胃寒、大便溏泄者，加附子、干姜、佛手、鹿衔草；情志抑郁不疏者，加合欢花、绿梅花、玫瑰花；两胁痛明显者，加苏木，川楝子，延胡索；气滞血瘀胸痛明显者，加丹参、川芎、失笑散；寒热错杂、心烦口苦、肢冷便溏者，加干姜、黄连；大便干结者，加莱菔子、决明子；大便稀溏者，加煨葛根、仙鹤草；失眠明显者，加百合、夜交藤、合欢皮、酸枣仁。

何镁在辨证分型的基础上选方用药，整体调理及个体化治疗胃食管反流病，在临床上具有确切的疗效，可以消除和改善胃食管反流病的临床症状，且有毒性小和不良反应少、治疗后复发率低的优点。

(七)典型病案

赵某,男,52岁,江苏省六合人,2006年6月20日初诊,胸痛、泛酸、胃脘灼热疼痛、咽中痰阻不畅5年余,平素吸烟饮酒,喜进辛辣之品,情绪激动、饮食不节则加重,反复服用中西药治疗未能缓解,近1个月来发作加重,时泛酸,咯痰呛咳,舌红苔微黄,边有齿印,脉弦细。胃镜示食管炎、糜烂性胃炎,Hp(−),病理示食管鳞状上皮增生,胃窦浅表性炎伴轻度肠化。诊断:食管瘅,胃脘痛,肝胃郁热、痰气交阻证。治则:清泄肝胃,理气化痰,利咽止咳法。拟柴芩舒胃方加味。炒柴胡10 g,炒黄芩10 g,木蝴蝶2 g,白芍15 g,法半夏10 g,川厚朴10 g,白茯苓15 g,砂仁(后下)2 g,炒白术10 g,炒枳壳10 g,藿香梗10 g,紫苏梗10 g,浙贝母10 g,白及10 g,蒲公英15 g,玄参15 g,刀豆10 g。15剂,水煎服,每日2次,每次约150 mL,饭后半小时服,忌烟酒及辛辣刺激之品,调节情绪,避免劳累紧张,注意生活规律性。

二诊:2006年7月6日。患者服药后咽阻、胸痛好转,觉口干舌燥,口苦尿黄,舌红脉弦细,上方加麦冬15 g、天花粉10 g,继服15剂。

三诊:2006年7月22日。患者服上方后诸证明显减轻,泛酸、灼热、咽阻、胃痛偶尔出现,舌淡红,脉弦,上方去浙贝母、白及、刀豆、厚朴,加太子参15 g,麦冬15 g,炙鸡内金15 g,继服15剂。

四诊:2006年8月8日。患者近日劳累,饮食不节,症状反复,口干舌燥,口苦,舌红,脉弦细,上方加干石斛10 g,南沙参15 g,北沙参15 g,葛根10 g,继服15剂,嘱注意保持良好生活方式,尤其是情志饮食的调护。

五诊:2006年9月25日。患者诸证渐除,咽部时阻塞感,胃灼痛偶发,舌红,脉弦细,拟清泄肝胃、养阴利咽和胃法,丸方缓图,柴芩舒胃方加太子参、麦冬、葛根、南沙参、北沙参、仙鹤草,制水泛丸,治疗半年后未见复发,再继服丸方1年,随访3年余,疾病渐愈。

【按】　本案病因病机为:情志不遂,激动易怒,饮食失节,烟酒无度灼伤胃经,脾胃受损,酿湿生痰,久而化热,湿热交阻,湿热蕴结于肝胆,胃气不和,胃气上逆,木不疏土,脾虚不运,胃气郁滞,终成肝胃郁热、痰气交阻、胃失通降之证。根据《临证指南医案》之"肝为起病之源,胃为传病之所",确立调理肝胃为主的治则,按叶天士"脾宜升则健,胃宜降则和"的原则,通降胃气,使胃气和降作为治疗本病的关键所在。因此,运用柴芩舒胃方清泄肝胃、理气化痰、和胃降逆。经治1个月后诸证渐减,恢复期顾护脾胃之气阴,以防药物滋腻碍胃,减去厚朴、浙贝母、白及、刀豆等药,加太子参、南沙参、北沙参、麦冬、葛根,益气养阴固其根本。其中考虑饮食、情志、不良生活方式的诱发因素,力劝患者戒除烟酒,减免进食高脂食物、巧克力、咖啡、浓茶,避免过饱,餐后仰卧,睡前进食,不穿紧身衣服,夜间症状明显、有咽喉症状者需抬高床头。倡导良好的饮食习惯、生活方式,注意保持心情舒畅和减轻精神压力,对预防本病有重要意义。最后以丸方缓图而获良效。

二、功能性消化不良临证辨治

(一)病名与病因病机

功能性消化不良,中医学认为属"痞满""胃脘痛""胃痞""嘈杂"范畴。其病因病机为:①禀赋不足,脾胃虚弱,中气虚乏,升降运化失司,浊气滞留胃脘;②饮食不节,食滞胃脘,阻滞胃肠气机;③情志不畅,肝气郁结,伤肝犯胃,胃失和降;④内伤外感,湿热中阻,壅滞胃肠;⑤日久失治,寒热错杂,阻遏中焦,升降失司;⑥虚火内盛,胃阴不足,伤津灼液,升降失序。本病病位在胃,涉及肝、脾二脏,以脾虚为基本病机,且贯穿于病程始终。何镔认为:该病病因病机在于七情所伤及饮食失节,继而导致脾胃气机升降失常。脾气不升无以游溢精气、输布精微;胃气不降,无以腐熟水谷、纳化运转。故见胃脘胀满、食难易饱、纳呆、嗳气、恶心、嘈杂等症。何镔在运用中医药治疗功能性消化不良方面积累了丰富的临床经验,临床选用疏肝调气、顺畅中焦,导滞化浊、和胃降逆、益气养阴、健脾补中,寒热并调、虚实兼治之法,针药合用,综合调治,怡情悦性,摄生养护,促进康复。

(二)顺气导滞畅中焦,和胃降逆调气机

何镔认为,中焦气机郁滞、升降失司为功能性消化不良的病机。中焦气机郁滞又涉及肺的宣发肃降和肝的疏泄功能,气机郁滞导致升降失宜,而以胃气不降为主要表现。故应顺达中焦气机,导降胃气下行之法则,结合现代药理及胃肠病理生理学,从胃肠动力学角度出发,何镔经长期不断的临床研究,研制出顺气导滞的健脾和胃方,临床疗效显著。方用太子参、炒白术益气健脾,先固其本;枳壳、藿梗、紫苏梗调理升降、顺达气机,以清其源;莱菔子、厚朴、冬瓜子导滞降逆、理气消胀,以疏其流;木蝴蝶、香橼皮、玫瑰花轻清疏肝、调气畅中;合欢皮疏肝调中,并具有镇静、抗焦虑、抗失眠作用;谷芽、麦芽消食开胃、化滞助运。临床运用该方随证加减,脾胃虚寒者加佛手、干姜;湿热中阻者加薏苡仁、炒黄芩、仙鹤草;湿阻中焦者加茯苓、苍术;呕吐者加法半夏、旋复花;瘀积者加丹参、莪术;气虚者加黄芪、党参;阴虚者加麦冬、北沙参;肝郁气滞者加炒柴胡、青皮等。中药煎剂内服,疗程1个月左右,收效明显。

《素问·灵兰秘典论》云:"脾胃者,仓廪之官。"历代医家善治脾胃之疾,无论攻下、养阴、温补诸法,总以疏通脾胃气机为要旨。斡旋气机升降,务求调气复平,勿使中焦壅滞是何镔治疗脾胃病的一大特色,处方用药遵吴鞠通"中焦如衡,非平不安"之旨,处处以维护脾胃之生理功能为要,调气复平,勿使偏执。若脾胃升降功能失常,则可发生水谷受纳、腐熟、运化功能障碍,可见脘腹痞满、疼痛、呕吐、呃逆、泄泻等功能性消化不良诸证。脾为阴土,升为健运,胃为阴土,降为和畅。治疗功能性消化不良注意调节脾胃升降功能,方药宜选用轻清灵动之品,少用重浊厚味、刚劲燥烈之药,使理气不伤阴,养阴

则柔润不腻,补脾重健运,温阳用甘平微温之药,总以调气复平为要。

(三)益气养阴健脾胃,甘缓补中固其本

功能性消化不良多属中医学"胃痞""胃胀""胃痛"等病证范畴,临床反复出现消化道诸多症状,尤以上腹部不适、餐后饱胀、腹部胀气、嗳气、易饱、厌食、恶心、呕吐、烧心、反酸、胸骨后疼痛、反胃等症状明显,病程长,迁延不愈,致脾胃功能下降,常以脾气虚弱、胃阴亏虚证候出现,表现为食欲不振、神疲乏力、胃脘隐痛、饥不欲食、舌红少津、脉象细弱等。何镔认为,补脾益气应以健脾运化为先,益胃贵在柔润,当防滋腻碍脾。

《脾胃论》云:"善治者,唯有调和脾胃。"《医权初编》云:"若脾胃有病,或虚或实,一切饮食药饵,皆不运化,安望精微输肺而布各脏耶? 是知治病当以脾胃为先……此医家之大关也"。功能性消化不良病程日久,久病必虚,其本在于脾胃气虚。单兆伟以为,脾贵在运而不在补,益气应以健运脾胃为先,脾胃运化正常,气血才能生化无穷,脾胃健则气血旺,常用黄芪建中汤,以党参(或太子参)、白术、黄芪、薏苡仁、山药、扁豆等甘平微温之品健运中气,以固其本。

胃分阴阳,胃阴者,胃之津液也,为胃腑的根本。胃之受纳、腐熟必赖胃阴的濡润。功能性消化不良出现胃脘隐痛、口干咽燥、饥不饱食、嗳气干呕、舌红少津、脉细数之证者符合胃阴不足,治

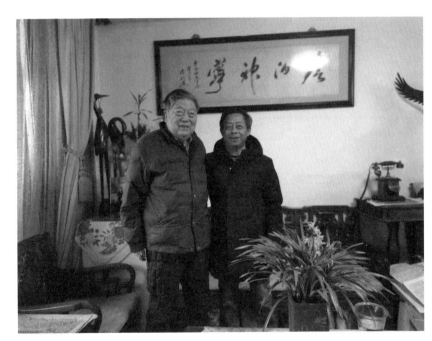

与南京中医药大学单兆伟教授合影

疗当以甘凉柔润为主,如叶天士所谓"宜用甘药以养胃之阴"(《未刻本叶氏医案》)、"甘凉益胃阴以制龙相,胃阴自立"(《临证指南医案》)。何镔认为功能性消化不良出现胃阴亏虚之证时,病程日久,治当缓图。养阴益胃贵在柔润,喜用叶氏养胃汤、鞠通益胃汤等。强调用药宜柔润宜凉,常用药如南消参、北沙参、石斛、百合、麦冬、玉竹、甘草等皆为甘凉柔润之品。若胃阴不复,可加乌梅、白芍等酸味之品,酸甘合化,使"酸得甘助而阴生"。为防阴柔之品呆滞气机,处方中参入佛手花、绿萼梅、生麦芽等顺气和中之品,俾胃气运转药力,调畅枢机,或于养阴药中少佐橘皮、橘络、姜半夏、鸡内金、炒谷芽、炒

麦芽等和胃消导,醒脾苏胃,以助流通。少用或忌用滋腻之品,恐壅滞不运,更碍脾胃,所谓"欲速则不达"。另遵《景岳全书》"善补阴者必以阳中求阴"之旨,在养阴益胃时少佐黄芪、党参等甘而微温之品,以期阳生阴长。

(四)虚实夹杂辨病机,寒温并用治胃痞

功能性消化不良的临床证候中,常见胃脘痞满、反酸、烧心,食后尤甚,纳呆,干哕食臭,或肠鸣下利,苔薄黄腻,脉弦等寒热错杂、虚实并见之复杂症状,何镔认为,此为虚实夹杂、寒热并见之证,中虚寒热失调,心下痞硬,满闷不舒,中气受伤,邪犯于胃,胃失和降所致之"胃痞",法当辛开苦降、寒温并用、消痞补中、调和寒热、补泻同施,方用半夏泻心汤加减,取其泻心消痞、补中扶正、调和寒热之义。恶心呕吐者,加左金丸,调和脾胃;反酸烧心现象明显者,加煅瓦楞子、栀子抑酸和胃;痞胀较甚者,加炒莱菔子、枳实,理气消痞;大便干结者,加决明子通降肠腑;病程日久难愈者,加丹参、炒莪术散结通络。

《伤寒论》明确提出"满而不痛者,此为痞"的概念。第149条:"若心下满而硬痛者,此为结胸也,大陷胸汤主之。但满而不痛者,此为痞,柴胡不中与之,半夏泻心汤主之。"清代医家林佩琴《类证治裁·痞满》论述尤详,他把杂病痞满分作胃中寒滞停痰、饮食寒凉伤胃、脾胃阳微、中气久虚、精微不化、脾虚失运、胃虚气滞等若干证型,指出"亦有寒热虚实之不同",宜分别而论之。

(五)健脾和胃调气机,香苏和胃专病方

功能性消化不良的病机特点是本虚标实,脾胃虚弱是本病之源,标实包含有气滞、痰湿、食积、血瘀等,导致人体气机郁滞中焦,脾胃升降功能失衡。治疗当宜健脾和胃、调理气机。临床表现无论是虚实寒热、气血阴阳偏盛偏衰,当辨证论治。

龚延贤《万病回春》云:"夫痞满者,非痞块之痞也,乃胸腹饱闷而不舒畅也,有气虚中满,有血虚中满,有食积中满,有脾泄中满,有痰隔中满,皆是七情内伤,六淫外侵,或醉饱饥饿失节,房劳过度,不能运化,故阳自升而阴自降而成天地不交之痞。"《景岳全书》云:"怒气伤肝,肝气未平而痞。"《经脉篇》云:"胃病则贲响腹胀,脾病则腹胀善噫。"脾胃为中焦气机升降之枢纽,胃气的通降为脾气的升举相互为用,共同影响气机的升降,同时与肝气的疏泄功能密切相关。《黄帝内经》云:"木郁发病,民病胃脘,当生满病。"肝病常常影响脾胃功能,出现"肝脾不调""肝脾气滞""肝胃不和"。何镔根据此证立法,研制香苏和胃方治疗功能性消化不良。治则:疏肝理气,健脾化滞,和胃消痞。方药组成:香附10 g,藿香10 g,炒柴胡10 g,紫苏梗10 g,白术10 g,枳壳10 g,香橼皮10 g,郁金10 g,延胡索10 g,川楝子10 g,乳香10 g,九香虫10 g,莱菔子15 g,决明子15 g,焦山楂15 g,神曲15 g。随证加减:脾虚气滞腹胀者,加黄芪、白扁豆、合欢皮、玫瑰花;脾胃阴虚口干心烦者,加沙参、百合、石斛;肝胃郁热口苦,胃灼痛者,加黄芩、蒲公英、白芍;寒热错杂畏寒肢冷,胃嘈灼热者,加黄芩、黄连、干姜、半夏;胃冷呕吐清水者,加高良姜、茯苓、刀豆、砂仁(后下);少寐多梦心烦者,加女贞子、旱莲草、朱茯神、酸枣仁、五味子。香

苏和胃方以疏肝理气为中心,重点突出疏肝健脾。组方药物功效:疏肝理气,使气机条达;健脾理气,使脾运气调;理气化湿,气畅则痰湿得化;理气化滞,不使中焦阻滞,使腑气得通;理气化瘀,理气而化久病入络之患;理气止痛则治脘腹胁痛之证;理气健脾消胀,治疗脘腹阻胀、食谷不化之脾失健运。全方辨证辨病相结合,方药中重点理气,疏肝又健脾,治肝从调气入手,理气不伤阴,气行则血行,故理气并化瘀,肝气偏旺犯脾,故而健脾调中,使脾升胃降,脾胃健运,脾健则化痰行滞,消食化积。

（六）典型病案

周某,男,50岁,安徽天长人,2006年3月20日初诊,长期大量饮酒致胃胀饱满,嗳气纳差,肠鸣腹痛,嘈杂反酸4年余,经胃镜、B超、腹部CT、血生化检查,未发现器质性病变,经中西药反复治疗,时有症状减轻,舌淡苔微腻,脉弦细,西医诊断为功能性消化不良,中医诊断为痞满,拟香苏和胃方加减治疗。制香附10 g,藿香10 g,炒柴胡10 g,柴苏梗10 g,香橼皮10 g,郁金10 g,白术10 g,枳壳10 g,乳香10 g,延胡索10 g,莱菔子15 g,决明子15 g,仙鹤草15 g,茯苓15 g,九香虫10 g,焦山楂15 g,焦神曲15 g,10剂,水煎服,每日1剂,分2次口服,嘱其注意饮食调护,少吃多餐,忌辛辣刺激、荤腻之品,适当运动,保持心情舒畅。

二诊:2006年4月2日。药后脘腹胀满稍减,腹部畏寒,大便时溏泄,食后不化,苔白腻,边有齿印,脉弦细,上方去九香虫,郁金,加木蝴蝶2 g,高良姜6 g,台乌药10 g,继服15剂,配合点灸特定穴治疗,选中脘、内关、天枢、足三里、承满,隔日1次,嘱注意保暖,忌生冷凉性食物。

三诊:2006年4月20日。药后反酸嗳气、畏寒好转,纳增,肠鸣脘腹时痛,继拟上方加佛手10 g,白芷10 g,15剂,继续点灸疗法。

四诊:2006年5月10日。药后胀胀、肠鸣腹痛渐减,舌淡,苔白,边有齿印,上方加党参15 g,陈皮10 g,健脾调气,继服10剂,嘱患者适当增加运动,隔日行点灸疗法。

五诊:2006年6月20日。患者不慎饮冷,进食荤腻之品,诱发腹胀、腹痛、泛恶、便溏,口服吗丁啉、香砂六君丸未效,舌淡,苔微腻,脉弦细。拟香苏和胃方10剂,服完中药后继拟香苏和胃丸配参芪健脾丸治疗半年余,渐愈,此后随访5年偶有复发,症状较轻,自我保健调护,自服香苏和胃丸亦可缓解。

【按】《素问·痹论》云:"饮食自倍,脾胃乃伤。"《伤寒论》亦云:"胃中不和,心下痞硬。"李杲认为:"饮食不节则先伤及胃,胃伤而后脾病。"张介宾指出:"怒气暴伤,肝气未平而痞。"《临证指南医案》中有"凡醒胃必先制肝"之说,无论何种因素引起的痞满最终均可导致脾胃虚弱,致中焦气机不畅而运化失常,故朱震亨有"脾气虚弱,不能运化精微而为痞者"的说法。因此,脾胃虚弱是痞满发病的基础,情志不畅、外邪、饮食不节是发病的条件,痰湿、瘀滞等是引起发病的病理产物。

在该病案的诊治中选香附、藿香、紫苏梗、柴胡四味为君药,疏肝解郁,调气畅中,行气助运。白术、枳壳为枳术丸,有健脾理气运化之功,以助健脾而固其本之用;香橼皮、郁金疏肝理气,健脾化湿,助君药理气健脾;延胡索、川楝子为金铃子散,理气止痛、条达气机,共为臣药;莱菔子、决明子理气化滞而通腑气;九香虫、乳香化瘀通络而止痛,为佐药;山楂、神曲健脾化滞消食,为使药。全方共奏疏肝理气、调畅气机、导降胃气、解郁化滞、健脾助运、和胃消痞、消胀止痛之功。配合生活、情志、饮食调护,药后症状有所减轻。二诊去九香虫、郁金,减少药味浓烈苦涩,加入理气温暖下焦的木蝴蝶、高良姜、台乌药,并加点灸特定穴,配合疏肝理气、健脾温中、化滞消痞。三诊即见明显好转,加佛手、白芷,温运止痛。四诊后诸证渐除,加用益气健脾运脾之党参、陈皮,固健中州。此后的治疗以丸药缓图收效。综观治疗方药,用药无大苦大寒损阳之嫌,又无攻下泻火之弊,药虽偏温,但温而不燥,无耗竭伤阴之作用;肝脾同治,疏肝和胃,气血共调,不但有理气止痛、消胀、促进肠动力作用,还具有健脾通降、化滞消食、抑酸助消化等作用。

(七)针药合用促康复,综合调治显特色

何镔认为,功能性消化不良临床研究历史久远,相关论述颇为丰富,各代医家对病因病机及诊疗经验已逐渐形成了一套完整的诊疗体系和有效验方,但临床治疗难度大,病程长,疗效慢,因此在个体化辨证论治的基础上,还必须采用综合调治,全面治疗,在运用中医药治疗的基础上,开展针灸方面的研究。针灸疗法可直达病所,其作用力强,可促进脾胃运化功能,调达中焦胃腑之气,调理相关脏腑,施以不同手法及特殊选穴以达到扶正补虚、健脾养胃、疏肝理气、消导化滞、活血通络、平调寒热为主之目的。

《针灸甲乙经》云:"腹胀之道,寒中伤饱,食饮不化,中脘主之。"针灸该穴既能通降胃气,升清降浊,温通胃肠之腑,又能理气、益气、建中,通中有降,降中有升,补而不滞,有扶土抑木、建中温胃之功。气海是肓之原穴,为诸气之海,有大补元气和总调气机的作用,主治脏气虚惫或气机不畅诸证,故前人依其生理功能和治疗作用,而命名为"气海"。气海是治疗一切气病的要穴,具有培补元气、补益虚损和疏利气机的功效。《铜人腧穴针灸图经》载:"气海,治脐下冷气上冲,心下气结成块,状如覆杯,……一切气疾久不瘥,悉皆灸之。"《医学入门》载:"主一切气疾。"《胜玉歌》载:"诸般气症从何治,气海针之灸亦宜。"公孙为脾之络穴,又为八脉交会穴之一,通冲脉。《难经·二十九难》曰:"冲之为病,逆气里急。"《神农本草经》曰:"治腹胀心痛,可灸七壮。"内关是手厥阴心包经的腧穴、络穴,通于阴维脉,主治本经经病和胃、心以及情志失和、气机阻滞有关的脏腑、器官、肢体病变。《玉龙歌》曰:"腹中气块痛难当,穴法宜向内关伤,八法有穴阴维穴,腹中之疾永安康。"《标幽赋》云:"胸膜满痛刺内关。"《杂病穴法歌》说:"腹痛公孙、内关尔。"临床运用针灸法选择中脘、气海、公孙、内关,配以足三里、胃俞、上巨虚等穴,辨证施治,临床疗效显著。

功能性消化不良的病因病机主要是中气不足、邪犯胃肠而使胃肠运动功能及脾胃气机升降功能失调所致,其病位在胃肠,病机与肝、脾密切相关。脾主运化和胃主受纳

的生理功能,有赖于脾升胃降的协调统一,脾升胃降是胃肠道内容物顺利推进的动力机制,若失其常度,均可表现为一系列胃肠运动功能紊乱,则是功能性消化不良发病的关键。脾主升清,胃主降浊,肝主疏泄,三脏功能协调才能使三焦气机通畅,升降如常,因而健脾和胃、疏肝理气是功能性消化不良的治疗原则。中脘乃上中下三焦之枢纽、腑之会穴,针灸中脘可疏调三焦气机,疏通人体枢纽,有升清降逆之功。与主治一切气病的要穴气海配伍,不但能补中益气,还能调理气机,因此对由此而致的腹胀、腹痛,有理气止痛、降逆止呕的功效。佐以八脉交会穴、公孙、内关,共奏益气健脾、疏肝和胃、行气活血、降逆止呕、消痞散结之功,从而明显改变功能性消化不良的临床症状。

(八)怡情悦性调心理,生活调摄重养护

何镔认为,功能性消化不良的发病多与情志内伤有关,常因肝郁气滞、气机失调、脾胃气机升降失常影响中焦痞塞不通。因此,肝郁气滞、胃失通降为其基本病机,符合“肝郁伤脾”“忧思伤肝”“脾不运化”的病因病机,患者经常有焦虑、抑郁易怒、失眠、紧张、头晕等神经功能失调症状,根据功能性消化不良患者存在的许多精神心理异常表现,在给予相应的辨证治疗的基础上,倡导怡情悦性,慎起居,摄生养性,保持良好的心理状态,正确面对功能性消化不良的各种精神表现,尤其是竞争激烈、工作负担重、工作压力大、工作节奏快、

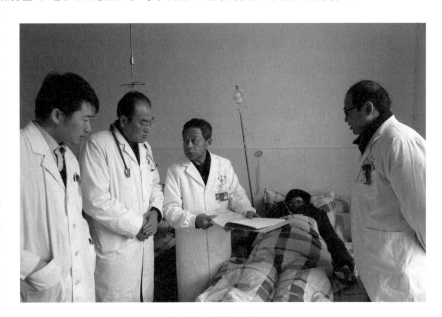

在基层医共体教学查房

性情急躁、焦虑多疑、高度紧张、精神刺激、恐病心态、不良嗜好、营养失调等都是影响肝脏疏泄、气机升降、气血紊乱、脾胃损伤、调养失度、心境不佳的重要诱因。

功能性消化不良患者应注重饮食有节,食宜清淡、勿暴饮暴食、贪凉饮冷,力戒烟酒,以免助湿生热,慎配食物,不伤胃气,配合食疗,注重饮食卫生,忌油炸、油煎、辛辣食品,崇尚荤素搭配,精细结合,以食代药。“谨和五味”“食养尽之”(《黄帝内经》)方能顺应自然,营养充足,调理身体,精力充沛,防病祛疾,体格健壮。

摄生养性,生活有度,起居适宜,因体质制宜,是功能性消化不良的养护之道,倡导劳逸有度,参加体育锻炼,养成散步、慢跑、打拳、气功、跳舞、户外活动等习惯,培养多种

兴趣爱好,丰富业余生活,提高个人修养,锻炼自己沉着、开朗、乐观、大度的性格等,既能调节气机,促进气血畅运,舒筋活络,又能疏肝健脾,调理心态,增强代谢,提高机体抗病能力及免疫功能。

三、慢性萎缩性胃炎临证辨治

(一)病名与病因病机

慢性萎缩性胃炎,中医学认为属"胃痞""胃痛""嘈杂""泛酸"范畴,其病因与外邪犯胃,或感受寒邪或感染幽门螺杆菌,或药物所伤而发病,饮食不节,饮食伤胃,饥饱失常,或过食荤腻肥甘,或恣饮酒浆致湿热内生、气机不和。情志所伤,忧思恼怒,气郁伤肝,横逆犯胃,气机阻滞。素体脾胃虚弱,或久病伤及脾胃,寒邪内生,脾阳不足,或胃阴受伤,胃失濡养。本病病位在胃,与肝、脾密切相关。胃为水谷之海,主受纳腐熟水谷,胃之经脉络脾,与脾互为表里,脾代胃输布水谷之精微,表里相合,其司升降清浊,脾气升则水谷精微得以输布,胃气降则水谷及其糟粕得以下行,两脏燥湿相济,方能完成饮食的转化;若脾虚运化失职,清气不升,即可影响胃的受纳与和降。肝属木,木克脾土,肝主疏泄或调畅脾胃之气机,若肝失疏泄影响脾胃功能,则可出现肝气犯胃,肝气横逆犯脾之病证。内经云:"木郁发之……民病胃脘当心而痛。"病机转化方面可出现气病及血、实证转虚、虚实夹杂、寒热错杂的病机演化。何镔认为,本病病程日久,迁延难愈,久则脾胃气虚,再加多种因素损伤犯胃,则致胃阴亏虚,本虚而标实,气虚气滞,血运不畅,胃络血瘀;脾胃虚寒复感湿热之邪蕴结中焦则寒热错杂、虚实夹杂等。

(二)益气健脾调和中焦,治病求本标本同治

《素问·灵兰秘典论》云:"脾胃者,仓廪之官,五味出焉。"主受纳和运化水谷,乃机体生、长、化、收、藏之源泉。《灵枢·五味》曰:"胃者,五脏六腑之海也,水谷皆入于胃,五脏六腑皆禀气于胃。"《医学必读》乃云:"一有此身,必资谷气,谷入于胃,洒陈于六腑而气至,和调于五脏而血生,而人资之以为生者也,故曰后天之本在脾。"说明脾为后天之本、气血生化之源。若素来脾胃虚弱,忧思恼怒伤及脾胃,饮食不节饥饱失常损伤脾胃,慢病久病中气不足,致中焦纳运失职,不能输布水谷精微,胃失和降,气滞湿阻,中焦阻塞而发为本病。何镔认为,慢性萎缩性胃炎病程长,反复缠绵难愈,脾胃患病日久,脾胃功能减弱,气血不足,中焦气机失调,运化失健,脾气虚弱更甚,故见脘痛纳差,食少胀满,气短乏力,大便溏泄,舌淡,苔微腻,边有齿印,脉细弱之证。而慢性萎缩性胃炎患者在胃镜下可见胃黏膜色淡、灰色或灰白色,黏膜变薄,胃壁蠕动减弱等表现,病理显示腺体萎缩,正与脾气虚弱相吻合。《黄帝内经》云"四季脾旺不受邪",说明脾气虚弱是该病的发病基础,通过健脾益气的方法治疗慢性萎缩性胃炎,治病求本,使气血健旺,脾胃得以充养,本病更易康复痊愈。

天长何氏内科流派诊疗用药多以调补脾胃、食补后天、调和营卫、平调阴阳、健旺气

血为治,诊治以脾胃中焦为机枢,"有胃气则生,无胃气则死",益气健脾治其本,化湿理气治其标。调和中焦,调和营卫气血,平衡和调阴阳,均以"和"法为先,标本同治之法。临床常用太子参、黄芪、白术、薏苡仁、白扁豆等甘平补益之品,益气健脾治其本;常用法半夏、陈皮、枳壳、合欢花、茯苓、厚朴等化痰祛湿、理气和中治其标。常用山楂、丹参、莪术等调理气血治其标。

(三)配伍精当,药味平淡,善用巧用药对组方

何镔用药处方,量轻味淡,配伍精当,辨证准确、药性平和、口感较好,总以不损伤脾胃之方药治疗组方。临床喜用药对充分发挥药物之间的相互作用,按照其对应证候,诊治脾胃相关疾病,疗效显著。常用以下药对为主要基础方药,选用清淡平补之品,以调补脾胃,健旺气血,调理营卫,培补先天,补益后天,扶正补虚,调理脾胃机枢。

白术配白芍。《本草汇言》云:"白术乃扶植脾胃、散湿除痹、消食除痞之要药也,脾虚不健,术能补之,胃虚不纳,术能助之。"白芍酸寒柔润,敛肝补阴,养肝柔

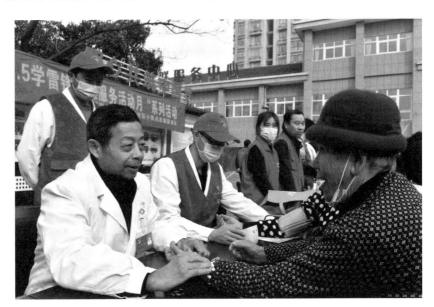

在社区开展义诊活动

肝,二者配用,阴阳刚柔,刚柔相济,柔肝安脾,为调和肝脾常用之配伍,主治肝郁气逆,犯胃乘脾,土虚木乘之证。

麦冬配半夏。麦冬甘寒,润燥养阴、益胃生津、润肺清心;半夏辛温,《药性论》谓其"消痰涎,开胃健脾,止呕吐,去胸中痰满,下肺气,主咳结。……气虚而有痰气,加而用之"。两药相柔相济,润燥相宜,具有生津养胃、醒脾开胃、降逆止呕之功。使用时麦冬量可稍大,而半夏则不宜过量,如《本草新编》认为"麦冬必须多用力量始大"。

枳实(枳壳)配白术。枳实(枳壳)破滞气,消积滞,泻痰浊,除痞满,以走泻为主;白术补脾,燥湿健运,以补为守为主。两药补泻走守,急缓消补兼施,共奏健脾开结、消痞除满之功。两者对慢性萎缩性胃炎属"胃痞"者尤效,可配莪术、薏苡仁、石见穿、白花蛇舌草等对息肉增生性病变有良效。

丹参配葛根。《神农本草经》谓葛根"主消渴,身大热,呕吐诸痹,起阴气,解诸毒",功

在止渴生津解肌退热;丹参专入血分,活血养血,降而行血,有功同"四物"之用。两药相伍,升降相配,气血同治,生津通脉,祛瘀止痛,诊治脾胃病"病久入络",伴见便溏泄泻,特别是慢性萎缩性胃炎病程日久屡治难愈属气滞血瘀者。

黄芩配仙鹤草。《名医别录》谓黄芩"疗痰热胃中热,消谷,利小肠",《药性论》曰"治肠胃不利",功能清热燥湿;《百草镜》谓仙鹤草"下气活血,理百病,散痞满,跌仆、吐血、血崩、痢、肠风下血",《本草纲目拾遗》谓其"消宿食,散中满下气,疗吐血各病,翻胃噎膈"。两药相伍,清热泻胃,治疗脾胃病湿热为患,过食肥甘厚腻,久损脾胃之证。

荷叶配藿香。荷叶味苦而涩性平,清暑利湿,升发清阳,醒脾开胃;藿香苏香化湿解暑消痞。二药合用,具有芳香化湿、祛暑清热、和胃止呕、醒脾开胃之功效。

(四)调气复平升降气机,处方用药勿过偏执

脾胃位于中焦,为一身气机之枢纽,脾气主升,胃气主降。《临证指南医案》谓:"纳食主胃,运化主脾,脾宜升则健,胃宜降则和。"升降失司,中焦阻滞,痞塞不畅,发为痞满,治疗当遵"治中焦如衡,非平不安"之旨,调脾胃升降,处方用药务求其平,寒热温凉,不可偏执,处处以维护脾胃之生理特性为要。

何镔认为,脾胃升降失常致气机阻滞,慢性萎缩性胃炎出现气滞胀满之症,不可使用辛香温燥之品,以免伤及胃阴,胃阴受损则病难康复,喜用佛手花、绿梅花、玫瑰花、合欢花等理气而不伤阴不碍脾胃之品。

《脾胃论》云:"善治者,唯有调和脾胃。"《医权初编》云:"若脾胃有病,或虚或实,一切饮食药饵,皆不运化,安望精微输肺而布各脏耶? 是知治病当以脾胃为先……此医家之大关也"《慎斋遗书》则云:"万物从土而生,亦从土而归。补肾不若补脾,此之谓也。治病不愈,寻到脾胃而愈者甚多。"慢性萎缩性胃炎病情迁延,久病必虚,其本在脾胃气虚,然孟河医派传人单兆伟则认为,脾贵在运而不在外,益气应以脾胃为先,脾胃运化正常,气血才能生化无穷,脾胃健则气血旺,如《吴医汇讲》所云:"盖脾主运化,其用在于健运。"何镔常用太子参、党参、白术、山药、茯苓、扁豆、薏苡仁等甘平微温之品以健运中气。

《素问·至真要大论》曰:"诸湿肿满,皆属于脾。"脾气虚弱,健运失职,不化水湿,湿之为病,有内外寒热之别。饮食不节、饮食停积、酒煿厚味、饮冷瓜果多伤脾胃而生内湿。如《医学传灯》云:"至于湿从内中者……如茶酒汤水,脾虚不能消散。"何镔认为,慢性萎缩性胃炎脾胃虚弱,运化失健,不化水湿则蕴结中焦,胃失和降;或蕴久化热,复进辛辣燥热烟酒及荤腻之品,则成湿热中阻。根据湿蕴中焦之病机,遵《温病条辨》"湿为阴邪,非温不化"之义,常用法半夏、陈皮、茯苓、厚朴、白术、佩兰、砂仁等药。遵丹溪"六气之中,湿热为病,十常八九"之论,按湿热中阻之病机,常用苍术、薏苡仁、黄芩、藿香、佩兰、杏仁、仙鹤草、蒲公英等药寒温并用,辛香芳化,阴阳相须,宽中顺气,通畅脾胃,调气复平。

慢性萎缩性胃炎病情缠绵,经久难愈,病久恐病生变,心情抑郁,气郁化热,热伤胃阴,出现胃阴不足证,治疗当宜甘凉柔润为主治疗。如叶天士《未刻本叶氏医案》所说"宜用甘药以养胃之阴",林佩琴《类证治裁》所指出"治胃阴虚,不饥不纳,用清补,如麦冬、沙参、玉竹、杏仁、白芍、石斛、茯神、粳米、麻仁、扁豆子","脾胃阴虚,不饥不食,口淡无味者,宜清润以养之,如沙参、扁豆子、石斛、玉竹、当归、白芍、桃仁、大麦仁,若消导则耗气动液,忌枳、朴、楂曲、萝卜子、曲蘖"。本病胃阴亏虚证者,病情较重,难以速效,治疗当以缓图。养阴柔润益脾胃,常用益胃汤、叶氏养胃汤,常用南沙参、北沙参、麦冬、百合、生地黄、石斛、玉竹、甘草等柔润甘凉之品,胃阴亏耗严重者加用白芍、乌梅取酸味合化之义,为防滋阴药腻滞碍胃,选加佛手花、合欢花、绿梅花、生麦芽等顺气和中之品,或少佐以橘皮络、鸡内金、炒谷芽、炒麦芽等和胃消导、醒脾开胃,合用则养阴不滋腻,调畅中焦枢机。

久病多虚,正气不足,往往夹杂痰瘀,在慢性萎缩性胃炎的发展转归过程中,本虚标实,治当标本兼顾,尤其在使用黄芪、党参等益气扶正之药时,当兼顾痞满胀痛、纳少等证,选加枳壳、莱菔子、行气宽中消滞除痞,炒莪术、丹参、活血行气除痞积,使补而不腻,补中有行,破中有补,攻不伤正,正如张锡纯所说:"参、芪能补气,得三棱、莪术流通之,则补而不滞,而元气愈旺。元气得旺,愈能鼓舞三棱、莪术之消痕。"此中更说明了扶正补虚配合活血祛瘀治疗"久病入络"的道理。

(五)饮食调养善用食补,怡情悦性摄生养护

补虚扶正,饮食调养,食疗治病,膳食养病是治疗慢性萎缩性胃炎的重要方法。何镔在诊治用药基础上,侧重饮食调摄、膳食分类以补虚治病,以增强体质,防治疾病,养生保健,提高机体的抗病能力。慢性萎缩性胃炎胃阴不足、阴虚胃热者以百合、冬瓜、甲鱼、海参等为治,可进食凉润水果;脾阳不足者以羊肉、牛肉、佛手、韭菜、煨姜之属食之;痰湿之躯多食海带、薏苡仁、莲子、山药、冬瓜子等;胃酸过多者可多食碱面饼干等中和胃酸,胃酸过少者可食适量醋或山楂片,清淡饮食如燕麦粥、小米粥、紫菜汤等有助脾胃消化,可选用。

慢性萎缩性胃炎患者会出现与常人不同的情志表现,焦虑急躁等不良心态是患病的主要原因,恐病心理、竞争激励、工作压力过大、节奏快、高度紧张、生活无规律、饥饱失常、不良嗜好、冷热不匀、起居失时、营养过度等诱因,均会影响气机升降,使气血紊乱,脾胃损伤,调养失度。怡情悦性,摄生养性,保持良好的心态是治疗各类脾胃病的主要方法之一。摄生养性得宜,生活起居有度,适当运动,增强体质,是脾胃病的养护之道,良好的摄生养性,调整体质能调节气机,畅运气血,舒筋活络,健脾和胃,增强机体的抗病能力及免疫功能。

养成良好的饮食习惯,饮食有规律,多样化,不偏食,慎食忌口最重要,尤其是"发物""荤腥"之品,脾胃病饮食以清淡普食为主,忌生冷、干硬、辛辣煎炸食物,忌烟酒、咖

啡等,避其损伤胃阴,助生湿热;忌食滞气食物芋头、豆类、番薯,以免壅滞胃肠致病情反复。荤素搭配,精细配餐,以食代药,以食代补,"谨和五味""食养尽之"(《黄帝内经》),方能营养充足,精力充沛,体质强壮。

(六)健脾清化调气血,参术平萎治标本

何镔认为本病主要与情志失和、饮食不调、外邪犯胃、先天禀赋不足等多种因素有关,损伤脾胃,脾失健运,胃失和降,中焦枢机不利,则产生气滞、食积、湿阻、寒凝、郁热、血瘀等,更致纳运受阻,气血乏源,胃络失养致病,故使用参术平萎汤,从脾虚本质上健脾益气固本,从清化湿热上抗幽门螺杆菌,促黏膜炎症恢复,从调和气血上修复胃黏膜,从痰、湿、热、毒、滞治标祛邪,敛疮护膜止酸,运用益气健脾、清热解毒、理气化滞、敛疮护膜多种治法,治疗慢性萎缩性胃炎及癌前病变并预防复发。参术平萎汤方组成:党参15 g,白术10 g,白芍15 g,黄芩10 g,薏苡仁30 g,蒲公英15 g,枳壳10 g,仙鹤草15 g,丹参15 g,白花蛇舌草15 g,半枝莲15 g,石打穿15 g。随证加减:阴虚者,加沙参、麦冬、乌梅、生地黄、玄参;阳虚者,加炮姜、鹿衔草、佛手;肝脾气滞者,加炒柴胡、陈皮、香附;痰湿蕴脾者,加法半夏、砂仁(后下)、厚朴;胃脘疼痛者,加延胡索、白芷;反酸者,加浙贝母、煅乌贼骨;嘈杂恶心者,加吴萸、黄连;腹胀痞满者,加苏梗、厚朴、片姜黄、莱菔子;气短乏力者,加黄芪、茯苓;瘀血阻滞者,加皂角刺、炒莪术;上皮内瘤变者,加山慈菇、炙鳖甲(先煎)、藤梨根。

《脾胃论》曰:"善治者,唯有调和脾胃。"《慎斋遗书》曰:"治病不愈,寻到脾胃而愈者甚多。"认为久病不愈者,治疗当寻脾胃。再如《吴医汇讲》曰:"盖脾主生化,其用在于健运。"《类证治载》亦曰:"脾运则分输五脏,荣润四肢……脾气以健运为能。"慢性萎缩性胃炎,其本在脾胃气虚,补益脾胃是治病必求于本之意。补脾贵在健运,益气以健脾为先,脾胃运化功能正常,气血生化之源不断,脾胃健则气血旺,故选太子参、白术、薏苡仁等甘平微温之品健运补脾。白术、薏苡仁同用相辅相成,一凉一温,健脾助运之力更强。现代药理研究表明,薏苡仁对癌细胞有明显的阻抑及损伤作用,用于治疗慢性萎缩性胃炎癌前病变最为适宜。脾虚生湿,运化失职,或为饮食不节,恣食酒酪炙煿之品,或为积食滞胃,或为幽门螺杆菌感染等湿热内蕴。故《医学传灯》云:"主于湿从内中者……如茶酒汤水,脾虚不能消散。"亦如丹溪所云:"六气之中,湿热为痛十常八九。"故方中选用黄芩苦寒,清热燥湿,如《别录》谓其"疗痰热,胃中热"。仙鹤草苦辛平,清热止血健胃补虚,如《药性论》谓其"治肠胃不利"。两药相伍,清热燥湿之力增强,仙鹤草清泻,同时又有补虚固本之意。脾胃一升一降,中焦脾胃为气机升降之枢纽,脾胃受损,中焦气滞,升降失司,痞满之候,虚实夹杂,因虚致实,故选枳术丸,清补并重,健脾助运,理气清痞为法。瘀血是慢性萎缩性胃炎癌前病变的病理产物,久病入络,抑或可现血虚之候,故活血不忘养血。方中选丹参活血养血,"丹参一味,功兼四物"(《妇人明理论》)。白花蛇舌草、半枝莲、石见穿,清热解毒,散结消痞。诸药合用,具有益气健脾、清化湿

热、理气散结之功效。

验案举隅

许某，女，62岁，天长市城北人。2012年5月10日初诊。主诉胃痛泛恶纳差、胃胀乏力、面色欠华3个月余，舌红、苔白腻、脉弦细。胃镜病理提示慢性重度萎缩性胃炎伴重度异型增生，经上级医院专科会诊建议手术切除治疗，因丈夫胃癌晚期广泛转移住院半年，家中烦事颇多，拒绝手术，坚决要求中药治疗。辨证：属脾气虚弱，湿热内蕴，中焦失运证，治拟益气健脾、清化湿热、理气消痞法，参术平萎汤加减。党参15 g，炒白术10 g，法半夏10 g，薏苡仁30 g，炒黄芩10 g，炒枳壳10 g，川厚朴10 g，白豆蔻（后下）6 g，仙鹤草15 g，炒莪术10 g，丹参15 g，白花蛇舌草15 g，蒲公英15 g，半枝莲15 g，石打穿15 g。10剂，水煎服，每日1剂，煎3次，每次150 mL左右。嘱其调畅情志，解除忧虑，详细解释病情与情志、饮食习惯喜恶、生活方式等方面的关系，嘱进食细软、易消化、清淡饮食，忌辛辣生冷发物等，注意生活规律性，结合体质进行药膳食疗，避免过劳伤气等相关内容。

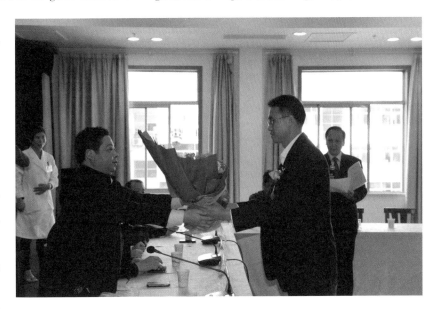

举行弟子拜师仪式

二诊：2012年5月20日。药后胃脘疼痛好转，嘈杂、嗳气、胃胀减轻，苔稍化，脉弦细，上方加莱菔子30 g，炒柴胡6 g，豆豉10 g，继服15剂，加服参术平萎丸40粒，每日3次，保持心情舒畅，注重饮食宜忌及生活方式。

三诊：2012年6月4日。服药后，纳食渐增加，舌苔渐化，舌质暗红，胃脘时觉不舒，夜寐欠安，脉弦细，上方去白豆蔻、豆豉，加远志10 g，茯神10 g，绿梅花6 g，15剂。

四诊：2012年6月19日。服药后胃脘诸证渐减，夜寐安，舌苔薄，舌暗淡，脉弦，上方去茯神、炒柴胡、莱菔子、厚朴，10剂。

五诊：2012年7月6日。患者要求复查，胃镜病理提示慢性中度萎缩性胃炎，伴轻中度异形增生，Hp(-)。患者精神状态转佳，纳食正常，胃脘时觉嘈杂、胃阻，大便正常，夜寐安，舌淡红，脉弦，治拟益气健脾、清化理气、和中消痞法，参术平萎汤加减，参术平萎丸口服，继服中药汤丸3个月。

2012年10月20诊,复查胃镜病理示:轻度萎缩性胃炎,患者精神状态佳,纳食正常,继服参术平萎丸半年,复查胃镜病理示慢性浅表性胃炎,疾病告愈。

【按】 脾体阴而用阳,以升为健;胃体阳而用阴,宜降则和。叶天士《临证指南医案·脾胃》曰:"太阴湿土,得阳始运。"脾胃同居中焦,刚柔燥湿相济,阴阳相合,共司受纳、腐熟、运化水谷之职。脾胃中焦健旺,则水谷精微善消能运,周身得以充养。脾胃为后天之本、气血生化之源,然胃腑与外界相通,最易受戕。《素问·痹论》载有"饮食自倍,脾胃乃伤",或因外邪侵袭(特别是幽门螺杆菌感染),胃膜受损等,或为情志所伤,诸多因素皆可伤及脾胃。久则脾胃虚弱,生化无权,气血俱虚,胃络失养,渐成胃黏膜腺体萎缩之疾。而慢性萎缩性胃炎癌前病变大多从浅表性胃炎发展而来,病程迁延日久,反复不愈。日久气虚血瘀,《读医随笔·承制生化论》载有"气虚不足以推血,则血必有瘀",脾胃气虚为其本,胃络血瘀为其标。故益气健脾治其本,选用党参、黄芪、白术、扁豆等补脾之品,活血化瘀治其标,选用丹参、莪术三七等活血药。因病程中虚实寒热夹杂转化,临证中有幽门螺杆菌感染者当结合辨病施治,针对湿热中阻之候配用黄芩、苍术、藿香、佩兰、蒲公英等,清热化湿解毒之中药抑菌抗炎;病程中或因胆汁反流,情志不遂者,出现肝胆气滞、胆胃不和、胃失和降者,配柴胡、郁金、金钱草、枳壳、白芍等,疏肝理气和胃之品;尤其是异型增生者,配以中药抗癌消瘤,化瘀软坚而不伤正之品,常用生薏苡仁、炒莪术、白花蛇舌草等中药;镜下糜烂、出血者,运用白及、白芷、煅乌贼骨等护膜敛疮生肌。病程中灵活运用通降理气、活血化瘀、利湿化痰等法,达到使病邪外出、气血通畅的目的。纵观参术平萎汤方加减治疗的全过程,做到标本兼治,通补并用,调畅情志,饮食养护,结合体质,辨证施补,增强机体抗病能力,方可促进疾病康复痊愈。

其他疗法:可配合针灸、饮食疗法及精神心理治疗,以提高临床疗效。

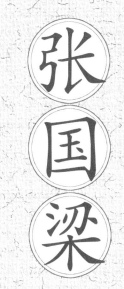

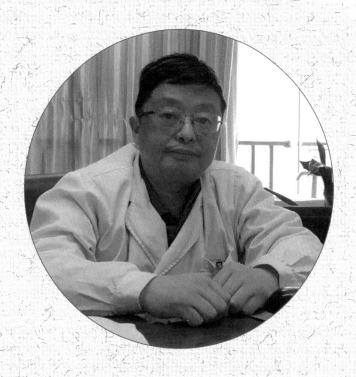

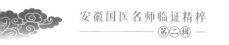
第一节 名医小传

张国梁,男,安徽肥东人。安徽中医药大学第一附属医院主任医师,博士研究生导师,安徽省第二届国医名师,第二届江淮名医,安徽省首届名中医,第十三届中国医师奖获得者,徐经世国医大师传承工作室主任,安徽中医徐氏医学第四代传承人,全国第六批老中医药专家学术经验继承工作指导老师,全国名老中医传承工作室指导老师,国家中医药管理局医政司传染病重点专科协作组组长。

1984年7月毕业于安徽中医学院中医专业,从事中医和中西医结合诊治传染病至今,应用中医、中西医结合方法诊治病毒性肝炎、肝硬化、腹水、肝性脑病、消化道出血、脂肪肝、原发性肝癌、自身免疫性肝病、艾滋病、手足口病、老年重症感染、败血症等多种感染性疾病,临床疗效独特。

担任中华中医药学会防治艾滋病专业委员会副主任委员、中国民族医学会传染病分会常务副主任委员、中国中药学会肝病药物研究专业委员会副主任委员、中华中医药学会肝胆病专业委员会常务委员、感染病专业委员会常务委员;安徽省中医肝胆病(感染病)专业委员会主任委员、安徽省医学会传染病与寄生虫病专业委员会副主任委员、安徽省医师协会传染病分会副主任委员;《中医药临床杂志》《中西医结合肝病杂志》《实用肝胆病杂志》《临床肝胆病杂志》《安徽医药》《环球中医药杂志》《安徽中医药大学学报》等杂志编委。

主持和参与国家级、省部级、地厅级科研项目10余项,发表学术论文100余篇,其中SCI收录论文6篇,主编、副主编或参编专著5部;获得安徽省科学技术进步奖二等奖1项、三等奖2项,中华中医药学会科学技术进步奖三等奖1项,安徽省中医药科学技术进步奖二等奖3项。

第二节 学术特色

一、创制软肝饮治疗积聚

张国梁遍览古今,崇古而不泥古,对临床多种疾病的发病机理均能推陈出新,尤其对新安医学见解独到。新安医家孙一奎在《赤水玄珠·第十三卷》中指出积聚的产生是由寒与血相搏、凝聚不散而成,正如书中所言:"阴络伤则血内溢,血内溢则后血。肠胃之络伤,则血溢于肠外。肠外有寒汁沫与血相搏,则并合凝聚不得散而成积矣。卒然外中于寒,若内伤于忧愁,则气上逆,气上逆则六输不通,湿气不行,凝血蕴裹不散,津液涩渗,着而不去,而积皆成矣。"张国梁在此基础上认为,积聚的产生与瘀血积聚不散密切相关,并且由于病久人体正气亏虚,无力行血,会进一步加重瘀血的产生。因此,他主张治疗此类病证应重用活血化瘀药。

张国梁在络病学理论基础上还进一步提出"病久必虚""瘀久必热"。正如《灵枢》所言:"是故虚邪之中人也,始于皮肤……留而不去,则传舍于络脉,在络之时,通于肌肉,其痛之时息,大经乃代。"《灵枢·五变》《灵枢·水胀》等更描述了因病久致瘀血阻络而形成积聚、肠覃、石瘕等多种病证。叶天士提出"夫痛则不通,通字须究气血阴阳,便是看诊要旨矣",更明确指出"最虚之处,便是容邪之处"。张元素《活法机要》则指出"壮人无积,虚人则有之。脾胃怯弱,气血两衰,四时有感皆能成积……故治积者,当先养正则积自除"。张国梁认为,肝硬化多因感染肝炎病毒而导致湿热疫毒久羁,其病多迁延或由病家食养失宜、失治误治而致病邪由浅入深,由气及血,久则正气亏虚,邪气深踞;进一步发展可出现瘀久化热,或引动肝风肝火而出现呕血、便血或神昏等变证;其治疗应以"益气活血、软坚散结"为原则。

张国梁据此病机创制了具有"益气活血,软坚散结"功效的软肝饮。其方剂组成如下:丹参50 g,赤芍、鳖甲、黄芪各30 g,柴胡、白术各15 g,莪术10 g,三七、虫草各5 g。临证加减:胁痛较甚者加郁金、川楝子、白芍各10 g、延胡索12 g;纳差、腹胀者加谷芽、麦

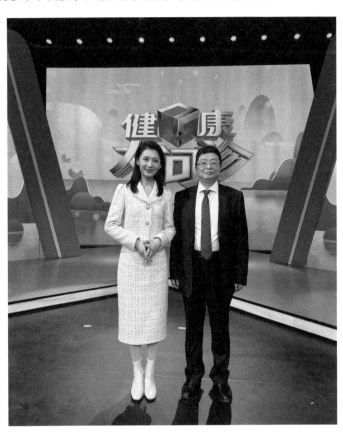

参加安徽省电视台健康讲座与主持人合影

芽各30 g,建曲15 g,枳壳10 g;有黄疸者加茵陈30 g、金钱草15 g、生大黄5 g;谷丙转氨酶大于100个单位者,加垂盆草30 g,五味子、铁树叶各10 g;有腹腔积液者,加大腹皮、猪苓皮各30 g,泽泻、生姜皮各10 g;牙龈出血较甚者,将丹参、赤芍均改为10 g,加旱莲草、仙鹤草各30 g;有低热、自汗者,加地骨皮30 g、生地黄10 g。方中重用丹参,效专力宏,直达病所为君药,用量常为30~50 g,取其祛瘀生新之意,且能补血调肝,功同四物汤。陈士铎《本草新编》谓其"专调经脉,理骨筋酸痛,生新血,去恶血……破积聚癥坚,止血崩带下"。当代著名中医学家焦树德先生认为"丹参性微寒,祛瘀力量大于补血,但能祛瘀生新,故也可有生新血的作用,但补力不如当归"。大剂量取用赤芍,因其入肝经血

分,能行血中瘀滞而活血散瘀。《本草经疏》谓其"主破散,主通利,专入肝经血分,故主邪气腹痛。其主除血痹,破坚积者,血瘀则发寒热,行血则寒热自止……凉肝故通顺血脉"。《本草纲目》则言:"赤芍散邪,能行血中之滞……同白术补脾,同川芎泻肝,同当归补血……"用丹参、赤芍之凉更有凉肝散邪之意。张国梁认为,肝硬化患者多会出现瘀热互结的表现,其因有四。其一,肝主疏泄,性喜条达,肝体阴而用阳。病理上常表现为肝病多郁,易致肝阳上亢,甚则化火生风。正如清代林佩琴《类证治裁》所言:"上升之气自肝而出,中挟相火,故气病多属肝逆犯胃,肝阳化生。"且肝中寄有相火,木郁日久则可出现化热的表现,瘀热互结更可出现多种变证,如瘀热血溢(临床上常表现为肝硬化上消化道出血)、瘀热发黄(肝硬化黄疸)、瘀热伤络(肝硬化紫癜、牙龈出血、便血等出血表现)、瘀热水结(肝硬化腹腔积液)、瘀热动风(出现谵妄、昏迷等肝性脑病的相关临床表现)。其二,临床上肝硬化多由病毒性肝炎反复迁延不愈发展而来,肝炎病毒属湿热疫毒之邪侵犯肝脏,影响肝之疏泄,湿热瘀浊之邪日久不去,郁而化热,从而导致瘀热互结。其三,五志过极,气火亢盛。肝硬化患者多病程迁延,病情反复,病久难愈,日久必会影响肝之疏泄功能,导致肝气怫郁,久而久之必然会出现郁久生热的表现。其四,病久入络,络热血瘀,瘀热胶结进一步导致病程迁延。此所以用丹参、赤芍之凉血活血,而不用川芎、红花等辛散活血。

日久病深,正虚邪实,非普通活血化瘀之药所能奏功。故于方中加用行气破血、软坚消积之莪术。古今不少医家均认为莪术性甚猛烈,用之于正虚积聚之人恐有伤正气之虞。而张国梁则摒弃流言,认为于普通活血药中加用少量莪术能消坚开瘀,缩短病程。况方中常伍以黄芪、白术以补脾气;更有冬虫夏草以固护正气,何虞之有? 正如张锡纯《医学衷中参西录》所言:"莪术味微苦,气微香,亦微有辛意,为化瘀血之要药……性非猛烈而建功甚速。其行气之力,又能治心腹疼痛,胁下胀痛,一切血凝气滞之证。若与参、术、芪并用,大能开胃进食,调血和血……如三棱、莪术性近和平,而以治女子瘀血,虽坚如铁石,亦能徐徐消除,而猛烈开破之品转不能建此奇功。"由此可知,莪术用之于此甚为相宜,与软坚消癥之鳖甲合用则能使坚积渐消;且鳖甲入肝经血分,能补肝阴、潜肝阳,可防止肝阳上亢、化火生风。结合临床,肝硬化患者常有凝血功能障碍,全方之中活血化瘀之力尤甚,恐有动血出血之弊,故又常于方中加用三七,以其能善化瘀血,又能止血妄行,能化瘀血而不伤新血。张国梁所立之方,虽云"益气活血",实则诸法备焉,用甘温以补之、咸以软之、坚者削之、辛以散之、热者寒之。黄芪、白术之甘温以补正气之不足,且黄芪生用则补中有宣通之力;伍丹参、赤芍以开通,则补而不滞,且丹参、赤芍性兼微凉则补而不热;莪术之辛散软坚散结以攻深伏之邪;鳖甲之咸寒以软坚消癥;虫草以扶正;则全方有标本兼顾、攻补兼施之效。

二、治疗臌胀主张病初多实宜夺,病久多虚宜补

张国梁从事中医肝病临床研究工作30余年,临证精思善悟,对诸多疑难病证卓有

创见,对臌胀患者的治疗提出"病初多实宜夺,病久多虚宜补"的治疗原则。张国梁认为,臌胀的基本病理变化总属肝、脾、肾受损,气滞、血瘀、水停腹中,病位主要在肝脾,久则及肾。肝主疏泄,司藏血,毒邪侵犯肝脏,致使肝疏泄不行,气机失畅,以致气化推动乏力,气滞血瘀,进而横逆乘脾,脾主运化,脾病则运化失健,水湿内聚,进而土壅木郁,以致肝脾俱病。病延日久,累及于肾,肾主水液气化,肾开阖气化不利,水湿不化,则胀满愈甚。古代典籍中也有类似记载,如《诸病源候论·水蛊候》提出臌胀的病机是"经络痞涩,水气停聚,在于腹内"。臌胀病机总属本虚标实,初起肝脾先伤,肝失疏泄,脾失健运,两者相互为因,乃致气滞湿阻,清浊相混,此时以实为主;进而湿浊内蕴中焦,阻滞气机,既可郁而化热,致水热蕴结,亦可因湿从寒化,出现水湿困脾之候;久则气血凝滞,隧道壅塞,瘀结水留更甚。肝脾日虚,病延及肾,肾火虚衰,不但无力温助脾阳,蒸化水湿,且开阖失司、气化不利而致阳虚水盛;若阳伤及阴,或湿热内盛,湿聚热郁,热耗阴津,则肝肾之阴亏虚,肾阴既损,阳无以化,则水津失布,阴虚水停,故后期以虚为主。综历代医家所言,不难得出臌胀由酒食不节、情志抑郁、虫蛊感染、劳欲过度等因素,致肝气郁滞,乘克脾土,脾失健运,湿浊聚内,气滞、湿浊交错阻滞经脉而为血瘀,气滞、血瘀、水毒互结腹内所致。至此,因肝、脾、肾三脏俱虚,运行蒸化水湿功能失司,气滞、水停、血瘀三者错杂为患,致壅结更甚,其胀日重,由于邪愈盛而正愈虚,故本虚标实,错综复杂,病势日益严重。

三、胁痛病虚实错杂难循一法,审证求机贵在灵活

张国梁认为,慢性乙型肝炎的演变过程主要为"病初在肝,继而传脾,久病及肾"。病初病位较浅,邪在气在经,病久病邪入络入血。机体感受湿热疫毒之邪,久滞肝脾,胶着难去,故疾病迁延不愈,日久气机壅滞,正气亏损,瘀毒内结,肝络受损,最终发展为肝、脾、肾亏虚。治疗当分期论治,早期应以清热解毒、调达木郁;中期肝病及脾,应肝脾同调、除邪务尽;病至后期,正虚邪实,则当扶正祛邪、活血通络。临床辨证应分清气、血、虚、实。气滞、湿热、瘀毒而致的胁痛,多为实证;肝阴不足进而延及脾肾,可见脾肾亏虚等虚证的表现。气滞日久常可导致血瘀凝结;瘀毒或湿热日久,又可兼有气滞。湿热或热毒伤阴或久病误治,还可出现肝阴不足、正气亏损的虚实夹杂证候。另外,虚证和实证也并非一成不变,随着疾病的进展,虚实可相互转化,辨证时应全面分析,辨明主次。治疗应以通为主,兼顾中焦脾胃,实证多采用理气、疏肝、祛瘀、清热、利湿、解毒等法;虚证以滋水涵木、扶土抑木为治,同时亦可适当加入理气之品疏通肝气,以提高疗效。但理气不宜过用辛燥之品,以免更伤其阴,应选辛平调气之品。

根据慢性乙型肝炎病初在肝、继而传脾、久病及肾的发展规律,病初病位较浅,邪在气在经,病久病邪入络入血,其治疗应分期论治。初起以实证居多,继而虚实夹杂,延及他脏,病至后期则多见正虚邪微,大法当扶正祛邪。张国梁从事中医肝病临床30余年,总结了疏肝、解毒、清热、泻肝、扶正、健脾、醒脾、理气、活血、凉血、补肾、补肝、填精、活

血等多种方法,临证虽需根据疾病进展采用不同治法,但需注意不可拘泥于一法一方及病程分期,应根据疾病的病机因人而异,灵活施治。

四、提出"无瘀不黄疸",治疗黄疸重用赤芍

心主血,藏于肝,统于脾。肝藏血是指肝有贮藏血液和调节血量的生理功能,同时亦有防止出血的重要作用。《素问·五脏生成》说:"人卧血归于肝。"王冰注释说:"肝藏血,心行之,人动则血运于诸经,人静则血归于肝脏。"所以,从人体的动静可以看出血液有运藏之奥秘,体现了肝气随神而来,因动而运,因静而藏,协调心气推动血液的运行。《血证论》说:"以肝属木,木气冲和调达,不致遏郁,则血脉通畅。"可见,肝气的疏泄是气血正常运行的重要基础。倘若肝气疏泄失常,则肝内之血不能外布周身而见气血瘀滞。

关于黄疸与瘀血的关系,早在《灵枢·论疾诊尺》中就提出黄疸"脉小而涩",以涩脉提示血脉不畅、瘀血阻滞的病机。张仲景在《伤寒杂病论》中说"伤寒瘀热在里,身必黄""脾色必黄,瘀热以行";孙思邈在《千金方》中也指出"凡遇时行疫病,必多内瘀着黄";林佩琴在《类证治裁》中提到"阳黄多由瘀热,烦渴头汗,脉必滑数";张璐于《张氏医通》论及"诸黄虽多湿热,然经脉久病,无不瘀血阻滞"。随着西学东渐,汇通学派更是将黄疸与瘀血的关系上升到一个新的高度。周学海《读医随笔》说:"黄之为色,血与水和杂而然也……血分湿热熏蒸……而莫不黄也。"他认为是湿热入于血分,熏蒸肌理和脉管,使血溢于脉外而成黄。在治疗上提出"兼用化血之品一二味,如桃仁、红花、茜草、丹参之类,为其已坏之血不能复还原质,必须化之,而后无碍于新血之流行也"。张锡纯在《医学衷中参西录》中认为"肝胆之气化遂之湮瘀,胆囊所藏之汁亦因之湮瘀而蓄积妄行,不注于小肠以化食,转溢于血中而周身发黄"。张国梁在充分吸取先贤理论的基础上提出,胆汁是由人体气血所化生的一种特殊津液,与血液同源。黄疸一病,虽然致病因素不尽相同,或为疫毒,或为湿热,或为寒湿,或为积聚,但都会导致肝胆疏泄失常,胆汁入血分而瘀滞百脉,所以"无瘀不黄疸"。

张国梁在治疗黄疸时,常从"瘀血"入手。疫黄,又称急黄,多为感受性质猛烈的疫热毒邪,或湿热化火熏蒸肝胆,导致胆汁入于血脉而遍布周身,黄疸骤起或急速加深,面目一身尽黄,甚至黄色如金,病情极为凶险,预后亦差。诚如张仲景在《金匮要略》中所言:"黄疸之病,当以十八日为期,治之十日以上瘥,反剧为难治。"所以治疗此黄疸,常采用凉血活血解毒之法,以犀角地黄汤为基础,重用赤芍单刀直入,犀牛角改为水牛角和紫草,若见热毒甚者,加大青叶、板蓝根、青黛,三药入血分而清热解毒,凉血以防出血,还可定惊而防热甚动风;若见大便秘结者,常入大黄、虎杖等。赤芍,苦酸寒,入肝、脾经,《名医别录》谓其"通顺血脉,散恶血,逐贼血";《滇南本草》载其"行血,破瘀,散血块,止腹痛,退血热";《本草纲目》说"赤芍药散邪,能行血中之滞"。常根据黄疸的深浅、患者的血清胆红素水平高低、凝血酶原时间等指标调整赤芍的剂量。黄疸越重者,剂量越大,常用到60~90 g,有时甚至用到120 g,疗效可观。所以,黄亦深,瘀亦重,实为张国梁

多年临床一线工作的经验之谈。阳黄多为湿热熏蒸而致,张国梁治疗此黄疸时常用清热利湿活血之法,化瘀药用量不如治疗疫黄的剂量重,常用赤芍、郁金、虎杖、白茅根、藕节、益母草、泽兰等。因湿热常有偏重,所以应用清热利湿之法亦有不同。若热重于湿者,常选用茵陈蒿汤及栀子柏皮汤为基础;若湿重于热者,常选用三仁汤或茵陈五苓散为基础;若湿热并重者,常选用甘露消毒丹或龙胆泻肝汤为基础。阴黄者常为正虚或(及)寒湿内阻所致,故治以温阳活血补虚,化瘀药常用赤芍、当归、桂枝、姜黄、川芎、红花、骨碎补等,治方常以程钟龄之茵陈术附汤加减。

在临证中,张国梁认为阳黄易治,阴黄难除,疫黄最险,且疫黄最容易动风、动血、闭窍,临证之时不可不细察;无论是疫黄、阳黄还是阴黄,活血化瘀是治疗黄疸的基本法则,但具体应根据其兼夹证而灵活运用。

五、衷中参西,辨病与辨证相结合

张国梁不偏执于中医而摒弃西医。临床治疗肝硬化常辨病与辨证相结合,各取所长,对于病毒性肝炎所致的肝硬化常会根据相应的病因采取相应的综合治疗措施,中西并重,优势互补;因此在临床实践过程中常能取得满意疗效。其在临床用药过程中还常参考中药药理学的最新研究,如在应用软肝饮的过程中会根据患者转氨酶的情况而随证加入具

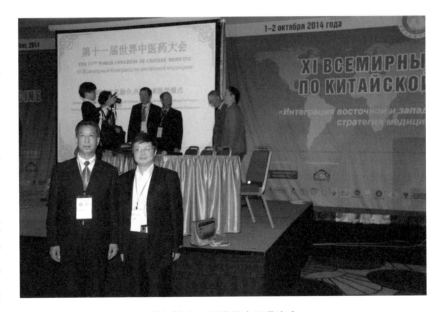

参加第十一届世界中医药大会

有保护肝功能、降低转氨酶作用的垂盆草、五味子等药。同时张国梁十分重视中药抗肝纤维化的药理研究,力图阐明中药抗肝纤维化的作用机制。其研究认为,软肝饮可通过减少肝组织胶原含量、抑制TGF-1的表达、下调Smad3、上调Smad7等多种途径起到抗肝纤维化的作用。

🎬 第三节　临证精粹 🎬

一、臌胀证治

臌胀属中医四大顽症(风、痨、鼓、膈)之一,首见于《黄帝内经》,如《灵枢·水胀》载"臌胀何如? 岐伯曰:腹胀,身皆大,大与肤胀等也,色苍黄,腹筋起,此其候也",较详细地描述了臌胀的临床特征,与现代医学之肝硬化腹水相符合。

(一)临证经验

张国梁认为,臌胀乃本虚标实之证,其发病关键脏腑在肝、脾两脏,随病之发展又与肾密切相关。脾乃中焦之枢纽,主运化水液及饮食水谷精微,脾失运化乃形成臌胀腹水之基础。肝为木,脾为土,两者相互依赖,关系紧密。肝脾失调,则表现为"木郁克土"或"土壅木郁"两种形式,臌胀迁延不愈,加上失治、误治,都会导致脾虚湿盛。张国梁指出,脾失运化、脾虚湿盛是臌胀病因之根本,故治疗臌胀之要法健脾益气。脾胃为后天之本,承接人体气机升降。脾胃虚弱,运化失职,水液不能正常输布,必生湿浊;水谷精微生化受损,阳气不足,推动乏力则气滞,二者互为因果。气壅血脉致血液运行不畅,瘀血阻络,损伤脏腑,功能失衡,水湿不化,终致臌胀形成。概而言之就是气滞初起,血瘀次之,终为水停。气结致血瘀,血瘀则伤气,血瘀亦致水停,水停又反致气滞、血瘀,最终气、血、水三者相互为因,纠缠不休而致臌胀。

因此张国梁指出,臌胀从最初的肝脾不和演变到最终的肝、脾、肾三脏功能俱损,病情复杂多变,所以临证不能一成不变,须审时度势。其病理性质为本虚标实、虚实夹杂,本虚是指肝木乘伐脾土、下劫肾精,致脾、肾功能衰退,标实是指气滞、湿毒、瘀血、水饮等病理产物。由于臌胀患者病程缠绵,张国梁以"利水祛邪不伤正"为治法,总的原则是"病初多实宜夺,病久多虚宜补",并把臌胀分为初期和终期。在初期阶段,由于气机郁滞,肝失疏泄,脾胃运化失司,水液无以正常输布,则停滞于中焦,故此阶段治疗应当疏肝健脾、行气利水。随着病情加重,若湿浊蕴结中焦,阻滞气机,郁而化热,则致水热蕴结,此时治疗应当清热利湿、攻下逐水;湿从寒化则水湿困脾,久之气血凝滞,壅塞水道,致水瘀互结更甚;治疗宜温补脾土,脾暖气健则水液自化。臌胀日久瘀血阻络,致使正气亏损,阳气不足,推动乏力则气滞,瘀血阻络,损伤脏腑,五脏功能失衡,水湿不化,故张国梁认为臌胀终期宜扶正为主、攻邪为辅,治法为益气活血、扶正祛邪。另外,张国梁指出臌胀证型也并非一成不变,应法于阴阳,辨证施治,攻补兼施,刚柔并济,临证加减进退,灵活运用"疏肝、健脾、清热、利湿、益气、化瘀"之法,均可取得满意的临床疗效。

(二)治则治法

张国梁认为,臌胀由最初的肝脾不和演变到最终的气、血、水互结,肝、脾、肾三脏俱损,病情复杂多变,所以临证不能一成不变,须审时度势,根据正气之盛衰和病邪之进退灵活治疗。初期治疗须疏肝理气、活血化瘀、攻逐水饮、清利湿热。后期因人体先、后天之本皆不固,治疗重点须培补脾肾,扶正治本。临证时虽需根据疾病进展而采用不同的治法,但需注意不可拘泥于一法一方及病程分期,而应根据疾病的病机因人而异,灵活施治。

❶ 疏肝理气,化瘀逐水

肝为藏血之脏,体阴而用阳,主疏泄,性喜条达。肝与脾胃同居中焦,为气机升降之枢,人体气血津液的运行输布与气机升降出入运动密切相关。《素问·五常政大论》曰"发生之纪,是谓启陈,土疏泄,苍气达",《血证论》云"木之性主于疏泄,食气入胃,全赖于肝木之气以疏达之,而水谷乃化",说明若情志抑郁不畅,肝疏泄失司,肝木乘脾,脾土失运,则痰浊内生。张国梁认为,气滞、痰浊为臌胀之根,血瘀为臌胀之本。血瘀致气阻,血瘀致水留,血瘀而化热,血瘀而生风动血等,都是临床中容易出现的症状,故治疗臌胀须活血化瘀、疏肝理气、化痰逐水。临证时,张国梁常选用延胡索、佛手、香附、川楝子、柴胡疏肝行气化郁;同时佐以白芍、枸杞子、当归、百合养肝柔肝,以防疏利太过而伤肝。化痰、逐水可选用橘红、大腹皮、益母草、杏仁、车前草等。渗湿逐水易耗伤津液,对阴亏血少、肾虚遗精遗尿者须慎用。活血化瘀常选用三七、川牛膝、丹参、当归、鸡血藤、泽兰、赤芍、桃仁等药物。其中三七,味甘微苦,性温,入肝经血分,功善止血,又能祛瘀,有止血不留瘀、化瘀不伤正的特点。现代医学研究发现,三七含三七皂苷、三七素等,能缩短出血和凝血时间,具有抗血小板聚集及溶栓作用,尤其适用于伴有凝血酶原时间延长的患者。对瘀血严重的患者,如出现面色黧黑、唇甲青紫、舌质紫黯有瘀斑、月经有血块等,可适当选用水蛭、莪术、䗪虫、斑蝥、炮穿山甲等破血消癥。

❷ 扶土抑木,清利湿热

若木旺伐脾,致中州枢机不利,清浊相混,隧道不通,遂成湿热臌胀。治之当执扶土抑木、清利湿热之法,该法熔辛散疏利与寒凉清解于一炉,集辛宣、淡渗、寒泄于一方。盖辛宣以疏达肝气、调畅脾气,肝气条达,水湿得以疏泄,脾气流畅,斡旋上下,清升浊降,故水湿得以输转;淡渗利水道,开凿支河,使水湿下泄,可见辛宣、渗下使气机疏利,湿浊尽化。湿去热孤,又逢寒凉清解,以拔孤热,使热解气和。由上观之,本法之妙在分离湿热,在分消走泄的同时,调畅了肝脾气机,从而达到了消除胀满的目的。值得一提的是,清解宜苦寒适中,过寒则冰伏,甘寒能留湿,误于此必助长湿邪,使气机壅塞,致湿不除而热不退,从而延长疗程,甚或发生变证。

临证常用方如中满分消丸,能上下分消湿热;湿偏重者宜去人参、甘草,加苍术、车前子、蚕沙、赤小豆以导湿下行;热偏盛者,去干姜、人参、厚朴,加栀子、连翘、海金沙,或用当归龙荟丸苦寒泄热,略佐微辛以宣通之。如热甚迫血,出现呕血、衄血者,可用犀角地黄汤以凉血止血,待血止后,再予清利湿热、宽中消胀之剂。

③ 温补脾肾,化气利水

臌胀后期多属本虚标实,张国梁强调此时治疗应慎用甘遂、芫花等攻逐之品,故治疗时需注意攻补兼施、标本兼顾,健脾温肾利水择时而用,"衰其大半而不伤正",中病即止。在疾病的后期,主张温肾以治久病之臌胀,因久病脾胃虚弱,必然招致命门火衰,火不暖土则危矣,故多见纳差且小便不利,腹胀更甚,宜温肾以暖土,脾暖气健则水液自化。张国梁重视肝、脾、肾,认为肝之气血阴阳,仰赖于肾精、肾阴的充实、滋养;肝血冲和调达亦赖中宫脾土之气的培育及肾阳、脾阳的温煦;而脾胃为五脏之枢纽,故在温补脾肾基础上,兼顾肺、脾、肾三脏通调水道的作用。治疗初以温补脾肾、化气行水为主;后期针对乏力明显的患者注重益气行水。

临证用药常用鳖甲,认为鳖甲以阴补阴且能软坚散结、消痞通滞、滋阴潜阳,为血肉有情之品,对臌胀日久之人,效果尤佳。临证亦常用白术,认为其为脾肾兼顾之品,《本草新编·卷一·白术解》谓:"白术,味甘辛,气温,可升可降,阳中阴也,无毒。入心、脾、肾、三焦之经……人之初生,先生命门。命门者,肾中之主,先天之火气也。有命门而后生五脏六腑,而脐乃成,是脐又后天之母气也。命门在腰而对乎脐,腰脐为一身之主。腰脐利而人健,腰脐不利而人病矣。方药多以真武汤、四君子汤合五苓散加减,同时予桑白皮、大腹皮、冬瓜皮以利水。"张国梁认为,后期腹腔积液消退,须重视肝脏体阴用阳的生理特性,合理运用温阳药物,以免伤肝阴,故常选用血肉有情之品如龟板、鳖甲、牡蛎、阿胶等,以体现其"补肝体强肝用"的学术思想。

(三)验案举隅

案1 梅某,女,74岁。2021年10月30日初诊。

患者慢性乙肝病史20余年,期间监测肝功能正常,2018年4月出现乏力、右上腹隐痛、腹胀、双下肢水肿,纳差,遂就诊于安徽省立医院,查肝功能 ALT 110 U/L,AST 93 U/L,GGT 174 U/L,A/G 1.2;乙肝五项:HBsAg(+),抗 HBe(+),抗 HBc(+);HBV DNA 1.47×10^4 IU/mL;AFP 10.8 ng/mL;肝胆胰脾彩超示:肝硬化;腹腔少量积液。诊断为肝硬化,予以甘草酸二铵、谷胱甘肽保肝降酶,恩替卡韦口服,嘱定期复诊。2021年10月30日复查:肝功能 ALT 95 U/L,AST 107 U/L,GGT 98 U/L,A/G 1.3;肝胆胰脾彩超示:肝硬化;腹腔积液。

刻下:乏力、右上腹胀痛,伴恶心呕吐,纳差,恶寒,寐一般,小便尚调,大便溏,每天2~4次,近期体重下降5 kg。

查体:神清,精神可,慢性肝病面容,皮肤及巩膜无黄染,双手肝掌阳性,蜘蛛痣(+),腹部稍膨隆、对称。未见腹部静脉曲张。腹部柔软,肝、脾肋下可触及,肝浊音界存在,肝区叩击痛(+),移动性浊音(+),双下肢水肿。舌紫黯,苔薄白,脉细涩。

既往史:慢性乙型病毒性肝炎,否认高血压病、糖尿病、肺结核等慢性病史。

个人史及家族史:否认饮酒史及长期服药史,否认家族遗传病史。

中医诊断:臌胀(脾肾亏虚,水湿内停证)。

西医诊断:肝硬化(乙型肝炎,失代偿期)伴腹腔积液。

治法:补肾健脾,利水消胀。

处方:生黄芪30 g,炒白术20 g,炒泽泻30 g,桑白皮20 g,大腹皮20 g,陈皮15 g,茯苓皮20 g,麦冬15 g,北沙参15 g,制附子10 g,龟板15 g,鳖甲15 g,桃仁12 g,川芎10 g。水煎服,每天2次,共14剂。

二诊:2021年11月20日。患者乏力、右上腹隐痛、腹胀、乏力症状稍减轻,双下肢水肿较前好转,现加症状:纳谷不馨,稍多食则脘腹胀满,复查肝功能:ALT 45 U/L,AST 67 U/L,GGT 58 U/L,A/G 1.3。舌淡红,苔薄白稍腻,脉弦弱。处方:上方加炒谷芽15 g,炒麦芽15 g,山楂12 g。水煎服,每天2次,共14剂。

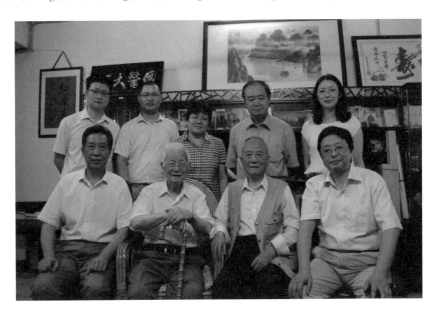

陪同国医大师徐经世等拜访国医大师邓铁涛

三诊:2021年12月5日。患者自觉体力有增,纳食渐馨,大便逐渐恢复正常,下肢无水肿;偶有腹胀不适,右侧胁肋部偶有隐痛,睡眠欠稳,复查肝功能恢复正常。舌红,苔薄白,脉弦。复查肝胆胰脾彩超提示肝硬化,腹腔少量积液。

处方:生黄芪30 g,桑白皮20 g,大腹皮20 g,陈皮15 g,茯苓皮20 g,麦冬15 g,北沙参15 g,枸杞子15 g,女贞子15 g,制附子10 g,延胡索20 g,桃仁12 g,川芎10 g。水煎服,每天2次,共14剂。

四诊:2022年5月1日。患者前方加减,间断服用4月余,刻下肝功能恢复正常,复查肝胆胰脾彩超示肝硬化。腹腔积液消失,饮食睡眠可,乏力,腹胀,胁肋部隐痛等不适症状基本消失,嘱患者定期复查。

【按】 本案患者为肝硬化伴腹腔积液患者,临床表现以腹胀、乏力、纳差为主要表现,查体可见移动性浊音(+),可归属于中医"臌胀"范畴,证属脾肾亏虚、水湿内停。患者罹患乙肝病毒日久,肝之功能受损,日久累及脾、肾,使体内气血运行无力而出现血瘀气滞或是水谷失于代谢而致水湿内停,最终积于腹中而成臌胀。治宜补肾健脾、利水消肿为主,一诊、二诊以五皮饮加减补气之品。方中黄芪生用则补中有宣通之力,配白术补气健脾;泽泻、桑白皮、大腹皮、陈皮、茯苓皮行气利水消肿;陈皮行气助运;北沙参、制附子、龟板、鳖甲补益肝肾;桃仁、川芎活血化瘀。一诊、二诊患者乏力、纳差等消化道症状明显改善,但腹胀、胁痛症状改善不明显,考虑肝病日久及肾,宜滋肾柔肝补养肝体,加用枸杞子、女贞子加强补益肝肾,另加延胡索以止痛。

案2 赵某,男,61岁。初诊2021年5月14日。

患者既往慢乙肝病史30余年,口服恩替卡韦抗病毒治疗。于2021年4月出现腹胀、面目、皮肤黄染,遂至当地医院就诊,肝功能检查示:谷丙转氨酶197 U/L,谷草转氨酶126 U/L,总胆红素20.0 μmol/L。肝胆胰脾彩超提示肝硬化伴腹腔积液。予以药物(具体不详)口服治疗,症状未见明显缓解。

刻下:烦躁易怒,口干口苦,腹部胀痛,纳差,寐一般,小便黄,大便溏。

查体:神清,精神差,面目、皮肤黄染,腹部膨隆,移动性浊音(+),双下肢水肿,舌边尖红,苔黄腻,脉弦数。

既往史:慢性乙型病毒性肝炎,否认高血压病、糖尿病、肺结核等慢性病史。

个人史及家族史:否认饮酒史及长期服药史,母亲有乙肝病史,姐姐有乙肝肝硬化病史。

中医诊断:臌胀(木旺土虚,水热互结证)。

西医诊断:肝硬化(乙型肝炎,失代偿期)伴腹腔积液。

治法:清热利湿,攻下逐水。

处方:茵陈30 g,炒栀子12 g,炒黄柏10 g,苍术15 g,薏苡仁30 g,厚朴花12 g,川楝子12 g,砂仁12 g,茯苓皮15 g,猪苓15 g,泽泻25 g,车前子12 g,滑石12 g。水煎服,每天2次,共14剂。

二诊:2021年6月2日。患者腹部胀痛较前稍好转,烦躁易怒、口干口苦亦较前改善,面目、皮肤恢复正常,但腹部胀痛仍然存在,纳差,小便偏黄,大便尚调。复查肝功能示:ALT 75 U/L,AST 89 U/L,总胆红素17.2 μmol/L。舌红,苔黄稍腻,脉弦数。处方:上方加用陈皮12 g,山药12 g。水煎服,每天2次,共14剂。

三诊:2021年6月28日。患者现腹部胀痛明显好转,烦躁易怒、口干口苦症状基本消失,纳食明显增多,寐可,二便调。肝胆胰脾彩超示肝硬化伴少量腹腔积液。舌红,苔薄黄,脉弦数。

处方:白术30 g,茵陈30 g,苍术15 g,厚朴花12 g,砂仁12 g,川楝子10 g,茯苓15 g,泽泻12 g,车前子12 g,陈皮10 g,淮山药20 g。水煎服,每天2次,共14剂。

四诊:2021年7月15日。患者腹部无明显胀闷不舒,烦躁易怒、口干口苦明显改善,纳寐可,二便调。复查肝功能示:ALT 75 U/L,AST 89 U/L,总胆红素15.2 μmol/L。舌红,苔薄白,脉弦。因患者为慢性乙型病毒性肝炎、肝硬化患者,故嘱患者继续口服中药3个月余,定期复查。

【按】 本案患者为慢性乙型病毒性肝炎、肝硬化伴腹腔积液患者,临床表现以烦躁易怒,口干口苦,腹部胀痛,移动性浊音(+),双下肢水肿,面目、皮肤黄染为主症,证属湿热壅盛,蕴结中焦,浊水内停。治宜清热利湿、攻下逐水。方用中满分消丸合金铃子散加减。方中茵陈、栀子、黄柏清热利湿以退黄;川楝子疏肝泻热,苍术、厚朴花、砂仁行气健脾,运脾以化湿,泽泻、车前子、猪苓、滑石通利小便以利水化湿;另加茯苓调节心志,安神以助眠,陈皮、山药健脾,脾健则湿化、纳调。诸药合用,共达化湿利水之功。

案3 陈某某,男,58岁。2021年8月23日初诊。

患者因“腹部胀满不舒半月余”就诊我科,查肝功能示:ALT 87 U/L,AST 96 U/L,A/G 0.9;乙肝五项示:乙肝病毒表面抗原(HBsAg)10 052.4 IU/mL,乙肝病毒e抗体(HBeAb)97.5 col/mL,乙肝病毒核心抗体(HBcAb)83.6 col/mL;HBV-DNA 3.46×10⁵ IU/mL;肝胆胰脾彩超示肝硬化伴腹腔积液。诊断为:肝硬化(慢性乙型肝炎,失代偿期)伴腹腔积液。西医予以恩替卡韦抗病毒,甘草酸二铵、多烯磷脂酰胆碱保肝降酶治疗后肝功能恢复正常,但患者仍自觉乏力、腹部胀满不适,怕冷明显,特来求治中医。

刻下:乏力明显,腹部胀满,怕冷明显,喜温喜热,纳一般,寐多,小便短少,大便溏泄。

查体:神清,精神可,慢性肝病面容,面部、双下肢水肿,胸前可见蜘蛛痣,右上腹叩击痛(+),腹部胀满,移动性浊音阳性,舌淡红,白腻,脉弦迟。

既往史:有慢性乙型肝炎病史20余年,否认高血压病、糖尿病、肺结核等慢性病史。

个人史及家族史:否认饮酒史及长期服药史,母亲有乙肝肝硬化病史。

中医诊断:臌胀(脾肾亏虚,水湿停聚)。

西医诊断:肝硬化(慢性乙型肝炎,失代偿期)合并腹腔积液。

治法:温肾健脾,行气利水。

处方:黄芪30 g,白术30 g,苍术15 g,附子15 g,干姜10 g,厚朴12 g,木香12 g,草果12 g,陈皮12 g,茯苓12 g,泽泻12 g,谷芽25 g。水煎服,每天2次,共14剂。

二诊:2021年9月10日。患者精神状态转佳,乏力、腹部胀满、纳差较前稍改善,大小便较前稍调,舌淡,苔薄白腻,脉弦迟。复查肝功能示:ALT 68 U/L,AST 73 U/L,A/G 1.0。处方:上方改茯苓为茯苓皮,加大腹皮15 g。水煎服,每天2次,共14剂。

三诊:2021年9月25日。患者乏力、腹部胀满较前明显改善,纳食增多,寐安,大小便较前明显好转,现偶有右侧胁肋部隐痛,复查肝功能ALT 73 U/L,AST 86 U/L,A/G 1.0。肝胆胰脾彩超示:肝硬化伴少量腹腔积液。舌淡、苔薄白腻,脉弦迟。上方加延胡索15 g。

四诊:2021年11月2日。食欲渐增,精神状态良好,右侧胁肋部隐痛感基本消失,二便基本正常,舌淡,苔薄白腻,脉弦迟。复查肝功能示:ALT 45 U/L,AST 49 U/L,A/G 1.14。肝病日久,正气亏虚,水湿内停,一诊、二诊、三诊方药初见成效,仍宜守方缓缓图之,以上方减其药量间断服用半年余,后随访患者肝功能等检查基本正常,精神状态良好。

【按】 隋代巢元方《诸病源候论·水蛊候》认为,本病发病与感受"水毒有关,将水毒气结聚于内,令腹渐大,动摇有声"者,称为水蛊。患者肝病日久,正气亏虚,复感寒气,寒气入里伤及脾胃,脾虚无以运化水湿,致水湿停滞,故治疗需从健脾入手,方选实脾饮,以振奋脾阳,运脾化湿。黄芪、白术、苍术、附子、干姜振奋脾阳,运脾化湿;厚朴、木香、草果、陈皮行气以健脾,健脾以化湿;茯苓、泽泻利水渗湿;酸枣仁安神定志;后改茯苓为茯苓皮,加桑白皮是为加重利水之功,加延胡索以止痛。水湿得化,则人体轻松,故精神转佳,又健脾后使水湿得化、胃气得复,故纳食增多。

二、黄疸证治

黄疸是以身目黄染、溲黄赤为主要特征的一类病证,古称"黄瘅"。中医学关于黄疸的论述由来已久,作为一个独立命名,早在《黄帝内经》时期就有详尽的描述,如《素问·平人气象论》第十八篇云:"溺黄赤,安卧者,黄疸也,安卧,小便黄。"又《灵枢·论疾诊尺》第七十四篇云:"面色微黄,齿垢黄,爪甲上黄,黄疸也,安卧,小便黄。"这是《黄帝内经》较早记载黄疸病的条文,生动记载了黄疸的临床表现:面色黄,牙龈黄,指甲黄,以及小便黄等。现代西医学认为,黄疸是由于血清中胆红素升高,继而皮肤、黏膜及其他组织和体液发黄的一种疾病。

(一)临证经验

❶ 治黄重脾胃

脾主运化升清统血液,胃主受纳降浊腐水谷。脾胃同位中焦,为气机升降之枢纽,共同完成饮食物的消化吸收及水谷精微的输布而滋养全身,故称脾胃为后天之本,气血生化之源。李东垣著《脾胃论》将脾胃学说发挥得全面而系统,提出"脾胃内伤,百病由生"的观点,这对新安医家"温补培元"的思想亦有重要影响。所谓"培元",是指培补中焦元气,其核心强调治病防病要注重元气的培养,着力调动自身正气的愈病能力。如汪机善用人参、黄芪培补气血,其在《石山医案·病用参芪论》中说:"参、芪味甘性温,宜其补脾胃之圣药也。脾胃无伤,则水谷可入,而营卫有所资,元气有所助,病亦不生,邪亦可除矣。"汪氏在其医案中体现了如何灵活配伍以制参、芪的不良反应。徐春甫在《古今医统大全·脾胃门》中感慨"不察脾胃之虚实,不足以为太医",并强调"治诸病以胃气为重,助虚则邪客不退"。罗周彦在《医宗粹言·直指病机赋》中说:"胃气弱则百病生,脾阴足则万邪息,调和脾胃为中医之王道。"罗浩在《医经余论·续脾胃论》中认为"脾与胃两脏之中又各有阴阳偏盛之别,胃为燥土,有时为水湿所伤则阳气不振,脾为湿土有时为燥火所烁则精液大伤……熟地、麦冬亦培土之药",体现了其补脾不能一味用刚药之特点。

　　黄疸之色,为脾土所主。黄疸虽多以湿热为患,治疗时以苦寒之品清利湿热,但长此以往,脾胃损伤,黄疸难愈。新安医家在论及黄疸治法时,常告诉世人要顾护脾胃。如徐春甫在《古今医统大全》中说:"疸证服解利之药,久而不愈,及口淡、怔忡、耳鸣、脚软、憎寒发热,小便浊,皆为虚甚,宜四君子汤吞八味丸,不可强服凉药通利,以致脾气虚弱,肾水枯涸,必至危笃。"长期使用苦寒清利之药,黄疸却不得愈,反而伤及脾胃,致脾肾阳虚,建议补脾温肾之法。罗周彦在《医宗粹言》中指出:"今人见有疸症,不免中觉胀闷,便用棱、蓬、青皮、针沙、香附快气之剂,殊不知不救脾血,而徒宽决气于一时,则欲疸消黄退,未之能也。"腹中胀闷不舒,不识此为脾胃虚弱,气机升降失常所致,却只知破气消胀,使脾胃更伤,黄疸更不得愈。叶天士更在其《临证指南医案》中提出"诸证莫离脾胃,而疸更为脾胃之病,不可轻息也"

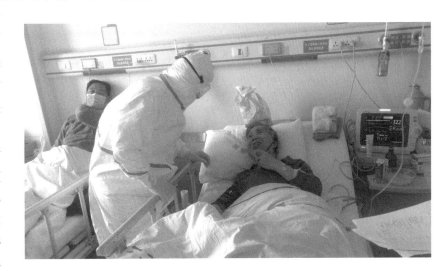

亲临武汉疫情一线

"阳黄治在胃,阴黄治在脾"。通过其医案里治疸时所用的两调脾胃法可见一斑。

　　张国梁在继承了新安医家温补培元的学术思想后,并结合新安医家关于治疗黄疸的经验,在临床上提出"脾亦伤,黄亦重"观点。这里的"黄"并非简单指颜色黄的深浅,更重要的是指黄疸病情的轻重、预后的好坏。所以,治疗黄疸尤应重视脾胃,主要体现在以下几点。一是顾护脾胃。针对湿热阳黄者,虽用苦寒清利之品,但常配薏苡仁、白蔻仁、赤小豆、茯苓等健脾利湿。若素有脾阳不足者,配以炒白术、干姜、炮姜等;若阳黄热甚者,用苦寒通泄之剂常病者有微溏即止。寒凉过用则败脾胃,若脾胃受伤,湿邪易从寒化,促进阳黄向阴黄转化,使黄疸缠绵难愈,所以时刻顾护脾胃也是既病防变思想的体现。二是从脾胃治黄。这主要体现在治阴黄上,阴黄之病机在临床上往往复杂多变,如《症因脉治·外感黄疸》有言"阴黄之因,或热病后过用寒凉,或真阳素虚,太阴阴寒凝结,脾肾交伤,则阴黄之证成矣",但总的来说是虚实夹杂之证,脾虚为本,所以治疗时亦不能像阳黄和疫黄那样单刀直入。临床上,擅以太子参、黄芪培补脾胃之气血,并予麦芽、谷芽促中焦运化;若无阳热之象,常配以小剂量附子以助参、芪,可大补脾肾,此为少火生气之意。张景岳《景岳全书》也指出："内伤不足,不可以黄为意专用清利,但宜调补心脾肾之虚以培气血,血气复则黄必尽退。"脾胃为后天之本,若脾胃衰弱,气血生化乏源,则脾色尽显于外,正衰以致不能抗邪,则病难愈矣。

2 病症证同治,形气神同调

病症证同治。证是指机体在疾病发展过程中的某一阶段的病理概括,是对症状和体征的高度总结。所以辨证论治是中医学的一大特点,"同病异治""异病同治"也是中医诊疗过程中的一大优势。张国梁在临床上治疗黄疸时发现,虽同为黄疸病,甚至同为阳黄或者阴黄,可能治疗大法类似,但是落实到具体的遣方用药还是大相径庭的。除了分清黄疸的阴阳寒热虚实,还要看到黄疸背后的"真相"。所以,病症证同治中的"病",主要是指西医的病,明确原发病之后,根据患者的症状和体征,四诊合参,得知其证,病症证有机结合,临床上才能事半功倍。如因结石阻滞导致的黄疸,他认为结石形成多由于素体湿热、情志不畅、饮食不洁等因素导致湿热熏蒸肝胆,胆汁受湿热煎熬,长年累月而成结石,使胆汁排泄受阻,溢入血脉成黄疸。患者出现黄疸,右胁痛甚至痛引肩背,恶心腹胀,纳呆厌油,小便黄,大便色淡灰白,或伴发热甚至寒热往来等。对于此类黄疸,主张以疏肝利胆,排石退黄,随症加减,以颠倒木金散加减疏肝利胆,以三金排石汤加减排石退黄,常配炒薏苡仁、炒白术等防大剂苦寒伤脾胃;擅用黄芪、沙苑子、女贞子、墨旱莲之类补肝以疏肝,诚如张锡纯在《医学衷中参西录》中所说:"凡遇肝气虚弱不能调达,用一切补肝药不效,重用黄芪。"病中常胆病及胃,所以治疗时不可忽略,可用枳壳、山楂、八月札、绿萼梅之类。若黄疸不能通过内科口服中药缓解甚至反而加深、腹痛加重者,建议及早行手术治疗。

形气神同调。"形"是指有形之邪导致的有形之变,如癥瘕积聚;"气"是指气化失常的功能性改变,如纳差、大便溏等;"神"是指情志所致的精神异常,如情绪低落、失眠、多疑等。慢性黄疸病常合并形气神的改变,如因癥积所致的黄疸,他认为是湿热疫毒之邪内侵,伏于血分,日积月累而致,气血阴阳失调,癥积形成,肝胆疏泄失常,胆汁排泄受阻而溢于血脉,常见于肝硬化、肝胆肿瘤等。此类黄疸以阴黄多见,患者正气渐衰,常表现为身目发黄而晦暗,面色黧黑,胁下硬块,胁肋胀痛刺痛,皮肤可见赤纹丝缕,腹胀,纳差,大便溏,失眠,多梦,或情绪低落,或有齿衄、鼻衄,舌暗红或有瘀斑,舌下脉络粗大迂曲,苔白,脉弦而细涩。强调形气神一体同调,补肝肾,调脾胃,消癥积,退黄疸;以一贯煎、二至丸和软肝饮加减攻补兼施,若脾胃不足者,常用黄芪、太子参、炒白术、焦三仙之类;阴血不足者常用赤芍、白芍、生地、山茱萸、黄精等;瘀血明显但正气尚足者常用三棱、莪术、土鳖虫等;齿衄、鼻衄者常用三七粉、小蓟、牛膝等;失眠、多疑者常用酸枣仁、合欢皮、茯神、百合等,并配合语言疏导。癥积黄疸在临床上属疑难杂症,应当配合西医治疗,整体预后不佳,但可以延缓病情的进展。

(二)验案举隅

案1 齐某,男,48岁。2017年5月10日初诊。

病史:患者10天前无明显诱因下出现身目尿黄,皮肤瘙痒,当时未予重视,后自觉纳差、乏力、厌油明显,就诊当地医院,查肝功能示:TBIL 94.70 μmol/L,IBIL 63.66 μmol/L,DBIL 31.04 μmol/L,TBA 157.92 μmol/L,ALT 637 U/L,AST 261 U/L,AKP 229 U/L,GGT 93 U/L;上腹部CT平扫:肝脏钙化,右侧肾盂轻度积水,左侧附件区囊状稍低密度灶(考虑囊腺瘤)。在当地医院予保肝降酶治疗后效果不明显,遂来就诊。复查肝功能示:TBIL 71.46 μmol/L,IBIL 54.64 μmol/L,DBIL 16.82 μmol/L,ALT 551 U/L,AST 214 U/L。免疫组合及自身抗体全套未见异常。

刻诊:身目尿黄,皮肤瘙痒,纳差,恶心欲呕,厌油腻,口干口苦,乏力,腹胀,大便黏滞不爽,无腹痛腹泻,夜寐尚可。

查体:神清,精神尚可,皮肤及巩膜轻度黄染,皮肤黏膜未见皮疹。腹部柔软对称,无腹壁静脉曲张,无压痛及反跳痛,肝脏、胆囊未触及。双下肢无水肿。舌暗红,苔黄腻,脉弦滑。

个人史及家族史:否认吸烟、饮酒、吸毒史,否认疫区接触史,否认长期服药史,否认家族肝病史。

中医诊断:黄疸(阳黄,湿热并重)。

西医诊断:肝损害原因待查。

治法:清热利湿,解毒退黄。

处方:茵陈蒿30 g,生大黄6 g,栀子15 g,赤芍30 g,蛇舌草12 g,半枝莲15 g,枳壳15 g,陈皮15 g,茯苓15 g,麦芽30 g,泽泻12 g,虎杖12 g。水煎服,每天2次,共7剂。

二诊:2017年5月18日。患者诸症减轻,现身目尿轻黄,纳差、乏力改善,仍恶心欲呕、口干口苦,腹部不适,大便偏黏滞,舌暗红,苔薄黄,脉弦滑。

处方:茵陈蒿30 g,生大黄6 g,栀子10 g,赤芍30 g,枳壳12 g,虎杖12 g,黄连5 g,垂盆草30 g,蛇舌草12 g,茜草10 g,炙甘草10 g。水煎服,每天2次,共10剂。

三诊:2017年5月9日。患者皮肤黏膜未见黄染,巩膜轻度黄染,偶胁腹胀不适,纳寐可,小便偏黄,大便偏干,舌暗红,苔薄黄,脉弦。

处方:茵陈蒿30 g,熟大黄5 g,栀子10 g,田基黄20 g,郁金15 g,虎杖15 g,茯苓20 g,白术30 g,柴胡根12 g,牡丹皮15 g,赤芍15 g,炙甘草6 g。水煎服,每天2次,共15剂。

上方服用半月余后,随访患者,黄疸消退,诸证皆除,复查肝功能未见明显异常。

【按】 患者以急性黄疸前来就诊,西医初步检查未明确诊断;从中医来看,患者因感受湿热疫毒之邪,致肝胆疏泄失常,胆液不循常道、妄行而溢于血脉,遍布周身发黄,四诊合参,为湿热并重之阳黄,以茵陈蒿汤加味清热利湿,解毒退黄;但"无瘀不黄疸",故配以赤芍、郁金、茜草之类凉血退黄。患者黄疸后出现皮肤瘙痒,中医认为痒自风来,治风先治血,血行风自灭,这也从侧面反映了退黄要活血的重要性。服药半月余后,黄疸明显改善,但黄疸未尽,还留有湿热疫之余邪,此时不可过用苦寒之剂以伤脾胃,故以茵陈蒿汤和丹栀逍遥散加减以善后。

案2　王某,男,52岁。2016年8月12日初诊。

病史:患者诉患肝胆结石3年余,反复发作,每次出现黄疸并进行性加深,需要在当地西医院综合治疗方可缓解。患者4天前应酬后出现身目尿黄,伴上腹胀痛不适、纳呆,呕吐2次,后全身皮肤及巩膜发黄加重,伴周身皮肤瘙痒,经朋友推荐前来就诊;查肝功示:TBIL 243.60 μmol/L, IBIL 182.32 μmol/L, DBIL 61.28 μmol/L, ALT 90.2 U/L, AST 78.3 U/L;消化彩超示:右肝内可见数枚0.9 cm×1.5 cm大小块状结石,左肝管内可见1.0 cm×1.3 cm大小结石,胆囊炎表现,囊内可见最大约1.2 cm×1.8 cm数枚结石,可随体位变化而移动。

刻诊:身目尿黄,胁腹部胀痛不适,皮肤瘙痒不已,纳呆,恶心欲呕,口苦,口干少饮,未见发热,夜寐尚可,大便黏滞。

查体:神清,精神一般,皮肤及巩膜中度黄染,皮肤黏膜未见皮疹。腹部柔软对称,无腹壁静脉曲张,胆囊区压痛、叩痛(+),肝脏、胆囊未触及,墨菲氏征(+)。双下肢无水肿。舌淡暗,苔薄黄腻,脉弦滑。

个人史及家族史:有吸烟、饮酒史20余年,无吸毒史,否认疫区接触史,否认长期服药史。否认家族肝病史。

中医诊断:黄疸,结石黄疸。

西医诊断:肝内胆管、左肝管、胆囊结石,胆囊炎。

治法:疏肝利胆,排石退黄。

处方:木香15 g,郁金25 g,鸡内金20 g,金钱草30 g,海金沙30 g,赤芍50 g,薏苡仁30 g,石韦20 g,柴胡根15 g,黄芩12 g,茯苓20 g,生大黄6 g,茵陈30 g,炒白术15 g,炙甘草10 g。水煎服,每天2次,共7剂。

二诊:2016年8月20日。患者全身黄疸、皮肤瘙痒减轻,胁腹部胀痛缓解,食欲改善,乏力,大便偏干,舌淡暗,苔薄黄,脉弦滑。

处方:木香12 g,郁金20 g,鸡内金15 g,金钱草30 g,海金沙30 g,赤芍30 g,薏苡仁30 g,石韦20 g,柴胡根15 g,茯苓20 g,生大黄3 g,茵陈30 g,炒白术15 g,生黄芪15 g,炙甘草10 g。水煎服,每天2次,共10剂。

三诊:2016年9月1日。患者黄疸明显减轻,已无明显皮肤瘙痒,时感乏力、口干,偶胁肋隐胀痛,大便可,舌淡暗,苔薄白,脉细滑。

处方:木香12 g,郁金15 g,鸡内金15 g,金钱草30 g,赤芍20 g,薏苡仁30 g,石韦20 g,柴胡根12 g,虎杖15 g,茯苓20 g,炒白术15 g,生黄芪30 g,墨旱莲15 g,女贞子15 g,炙甘草6 g。水煎服,每天2次,共15剂。

以三诊处方加减调整共服用3个月余,复查患者肝功能基本正常,消化道彩超提示未见结石。嘱咐患者清淡饮食,戒烟酒。

【按】 因肝胆结石出现黄疸,张国梁将此类黄疸称之为"结石黄疸"。患者饮食不节,嗜食肥甘厚腻及湿热酒毒之品,长此以往,胆汁受湿热熏蒸而成结石,使胆汁排泄受阻,溢入血脉成黄疸。其病机特点表现为肝胆郁滞,湿热瘀阻;故以颠倒木香散气血同治,疏肝利胆止胁痛,再以三金排石汤清利湿热、化石排石,配以赤芍,一可活血祛瘀以助化石,二取芍药甘草汤之意缓急止痛、缓解胆道痉挛以助排石。少佐生大黄可助湿热从肠道而解,前后分消,给邪以出路。初诊时,以苦寒之药居多,以炒白术、薏苡仁顾护脾胃;患者结石发作期缓解后,其体质偏弱之象渐显,此时调整处方配伍及剂量,做到有守有攻。

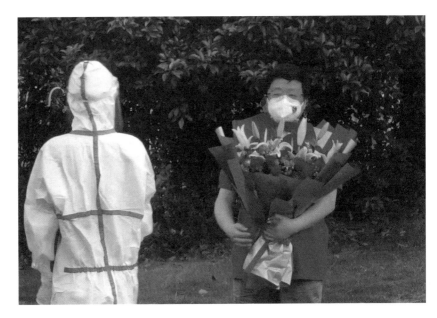

在上海抗疫期间接受现场采访

案3 张某,男,58岁。2016年4月6日初诊。

病史:既往有慢性乙型病毒性肝炎病史6年余,一直在当地医院服中药治疗,但病情时有反复。近半月来,患者出现巩膜黄染,后逐渐加重发展至全身皮肤黄染,经患者亲戚推荐前来就诊。查肝功能示:TBIL 126.39 μmol/L,IBIL 70.46 μmol/L,DBIL 55.93 μmol/L,ALT 154.3 U/L,AST 95.8 U/L;消化道彩超示:未见明显异常声像。

刻诊:身目尿黄,黄色灰滞无光泽,右胁肋隐痛,口淡乏味、纳呆、纳差,恶心欲呕,腹胀,四肢不温,倦怠乏力,大便稀溏,每天3~4次。

查体:神清,精神疲惫,皮肤及巩膜中度黄染,皮肤黏膜未见皮疹。腹部柔软对称,无腹壁静脉曲张,无压痛及反跳痛,肝脏、胆囊未触及。双下肢无水肿。舌淡暗,苔白腻,脉沉细。

个人史及家族史:有吸烟、饮酒史30余年,无吸毒史,否认疫区接触史,否认长期服药史。母亲有肝病史。

中医诊断:黄疸(阴黄,脾阳不足,寒湿困阻)。

西医诊断:慢性乙型病毒性肝炎。

治法:温化寒湿,健脾退黄。

处方:茵陈蒿30 g,炒白术15 g,苍术15 g,制附子15 g,干姜10 g,姜黄15 g,赤芍

45 g,桂枝10 g,生黄芪30 g,太子参15 g,补骨脂10 g,薏苡仁30 g,当归12 g,通草6 g,炙甘草10 g。水煎服,每天2次,共10剂。

二诊:2016年4月18日。患者全身黄疸渐退,精神好转,食欲改善,四肢渐温,腹胀、乏力减轻,偶恶心欲呕,大便时溏时成形,每天1~2次。舌淡暗,苔薄白腻,脉沉细。

处方:茵陈蒿30 g,炒白术15 g,山药15 g,制附子10 g,干姜10 g,姜黄12 g,赤芍15 g,桂枝8 g,生黄芪30 g,太子参15 g,补骨脂10 g,薏苡仁30 g,当归12 g,通草6 g,炙甘草10 g。水煎服,每天2次,共15剂。

三诊:2016年5月5日。黄疸基本消退,巩膜稍有黄疸,四肢已温,食欲好转,偶腹胀、乏力,大便基本成形。舌淡暗,苔薄白,脉细。

处方:茵陈蒿30 g,炒白术15 g,山药15 g,制附子10 g,干姜6 g,姜黄10 g,赤芍15 g,陈皮12 g,生黄芪30 g,太子参15 g,补骨脂10 g,薏苡仁30 g,炒麦芽12 g,炙甘草10 g。水煎服,每天2次,共15剂。

调整2月余,患者诸证悉除;患者要求继续中药治疗以求根治,故以三诊处方加减继续调治,并建议戒烟戒酒,饮食清淡。

【按】 张国梁认为,阴黄的产生原因如下:一是直接感受寒湿之邪;二是素体阳虚,湿从寒化;三是过用苦寒败脾胃,寒湿内生;四是病程日久,邪盛阳衰。患者患有慢性乙型病毒性肝炎多年,在当地长期服用中药治疗,但看其所服用处方中有大队苦寒之品,且未顾护脾胃,长此以往,必致脾胃损伤,寒湿内生,诚如《类证治裁·黄疸》说"阴黄系脾脏寒不运,与胆液浸淫,外渍肌肉,则发而为黄",故以茵陈术附汤和当归四逆汤加减温化寒湿、温阳活血以退黄;既要温脾肾,亦要以黄芪、太子参、山药、补骨脂补脾肾,体现了新安温补学派的核心思想。

案4 秦某,男,64岁。2016年10月12日初诊。

病史:患者既往原发性胆汁性肝硬化16年余,一直服用熊去氧胆酸、白芍总苷治疗,病情时有反复。1个月前,患者出现身目尿黄,在当地医院退黄治疗后效果不佳,经人推荐前来求诊中医。查肝功能示:TBIL 109.46 μmol/L,IBIL 61.23 μmol/L,DBI 48.233 μmol/L,ALT 133.6 U/L,AST 130.5 U/L,AKP 287 U/L,GGT 296 U/L;消化道及腹腔彩超提示:肝硬化,脾大,未见腹腔积液。

刻诊:身目尿黄,色偏晦暗,时右胁部刺痛,口干少饮,无口苦,纳食较差,偶感乏力、腹胀,双眼干涩,夜寐较差,大便偏溏,每天2~3次。

查体:神清,精神一般,皮肤及巩膜中度黄染,可见肝掌,未见蜘蛛痣。腹部柔软对称,无腹壁静脉曲张,肝大,肋缘下2横指,质稍硬,肝区叩击痛(+),脾脏稍大。双下肢无水肿。舌暗红,苔少偏干,脉细弦,舌下脉络粗大迂曲。

个人史及家族史:有吸烟、饮酒史25余年,无吸毒史,否认疫区接触史,否认长期服药史。否认家族肝病史。

中医诊断:黄疸,癥积黄疸。

西医诊断:原发性胆汁性肝硬化(代偿期)。

治法:补肝肾,调脾胃,消癥积,退黄疸。

处方:北沙参15 g,百合15 g,生地20 g,枸杞子15 g,川楝子10 g,太子参15 g,生黄芪30 g,炒白术15 g,焦麦芽12 g,焦山楂15 g,旱莲草15 g,女贞子15 g,酸枣仁25 g,合欢皮12 g,丹参15 g,川芎15 g,醋鳖甲30 g,炙甘草6 g。水煎服,每天2次,共15剂。

二诊:2016年10月29日。患者全身发黄较前好转,色较晦暗,口干、双眼干涩明显减轻,夜寐好转,时右胁部刺痛,纳食较差,偶乏力、腹胀,大便偏溏,每天1~2次。舌暗红,苔薄白而干,脉细弦,舌下脉络粗大迂曲。

处方:北沙参15 g,山茱萸12 g,山药15 g,枸杞子15 g,生黄芪30 g,炒白术15 g,焦山楂15 g,旱莲草15 g,女贞子15 g,酸枣仁25 g,郁金15 g,丹参15 g,川芎15 g,莪术30 g,醋鳖甲30 g,制附子6 g,茵陈蒿15 g。水煎服,每天2次,共20剂。

三诊:2016年11月20日。患者皮肤黄疸明显减退,巩膜轻度发黄,食欲好转,右胁部刺痛、乏力、腹胀减轻,大便渐成形。舌暗红,苔薄白,脉细弦,舌下脉络迂曲。

处方:北沙参15 g,山茱萸12 g,山药15 g,枸杞子15 g,太子参15 g,生黄芪30 g,炒白术15 g,焦神曲15 g,焦麦芽12 g,焦山楂15 g,旱莲草15 g,女贞子15 g,补骨脂15 g,赤芍15 g,丹参15 g,莪术30 g,土鳖虫5 g,醋鳖甲30 g,制附子6 g,茵陈蒿15 g。水煎服,每天2次,共20剂。

患者上药服完后,黄疸基本消退,诸证明显改善,嘱患者定期复查。

【按】 本例患者确诊原发性胆汁性肝硬化,早期可能不会出现黄疸,但随病情进展,黄疸会逐渐出现,甚至伴有肝硬化。张国梁常将此类黄疸归为"癥积黄疸",治疗上整体以调补正气、消癥退黄为主。患者初诊时已经出现正气亏损,阴阳俱不足;故以太子参、黄芪、白术和焦三仙加减健运中州,以一贯煎、二至丸加减调补肝肾,待正气渐复后,攻补兼施,予软肝饮加减活血消癥退黄。治疗此类黄疸时,他常配以少量附子,可加强退黄之力,还可少火生气,温补培元,这是其临床多年经验之所得。黄疸虽退,但癥积仍在,所以患者坚持长期服用中药以求治根。

三、积聚证治

广义的积聚为中医学中一大类概念,古人将体内一切包块都归于积聚的范畴,同时又根据包块的特点或病位的不同,将其分别称之为癥、瘕、痃、癖、瘤、癌等。分别言之,积在血分,为有形包块,固定不移;聚在气分,时聚时散,部位不固定。而如息肉、癥、瘕、癌、痃、癖等,它们都属于积聚的范畴,却有各自的特点。《中医内科学》给出的定义是:"积聚是腹内结块,或痛或胀的病证"。这是狭义的概念,只强调了腹中结块。"纤维化"是现代医学的病理概念,中医学家多将其归于积聚。

（一）临证经验

清代新安医家程国彭在《医学心悟》中强调积聚应按初、中、末分期而治，根据邪正之盛衰而确立攻补之先后，但调养脾胃、从中而治应贯穿治疗之始末。诚如书中所言："治积聚者，当按初、中、末之三法焉。邪气初客，积聚未坚，宜直消之，而后和之。若积聚日久邪盛正虚，法从中治，须以补泻相兼为用。若块消及半，便从末治，即住攻击之药，但和中养胃，导达经脉，俾荣卫流通，而块自消矣。更有虚人患积者，必先补其虚，理其脾，增其饮食，然后用药攻其积，斯为善治，此先补后攻之法也。"张国梁认为，"气虚血瘀"是贯穿肝硬化发生发展过程的重要因素，要使正气充足，气血流畅，应首先顾护中州。明代新安著名医家余午亭在《诸证析疑》中更明确指出"大抵脾胃乃积聚痞块之根，宜以大补脾胃为主，中州之气一旺，则邪气自消"。新安医家汪石山在《医学原理·积聚门》中亦指出"积聚者……若原所因，未有不由中气亏败，健运失常而成""积聚之症，古方多以汗、吐、下三者治之。愚意其法须善，但人有勇怯不同，其法施之于壮实者无不获效，若遇虚怯之人似难例用，莫若攻补兼施，调养正气为主，但得正气旺盛，健运不失其常，而积聚自能散矣"。临床所见肝硬化患者多是由慢性肝炎迁延不愈发展而来，其病程久，病多呈虚实夹杂之候，临床表现为脾胃受损、正气亏虚。脾胃为气血生化之源，脾胃和则正气易复，气血自旺，而肝硬化患者常会出现脾胃虚弱的表现。综合言之，其原因有三：①正如医圣张仲景《金匮要略》所述"见肝之病，知肝传脾，当先实脾"。肝属木，藏血而主疏泄，脾属土统血而司运化，脾胃的升降与肝之疏泄功能密切相关。肝失疏泄必然会使脾之升清降浊功能失常，从而导致湿、浊、痰、瘀等病邪阻滞，气血生化无源。②络病学理论认为，外来之邪著于经络，内受之邪著于腑络，腑络即为阳明胃与二肠。顽钝沉痼之疾必及络脉与阳明腑络，因此治病用药当顾护脾胃。③顽钝沉痼之疾非平药轻投所能奏效，因此在治疗过程中多会应用攻伐伤胃之品，而此病患者本身多脾胃不足，为防止攻伐伤胃，更应时时兼顾脾胃。

另外，张国梁在治疗中并非一味以甘温之品填补脾胃，而往往同时兼顾疏肝、理脾、消食、柔肝等法，或根据病邪之性质、疾病之深浅等而随证加减。

（二）验案举隅

案1　李某，男，56岁。2018年4月25日初诊。

病史：患者既往"乙型肝炎后肝硬化"病史3年余，长期予以恩替卡韦抗病毒治疗。近2个月来，患者自觉乏力、右胁肋疼痛，经病友介绍前来就诊。查乙肝五项示：HBsAg（＋），HBcAg（＋）；肝功能示：ALT 112 U/L，AST 86 U/L，TBIL 33.2 μmol/L；HBV-DNA<50 cps/mL；肝胆胰脾腹腔彩超示：肝硬化，脾大，少量腹腔积液（最大液深19 mm）。

刻下：面色少华，精神疲倦，乏力明显，右侧胁肋疼痛，呈刺痛，夜间尤甚，口淡乏味，腹胀纳差，食后胃脘胀甚，时有头晕，眠浅易醒，多梦，小便偏黄，大便溏，每天2~3次。舌淡暗，有瘀斑，苔薄白稍腻，舌下脉络粗大迂曲，脉弦无力。

专科查体:肝病面容,胸颈前可见蜘蛛痣,双手未见肝掌,腹部柔软对称,可见腹壁静脉曲张,肝大,右肋缘下2横指,边钝质硬有触痛,脾大,右肋缘下2横指,边钝质硬无触痛。双下肢无水肿。

中医诊断:积聚(脾胃气虚,瘀血内结证)。

治法:益气健脾,行气活血,软坚散结。

处方:黄芪50 g,太子参15 g,白术15 g,赤芍30 g,丹参30 g,莪术10 g,鳖甲30 g,三七粉5 g,当归10 g,陈皮15 g,茯苓30 g,升麻6 g,柴胡6 g,合欢花15 g,炙甘草6 g。水煎服,每天2次,共15剂。

二诊:2018年5月12日。患者服药后乏力缓解,精神状态较前转佳,纳食、腹胀、睡眠改善,仍有右胁肋疼痛,小便偏黄,大便偏溏,舌淡暗,有瘀斑,苔薄白稍腻,舌下脉络粗大迂曲,脉弦而软。复查肝功能示:ALT 97 U/L,AST 65 U/L,TBIL 30.1 μmol/L。

处方:黄芪50 g,太子参15 g,白术15 g,赤芍30 g,丹参50 g,莪术10 g,鳖甲30 g,三七粉5 g,延胡索20 g,陈皮15 g,茵陈蒿30 g,升麻6 g,柴胡6 g,合欢花15 g,炙甘草6 g。水煎服,每天2次,共15剂。

三诊:2018年5月29日。患者精神及体力明显好转,右胁肋疼痛减轻,食可,稍腹胀,未见头晕,眠可,小便偶黄,大便时干时溏,舌淡红,有瘀斑,苔薄白,舌下脉络粗大迂曲,脉弦而细。复查肝功能示:ALT 71 U/L,AST 43 U/L,TBIL 26.5 μmol/L。

处方:黄芪40 g,太子参15 g,白术15 g,赤芍30 g,丹参30 g,莪术10 g,鳖甲30 g,三七粉5 g,延胡索15 g,柴胡15 g,陈皮15 g,茵陈蒿30 g,枳壳15 g,炙甘草6 g。水煎服,每天2次,共15剂。

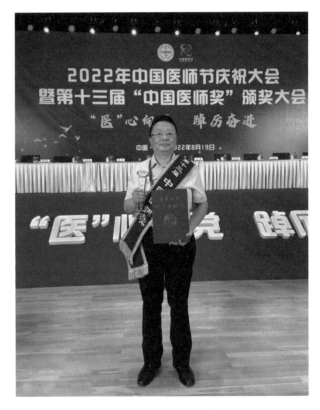

获第十三届中国医师奖

四诊:2018年6月15日。患者无明显乏力,精神状态可,右胁肋疼痛明显减轻,纳可,无腹胀,小便可,大便可,舌淡红,苔薄白,舌下脉络迂曲,脉弦而细。复查肝功能示:ALT 46 U/L,AST 30 U/L,TBIL 24.2 μmol/L。

处方:黄芪30 g,柴胡12 g,赤芍15 g,当归10 g,丹参30 g,莪术10 g,鳖甲30 g,三七粉3 g,延胡索15 g,白术10 g,枳壳12 g,炙甘草6 g。水煎服,每天2次,共20剂。

患者上药服完后,胁肋疼痛基本消失,未见特殊不适,复查肝功能基本恢复正常,肝胆胰脾腹腔彩超示脾脏缩小、腹腔积液消失。嘱患者定期复查,并继续以软肝饮加减长期治疗。

【按】 本例患者的肝硬化是由慢性乙型肝炎发展而来,两侧肋下可分别触及肿大的肝脏和脾脏,属中医"积聚"范畴。患者表现为神疲乏力、腹胀纳差、头晕、失眠、大便溏泄。《素问》有云:"清气在下,则生飧泄,浊阴在上,则生䐜胀"。结合舌脉,患者当属脾胃气虚,升降失常,故用补中益气汤以健脾益气升清。张国梁认为,肝硬化虽病位在肝,但诚如《金匮要略》所说"见肝之病,知肝传脾,当先实脾",也符合肝硬化患者常有乏力、纳差、腹胀等脾胃气虚的症状,所以张国梁常用具有益气活血散结功效的软肝饮加减治疗肝硬化,疗效肯定。

案2 袁某,女,56岁,已绝经。2018年6月12日初诊。

病史:患者5年前因乏力、皮肤瘙痒就诊于外院,诊断为"原发性胆汁性胆管炎",长期予以熊去氧胆酸、白芍总苷等治疗至今,症状有所缓解。近3个月来患者一直从事体力劳动,现感乏力明显,皮肤瘙痒加重,欲求中医治疗,故前来就诊。查肝功能示:ALT 86.4 U/L,AST 66.5 U/L,AKP 240 U/L,GGT 262 U/L,TBIL 50.7 μmol/L,DBIL 38.2 μmol/L,IBIL 12.5 μmol/L;肝胆胰脾腹腔彩超示:肝硬化,脾脏未见。

刻下:神疲乏力,皮肤瘙痒,右胁肋刺痛,口干欲饮,稍口苦,眼睛干涩伴视物模糊,纳差,食后稍腹胀,小便黄,大便偏干。舌淡红,少苔,舌下脉络迂曲,脉弦细数。

专科查体:肝病面容,巩膜轻度黄染,胸颈前可见蜘蛛痣,双手可见肝掌,腹部柔软对称,可见腹壁静脉曲张,肝大,右肋缘下3横指,边钝质硬有触痛,脾脏未触及(曾手术切除)。双下肢无水肿。

中医诊断:积聚(气阴两虚,瘀血内结证)。

治法:益气养阴,祛风活血散结。

处方:北沙参15 g,麦冬15 g,生地30 g,当归15 g,枸杞子15 g,黄芪60 g,五味子15 g,白芍15 g,莪术10 g,鳖甲40 g,三七粉5 g,川楝子15 g,太子参15 g,荆芥12 g,防风12 g,炙甘草10 g。水煎服,每天2次,共15剂。

二诊:2018年6月30日。患者服药后精神转佳,乏力感减轻,皮肤瘙痒缓解,口干、眼干及视物模糊亦有改善,仍右胁刺痛,纳差、偶腹胀,小便偏黄,大便可。舌淡红,少苔,舌下脉络迂曲,脉弦细数。复查肝功能示:ALT 55.3 U/L,AST 38.7 U/L,AKP 216 U/L,GGT 248 U/L,TBIL 38.4 μmol/L,DBIL 28.2 μmol/L,IBIL 10.2 μmol/L。

处方:北沙参15 g,麦冬15 g,生地30 g,当归15 g,枸杞子15 g,黄芪60 g,五味子15 g,赤芍40 g,莪术12 g,鳖甲40 g,炒麦芽30 g,三七粉5 g,炒谷芽30 g,荆芥12 g,防风12 g,炙甘草10 g。水煎服,每天2次,共15剂。

三诊:2018年7月16日。患者胃口好转,无明显腹胀,右胁肋刺痛较前减轻,偶有神疲乏力感,皮肤瘙痒明显缓解,口稍干,眼干及视物模糊改善,二便可。舌淡红,苔薄白,舌下脉络迂曲,脉弦细稍数。复查肝功能示:ALT 32.4 U/L,AST 24.0 U/L,AKP 190 U/L,

GGT 221 U/L,TBIL 31.4 μmol/L,DBIL 22.6 μmol/L,IBIL 8.8 μmol/L。

处方:北沙参12 g,麦冬12 g,生地15 g,当归12 g,枸杞子12 g,黄芪30 g,柴胡12 g,赤芍20 g,莪术10 g,鳖甲40 g,炒麦芽30 g,三七粉5 g,五味子15 g,荆芥10 g,防风10 g,炙甘草10 g。水煎服,每天2次,共21剂。

患者服完上药后,精神佳,劳累后偶乏力,偶有轻度皮肤瘙痒,时右胁肋刺痛,余未见不适,嘱患者注意休息,避免劳累,继续以前方加减治疗,后可做成丸剂长期口服,定期复查,病情稳定。

【按】 原发性胆汁性胆管炎属于自身免疫性肝病的一种,多见于中年女性,可发展成肝硬化,临床上常表现为乏力、皮肤瘙痒、黄疸等症状。张国梁认为,痒自风来,治风先治血,血行风自灭,血瘀是该病的重要病机,且此病所出现的黄疸也是因瘀致黄。因此张国梁在临证中亦常用软肝饮加减治疗此类肝硬化。患者表现为口干、眼干、大便干,舌淡红,少苔,脉弦细数,是肝阴血不足之象,故予以一贯煎、当归饮子滋肝阴、养阴血,兼以祛风止痒。经治疗后患者虽症状改善,但是自身免疫性疾病一直存在,需要长期服药,并且调整好自己的生活习惯及方式,定期复查,可带病延年。

案3 夏某,男,49岁。2017年11月16日初诊。

病史:患者既往酒精性肝硬化病史5年余,长期在当地医院"保肝"治疗,病情尚稳定。近2个月来患者时饮酒及熬夜,致使右胁肋疼痛,头昏沉,时恶心呕吐,在外院治疗效果不佳,遂前来就诊。查肝功能示:ALT 86.7 U/L,AST 73.4 U/L,AKP 125 U/L,GGT 203 U/L,TBIL 38.6 μmol/L,DBIL 23.3 μmol/L,IBIL 15.3 μmol/L;肝胆胰脾腹腔彩超提示:肝硬化,少量腹腔积液(最大液深22 mm)。

刻下:乏力,时右胁肋刺痛,头昏沉,伴有恶心呕吐,口淡黏腻,胸膈满闷,纳呆腹胀,小便少,大便黏滞不爽。舌淡暗,苔白腻,舌下脉络迂曲,脉濡。

专科检查:肝病面容,胸颈前可见蜘蛛痣,双手未见肝掌,腹部柔软对称,未见腹壁静脉曲张,肝大,右肋缘下3横指,边钝质硬有触痛,脾脏未触及(曾手术切除)。双下肢无水肿。

中医诊断:积聚(酒毒内蕴,湿浊困脾,瘀血内结证)。

治法:健脾祛湿,活血散结。

处方:葛花15 g,白术15 g,木香10 g,砂仁10 g,太子参15 g,黄芪30 g,陈皮15 g,神曲15 g,麦芽20 g,谷芽20 g,茯苓30 g,泽泻15 g,枳椇子30 g,三七粉5 g,莪术10 g,鳖甲30 g,丹参30 g,炙甘草6 g。水煎服,每天2次,共15剂。

二诊:2017年11月30日。患者头昏缓解,没有明显恶心呕吐,乏力、口淡黏腻、胸膈满闷、纳呆腹胀均较前减轻,时右胁肋刺痛,小便可,大便溏,时有黏滞。舌淡暗,苔白腻,舌下脉络迂曲,脉濡。

处方:葛花15 g,白术15 g,木香10 g,砂仁10 g,太子参15 g,黄芪30 g,陈皮15 g,神曲15 g,茯苓30 g,泽泻15 g,枳椇子30 g,三七粉5 g,莪术10 g,鳖甲30 g,丹参30 g,炙甘

草6g。水煎服,每天2次,共15剂。

三诊:2017年12月16日。患者无头昏,偶有乏力感,口淡,食可,稍腹胀,无明显胸闷,右胁肋刺痛减轻,小便可,大便偏溏。舌淡红偏暗,苔白稍腻,舌下脉络迂曲,脉濡缓。复查肝功能示:ALT 61.5 U/L,AST 56.2 U/L,AKP 92 U/L,GGT 182 U/L,TBIL 30.2 μmol/L,DBIL 20.1 μmol/L,IBIL 10.1 μmol/L。

处方:葛花15g,白术15g,木香10g,太子参15g,黄芪30g,陈皮12g,茯苓30g,泽泻15g,枳椇子30g,三七粉5g,莪术10g,鳖甲40g,丹参30g,炙甘草6g。水煎服,每天2次,共15剂。

四诊:2018年1月5日。现除偶有乏力、右胁肋刺痛外,余未见特殊不适。舌淡红稍暗,苔薄白腻,舌下脉络稍迂曲,脉弦缓。

处方:葛花15g,白术15g,赤芍15g,太子参15g,黄芪30g,茯苓15g,三七粉3g,柴胡10g,枳壳10g,莪术10g,鳖甲30g,丹参30g,炙甘草6g。水煎服,每天2次,共15剂。

患者服完上方后已无明显乏力及右胁肋刺痛,复查肝功能示:ALT 38.7 U/L,AST 26.5 U/L,AKP 82 U/L,GGT 170 U/L,TBIL 26.6 μmol/L,DBIL 18.2 μmol/L,IBIL 8.4 μmol/L。肝胆胰脾腹腔彩超未提示腹腔积液存在。嘱患者戒酒,注意休息,定期复查,继续予以前方加减治疗。

【按】 酒精性肝硬化也是在临床上常遇到的一种疾病,患者长期饮酒不节,脾胃首当其冲,脾胃受损,气机升降失常,运化失职,湿浊内生,困阻脾胃气血,日久而致气、血、痰、湿阻滞于右胁下,而成积块,俗称"酒癖",张国梁常从积聚角度辨证论治。患者表现为乏力、头昏沉、伴有恶心呕吐、口淡黏腻,胸膈满闷、纳呆腹胀、大便黏滞不爽等湿浊困阻脾胃之象,张国梁常用葛花解醒汤加减以解酒毒、健脾胃、化湿浊,且葛花和枳椇子皆有解酒醒脾的功效,也是张国梁专病专用药对;再配合软肝饮益气血、散瘀结,诸药合用,患者症状明显改善,生活质量得到提高。

案4 赵某,男,62岁。2018年2月26日初诊。

病史:患者既往"丙肝肝硬化"3年余,经抗病毒治疗后,HCV-RNA转阴。近1个月来,患者感到乏力、右上腹胀痛,故前来就诊。查肝功能示:ALT 76.5 U/L,AST 62.6 U/L,TBIL 36.8 μmol/L,DBIL 24.4 μmol/L,IBIL 12.4 μmol/L;肝胆胰脾腹腔彩超提示:肝硬化,脾大。

刻下:乏力,右上腹胀痛,时有刺痛,胸闷胀,烦躁,眠差易醒,纳差腹胀,矢气多,小便可,大便溏。舌淡紫,可见瘀斑,苔薄白,舌下脉络迂曲,脉弦缓。

专科检查:肝病面容,胸颈前可见蜘蛛痣,双手未见肝掌,腹部柔软对称,未见腹壁静脉曲张,肝大,右肋缘下3横指,边钝质硬有触痛,脾大,右肋缘下2横指,边钝质硬无触痛。双下肢无水肿。

中医诊断:积聚(肝郁犯脾,瘀血内结证)。

治法:疏肝健脾,活血散结。

处方:柴胡15 g,枳壳15 g,白术15 g,太子参15 g,黄芪30 g,陈皮15 g,谷芽30 g,麦芽30 g,赤芍30 g,莪术10 g,丹参30 g,三七粉5 g,鳖甲30 g,炙甘草6 g。水煎服,每天2次,共15剂。

二诊:2018年3月14日。患者乏力缓解,胸闷胀、腹胀减轻,睡眠改善,矢气减少,纳食增多,仍右上腹胀痛刺痛,小便可,大便偏溏。舌淡紫,可见瘀斑,苔薄白,舌下脉络迂曲,脉弦缓。

处方:柴胡15 g,枳壳15 g,白术15 g,太子参15 g,黄芪30 g,陈皮15 g,谷芽30 g,麦芽30 g,赤芍30 g,莪术10 g,丹参30 g,三七粉5 g,延胡索15 g,鳖甲30 g,炙甘草6 g。水煎服,每天2次,共15剂。

三诊:2018年3月30日。患者稍乏力,无明显胸闷腹胀,眠可,食可,右上腹胀痛刺痛减轻,小便可,大便成形。舌淡红,有瘀斑,苔薄白,舌下脉络迂曲,脉弦缓。

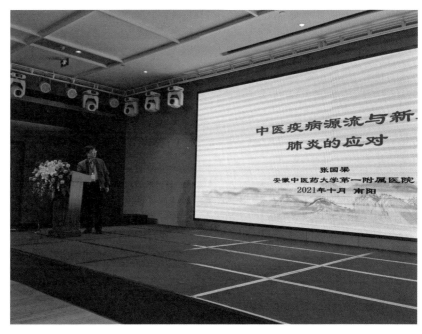

参加学术交流

复查肝功能示:ALT 38.5 U/L, AST 29.8 U/L, TBIL 28.8 μmol/L, DBIL 16.5 μmol/L, IBIL 12.3 μmol/L。

处方:柴胡15 g,枳壳15 g,白术15 g,太子参15 g,黄芪30 g,麦芽30 g,赤芍30 g,莪术10 g,丹参30 g,三七粉5 g,延胡索15 g,鳖甲30 g,炙甘草6 g。水煎服,每天2次,共20剂。

患者服完上药后,复查肝功能基本恢复正常,肝胆胰脾腹腔彩超提示脾脏较前有所缩小。除偶有右上腹部胀痛刺痛外,余未见明显不适,嘱患者注意饮食和休息,定期复查,继续予以前方加减治疗。

【按】 患者经抗病毒治疗后病情较稳定,但因为思想上的松懈,时有饮酒、熬夜、生气等不良习惯,逐渐使得病情加剧、复发。患者有右上腹胀痛刺痛、胸闷胀、烦躁、眠差易醒、矢气多等肝脏气血阻滞之象,又有纳差、腹胀、大便溏等脾胃不足之征,故用逍遥散疏肝健脾以调和肝脾,用软肝饮以益气活血散结。同时不忘嘱咐患者改变不良的生

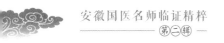

活习惯,健康饮食,注意休息,定期复查。

四、胁痛证治

胁痛是指一侧或两侧胁肋部疼痛为主要表现的一类临床病证,是临床上一种比较常见的自觉症状。该病最早见于《黄帝内经》,书中明确指出了本病的病位主要在肝胆。胁痛的病因主要为情志不遂、饮食失节、久病体虚等,多种因素致肝气郁结,肝失条达或瘀血停着,闭阻胁络或湿热蕴结,肝失疏泄或肝阴不足,络脉失养等多种病理变化最终导致胁痛的发生。临床上可见于多种疾病之中,如急慢性肝炎、胆结石、胆囊炎、胆道蛔虫、肋间神经痛等。

(一)临证经验

张国梁认为,慢性乙型肝炎的演变过程主要为"病初在肝,继而传脾,久病及肾"。病初病位较浅,邪在气在经,病久邪气入络入血。机体感受湿热疫毒之邪,久滞肝脾,胶着难去,疾病迁延不愈,日久气机壅滞,正气亏损,瘀毒内结,肝络受损,最终发展为肝、脾、肾亏虚。治疗当分期论治,早期应清热解毒,调达木郁;中期肝病及脾应肝脾同调,除邪务尽;病至后期正虚邪实当扶正祛邪,活血通络。临床辨证应分清气、血、虚、实。气滞、湿热、瘀毒而致的胁痛,多为实证;肝阴不足而延及脾肾,可见脾肾亏虚等虚证的表现。气滞日久常可导致血瘀凝结;瘀毒或湿热日久,又可兼有气滞。湿热或热毒伤阴或久病误治还可出现肝阴不足、正气亏损等虚实夹杂证候。另外,虚证和实证也并非一成不变,随着疾病的进展,虚实可相互转化,辨证时应全面分析,辨明主次。治疗应以通为主,兼顾中焦脾胃,实证多采用理气、疏肝、祛瘀、清热、利湿、解毒等法;虚证以滋水涵木、扶土抑木为法,同时亦可适当加入理气之品疏通肝气,以提高疗效。但理气不宜过用辛燥之品,以免更伤其阴,应选辛平调气之品。

(二)治法治方

根据慢性乙型肝炎病初在肝、继而传脾、久病及肾的发展规律,病初病位较浅,邪在气在经,病久邪气入络入血,其治疗应分期论治。初起以实证居多,继而虚实夹杂,延及他脏,病至后期多见正虚邪微,法当扶正祛邪。张国梁从事中医肝病临床30余年,总结了疏肝、解毒、清热、泻肝、扶正、健脾、醒脾、理气、活血、凉血、补肾、补肝、填精等多种治法,临证虽需根据疾病情况而采用不同治法,但需注意不可拘泥于一法一方及病程分期,应根据疾病的病机因人而异,灵活施治。以下仅从胁痛常见的病程阶段,简要介绍一二,以供临床参考。

❶ 疏肝解郁,清热解毒

病初病位轻浅,邪在气在经,常表现为正盛邪实之候;且肝主疏泄,性喜条达,因此病初宜以疏肝理气、调达木郁为主。临床常用柴胡疏肝散、四逆散等加减,对病程短、病位浅者,确有解郁止痛之效,若肝郁日久,必致肝络瘀阻,疼痛明显者则常需佐以活血通络之品,如延胡索、郁金、桃仁、莪术、归尾等。肝为刚脏,体阴而用阳;临证用药宜柔而不宜伐,理气药大多辛温香燥而不利于肝体,如久用或用量不当往往易耗损阴血而使病情加重。因此,临证当注重肝之生理特性,用药不可偏颇,对于气滞轻浅,症见精神抑郁、脘胁不适、纳谷不馨者,一般选用陈皮、砂仁、枳壳、苏梗等芳香疏郁之品。若气滞较重,症见胸胁胀满、气滞胃痛及积滞、痞块者,则宜选用青皮、柴胡、木香、延胡索、郁金、川芎等辛宣破结之品。如气滞日久兼见阴血不足者,在疏肝解郁的同时常伍用柔肝养阴之品,以防耗伤阴血,药物常选枸杞子、白芍、山茱萸、北沙参、酸枣仁、当归等。

木郁达之,肝气不舒,理应疏泄,但慢性乙型肝炎尚有疏之不应者;此时还应注重调理脾胃,特别要注重脾胃升降功能。从肝脾、肝胃的关系来恢复脾胃升降之枢,若肝郁不达、脾阳不升则会出现“肝郁脾陷”的证候,症见脘胀胁痛、食后尤甚、情志抑郁不畅、周身困倦、大便稀溏、舌苔白腻、边齿痕,妇女可见月经不调、带下量多等症。此时应着眼于补脾升阳以达肝郁,方选四逆散合异功散,气滞甚而纳谷不馨,食后脘胀较甚者加木香以醒脾行气,增强运脾之力。方中柴胡疏肝气、升清阳,枳实泄浊阴、散气滞;与党参、白术同用,消补兼行,以助脾运,此即“肝病治脾”之训。

另外,慢性乙型肝炎是湿热邪毒郁蒸中焦、侵及肝胆而成。因此,治疗还应注重解毒,给邪以出路,临证常取用垂盆草、半枝莲、蛇舌草等药清热解毒,尤其适用于疫毒稽留、湿热蕴结不解、谷丙转氨酶增高的患者,有快速降酶的作用。针对慢性乙型肝炎的患者,张国梁常在疏肝理气基础上配合清热解毒之法。值得强调的是,他认为滥用苦寒清热解毒之品则有可能非但无效,反致邪毒深伏。脾胃为人体气机升降之枢纽,脾胃升降正常方能受纳、腐熟、运化水谷、传糟粕于体外。肝胆为气机出入的枢纽,如果气机升降出入失常,则一身之气皆有可能受到影响。因此善治病者重视调气,善调气者重视调畅肝胆脾胃之气。肝病治疗大法应以恢复肝胆脾胃升降出入之能,肝属木,主少阳春升之气,其性升发,苦寒之药虽可清热解毒,但用之过度就会郁遏肝脏的升发之气,致其升发无权,疏泄无力;同时可影响脾胃阳气,使之纳化呆滞,运化失常。

2 疏肝健脾,活血止痛

肝郁不舒则脾胃难健,瘀血不去则新血难生,对虚实错杂之证必须小剂量缓进,缓缓图治。慢性肝炎患者以肝经气郁不舒者为多见,以其肝逆脾遏,土壅木郁,气机不宣为主要病机,故应抓住肝郁气滞、木不条达、脾失健运所致肝脾不和的临床见证。肝经气郁日久,脾失健运,临床常表现为肝区胀痛或隐痛或刺痛,性情急躁易怒,睡眠不稳;食欲减退,纳谷不馨;胃脘痞满胀痛,大便不爽,神疲乏力,脉多见弦。本证即叶天士之“肝木乘脾土”,治疗的原则首先在于疏肝解郁、健脾行气,方宜选用逍遥丸、四逆散、柴胡疏肝散等加减。疏肝气宜用柴胡、香附、合欢花、川楝子、川芎等辛香理气之品,症见胃脘胀满不舒者宜加入枳壳、陈皮、砂仁、厚朴等行气之品;若症见纳谷不馨者宜加木香、砂仁等醒脾行气药。健脾则多用白术、山药、茯苓、白扁豆、党参、炙甘草、薏苡仁等。脾喜燥而恶湿,若脾气虚弱则运化功能障碍,痰饮水湿内生,水湿又可困遏脾气致使脾气不升而成湿困脾阳之证。另外,内湿外湿皆易困遏脾气,影响脾之运化功能,因此在临证时针对脾虚生湿的病证往往健脾与利湿同治,此即所谓"治湿不理脾,非其治也"。因此,在用药上常选用具有健脾利湿功效的中药,如薏苡仁、白术、茯苓、白扁豆等。另外,值得注意的是生白术与炒白术在应用上也颇有讲究。如见脘闷纳呆、大便溏泄、舌苔白滑等脾虚湿困证宜选用炒白术,因其健脾燥湿之功著;如见大便溏薄、口干口苦、舌苔燥或黄而少津者,虽有脾虚见证但宜选生白术,因其补而能润,同时健脾宜选用山药、白扁豆等,少用健脾燥湿药物。

肝病日久症见肝区胀痛或刺痛或隐痛等肝区不适,如疏肝不应,则宜兼用活血止痛之法。因肝之生理功能不仅主疏泄,性喜条达,还应注意到肝为藏血之脏,血液运行不仅有赖于心气、肺气的推动,还有赖于肝气的疏泄调畅;若肝郁日久,气行不畅,则可致血瘀为痛,血瘀又可加重气机运行障碍,气血瘀阻则疏肝理气只治其标不治其本。因此疏肝不应,则应加用活血化瘀药。张国梁认为,肝病日久必兼瘀血,正如清代叶天士在《临证指南医案》中所言"经主气,络主血""初为气结在经,久则血伤入络"。因此临证常选用丹皮、川芎、赤芍、桃仁、丹参等药,如疼痛较甚则加用延胡索、郁金等行气活血止痛药;如合并黄疸则重用赤芍。他认为,黄疸为瘀热胶结在里,赤芍不仅能散邪,还能行血中瘀滞。现代医学也证明,赤芍能利胆退黄、改善肝脏及全身微循环。

③ 扶正调中,补肾养肝

《黄帝内经》在论厥阴病治法时提出"调其中气,使之平和",张锡纯在《医学衷中参西录·论肝病治法》中指出"《内经》谓厥阴不治,求之阳明",《金匮要略》谓见肝之病,当先实脾,先圣后圣,其揆如一,此诚为治肝者之不二法门也",意即厥阴病久治不愈,应当求治于阳明,与后句"见肝之病,当先实脾"相对应,说明厥阴肝经病证既可从脾治疗,又可从阳明胃论治。张锡纯进一步阐释为:"欲治肝者,原当升脾降胃,培养中宫,俾中宫气化敦厚,以听肝木之自理。"陈修园曰:"厥阴风木之为病也;其主之者,养胃和中,所谓厥阴不治取之阳明是也。"胁痛病起于肝而延及脾,肝气郁结久则克脾犯胃,水湿不得运行,致肝郁更甚,血行受阻,终致气滞、湿热、瘀毒等留滞不去。另外,脾胃为气血生化之源,腹中真气所主之地,肝病日久正气不支,则病邪留恋不去。因此,大法宜扶正调中,中州健运,则正气渐旺而能抗邪于外。

肝主藏血而肾主藏精,肝主疏泄而肾主封藏,肾与肝为母子相生关系。因此,肝肾之间的关系,主要表现在精血同源、藏泄互用及阴阳互滋互用等方面,精血借由水谷之精化生和充养,且能相互资生。清代张璐《张氏医通》中的"精不泄,归精于肝而化清血",即是说肾精化为肝血,肾精与肝血一荣俱荣,一损俱损,病理上肝血不足与肾精亏损多可相互影响。另外,肝气疏泄可促使肾气封藏有度,肾气闭藏可防止肝气疏泄太过。肝病日久不仅可以出现肝血肾精的化源不足,还可因肝失疏泄导致肾失封藏而出现肾精亏损的临床表现。症见胁痛隐隐、爪甲不荣、面色黧黑、腰膝酸软等肝肾亏损的临床表现。此时应滋水涵木,补肾以养肝;补肾宜用黄精、女贞子、墨旱莲、菟丝子等,养肝体宜选用枸杞子、白芍、山茱萸、北沙参、酸枣仁、当归等药。

(三)验案举隅

案1　张某,男,31岁。2018年4月10日初诊。

患者既往有乙肝病史10余年,期间监测肝功能正常,2016年5月患者因右上腹隐痛、乏力、纳差于当地医院就诊,肝功能检查示 ALT 110 U/L,AST 93 U/L,GGT 174 U/L,

A/G 1.2;乙肝五项 HBsAg(+),抗 HBe(+),抗 HBc(+);HBV DNA $3.53×10^5$ cps/mL;AFP 10.8 ng/mL;肝胆胰脾彩超示肝脏回声增粗。诊断为慢性乙型病毒性肝炎,予以甘草酸二铵、谷胱甘肽保肝降酶,恩替卡韦抗病毒治疗。2018年4月10日复查肝功能:ALT 95 U/L,AST 107 U/L,GGT 98 U/L,A/G 1.3。

刻下:情绪焦虑抑郁,右胁肋部疼痛,腹胀,神疲乏力,纳差,大便溏结不调,每天2~3次,便前腹痛,泻后痛缓,无黏冻及脓血,无畏寒发热,小便正常,夜寐尚可。

查体:慢性面容,皮肤及巩膜无黄染,皮肤弹性可,腹部平坦,无

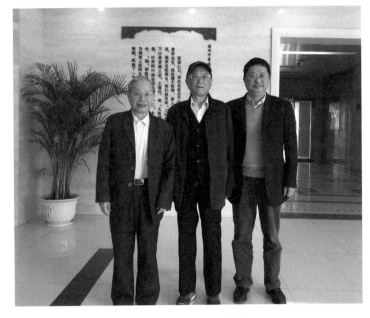

张国梁与国医大师合影

腹壁静脉曲张,双下肢不肿。舌淡红,苔薄白稍腻,脉弦弱。

既往史:否认高血压病、糖尿病、肺结核等慢性病史。

个人史及家族史:否认饮酒史及长期服药史,母亲有乙肝病史,否认家族肝癌病史。

中医诊断:胁痛病(肝郁脾虚证)。

西医诊断:慢性乙型病毒性肝炎。

治法:疏肝健脾,扶正祛邪。

处方:生黄芪30 g,北柴胡15 g,川芎10 g,赤芍12 g,白芍12 g,炒白术15 g,炒枳壳10 g,陈皮12 g,太子参12 g,垂盆草30 g,香附12 g,生甘草6 g。水煎服,每天2次,共14剂。

二诊:2018年5月27日。患者腹胀、乏力症状稍减轻,纳谷不馨,稍多食则脘腹胀

满,复查肝功能示:ALT 45 U/L,AST 67 U/L,GGT 58 U/L,A/G 1.3;舌淡红,苔薄白稍腻,脉弦弱。处方:上方加炒谷芽 15 g,炒麦芽 15 g,木香 12 g。21 剂,水煎服,每天 2 次,共14 剂。

三诊:2018 年 6 月 23 日。患者自觉体力有增,纳食渐馨,大便逐渐恢复正常;仍有右胁肋部隐痛不适,睡眠欠稳,复查肝功能恢复正常。舌淡红,苔薄白润,脉弦。

处方:生黄芪 30 g,北柴胡 15 g,川芎 10 g,白芍 12 g,炒白术 12 g,太子参 12 g,枸杞子 12 g,女贞子 12 g,墨旱莲 12 g,生甘草 6 g。水煎服,每天 2 次,共 14 剂。

四诊:2019 年 1 月 13 日。患者前方加减间断服用半年余,刻下肝功能恢复正常,饮食睡眠可,乏力、胁肋部隐痛等不适症状基本消失,嘱患者定期复查。

【按】 本案患者为慢性乙型病毒性肝炎患者,临床以胁肋部疼痛、纳差、乏力等为主要表现,可归属于中医胁痛范畴,证属肝郁脾虚,正虚邪恋。诚如《金匮要略》所说:"见肝之病,知肝传脾,当先实脾"。另外,患者罹患乙肝病毒日久,湿浊毒邪留恋不去,脾虚失运,气血生化乏源,正气不足以抗邪于外,故疾病往往缠绵难愈。治宜采用疏肝健脾、扶正祛邪为主,一诊二诊以柴胡疏肝散合补中益气汤加减,方中以柴胡功善疏肝解郁,香附理气疏肝而止痛,川芎活血行气以止痛,二药相合助柴胡以解肝经之郁滞,并增行气活血止痛之效;陈皮、枳壳理气行滞,芍药、甘草养血柔肝,缓急止痛;黄芪、白术之甘温以补正气之不足,且黄芪生用于补中有宣通之力。一诊二诊患者乏力、纳差等消化道症状明显得到改善,但胁痛症状改善不明显,考虑肝病日久及肾,疏肝不应,宜滋肾柔肝补养肝体,故减理气疏肝之品,以防肝气疏泄太过,加入滋肾柔肝的女贞子、墨旱莲、枸杞子等而获效。

案 2 曹某,女,34 岁。2017 年 5 月 13 日初诊。

患者 2016 年 4 月因"乏力、纳差半年余"检查发现肝功能:谷丙转氨酶 197 U/L,谷草转氨酶 126 U/L;乙肝五项示:乙肝病毒表面抗原(HBsAg)35 052.7 IU/mL,乙肝病毒 e 抗体(HBeAb)18.9 col/mL,乙肝病毒核心抗体(HBcAb)23.9 col/mL;HBV DNA 2.96×10^{6} cps/mL;消化系统彩超示:肝脏弥漫性病变。诊断为慢性乙型病毒性肝炎,西医予以恩替卡韦抗病毒,甘草酸二铵、谷胱甘肽保肝降酶治疗后 HBV-DNA 转阴,但患者反复出现乏力、纳差、胁肋部胀痛、肝功能反复异常特来求治中医。

刻下:乏力,纳差,口干口苦,右上腹胀痛,情绪急躁易怒,月经不调,经前乳房胀痛,眠差,大便溏结不调,小便正常。

查体:肝病面容,肝脾肋下未触及,右上腹叩击痛(+),舌质红,苔薄黄腻,脉弦数。

既往史:否认高血压病、糖尿病、肺结核等慢性病史。

个人史及家族史:否认饮酒史以及长期服药史,母亲有乙肝病史,哥哥有乙肝肝硬化病史。

中医诊断:胁痛(肝郁气滞,毒热蕴结证)。

西医诊断:慢性乙型病毒性肝炎。

治法:疏肝理气,清热解毒,透邪解郁。

处方:北柴胡15 g,川芎10 g,赤芍12 g,炒白芍12 g,炒枳壳10 g,合欢花12 g,白花蛇舌草10 g,半枝莲10 g,垂盆草30 g,郁金10 g,黄连6 g,栀子10 g,生甘草10 g。水煎服,每天2次,共14剂。

二诊:2017年6月7日。患者口干口苦、腹胀、心烦易怒等症状均有减轻,唯觉纳食不馨,稍多食则脘胀不适,复查肝功能示:ALT 75 U/L,AST 89 U/L,A/G 1.4;舌质红,苔薄黄稍腻,脉弦数。处方:上方加炒谷芽25 g,鸡内金12 g。水煎服,每天2次,共14剂。

三诊:2017年7月1日。患者饮食渐增,口干口苦症状基本消失,胁肋部胀痛、心烦易怒、睡眠等均有改善,月经周期紊乱,复查肝功能基本正常。舌质红,苔薄黄稍腻,脉弦数。

处方:柴胡12 g,白芍12 g,炒枳壳15 g,合欢花12 g,白花蛇舌草10 g,半枝莲10 g,垂盆草30 g,郁金10 g,炒黄连6 g,栀子10 g,生甘草10 g。水煎服,每天2次,共14剂。

四诊:2017年7月25日。食欲渐增,胁肋胀痛感及心烦易怒症状明显减轻,睡眠可,月经周期及大便基本正常。复查肝功能示:ALT 75 U/L,AST 89 U/L,A/G 1.4;乙肝五项示:乙肝病毒表面抗原(HBsAg)23 052.45 IU/mL,乙肝病毒e抗体(HBeAb)23.9 col/mL,乙肝病毒核心抗体(HBcAb)19.6 col/mL;HBV DNA 2.96×10^4 cps/mL。舌质红,苔薄,脉弦。慢性乙型肝炎常病程长,病情缠绵难愈,药进症减,故宜守方续进以竟全功。后患者守方间断服用半年余,门诊随访病情稳定,肝功能等各项检查指标均有明显好转。

【按】 本案患者为慢性乙型病毒性肝炎患者,临床表现以胁肋部疼痛、心烦易怒、月经不调、口干口苦为主症,证属肝郁气滞、毒热蕴结。治宜疏肝理气、清热解毒、透邪解郁,方用四逆散加减。方中取用柴胡入肝胆经,升发阳气,疏肝解郁,透邪外出;白芍敛阴柔肝,与柴胡合用以补养肝血,调达肝气,使柴胡升散而无耗伤阴血之虞,为调肝常用组合,枳实理气解郁、泻热破结,与柴胡一升一降可达舒畅气机之功;与白芍相伍又能理气和血,使气血调和。甘草调和诸药,益脾和中,又能防止诸苦寒清热药伤中败脾之弊端。白花蛇舌草、半枝莲清热解毒,用于四逆散方中可使毒热蕴结之邪透达于外。现代药理学研究发现,白花蛇舌草、半枝莲具有抗病毒、抗炎、免疫调节等作用,对乙肝病毒有明显的抑制作用。垂盆草甘淡微寒,具有利湿退黄、清热解毒之效,现代药理学研究发现,其具有较好的保肝降酶功效,临床上对多种原因引起的反复肝功能损害在辨证论治基础上加入垂盆草常可起到事半功倍的效果。

案2 张某,男,48岁。2017年8月23日初诊。

患者2016年7月因"右上腹隐痛伴乏力纳差半年余"检查发现肝功能:ALT 87 U/L,AST 96 U/L,A/G 0.9;乙肝五项示:乙肝病毒表面抗原(HBsAg)10 052.4 IU/mL,乙肝病毒e抗体(HBeAb)97.5 col/mL,乙肝病毒核心抗体(HBcAb)83.6 col/mL;HBV DNA 3.46×10^5 cps/mL;消化系统彩超示:肝脏弥漫性病变。诊断为乙型肝炎后肝硬化,西医予以恩替卡韦抗病毒、甘草酸二铵、多烯磷脂酰胆碱保肝降酶治疗后肝功能恢复正常,但患者自觉反复出现胁肋部刺痛(夜晚明显)、乏力、纳差特来求治中医。

刻下:右侧胁肋部刺痛,倦怠乏力,纳差,食后腹胀,大便溏,小便正常。

查体:慢性肝病面容,肝脾肋下未触及,胸前可见蜘蛛痣,右上腹叩击痛(+),脾大,右肋缘下2横指,边钝质硬无触痛舌质紫黯,苔薄,脉弦虚涩。

既往史:有慢性乙型肝炎病史20余年,否认高血压病、糖尿病、肺结核等慢性病史。

个人史及家族史:否认饮酒史及长期服药史,母亲有乙肝肝硬化病史。

中医诊断:胁痛(脾胃气虚,瘀血内结证)。

西医诊断:肝硬化(乙型肝炎,代偿期)。

治法:扶正健脾,活血散结。

处方:黄芪50 g,生白术15 g,太子参15 g,茯苓15 g,丹参30 g,赤芍30 g,鳖甲(先煎)30 g,莪术10 g,三七粉(冲服)5 g,当归10 g,陈皮15 g,柴胡12 g,合欢花15 g,谷芽25 g,生甘草6 g。水煎服,每天2次,共14剂。

二诊:2017年9月15日。患者精神状态转佳,乏力、纳差较前改善,胁肋刺痛感有所减轻,大便仍溏。舌质紫黯,苔薄白稍腻,脉弦虚涩。复查肝功能示:ALT 68 U/L,AST 73 U/L,A/G 1.0。处方:上方加延胡索12 g,郁金12 g。水煎服,每天2次,共14剂。

三诊:2017年10月9日。患者饮食渐增,乏力、纳差、胁肋刺痛较前明显减轻,大便转常,复查肝功能 ALT 73 U/L,AST 86 U/L,A/G 1.0。舌质暗淡,苔薄腻,脉弦涩。处方:上方丹参、赤芍减为20 g,加垂盆草15 g。水煎服,每天2次,共14剂。

四诊:2017年11月2日。食欲渐增,精神状态良好,胁肋部刺痛感基本消失,二便基本正常,舌质暗淡,苔薄,脉弦涩。复查肝功能示:ALT 45 U/L,AST 49 U/L,A/G 1.14。舌质红,苔薄,脉弦。患者肝病日久,正气亏损,气滞血阻,呈虚实夹杂之候,治疗颇为棘手,方药初见功效,仍宜守方缓缓图之,以上方减其药量间断服用半年余,后随访患者肝功能等检查基本正常,精神状态良好。

【按】《灵枢》云:"是故虚邪之中人也,始于皮肤……留而不去,则传舍于络脉,在络之时,通于肌肉,其痛之时息,大经乃代。"清代著名医家叶天士进一步提出"夫痛则不通,通字须究气血阴阳,便是看诊要旨矣"。本案患者感染乙肝病毒20余年,湿热疫毒久羁,其病迁延或由病家食养失宜、失治误治,而致病邪由浅入深,由气及血,久则正气亏虚,邪气深踞。治疗大法宜扶正健脾,活血散结,主方以张国梁自拟软肝饮为基础。方中黄芪、白术之甘温补脾以扶正气之不足,且黄芪生用于补中有宣通之力;莪术之辛散软坚散结以攻深伏之邪;鳖甲之咸寒以软坚消癥;正如张锡纯《医学衷中参西录》中所言"莪术味微苦,气微香,亦微有辛意,为化瘀血之要药……性非猛烈而建功甚速。其行气之力,又能治心腹疼痛,胁下胀痛,一切血凝气滞之证。若与参、术、芪并用,大能开胃进食,调血和血"。丹参、赤芍补而不滞;柴胡疏肝解郁,与合欢花相伍,则疏肝解郁之功益甚;陈皮能行脾胃之气滞;三七善化瘀血,又能止血妄行,能化瘀血而不伤新血;全方有标本兼顾、攻补兼施之效。

陈先进

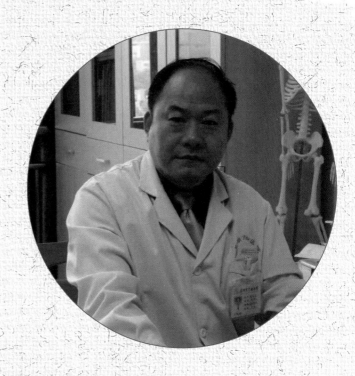

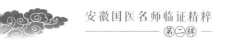

第一节　名医小传

陈先进,男,安徽芜湖人,主任中医师,芜湖市中医医院关节一科科主任。1997年被确定为国家第二批中医师承学术继承人。担任中华中医药学会运动医学分会常委,安徽省中医药学会骨伤科专业委员会、针刀专业委员会副主任委员,安徽省中西医结合学会骨科分会副主任委员,安徽省医学会骨科分会关节镜学组常委,芜湖市医学会骨科分会副主任委员,芜湖市中医药学会理事。

1985年安徽中医学院中医专业毕业后分配至芜湖市中医医院,一直从事骨伤科临床工作。曾先后赴洛阳正骨医院、安徽省立医院、上海长海医院进修。2006年参加援外医疗队赴也门南部舍卜瓦省中心医院工作两年。

在医术方面,能够熟练运用中医、西医两种技能治疗骨伤科各类常见病、多发病,对跟骨骨折、膝痹病的研究尤为深入。将中医的手法技巧和西医的微创治疗两者精妙结合,经过30余年的不断努力,使得"撬拨复位加穿钉内固定"技法与时俱进,不断有新思路、新技法呈现,成果也在省内多家中医院推广运用。

在陈先进带领下,2005年率先成立了特色骨伤科,该科以传承中医骨伤科特色技法为己任,运用中医手段治疗闭合性骨折、脱位以及筋伤等疾病。尤其是该科承担的"膝痹病",总结出了行之有效的"保守治疗膝痹病的十大方法",每种方法均得到了认可并在临床中广泛应用。

先后主持(或协助主持)各级科研课题7项,"自调式牵引床的研制及疗效观察"获安徽省和芜湖市科技成果,"安徽戴氏正骨术"获安徽省中医药科学技术奖三等奖和芜湖市科学技术进步奖三等奖,"撬拨复位微创固定治疗跟骨骨折的临床研究"获安徽省中医药科学技术奖二等奖,"新安医学临证用药求真"获安徽省中医药科学技术奖三等奖。

第二节　学术特色

一、学术思想

陈先进的学术思想可以简要概括为以下四句话:"强骨柔筋,内外兼治;开拓古法,以今释古;法出临床,实用科学;理循自然,倾向不及。"

简释如下:运用中医内服、外治的方法,达到使病骨更坚强、伤筋更柔顺的良好状态;运用古人的治法,并用现代医学理论阐述其机制;一切治疗围绕临床,以方便、有效、经济、实用为追求;尊重人体的自我修复能力,在治疗方法存在过与不及的选择时,宁取不及,毋求过度。

(一)强骨柔筋,内外兼治

骨与筋是运动系统的主要组成部分,骨伤科的重要任务就是对骨与筋进行维护和保养。中医强调整体观念和辨证论治,而内服中药的方法,是调整全身气血、体现整体观念的直接做法。中药外治法直接作用于患处,于手技,有整复骨折、理顺筋脉的作用;于药物,有透皮吸收、直达病所的功效,因而往往被伤科医家所偏爱。陈先进认为,内、外治的合用,既可以通过外治法解决局部伤病,又可以应用内治法调理气血、养护筋骨,使运动系统的功能得以维护。

中医认为人体是一个不可割裂的整体,脏腑化生气血,通过经络运行于四肢百骸,养护着全身组织。于运动系统,骨得所养则茁壮坚强,筋得所养则柔顺有力,维持骨强筋柔,是骨与筋的最佳功能状态。而维持这个状态的前提是脉络通畅,气充血旺(正常的生理状态)。一旦遭受跌扑创伤,以致筋骨受损,必然会因为瘀血阻遏、气血不畅而出现疼痛、肿胀等症状。清代唐容川《血证论》谓:"旧血不去,则新血断然不生。"瘀血不能尽快地被清除,

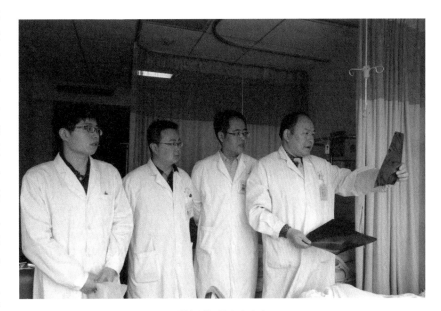

带领传承团队查房

甚至因为持续出血而致血肿加大,骨折端将会出现延缓愈合或愈合不良。陈先进认为,骨折早期的患者,服用活血化瘀、理气止痛的中草药,如"桃红四物汤"加减,可以快速消散瘀血、促进骨折愈合。而在骨折的中晚期,服用强筋壮骨、补益肝肾的中药汤剂或丸剂,如"壮筋续骨丹""六味地黄丸加减"等,同样可以起到鼓舞气血运行、促进骨折愈合、改善局部循环、养护筋骨功能的作用。

外治法一直受到伤科医家的重视,陈先进认为,伤科医生的特色技术,大多体现于正骨、理筋之手技。环视海内外伤科世家,各门各派均有自己独到的技法,然万变不离其宗,尚天裕先生曾经总结归纳的"新正骨八法",从解剖学、生物力学入手,已经将骨折手法复位的机制阐述殆尽。只是理筋手法尚未达成统一的学术问世。将来,随着骨科学、康复医学的深入研究,相信会有以生理学、病理学、运动医学为学术基础的、完整阐

述中医理筋手法机制的新理论出现。

(二)开拓古法,以今释古

运用古人的治法,并用现代医学理论阐述其机制。向古人学习治疗方法,并用现代医学理论去诠释,是陈先进一贯的主张。他认为,古人的方法之所以能够流传,一定是经历了多年的临床实践,并经得起时间的检验,只是限于当时的科技水平,其方法看上去比较原始、朴拙,如"小夹板的制作和应用法""中药熏蒸与溻渍法""金针撬拨法"等传统疗法,诸多能够经得起历史考验而获得传承的古法,均有着不可忽视的有效性。传承古法的有效成分,并与现代科技生活相结合,或可产生创造性的发扬光大的效果。例如"小夹板的制作和应用法",在尚天裕先生总结归纳出"新正骨八法"和"中西医结合治疗骨折的十六字原则"之后,该方法在全国乃至全世界得到推广与应用。陈先进在自己的临床实践中也能做到"古为今用,大胆创新"。例如,他将古人的"腾药"法,改变其加热方式,用微波炉代替蒸煮加热,节省了时间,方便了操作。他又将古人的"金针拨骨法"应用在跟骨骨折的复位治疗上,取得了令人满意的疗效,而医源性创伤则可以忽略,无论从疗效上、经济上、恢复的时间、并发症的危害、患者的痛苦程度等方面,与切开手术固定相比较,该方法有着更多的优势。陈先进走的是一条"传承不泥古,创新不离宗"的路子,他将自己的临床创新项目与科学研究相结合,深挖其现代医学机制,力求能够得到西医的认可,让更多的同行认识到中医的正确性。

(三)法出临床,科学实用

在基层医院,重点的临床科研攻关项目,都应该围绕常见病、多发病进行。中医更是如此。中医诊病需要遵循"望、闻、问、切"规则,再将四诊合参,化繁为简,得出病证诊断;然后再次由简入深,理出各种兼证变化;最后导出理法方药。整个治疗过程较为耗时耗力,尤其是前面阶段的诊断均不可减少时间,但就常见病而言,其辨证、组方大多相似,对于主症、主方相同的患者,可以使用统一制剂进行治疗,临床上可以大大节省处方及配药的时间,提升诊治效率。

运用固定制剂治病,看似降低了用药的个性化程度,实则强化了主病主症的治疗作用,只要辨证准确,其针对性更强。

陈先进较为注重中药制剂的使用,不仅有多个内服品种用以治疗骨伤科内伤病证,如"十七味大活血胶囊"治疗各种瘀血肿痛,"复方血七颗粒"治疗胸胁部屏气伤,"五虫化瘀胶囊"治疗骨坏死,"复方黄芪止痛胶囊"治疗风湿痹证,还有数种外用制剂,以方便患者带回家自行使用,如"骨科续断理伤活血膏"外敷治疗外伤瘀肿或关节痹证肿痛,"痹证腾药"热熨治疗风寒痹痛证,"熏洗一号方"熏洗治疗关节拘挛证。以上诸多制剂,深受广大患者的欢迎。临床有效是它们的主要优点,使用方便、安全可靠、经济实惠也是它们广受欢迎的重要因素。综合看来,从临床实践中优化产生的中药制剂,有着"简、便、廉、验"的功效,在服务人群以劳动者为主体的今天,有着较为现实的社会意义。

结合临床治疗的需要,开展新疗法的创新性研究,有着更为现实的作用和意义。陈先进在长达30余年的跟骨骨折的治疗实践中,治疗方法从最早期的"跟骨轴向撬拨加经距反弹固定法"(1990年起),逐渐过渡到"跟骨轴向撬拨加空心钉内固定法"(2006年发表论文),再演变为目前的"跟骨骨折多向空心钉固定加撬拨通道植骨法(2016年发表论文)",期间走过的是"学习模仿,机制研究,创新升华,逐步完善"的进取之路。问题是在治疗的过程中发现的,方法也是在深入了解治疗机制的前提下不断完善的,只有这样,治法的缺陷才会逐渐地被解决。陈先进针对跟骨骨折复位的五大因素进行全面解析,将恢复跟骨形态的"长度、宽度、高度、角度、平整度"加以分解,确定了以"牵引、挤压、撬拨、双向固定、经撬拨通道植骨"等具体手法为核心的复位方法,该法应用于临床后,取得了等同于外科手术的优良效果,且又避免了手术的常见并发症,如切口愈合不良、切口感染等。

(四)理循自然,倾向不及

陈先进十分重视人体的自我修复能力,他认为一切能够得到正常血运的组织,都有自我修复的能力,骨与筋均是血运丰富的组织(特殊部位例外),只要它们的完整性和连续性没有大的损坏,一般在合理的固定或制动状态下,均可以自行修复。这就是古人一再强调"有病不治,常得中医"(有病不去就医,也相当于请一个中等水平的医生看过了)的原因所在。作为骨伤科医生,应该充分尊重人体的这个功能,并加以应用。千万不要一味逞强,过分依赖手术等强势技术,以获取满意的对位和快速的疗效。

治疗伤科疾病时,往往会遇到治疗方法的选择问题,例如对于四肢闭合性骨折,是选择快速获取解剖对位、坚强固定的手术治疗,还是选择逐步功能复位、辅助不甚牢固的夹板外固定,或者采用闭合复位经皮弹性固定的治疗。在进行以上选择后,就有可能出现不同预后,如骨折对位程度的不同、康复活动的时间不同、医源性创伤的程度不同、医疗费用的不同等,但是,无论采用何种方法,其骨折的预后及功能恢复是大致相同的。因此,在有多种方式可以选择的时候,应当倾向于以尽可能少的医源性创伤去解决问题,而不是片面地追求对位或尽早运动。陈先进主张,在治疗骨伤科疾病的方法存在"过"(过度)与"不及"(手段偏弱)的选择时,宁取不及,毋求过度。而"不及"的那部分工作(骨折功能对位后的再塑形),就交给人体自身的修复功能去完成,这才是真正顺应了Wolff定律的规则。

在陈先进采用"撬拨复位治疗跟骨骨折"的疗法中,至少有3处,可以清晰地看到"不及"理论的使用。第一,他并没有强调解剖复位。跟骨本身是一个不规则骨,要想使碎裂的骨头恢复至原状,基本上难以做到。一般认为切开复位、钢板固定可以尽量接近解剖对位,所以临床上采用切开复位的比比皆是。而陈先进认为,在跟骨骨折的复位中,应该充分地发挥骨外膜的作用。跟骨外膜相当坚韧,与皮质骨相黏附,只要展开骨外膜,皮质骨就可以伸张对位,而内部破碎的松质骨可以通过手法压挤复原。因此,他采用了跟骨牵引、侧方挤压、撬压跟骨结节等保守手法,也取得了相当理想的复位效果,且避免了切开复位的切口并发症。第二,他没有强调一次性完成关节面平整度的修复。要想取得距下关节面的平整,切开仍是首选。但是陈先进采用"磨造法"改变跟骨后关节面的平整度,不失为理智的选择,这是因为破碎的关节面即便在直视下修复,也难以完全恢复光整,而通过早期磨造,其疗效差别并不大。第三,采用弹性固定强度偏弱。陈先进采用的是经皮双向(轴向和横向)空心钉内固定法,相对于切开复位解剖钢板内固定的强度是偏弱的。之所以这样选择,原因在于:其一,无论何种固定,都没有不愈合的担心,且下地行走的时间相当,都是2~3个月;其二,采用空心钉固定手术更加简单,取出更加方便;其三,没有手术并发症(感染及皮肤坏死)的困扰。

二、常用辨证方法

陈先进认为,辨证论治是中医诊病的一大特色,也是中医认识疾病和治疗疾病的基本原则。所谓"辨证",就是医者运用四诊结合相关检查,把获得的全部资料进行综合、归纳、分析,从而找出疾病的部位、性质及其本质所在,这一复杂的思维过程即"辨证";所谓"论治",就是根据辨证的结果,确定相应的治疗原则和方法。"辨证"是前提,"论治"是目的。

中医的辨证方法很多,有八纲辨证、六经辨证、卫气营血辨证、三焦辨证、经络辨证、病因辨证、气血辨证、脏腑辨证等。这些方法可以单独应用,也可以联合应用。陈先进认为,创伤患者伤前多为健康人,鉴于创伤原因复杂,而伤后病机的主要特点是"气滞血瘀"或"亡血过多",因此他多以气血辨证为纲,结合病因辨证和脏腑辨证为主要辨证方法,兼顾其他辨证。

气血辨证是伤科辨证的总纲,可用于创伤治疗的各个时期。早在1962年,上海施氏伤科的代表性传承人施维智老中医即提出了"骨伤三期辨证施治"的治疗理论,他的治病理念与全国大多数中医伤科流派的观点吻合,并达成了学术共识。

筋骨受伤初期,气血辨证的要点是气滞血瘀和亡血过多引起的局部病变和全身病变。以伤气为主,常见气滞、气闭、气脱;以伤血为主,主要是伤后瘀血停积。初期的用药,主要针对气滞血瘀入手,其时正实邪实,治疗当以"破"字为先,破瘀散结,通调气血,复归平顺。处方常以"桃红四物汤"加减。

及至损伤中期,瘀未尽去,新骨待生,气血不和,经络不通。正气少亏,邪气渐弱,治宜调和营卫,通调气血,接骨续筋,扶正祛邪。处方常以"续筋壮骨汤"加减。

到了损伤后期,久病体虚,肝血不足,肾精虚损,加之脾虚运化无力,治宜培补肝肾,健脾养血,强筋健骨。方以"六味地黄丸"和"补中益气汤"加减应用。

三、中药及经验方

由于初期跟随芜湖市名老中医戴勤瑶学习骨伤科,陈先进的用药特点明显带有戴氏正骨的印记,其用药以皖南地区易采易得的中草药为主。他常用的中草药近似于戴勤瑶老先生的用药,如活血化瘀类的广三七、当归、红花、桃仁、地鳖虫;接骨续筋类的接骨草、自然铜、山涧石蟹;行气止痛类的延胡索、陈皮、乳香、没药;祛风通络类的威灵仙、海桐皮、伸筋草、寻骨风、独活、干地龙;补益肝肾类的生地黄、熟地黄、狗脊、续断、骨碎补。

陈先进在临床中经常使用的经验方有桃红四物汤、独活寄生汤、腾药方、接骨舒筋活血止痛膏、戴氏消肿方、胸胁伤方、戴氏腰突症方、戴氏膝痹病外洗方。

桃红四物汤系《医宗金鉴》方剂。其组成为当归、川芎、白芍、生地、桃仁、红花。功效是活血化瘀、行气止痛,主治骨与软组织损伤初期,气滞血瘀之肿痛者。使用时,白芍多改为赤芍;有血热者加丹皮;痛甚者加制乳香、制没药、制香附、延胡索等;上肢损伤加桂枝,下肢损伤加牛膝。

独活寄生汤系《千金要方》方剂。其组成为独活、防风、川芎、牛膝、秦艽、杜仲、当归、肉桂、茯苓、桑寄生、党参、熟地黄、白芍、细辛、甘草。功效是祛风散寒,通络止痛,主治腰脊损伤后期、风湿腰痛之肝肾两亏。

腾药方组成为伸筋草、刘寄奴、独活、红花、秦艽、防风、艾叶、透骨草、宣木瓜、威灵仙、三棱、莪术、牛膝、桑枝、活血藤、路路通、海桐皮、苏木、赤芍、川椒。功效是温经通络、舒筋止痛,主治关节拘挛、风寒湿痹。

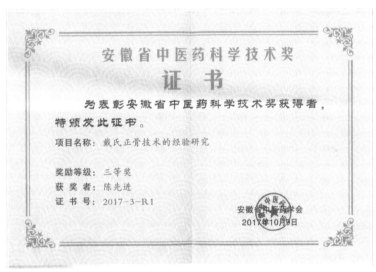

安徽省中医药科学技术奖
证书
为表彰安徽省中医药科学技术奖获得者,特颁发此证书。
项目名称:戴氏正骨技术的经验研究
奖励等级:三等奖
获奖者:陈先进
证书号:2017-3-R1
安徽省中医药学会
2017年10月9日

《戴氏正骨技术的经验研究》获得安徽省中医药学会奖励

接骨舒筋活血止痛膏组成为寻骨风、仙茅、地鳖虫、骨碎补、当归、自然铜、制乳香、制没药、红花、续断、九香虫、延胡索、苏木、活血藤、五加皮、血竭、伸筋草、桑枝、接骨草、牛膝、秦艽、桃仁、山涧石蟹。功效是接骨消瘀、行气止痛,主治骨与软组织损伤初期肿痛、风寒湿痹疼痛。

戴氏消肿方组成为当归尾、赤芍、丹皮、红花、活血藤、陈皮、生地、茯苓、白茅根、桃仁、制乳香、制没药、甘草。功效是活血化瘀、利湿消肿,主治四肢骨折早期肿胀。

胸胁伤方组成为全当归、红花、制香附、枳壳、陈皮、广木香、柴胡、三七、制乳香、制没药、自然铜、川贝母、丝瓜络。功效是活血化瘀、理气止痛,主治胸壁挫伤、肋骨骨折。

戴氏腰突症方组成为全当归、续断、红花、鸡血藤、杜仲、宣木瓜、枸杞子、黄芪、牛膝、秦艽、威灵仙、制乳香、制没药、羌活、陈皮、丹参、甘草。功效是活血祛瘀、行气散寒,

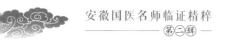

主治慢性腰腿痛。

戴氏膝痹病外洗方组成为艾叶、三棱、莪术、红花、活血藤、牛膝、伸筋草、透骨草、路路通、海桐皮、干地龙、威灵仙、虎杖、百部、寻骨风。功效是温通经络、舒筋止痛,主治膝关节风寒湿痹。

第三节 临证精粹

一、中西医结合微创治疗跟骨骨折

(一)简介

陈先进自1990年开始对"跟骨骨折的治疗"产生兴趣,并持续关注该病国内治疗方法的变化。他从洛阳正骨医院学习到张春建"经距反弹撬拨复位治疗跟骨骨折"的方法后,一直坚持使用并大胆革新。30余年来,他的治疗方法渐趋完善,且微创特色鲜明。他的发展创新之处有:①改皮外骨圆针固定为皮内空心钉固定,基本消灭了感染、松动等并发症;②从单纯的轴向固定变为多向固定,使得固定呈立体化;③创造性地使用撬拨通道为植骨通道,使得植骨术趋向无创;④提出"牵张骨外膜达到皮质骨复位"的新思维,提升了手法复位的重要性。

(二)跟骨骨折的复位要求

跟骨骨折的治疗原则是尽可能地恢复其解剖形态,从而维护其行走功能。

跟骨是一个类似长方形的不规则骨,陈先进将其复位标准概括为"五个度"——长度、宽度、高度、角度、平整度。按此"五个度"的要求逐一整复,就可以取得较为满意的效果。

恢复长度是所有复位方法的基础。只有通过拔伸牵引,解除骨折断端的嵌插绞锁,才有可能进一步旋转撬拨,解决成角移位。而跟骨的拔伸牵引手法,改用跟骨骨牵引,可以取得很好的作用。

宽度,指的是跟骨的横径。由于跟骨骨折受垂直冲击力的作用,跟骨骨折线往往有纵行走向,裂开后成为Sanders Ⅱ-Ⅲ型骨折,骨折线爆裂即造成横径增宽。在牵引状态下,术者用双手掌根部对向挤压跟骨体部,可以有效地部分恢复其宽度。从外踝下指向载距突穿钉固定,可以维持距下关节面的稳定及跟骨的宽度。如果跟骨增宽的问题不能得到矫正,预后可能出现外踝下撞击痛的远期并发症,它是由隆起的骨块长期摩擦腓骨长短肌肌腱导致的。

高度,指的是跟骨底部到距下关节面的距离。它与跟骨足弓的形态相关,高度下降,足弓弧度下降,足弓的弹性就会下降,可能导致患者不能长途行走或站立、易疲劳等。

角度,指的是跟骨外形上的3个角度,即跟骨结节关节角(Böhler角)、跟骨前后关节面的夹角(Gissane角)、跟骨外侧面与跟骨轴向的夹角(Perie角),以上3个角度,作为复位成功的重要标志而被关注。

平整度,主要指距下关节的关节面平整程度。与预后发生创伤性关节炎有关。

(三)跟骨骨折的复位方法

❶ 经骨牵引

拔伸牵引是大多数长管状骨骨折复位的基本手法,对于有移位的类长方形跟骨,也是如此。但是跟骨长度较短,术者用手不易把持其远近端,因此,借助对跟骨结节的钢针牵引,可以获得较为理想的骨断端分离力。跟骨的前部,因为关节与韧带的因素,与足部紧紧相连,故很少发生移位,由助手抱住患者足中部与跟骨骨牵引处作反向牵引,即可获得复位所需的牵张力。

跟骨牵引使用的钢针应尽可能粗,一般使用直径4.5 mm钢针,易把持,牵引力强。进针点较常规跟骨骨牵引点(内踝与跟骨结节最远点连线的中点)偏下、偏后各1 cm,以更接近跟骨骨皮质为宜。穿针方向还是以由内向外为宜。

跟骨骨折的骨断端大多在中部,由于压缩力的作用,中心三角区塌陷,因此跟骨中上部失去支撑而短缩。如中段下部也碎裂,则跟骨整体将短缩畸形。

经骨牵引的作用是将因骨折变短的跟骨恢复其长度,解除断端的嵌插,同时牵张跟骨内外侧骨膜,使得碎裂的皮质骨获得复位。

❷ 旋转撬压

跟骨骨折后,由于跟骨中上部短缩,跟骨结节可在轴位产生旋转移位,从而在矢状位片显示出成角移位。移位后跟骨后结节上移,此时测量Böhler角下降,甚至呈负角。钢针从跟骨结节后正中进入,顺跟骨后部主轴线穿钉,使得该钉牢固把持跟骨结节骨块,此时将钉尾部下压(同时用手指顶住跟骨中部足底),即可使整个跟骨结节产生旋转而复位,正常的跟骨后部主轴与地面夹角是30°左右。

对于连带后关节面的舌形骨块,尤其适用此法。要点是选择直径2.5 mm钢针,准确穿入骨块中央,其深度达到后关节面附近以获得把持,然后尽可能地下压,从而使后关节面与距下关节面吻合。

❸ 钢针顶拨

本法有两种情况:一是用穿入骨质内的钢针顶起下陷或倾倒的关节面骨块;二是从任何方向软组织刺入,以顶推移位的骨折块。

我们通常的做法是将粗钢针从跟骨结节中点钻入骨皮质,然后对准所要复位的骨块进入,尽可能地靠近骨折块,然后从下向上顶撬骨块(通常是关节面)。由于骨折块上方是距骨对应的关节面,因此不存在用力过度的担心。

本法的操作可与旋转撬压法合二为一,孰多孰少视移位情形而定。

④ 掌指推挤

经牵引与撬拨后,跟骨大体形态已恢复,骨块间嵌入已分开,跟骨后部旋转移位已复原,跟骨后关节面已抬起,跟骨中心部位原本就稀疏的骨小梁,因碎裂和压缩,不能填充空间而呈现空洞状。此时,术者用手掌或拇指从侧方挤压跟骨内外骨皮质(主要是外侧),较为容易获得侧方骨皮质的良好复位,从而改善跟骨增宽的横径。注意在推挤时应继续维持在牵引与撬拨的状态之下。

⑤ 屈伸模造

在之前所有复位手法完成后,我们通常在维持骨牵引、侧方加力按压的前提下,用力伸屈踝关节,期望通过距下关节面对跟骨后关节面的模造作用,获得关节面的平整。

(四)跟骨骨折的固定方法

① 多向固定

本法采用经皮空心钉(或钢针)内固定。主要固定钉有两种:轴向空心钉;横向空心钉。轴向空心钉采用直径7.3 mm粗钉,以跟骨头部和结节部为着力点,连接并支撑跟骨的长轴,注意在拧入此钉时要维持骨牵引,以防跟骨长度被压缩。经过旋转撬压的跟骨结节被轴向钉固定后,其角度也可得到有效维持。也可选择两根轴向空心钉合作固定,具体放置位置可视情况而定。

横向空心钉采用直径4.5 mm细钉,由外向内打入。进针点一般采在外踝下1~2 cm,其进针方向指向对侧前上方的载距突。整个横向钉位于跟骨后关节面的下方,牵拉内外侧皮质,维持复位后跟骨体部的横径,稳定了关节面。

轴向钉与横向钉原则上不靠近、不触碰,避免操作时的机械损伤。但我们在应用中发现,将横向钉与轴向钉适当靠近,且横向钉位于轴向钉之上,能够起到"抬举"作用,避免复位后的关节面再次塌陷。

② 植骨固定

需要说明的是,跟骨骨折很少有不愈合的情况发生,故跟骨骨折的植骨用途不是为了促进愈合,而是为了填塞空腔支撑距下关节面。对于后关节面压缩型骨折,复位后虽然上下关节面相靠,但因跟骨中部空虚无支撑,关节面还会继发下蹋移位,如何在关节面的下方给予有效支撑,是我们应当考虑的问题。

传统的植骨方式,一般采用外侧小切口显露关节面,用骨刀抬起关节面将所取骨块纳入。这不仅是有创显露,而且需要破坏外侧骨膜和外侧骨皮质,造成新的骨与软组织损伤,对于复位后的跟骨稳定性有明显的破坏(骨外膜的完整性对于维持跟骨外形有重要作用)。

我们在治疗中发现,使用直径4.5 mm的钢针轴位撬拨后,拔除钢针遗留下的孔道,可以很好地加以应用,因为该孔道的顶端正好直达跟骨后关节面的下方,能够从此孔道将植骨材料搬运进入,以填充骨压缩后产生的空间,并起到抬举、支撑跟骨后关节面的作用。此孔道的便捷,使得植骨手术几乎是在"无创"状态下精准实施,我们称之为"靶点植骨"。

我们曾分别将皮质骨、松质骨、人工骨等不同性质的材料制成颗粒状,运用推送杆进行搬运、填充,经比较发现,最理想的植骨材料是松质骨。皮质骨坚硬,不易手工裁剪成米粒状,由于体积较大,因此在推送管道中易被卡阻;人工骨结构松脆,修剪后基本成为粉末状,即便送入也难以占据多少体积;松质骨被修剪成米粒状大小后送入,自身可以蓬松散开,对空间的充填较为理想,且成骨迅速,也无人工骨排斥之弊。

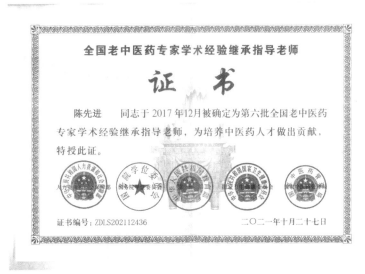

被确定为第六批全国老中医药专家指导老师

植骨量通常根据压缩程度而定。做过的植骨一般在2~5 cm³,过少没有填充意义,过多则取材困难。

(五)跟骨骨折内固定瞄准器的研制思路

为减少射线对医生的伤害,陈先进团队设计了一种在术中可以维持撬拨力量的支具,方便术中透视。

支具为不锈钢材质,支撑力强,形状为"L"形,其长边略呈弧形,与足底吻合,可通过绑扎与足底系紧。短边设计成中央竖槽,竖槽的两边间隔均匀地有几个缺口,方便撬拨针纳入。在短边竖槽两侧的钢板上,间隔均匀地开了几个方形洞口,允许空心钉导针进入。由于进入点的局限,只要不存在过分倾斜进针,一般不会突破跟骨的宽度而置钉到骨外。同时,有瞄准器对撬拨针的临时固定,术中透视变得格外方便。

（六）充分认识骨外膜的重要性

跟骨是由表面完整的皮质骨和大量内在的松质骨构成。而在坚硬的皮质骨表面，是一层厚而坚韧的骨外膜。在暴力作用下，皮质骨常常发生断折或碎裂，而骨外膜却能够保持完整。陈先进在复位时坚持"从筋复骨，以筋束骨"的指导思想，通过牵张骨外膜以达到使皮质骨复位的目的，此举明显提升了手法复位的重要地位。

由于跟骨内外侧骨膜上有大量的韧带附着，因此为了保护骨外膜而不轻易手术，仅通过手法（或牵引）紧张骨外膜，这样有助于踝关节内外软组织的力量快速恢复平衡，为足部功能康复奠定了良好的基础。

验案举隅

案1 患者苏某，男，50岁。患者2日前因跌倒致右足疼痛伴活动受限，受伤当时无异常头痛头晕、胸闷腹痛、恶心呕吐等其他不适，伤后于当地医院就医。门诊医师摄片检查示：右跟骨见透亮线影，余右足及右踝未见明显骨折，关节在位。他院无特殊护理，为求进一步治疗，遂至我院就诊，门诊医师予以右足CT三维检查示：右跟骨粉碎性骨折伴关节面受累。门诊医师查体后结合患者病史、体征及影像学检查拟"右跟骨骨折"收治入院。患者自述，自发病以来，无发热盗汗，无胸闷咳痰，无腹痛腹泻。既往体健，否认高血压病、糖尿病、冠心病等慢性病病史，否认乙肝、伤寒、结核病等传染病病史，否认输血史，否认药物过敏史，否认食物过敏史。右足跟肿胀，跟骨压痛明显，右踝关节因疼痛活动受限。右足皮肤感觉正常，末梢趾动感觉可。右足正侧位片示：右跟骨见透亮线影，余右足及右踝未见明显骨折，关节在位。右跟骨CT三维示：右跟骨粉碎性骨折伴关节面受累。中医诊断：骨折病（气滞血瘀证）；西医诊断：右跟骨骨折（Sanders Ⅱ型；Essex-Lopresti Ⅱ型塌陷型）。患者以跟骨骨折为主症，当属中医学"骨折病"范畴，证属骨断筋伤。有明确外伤史，致骨断筋伤，脉络受损，血不循经，溢于脉外，离经之血稽留局部，"气为血帅"，血瘀则气滞，"血有形，形伤肿""气伤痛"，不通则痛，故见诸症。舌质暗，苔薄白，脉弦，则为气滞血瘀之证候。初期治疗方案为中药内服、手术治疗、功能锻炼。①药物内服治疗：活血化瘀、行气止痛。方选桃红四物汤加减：熟地15 g，当归15 g，白芍10 g，川芎8 g，桃仁9 g，红花6 g。方中以强劲的破血之品桃仁、红花为主，力主活血化瘀；以甘温之熟地、当归滋阴补肝、养血调经；芍药养血和营，以增补血之力；川芎活血行气、调畅气血，以助活血之功。全方配伍得当，使瘀血祛、新血生、气机畅，化瘀生新是该方的显著特点。②手术治疗：治疗方案首选跟骨骨折闭合复位撬拨内固定术。③功能锻炼：术后抬高患肢，指导患者进行下肢踝泵等功能锻炼。4周后中药熏洗（芜湖市中医医院院内制剂熏洗Ⅰ号方，其方剂组成为透骨草20 g，红花15 g，乳香15 g，木瓜15 g，伸筋草20 g，白芷10 g，没药15 g，牛膝15 g，威灵仙15 g，千年健20 g等）并行踝关节屈伸锻炼，术后3个月X摄片确认骨折愈合后逐渐完全负重行走。

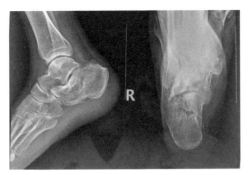

术前跟骨侧轴位片

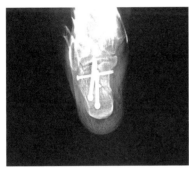
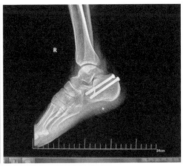

术后跟骨侧轴位片

【按】 跟骨骨折是常见的足部损伤,约占跗骨骨折的60%,占全身骨折的2%,超过70%为关节内骨折,致残率高达30%,治疗不当易出现骨折畸形愈合、肌腱和神经撞击征、创伤性关节炎、足跟疼痛等后遗症。选择一种合适的治疗方法对于跟骨骨折的预后具有重要意义。西医治疗方面,对于累及距下关节的跟骨骨折的治疗仍然是跟骨骨折治疗上的难点及主要分歧所在,其治疗方法经历了从最初的姑息功能疗法,到后来的手法复位石膏外固定,以及目前临床运用的切开复位钢板内固定。功能疗法虽然降低了对软组织的创伤,但放弃了对距下关节面的处理,常因遗留骨性突起、关节错位、肌腱脱位嵌压等导致疼痛和功能受限,还可并发创伤性关节炎。手法复位石膏外固定能够大致恢复跟骨的外形,但无法处理移位嵌顿的关节面,且石膏外固定欠牢靠,后期骨折易再移位。切开复位内固定可取得较好的临床疗效,但对软组织的广泛剥离会进一步破坏已发生骨折的跟骨血供,导致后期发生骨质愈合不良,二次取出时仍需大面积剥离,且大体积钢板容易造成皮肤损伤、肌腱和神经刺激。由于跟骨大部分为松质骨,骨折未愈合前均不能早期负重,因此微创、牢靠固定、早期功能锻炼成为研究的重点。为提高跟骨骨折临床疗效,降低并发症的发生率,迫切需要一种可结合手术与非手术方法的优点,并能规避二者缺点的新方法,这是目前研究跟骨骨折治疗的意义所在。撬拨复位法古代称之为"金针拨骨术",西医学早期的钢针撬拨复位术也属此范围。该法软组织损伤小,轴向固定牢靠,但临床随访常出现跟骨横径增宽、针尾感染等并发症。陈先进认为,撬拨复位空心钉多向固定治疗跟骨骨折,具有创伤小、固定牢靠、住院时间短、治疗费用低等优点,二次取出简便,适合临床各级医院,特别是基层医院推广运用。中医方面,本病系外伤致骨断筋伤、气滞血瘀、络脉受阻,故疼痛难忍,动则痛增,当立行气活血、消瘀止痛为治疗大法。方选桃红四物汤加减,本方以强劲的破血之品桃仁、红花为主,力主活血化瘀;以甘温之熟地、当归滋阴补肝、养血调经;芍药养血和营,以增补血之力;川芎活血行气、调畅气血,以助活血之功。本方简而不繁,用药精当,故治而有效。

案2 患者何某,女,54岁。病历资料:患者12小时前从高处坠落致双足跟疼痛、活动受限,受伤当时无头痛头晕、胸闷腹痛、恶心呕吐等其他不适,伤后被送入当地医院就诊。摄片检查示:双足跟骨骨小梁连续性中断,关节面见塌陷移位。为求进一步治疗,遂被送入我院就诊。急诊医师查体后结合患者病史、体征及影像学检查拟"双侧跟骨骨折"收治入院。患者自述,自发病以来,无发热盗汗,无胸闷咳痰,无腹痛腹泻。既往左锁骨骨折术后3年,否认高血压病、糖尿病、冠心病等慢性病病史,否认乙肝、伤寒、结核病等传染病病史,否认输血史,否认药物过敏史,否认食物过敏史。双足跟肿胀,双侧足跟压痛明显,双踝关节因疼痛活动受限,足背动脉可扪及,末梢趾动感觉可。双足侧、轴位片示:双足跟骨骨小梁连续性中断,关节面见塌陷移位。中医诊断:骨折病(气滞血瘀证);西医诊断:双侧跟骨骨折。患者以跟骨骨折为主症,当属中医学"骨折病"范畴,证属骨断筋伤。有明确外伤史,致骨断筋伤,脉络受损,血不循经,溢于脉外,离经之血稽留局部,"气为血帅",血瘀则气滞,"血有形,形伤肿""气伤痛",不通则痛,故见诸症。舌质暗,苔薄白,脉弦,则为气滞血瘀之证候。初期治疗方案为药物内服、手术治疗和功能锻炼。①药物内服治疗:活血化瘀、行气止痛。方选桃红四物汤加减:熟地15 g,当归15 g,白芍10 g,川芎8 g,桃仁9 g,红花6 g。方中以强劲的破血之品桃仁、红花为主,力主活血化瘀;以甘温之熟地、当归滋阴补肝、养血调经;芍药养血和营,以增补血之力;川芎活血行气、调畅气血,以助活血之功。全方配伍得当,使瘀血祛、新血生、气机畅,化瘀生新是该方的显著特点。②手术治疗:治疗方案首选跟骨骨折闭合撬拨复位空心螺钉轴向联合横向固定术(具体见图片)。③功能锻炼:术后抬高患肢,指导患者进行下肢踝泵等功能锻炼。4周后中药熏洗(芜湖市中医医院院内制剂熏洗Ⅰ号方,其方剂组成为透骨草20 g,红花15 g,乳香15 g,木瓜15 g,伸筋草20 g,白芷10 g,没药15 g,牛膝15 g,威灵仙15 g,千年健20 g等)并行踝关节屈伸锻炼,术后3个月后摄片确认骨折愈合后逐渐完全负重行走。

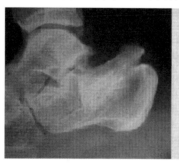
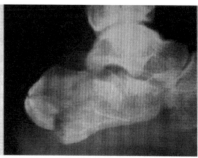

术前跟骨侧轴位片

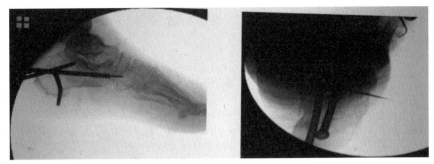

术中跟骨侧轴位透视片

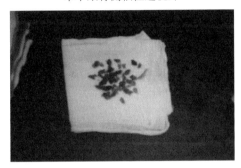

自体松质骨骨位

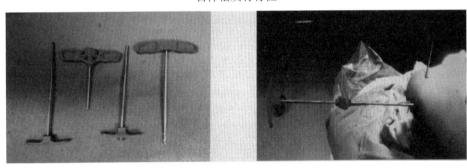

植骨用推送杆及术中使用图示

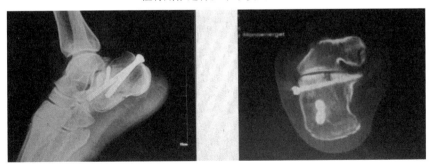

术后跟骨侧轴位片

【按】 跟骨骨折由高处坠落伤引起,坠落后身体重力沿胫骨、距骨传导至跟骨,形成垂直压缩力,轴向负荷集中于距骨前外侧突,楔形挤压跟骨Gissane角部位,导致由前外至后内方向的斜形骨折线,为初级骨折线。如果纵向暴力持续作用,骨折则更粉碎,形成次级骨折线。若次级骨折线在距下后关节面下方走行,从跟骨结节后方穿出,形成舌型骨折;若次级骨折线向后上方行走,从距下后关节面后缘穿出,关节面骨块被挤压入松质骨内,并伴有不同程度旋转,形成关节压缩型骨折。闭合复位空心螺钉轴向结合横向内固定联合微创通道植骨在临床上治疗Sanders Ⅱ型和Sanders Ⅲ型跟骨骨折疗效显著。中医认为,气血辨证是伤科辨证的要点,气为血之帅,血为气之母。气血调和,机体平和;气血不和,百病由生。跟骨骨折后,血离其经,血有形,形伤肿,瘀血阻滞,经脉不通,不通则痛,故跟骨局部出现肿胀、疼痛、瘀斑,多为针刺样疼痛,痛点不移。气本无形,郁滞则气聚,形似有形,实则无质,气滞则不通,不通则痛。跟骨骨折后,气血两伤,肿痛并见,但有所偏重,治疗时当辨证论治、理气活血,以活血化瘀、行气止痛为主。方选桃红四物汤加减,本方以强劲的破血之品桃仁、红花为主,力主活血化瘀;以甘温之熟地、当归滋阴补肝、养血调经;芍药养血和营,以增补血之力;川芎活血行气、调畅气血,以助活血之功。本方简而不繁,用药精当,故治而有效。

案3　患者李某,男,56岁,六安人。患者近5小时前从高处坠落致左足跟、腰部疼痛,活动受限,受伤当时无异常头痛头晕、胸闷腹痛、恶心呕吐等其他不适,伤后遂被送入当地医院就诊。摄片检查示:第12胸椎椎体楔形变,压缩约1/4,左足跟骨骨小梁连续性中断,关节面翻转,舌型骨折块。为求进一步治疗,遂被送入我院急诊。急诊医师查体后结合患者病史、体征及影像学检查拟"左足跟骨骨折、第十二胸椎椎体压缩性骨折"收治入院。患者自述,自发病以来,无发热盗汗,无胸闷咳痰,无腹痛腹泻。既往慢性糜烂性胃炎病史3个月,自服药物治疗,否认高血压病、糖尿病、冠心病等慢性病病史,否认乙肝、伤寒、结核病等传染病病史,否认外伤史、输血史、药物过敏史、食物过敏史。左足跟肿胀,跟骨压痛明显,左踝关节因疼痛活动受限。脊柱生理性弯曲存在,胸腰段棘突压痛(+),脊柱叩击痛(+),双侧腰肌紧,腰椎活动受限,双下肢肌力、肌张力正常,会阴及双下肢皮肤感觉正常,末梢趾动感觉可。左足跟骨骨小梁连续性中断,关节面翻转,舌型骨折块。腰椎正侧位片、左足侧轴位片示:第12胸椎椎体楔形变,压缩约1/4。中医诊断:骨折病(气滞血瘀证);西医诊断:左跟骨骨折。患者以跟骨骨折为主症,骨折后肿胀属中医"骨伤""筋伤"等范畴,符合气滞血瘀之证象。外伤初期,血溢脉外,瘀于皮下筋膜,肿胀较甚,疼痛剧烈,压痛明显,舌质淡红,苔薄白,脉弦;骨折后脉络受损,营血离经妄行,气血内虚,阻塞脉道,水湿津液运化不畅而外渗,瘀于肌肤腠理,故见肿胀;离经之血便是瘀,瘀阻气机,不通则痛,故伤后肿痛并见。初期治疗方案包括药物内服治疗、手术治疗和功能锻炼。①药物内服治疗:活血化瘀、行气止痛。方选芜湖市中医医院院内制剂十七味大活血胶囊(组成:延胡索、川芎、桃仁、红花、丹参、牡丹皮、赤芍、三七),其中川芎为"血中之气药",可通达气血,能治气滞血瘀诸痛,加速骨折局部血肿的吸收,促进骨痂形成;延胡索为活血行气止痛之良药,能"行血中之气滞,气中血滞,专治一身上下诸痛",配伍桃仁、红花,治疗跌打损伤、瘀肿疼痛;丹参、牡丹皮、赤芍清热凉血活血;茯苓、薏苡仁、车前子、白茅根利水消肿;大黄清热凉血止血,为治疗血瘀证的常用药;当归辛行温通,既能补血又能活血,为活血行瘀之要药;陈皮理气止痛。诸药共用,发挥活血化瘀、清热凉血、消肿止痛的作用。②手术治疗:治疗方案首选跟骨骨折闭合复位撬拨内固定术。③功能锻炼:术后抬高患肢,指导患者进行下肢踝泵等功能锻炼。

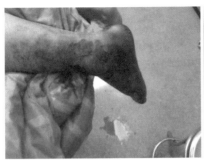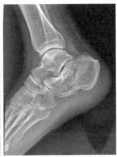

术前跟骨外侧及侧位片

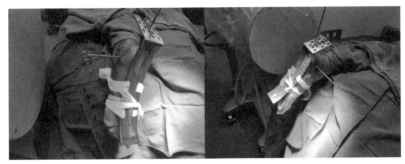

术中使用自制跟骨骨折复位瞄准器图示

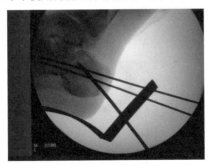

术后透视影像

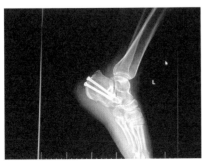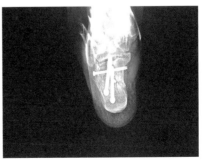

术后跟骨侧轴位片

【按】 跟骨是人体的重要关节,参与人体负重、行走、奔跑等重要活动,其损伤早期若得不到及时有效处理可影响患者劳动能力,患者亦可出现持续性疼痛、跛行等,严重影响其生存质量。西医认为,跟骨骨折治疗中移位较小的骨折可保守治疗,但移位较大的骨折和关节内骨折需手术治疗,手术治疗有助于骨折后有效复位和功能恢复,其中骨折复位是其治疗重要环节。由于跟骨骨折患者的跟骨横径增宽、跟腓间隙变窄等病理改变可明显影响跟骨骨折的疗效和预后,因此在其治疗过程中,骨折的解剖复位是取得良好效果的关键。本研究分析闭合撬拨辅以中医整复手法复位空心钉内固定术治疗跟骨骨折的效果,旨在为闭合撬拨辅以中医整复手法复位空心钉内固定术在跟骨骨折治疗中的应用推广提供依据。本研究中,闭合撬拨辅以中医整复手法复位空心钉内固定术治疗跟骨骨折的手术时间短,术中出血量少,术后住院时间短,患者术后距下后关节面移位低于术前,并发症少,骨折愈合时间短,其治疗安全性良好,且费用低,是治疗跟骨骨折安全有效的方法。中医方面,患者以跟骨骨折为主症,骨折后肿胀属中医"骨伤""筋伤"等范畴,符合气滞血瘀之证候,外伤初期,血溢脉外,瘀于皮下筋膜,肿胀较甚,疼痛剧烈,压痛明显,舌质淡红,苔薄白,脉弦;骨折后脉络受损,营血离经妄行,气血内虚,阻塞脉道,水湿津液运化不畅而外渗,瘀于肌肤腠理,故见肿胀;离经之血便是瘀,瘀阻气机,不通则痛,故伤后肿痛并见。治疗当以活血化瘀、行气止痛为主。方选芜湖市中医医院院内制剂十七味大活血胶囊(组成:延胡索、川芎、桃仁、红花、丹参、丹皮、赤芍、三七等)。

二、以"强骨柔筋、内外兼治"为法治疗膝痹病

膝骨性关节炎是中老年人的常见病与多发病,随着年龄的增长其发病率呈上升趋势。有研究表明,在我国65岁以上人群中,约80%有膝骨性关节炎的表现。膝骨性关节炎是一种慢性、无菌性、进行性膝关节疾病,其核心是膝关节软骨及周围软组织退变和继发性骨质增生,主要临床表现为膝关节疼痛、肿胀、活动受限,严重者可导致功能丧失,甚至残疾,使患者的生存质量明显下降。目前,中西医对于膝骨性关节炎都有各自的治疗方法,西医治疗膝骨性关节炎多以对症缓解疼痛为主,临床多采取口服镇痛药和非甾体抗炎药,少数甚至采取膝关节置换等外科手术治疗,但口服药的副作用及外科手术的创伤,不仅给患者造成了较大的痛苦,也使其生活质量下降、经济负担加重。

中医药在治疗膝骨性关节炎时,能够发挥其"简、便、廉、验"的特点,临床应用广泛。膝骨性关节炎属中医学"痹证""骨痹"范畴,临床多称为"膝痹"。中医学认为痹证多为风寒湿所致,使病变局部气滞血瘀、不通则痛。又骨痹为骨之所疾,为肾之所主,久病则责之于肾。膝为"宗筋之聚",肝藏血主筋,膝痹病位在膝,临证论治亦要考虑到肝。脾主四肢,合肌肉,脾失健运则转输无力,也会导致膝关节的痿痹不用。故陈先进认为,膝痹病的基本病机是气滞血瘀为标,肝、肾、脾亏虚为本。

(一)风寒湿至,气滞血瘀

膝痹病的早期症状多为膝关节疼痛、肿胀等,为气血瘀滞于膝,属中医之"不通则痛"。《素问·痹论》中曰:"风寒湿三气杂至,合而为痹也……所谓痹者,各以其时重感于风寒湿者也。"膝部外感风寒湿邪,阳气受损,失其温煦,使得经脉气血运行不畅,甚至凝结阻滞不通,不通则痛。且寒湿之气黏滞,易阻气机,气不行则湿不化,胶着难解,病程较长,不易速愈。

(二)肾精亏虚,失于主骨

膝骨关节炎病程长,病久及肾。肾者,先天之本,寓元阴元阳。肾主藏精,主骨,受五脏六腑之精而藏之,又能生髓充骨,濡养筋骨,肾中精气是机体生命活动之本,肾气亏虚则不能主骨,发为骨痹。《素问·逆调论》曰:"肾不生则髓不能满。"《素问·长刺论》曰:"骨痹,病在骨,骨重不举,骨髓酸痛,寒气至,名曰骨痹。"膝痹病的好发人群为中老年

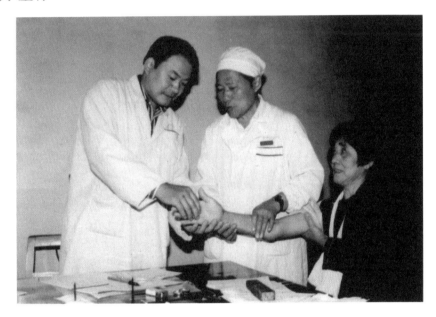

跟随戴勤瑶老先生学习

人,中年以后生机减退,气血日衰,先天之肾精日渐耗伤,骨髓失其充养。《素问·上古天真论》中曰:"丈夫……五八,肾气衰,发堕齿槁……七八,肝气衰,筋不能动。"临床上,膝骨性关节炎病程较长,久病及肾,亦会使膝痹的症状加重。《景岳全书》曰:"盖其病之肇端,则或由思虑,或由郁怒,或以积劳,或以六淫饮食,多起于心、肺、肝、脾四脏,及其甚也,则四脏相移,必归于肾。"

(三)肝筋失养,不利机关

膝为"宗筋之聚",《素问·痿论》曰:"宗筋主束骨而利关节也。"《素问·脉要精微论》中曰:"膝者筋之府,屈伸不能,行则偻附,筋将惫矣。"肝藏血主筋,肝血亏损,筋脉濡养不足,无以柔韧,终致筋不束骨,膝失滑利,脉络失和,表现为筋纵弛缓,或痉挛拘急。

(四)脾失健运,四末失荣

脾主四肢,脾气健运则四肢营养充足,活动有力;脾失健运,肉失脾主,四肢失于濡

养，虚羸无力，不荣则痛。《素问·太阴阳明论》曰："四肢皆禀气于胃而不得至经，必因于脾乃得禀也。今脾病不能为胃行其津液，四肢不得禀水谷气，气日以衰，脉道不利，筋骨肌肉，皆无气以生，故不用焉。"脾胃为后天之本，充养先天之肾精，脾失健运则先天失充，肾不得主骨生髓，而致脾肾两虚，病情加重。

陈先进擅长中西医结合诊治骨伤科疑难杂症，在治疗膝骨性关节炎方面积累了丰富的经验。临床诊治中他重视"强骨柔筋，内外兼治"，通过补益肝肾、活血化瘀的抗骨增生方强骨柔筋，并以外用痹证腾药疏通经络、散寒止痛，在临床实践中能很好地缓解症状，延缓膝关节的退变。

陈先进认为，本病本虚标实，治当活血化瘀、益气健脾、补益肝肾，从而改善膝关节的疼痛、肿胀症状，延缓膝关节软骨及周围软组织退变和继发性骨质增生的发生，达到治疗膝痹病的目的。陈先进在临床中常运用内服自拟的抗骨质增生方、外用痹证腾药，治疗肝肾亏虚型膝骨性关节炎。其中，抗骨质增生方主要由丹参、续断、怀牛膝、葛根、淫羊藿、秦艽、肉苁蓉、延胡索、杜仲等组成，以达到活血化瘀、补益肝肾的功效。痹证腾药由乳香、没药、木瓜、海桐皮、伸筋草、透骨草、桑寄生、焦桑枝、桂枝、白芷、延胡索、红花、防风、花椒、威灵仙、怀牛膝等散寒通络、活血止痛药物组成，加热后热敷患膝，使药物作用直达病所，事半功倍。

验案举隅

案1　患者王某，女，71岁，2019年10月16日初诊。主诉：双膝疼痛2年余，加重3周。患者2年前开始出现双膝关节疼痛，上下楼梯时症状明显，休息后可缓解，疼痛时自行予以膏药外敷，未予其他处理，近3周疼痛症状加重，外敷膏药后膝关节疼痛改善不明显，遂来我院就诊。查体：双膝内侧压痛，屈伸不利，畏寒肢冷，不耐行走，舌苔薄白，脉沉紧。摄片检查示：双膝间隙变窄，髁间棘稍变尖，骨赘增生。中医诊断：双膝骨性关节炎，辨证为肝肾亏虚。治则：补肾活血，散寒止痛。处方：丹参12 g，续断12 g，淮牛膝15 g，葛根12 g，淫羊藿15 g，秦艽12 g，干毛姜12 g，黄柏12 g，肉苁蓉12 g，延胡索9 g，杜仲15 g。14剂，水煎服，每日1剂，早晚分服。配合外用痹证腾药：乳香、没药、木瓜、海桐皮、伸筋草、透骨草、桑寄生、焦桑枝、桂枝、白芷、延胡索、红花、防风、花椒、威灵仙、怀牛膝共16味药，5剂，纱布封包，加热外敷，3日1剂，每日2次。

二诊（2019年10月30日）：双膝关节疼痛减轻，屈伸活动度较前改善，舌脉同前。处方：前方去黄柏、延胡索，继服14剂。继续痹证腾药热敷，5剂。用法同前。

三诊（2019年11月15日）：双膝休息时无明显疼痛，屈伸活动改善，舌苔薄白，脉沉缓。

【按】　膝痹病多以膝部疼痛等实证来就诊，病因为肝肾亏虚。陈先进在治疗膝痹病时主张"强骨柔筋，内外兼治"，以达"澄其源则水自清，灌其根则枝乃茂"（《类经·治病必求于本》）的目的。该患者年老，肾气日衰，骨失所主，肝气衰，筋不能动，而不耐行走，不荣则痛。素体内虚,风寒湿气内侵入络,致气血瘀阻,经脉不行,不通则痛。陈先进采用活血通络、散寒止痛之红花、透骨草、伸筋草、焦桑枝、桂枝、花椒等直接热敷患处,使药效直达病所,祛除膝部寒湿之气,疏通经络,血活气行则痛自止。内服怀牛膝、淫羊藿、杜仲补益肝肾,丹参、续断、秦艽、延胡索活血通络止痛,体现了治疗膝痹病"强骨柔筋、内外兼治"的思想。

案2 患者,女,65岁,2021年5月25日初诊。主诉:左膝疼痛1年余,加重1个月。患者1年前开始出现左膝关节疼痛症状,劳累后症状明显,休息后可缓解,期间未予特殊处理,近1个月疼痛症状加重,经休息未见明显缓解,伴轻度活动受限来诊。既往史:患者10年前车祸致左膝外伤,未予特殊处理。查体:左膝局部刺痛,屈伸不利,不耐行走站立,舌质紫暗,脉沉涩。影像学检查摄片检示:左膝内侧间隙变窄,髁间棘变尖,骨赘增生。诊断:左膝骨性关节炎,辨证为气滞血瘀。治则:活血化瘀,通络止痛。处方:桃仁15 g,红花10 g,熟地黄10 g,当归10 g,川芎10 g,赤芍10 g,黄芪20 g,焦山楂15 g,炒麦芽15 g,鸡内金10 g,枳实10 g,法半夏10 g,党参10 g。5剂,水煎服,每日1剂,早晚分服。配合外用活血膏:接骨草、红花、川牛膝、白茅根、伸筋草、当归、大血藤、煅自然铜、桑枝、五加皮、土鳖虫、延胡索、续断、骨碎补、桃仁、川芎、九香虫、苏木、白芷、血竭、独活、羌活、乳香、没药,辅料为糊精、凡士林、赤砂糖、苯甲酸钠、羟苯乙酯、甘油。间日一次,共5剂。

二诊(2021年7月8日):左膝休息时无明显疼痛,不耐行走,屈伸活动改善,舌苔薄白,脉弦。嘱患者减少左膝负重,避免劳损加重。

【按】 膝痹病气滞血瘀型以膝关节刺痛为主症,痛处固定,其疼痛程度较为剧烈,可致活动受限,夜间容易加重,或者有外伤史。次症可见面色黧黑。舌质紫暗,或有瘀斑,脉沉涩等。重度的膝痹病气滞血瘀型可以导致局部关节畸形,面色晦暗,舌色紫暗,脉涩。《素问·痹论》曰:"其入脏者死,其留连筋骨间者疼久,其留皮肤间者易已。"气滞血瘀型膝痹病的中医治疗大法为活血化瘀、通络止痛。该患者为中老年人,久劳外损,导致筋骨失养,邪客于膝,气血凝滞,瘀而不通,痹阻于关节而致病。陈先进在治疗气滞血瘀型膝痹病时常内外兼治,选取桃红四物汤对症治疗。桃红四物汤出自《玉机微义》(原名加味四物汤),转引自《医垒元戎》,此方有养血活血之功,主治血虚兼血瘀之证。《神农本草经》曰破血之品桃仁"主瘀血,血闭癥瘕",《本草纲目》曰破血之品红花可"活血润燥,止痛,散肿,通经",方中以破血之品桃仁、红花为君,共奏活血化瘀之功。《本草纲目》曰滋阴之品熟地"生精血,补五脏内伤不足,通血脉",《神农本草经》曰补血当归可治"诸恶疮疡,金疮";臣以熟地、当归,此甘温之品用以补血活血、滋阴止痛;方中佐以活血柔肝之赤芍,可增活血柔肝止痛之功。《神农本草经》曰川芎"主中风入脑,头痛,寒痹,筋挛缓急,金疮",方中配以川芎可活血行气化瘀。全方配伍得当,共奏活血化瘀、通络止痛之功。

案3 患者,女,77岁,2021年6月29日初诊。主诉:双膝酸痛3年余,加重1个月。

患者3年前开始出现双膝关节酸痛症状,劳累后加重,休息后好转,期间未予以特殊处理,1个月前酸痛加重,双膝无力来诊。查体:双膝内翻畸形,双膝局部压痛,屈伸不利,不耐行走站立,舌淡、苔薄白,脉细弱。影像学检查示:双膝内翻畸形,双膝内侧间隙明显变窄,髁间棘变尖,骨赘明显增生。诊断:双膝骨性关节炎,辨证为气血虚弱。治则:补气养血。处方:人参15 g,肉桂9 g,川芎9 g,熟地黄9 g,茯苓9 g,白术9 g,炙甘草5 g,黄芪20 g,当归9 g,白芍9 g。14剂,水煎服,每日1剂,早晚分服。

二诊(2021年8月22日):双膝休息时无明显疼痛,不耐行走,屈伸活动改善,舌淡、苔薄白,脉细。继用八珍汤巩固疗效。

【按】 年龄增长或外邪侵袭,均能使正气渐损,阳气不足,从而导致腠理空虚,无力抗邪,风寒湿等邪气乘机入侵,痹阻于关节、肌肉等部位,致使经脉不通,气血不畅,津液运行受阻,引起局部关节和肌肉疼痛、肿胀。又因日久正虚加剧,导致不荣则痛,严重时关节出现变形。陈先进治疗气血虚弱型膝痹病时,认为气血不足则"善痿厥足痹"(《灵枢·五变》),若正气不足,卫外不固,风寒湿热等邪气乘虚入侵,加之气的推动作用受限,阳气不能温煦肢体筋脉,肢体感受寒邪或阴寒内生,使之"得寒则凝",凝则不通,不通则痛,发为痹证,出现"骨重不可举,骨髓酸痛"的表现。血虚则筋脉失濡,致四肢肌肉关节萎弱,不荣则痛。

三、"握手式复位"+小夹板外固定治疗桡骨远端骨折

桡骨远端骨折可能是最能展示中医手法优势的一种骨折。由于骨折部位表浅,肌肉力量弱,便于触摸、把持、施力,以及复位后可以外固定等特点,使得在以手术为主流方法治疗骨折的今天,还有相当多的医生和患者,顽强地坚持着传统疗法。

陈先进认为,我们传承的技术,应该是经得起时代检验、去粗存精、去伪存真的真正精华技艺,只要是对临床有益,对患者有利,都有必要学习继承并精心维护。随着对桡骨远端骨折保守治疗并发症研究的深入,一些保守治疗的缺陷也逐渐清晰地展现,如手法复位的精准性(与手术相比较)有待提高,夹板固定的稳定性不高,夹板固定后骨质疏松患者的桡骨高度丢失,这些并发症都不能被忽视,否则,将来选择保守治疗的患者会逐渐减少。

(一)关于桡骨远端骨折复位的认识

陈先进认为,手法应该是一种无创伤治疗,不应增加患者的痛苦。他坚持使用血肿内麻醉后进行手法复位的治疗方法,但对于年老力弱的患者,则主张单人复位。他采用戴勤瑶创制的"握手式复位法",快速准确,一气呵成,复位、固定、理筋,往往在3分钟内完成,减少了患者的疼痛感。

(二)关于桡骨远端骨折常见并发症的认识

手法复位的对位程度与使用手法的熟练程度相关,需要在不断的实践中得以提高。

夹板固定的稳定性不高,与肿胀的程度相关。密切观察,随时调整松紧度,是使用小夹板外固定的必然要求。

桡骨远端骨折远期并发症之一是桡骨高度丢失。其桡骨长度减少后,尺骨茎突向下挤压腕骨,造成腕部桡侧畸形及活动受限。究其发病原因,主要有以下几点:患者有骨质疏松,骨密度下降;受伤时外部力量较大,骨碎裂带较长;用力握拳活动过多。

陈先进采用的保守解决办法包括:①二次或多次牵拉复位。最好是每周一次,连续2~3次,多次牵拉复位,可重复矫正短缩移位,预防长度丢失。②可采用管型石膏固定。1周后肿胀基本消失,可改夹板固定为石膏固定。石膏采用无衬垫或薄衬垫的管型,由于石膏的两端是膨大的腕部、前臂中上段,因此石膏产生了夹板所不具备的牵拉力,维持了前臂固定段的长度。

如果患者采用的是夹板固定,每天主动进行大量的前臂肌肉收缩活动(握拳为主),前臂伸屈肌群所产生的拉力对于骨折端而言,就是形成压缩的破坏力,久而久之,则会出现桡骨断端的长度丢失(短缩畸形)。

验案举隅

案1 患者,女,77岁,2021年7月10日初诊。主诉:跌倒致左腕部肿痛,活动受限3天。患者1天前不慎跌倒,致左腕部受伤,感觉疼痛,不能活动,遂

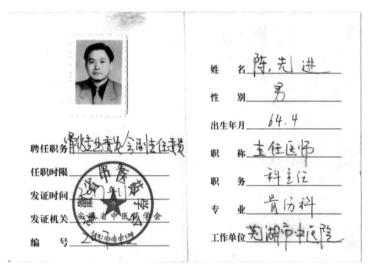

受聘安徽省中医药学会骨伤分会副主任委员

来门诊就诊。专科查体:左腕关节肿胀,餐叉样畸形,桡骨远端压痛(+),叩击痛(+),可及明显骨擦音与骨擦感,左腕关节活动明显受限,指端感觉活动正常。X线检查示:左桡骨远端骨折,骨折断端移位明显。诊断:左桡骨远端伸直型骨折。治则:手法复位,外固定保持。在血肿麻醉下行手法复位,复位后用自制杉树皮夹板予以固定,复查X线检查示:左桡骨远端骨折,对线对位可。患者2021年7月24日二诊,复查X线摄片示:左桡骨远端骨折断端骨折线模糊,断端对齐。继续予以杉树皮小夹板固定,2021年8月10日三诊,复查X线摄片示:左桡骨远端骨折线模糊,有连续性骨痂通过骨折线。予以拆除小夹板,指导患者回家后自行康复锻炼,恢复腕肘关节活动度。

【按】 桡骨远端骨折是指距桡骨远端关节面3 cm以内的骨折,是中老年患者最常见的骨折之一,因老年患者常伴有骨质疏松、骨骼组织退化、骨量减少和骨微结构破坏,使骨的物理强度明显降低,而此处又恰好位于松质骨与密质骨的交界处,跌倒时往往因

传导暴力而致骨折。陈先进对此类临床上多发的骨折,在治疗时有自己独到的心得体会,譬如此例桡骨远端伸直型骨折,从中医辨证来看,患者为老年女性,天癸早绝,正所谓"肾者水脏也,今水不胜火,则骨枯而髓减,故足不任身,发为骨痿"。患者自诉平时有明显的腰酸腿软,又见发枯甲干,脉沉无力,肾虚骨痿,可见一斑。治疗此类骨折,陈先进首先采用摸骨分筋的手法,用丰富的经验触及骨折断端,辨出骨折之断块成角,对于关严重的节内粉碎性骨折,并不强求用手法解剖复位,知其所能,故不为其所累,中西并采,故能博其所长。条件允许,X线片是绝佳的辅助,对于此例断端仅背侧移位的患者,须尽快行手法复位,与常规复位手法不同,陈先进认为老年人骨痿筋软,复位手法的力量不宜过重,常规之三人、二人复位法并不可取,而承自戴氏伤科的"握手式复位法"却能巧妙用之。施法前先行血肿内麻醉,医者以左手紧握患者左手,右手抓住患肢腕部,两手作反向牵引,牵引时偏重桡侧以改善尺倾角;维持1~2分钟,待重叠改善后,医者用左手拇指压于桡侧远折端,四指勾抱住尺侧,同时用力挤按以矫正侧方移位;最后医者右手将患者掌部旋前、屈曲,同时左手拇指下压患者桡骨远端背侧,旋前、屈曲,可以使屈肌松弛,腕掌倾角改善,骨折端背侧嵌入得以解除,下压桡骨远端背侧,解决掌背侧移位,并辅以杉树皮制成的小夹板外固定。灵活使用此种复位法,不但在临床上复位轻快,又无须多人配合,实为简、便、廉、验之技,亦是陈先进中医骨伤手法复位之精髓。

案2　患者,女,63岁,2022年9月27日复诊。主诉:摔伤致右腕关节肿痛10天,患者10天前不慎跌倒致右腕肿痛畸形,后摄片提示右桡骨远端骨折,陈先进予以手法复位+小夹板固定,今来复查。体格检查:右腕夹板固定中,固定牢靠,末梢血运感觉指动未见异常。右腕正侧位X线片示:右侧桡骨远端骨折,骨折对线可,见骨折断端高度丢失,原外固定有松弛,陈先进在手摸心会后决定对患者行二次复位,于血肿麻醉下,让两助手对向牵引,运用推挤按压、摇晃牵抖的手法矫正断端重叠移位。2周后复查X线片示:骨折断端高度已接近正常,骨折线模糊,对位对线可。嘱再行外固定2周后予以拆除。

【按】　桡骨远端骨折门诊一般是采用手法复位+小夹板外固定,但对于老年型桡骨远端骨折,因其骨骼本身密度降低,骨密度下降,其骨折断端往往有10 mm左右的骨破坏区,该区内骨小梁多为二次以上断裂,呈粉碎状,骨皮质多不完整。虽经拔伸牵引复位,暂时可以恢复骨干长度,但由于骨实质缺乏有效支撑,断端受前臂肌肉收缩力的挤压,随着断端压缩和嵌插,骨干高度相应减少,陈先进从临床角度出发,发现在血肿机化期内进行二次复位,可以纠正桡骨远端横断性骨折高度丢失的问题。通常在就诊时于血肿麻醉下首次复位,然后作小夹板外固定,首次复位6~10天后,观察到原处固定松弛,即行二次复位,在两助手对向牵引下,术者运用推挤按压、摇晃牵抖的手法矫正断端重叠移位,然后再行小夹板外固定,平均固定时间为5周。此法原为补救措施,但因效果满意,遂作常规应用,此法之精髓在于化难为易,使用循序渐进的复位理念,打破了既往人们对于骨折外固定追求一次复位的固有认知,实际上,骨折在血肿机化期的塑形能力十分强大,二次复位顺应了骨骼生长的自然规律,对于骨折断端进行阶段干预,一次复位追求坚强,二次复位追求功能。但此法非技艺高超者不可轻易使用,避免二次复位破坏了首次复位的坚强而得不偿失。所以在具体操作中应注意以下几点:①使用本法复位,不可超过两次,且两次复位之间相隔时间不宜超过2周;②二次复位的手法以拔伸牵引和前后挤压为主,禁忌使用大幅度的成角折顶手法;③只可纠正稳定型桡骨远端横断性骨折高度丢失问题,对于粉碎性、波及关节面的纵形骨折,不在此法治疗范围内;④治疗期间患者可以作手指屈伸活动,但尽量不做用力握拳活动。

案3 患者,女,13岁,2021年2月18日初诊。主诉:跌倒致左腕肿痛伴活动不利1日。患者自述1日前不慎跌倒,致左腕剧烈疼痛,持续性疼痛,不能缓解。专科查体:左腕肿胀畸形,骨摩擦感,异常活动,局部压痛明显,纵向叩击痛明显,末梢感觉运动可。左腕X线片示:左桡骨远端骨折,骨折远端掌侧成角移位,近端背侧移位。陈先进在查体后结合影像学检查诊断为史密斯骨折骨骺损伤Ⅱ型。治疗原则:接骨续筋,温通经络。手法复位后加无衬垫管型石膏固定。复位后开具处方:醋乳香15 g,醋没药25 g,炒桑枝25 g,伸筋草30 g,威灵仙25 g,桂枝25 g,木瓜25 g,海桐皮25 g,红花25 g,防风

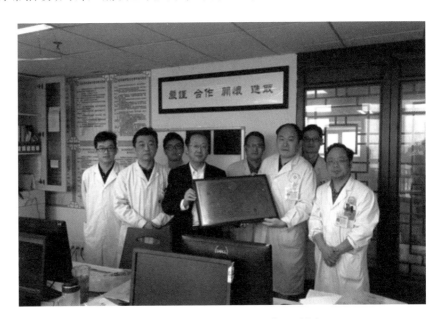

芜湖市总工会"陈先进创新工作室"授牌

25 g,花椒20 g,桑寄生20 g,白芷20 g,醋延胡索30 g,透骨草30 g,牛膝30 g。1剂,水煎后外用熏洗,每日1次,可重复熏洗。再口服蟹龙接骨丸,每日服2次,每次5~10 g。

二诊(2021年3月5日):X线片可见骨折线模糊。拆除管状石膏,予以杉树皮制成的小夹板再行外固定。

三诊(2021年3月22日):X线片见骨折线模糊,有连续骨痂线通过骨小梁,予以拆除外固定。

【按】 桡骨远端骨折有着明显的双峰型分布,除好发于老年人,未成年人亦是高发人群,但儿童骨折不似成人骨折,其骨骼有机成分高,富有弹性,骨质多孔,骨折不易完全移位,且儿童骨折生长与发育拥有很大的潜力。对于此例史密斯骨折骨骺损伤Ⅱ型,首先考虑的是手法复位,让第一助手双手分别紧握患者大拇指及大鱼际和其余4指及小鱼际,第二助手双手合围紧握患者前臂近肘部位,肘关节屈曲90°,予以足够充分的牵

引使嵌入的骨折端复位,运用端提手法或反向折顶手法纠正掌侧移位,然后双手贴于患者桡骨骨折处,用双拇指挤压桡骨近端背侧,食指及其余手指均贴于桡骨掌侧对抗,拇指与掌侧手指相向用力,同时第一助手迅速将腕部背伸加大成角后再迅速掌屈及尺偏。在前3周采用达掌指关节的无衬垫双合石膏固定,屈曲型骨折需固定腕关节位于背伸与尺偏位,伸直型则反之。3周后根据患肢前臂大小制成杉树皮夹板,前后2块较宽,内外2块较窄,长度大小为前臂长度的3/4左右,固定于前臂旋后位。无衬垫石膏固定可以维持复位后的骨折形态,保证复位后的桡骨高度,待断端由血肿机化期向原始骨痂形成期过渡时改用杉树皮夹板,纠正残余移位,并使骨折断端空隙得以填充压实。前期予以方剂熏洗,以达骨折早期行气活血,消肿化瘀的目的。内服蟹龙接骨丸促进骨折断端愈合,以求内外同治。使用小夹板复位,便于患者进行手部及腕部功能锻炼,保持腕部肌力,加速骨折愈合,体现了中医骨伤动静结合、筋骨并重的治疗理念。

四、"过伸弹压复位法"治疗胸腰椎压缩性骨折

(一)关于胸腰椎压缩性骨折分型论治的认识

关于胸腰椎压缩性骨折的分型,陈先进认为"脊柱的三柱理论"较为科学合理,对临床有指导意义。发生于前柱的压缩性骨折,多为低能量损伤,移位不大,经手法治疗后可以恢复部分高度,因而在骨折愈合之后,局部结构相对稳定,所以称之为稳定性骨折。前、中柱同时受损,或者加上后柱损伤,大多系高处坠落或高能量创伤所致,虽然经过保守治疗使脊柱骨高度部分恢复,但损伤的前后纵韧带、脊间韧带、脊上韧带使患处脊柱间的稳定性大大降低,手术重建脊柱的稳定性是首要任务,因此,对于二柱以上的脊柱骨折,应该首选手术治疗。

(二)关于稳定性骨折治疗方法的认识

脊柱骨主体椎体是扁平的松质骨,前方压缩性骨折造成的是骨断端的重叠移位以及脊柱的成角移位。手法复位的目的是恢复椎体(前沿)的高度和矫正脊柱的向后成角。

复位的方式有两种,一是通过卧床加垫枕的慢性复位。患者绝对卧床,腰背部过伸位前凸(后部垫软枕),通过体位使前纵韧带紧张,从而达到牵张椎体前沿骨皮质、恢复其高度的作用。

第二种是采用手法复位,快速恢复椎体高度,再采用第一种方法加以维护。一直采用的胸腰椎压缩性骨折复位方法称为"牵拉弹压复位法"。其法如下:患者俯卧位,其胸部、髋部各垫高枕,使腹部空虚有一竖拳高度;第一助手站立患者头侧,双手抄于患者腋下,另有两助手立于患者两侧,用手掌根部压住第一助手的手背(不使滑脱);第四、五助手站立于床尾,各抱住患者踝部向后上方牵拉,使患者脊柱呈过伸状。

医者站立于患者旁侧中部,双手掌根重叠压住三个棘突(以患椎为中心),有节律地

向下按压。按压前,有意识地和患者共同调整呼吸节奏(医者与患者呼气时均发声),在呼气时下压(可避免屏气受伤)。按压时,医者伸直肘部,身体前倾,以身体重量配合按压,力量由轻到重逐渐增加;按压时节奏分明,按下即起,如有弹性感;按压次数可分3~4组,次数由少到多,逐渐增加。

术中注意事项:患者呼吸不能同步时,停止按压;患者述腰部或下肢疼痛时,停止按压;患者不能耐受时,停止按压。

术后护理:患者腰部垫软纸,以软腰围固定之,抬患者于硬板床休息。嘱其绝对卧床,并卧位解决大小便。3天后开始运用"五点支撑法"或"四点支撑法"锻炼腰背肌功能。1个月后戴腰围下地行走。

(三)关于胸腰椎骨折用药的认识

由于病发承上启下之中府,瘀血阻碍气血运行,使得清气不升,浊气不降,因此早期症见脊柱后突,局部肿胀,瘀斑,腹部胀满,二便闭塞,脉弦数,舌苔黄。方可选"活血疏肝汤"酌加宣肺之品。若初服大便不下,加芒硝、杏仁、木香;若大便已下,腹胀减轻,全身情况好转,唯少腹膨隆,排尿障碍,局部仍肿痛者,治宜理气养血、利水通便,方用四物汤加木通散。

验案举隅

案1　患者周某,男,62岁。患者3小时前高处坠落致腰背部疼痛、活动受限,伤后被送入我院就诊,摄片检查示:胸12椎体轻度变扁,椎间隙未见明显异常,余椎弓、附件未见骨折征。急诊医师查体后结合患者病史、体征及影像学检查拟以"胸12椎体压缩性骨折"收治入院。既往体健,否认高血压病、糖尿病、冠心病等慢性病病史,否认乙肝、伤寒、结核病等传染病病史,否认输血史、药物过敏史、食物过敏史。查体:神志清晰,心、肺、腹部查体未见明显阳性体征。胸腰段轻度后凸,胸12棘突明显压痛。双下肢肌力、感觉可,大便未解,小便正常。腰椎正侧位片示:胸12椎体轻度变扁,椎间隙未见明显异常,余椎弓、附件未见骨折征。中医诊断:骨折病(气滞血瘀证);西医诊断:胸12椎体压缩性骨折。患者以胸椎骨折为主症,当属中医学"骨折病"范畴,证属骨断筋伤。有明确外伤史,致骨断筋伤,脉络受损,血不循经,溢于脉外,离经之血稽留局部,"气为血帅",血瘀则气滞,"血有形,形伤肿""气伤痛",不通则痛,故见诸症。舌质暗,苔薄白,脉弦,则为气滞血瘀之证象。入院后采用的牵引过伸弹压复位法恢复椎体高度。具体操作如下:患者俯卧,胸部及髋部各垫高枕,使腹部空虚有一竖拳高度;第一助手立于患者头侧,双手抄于患者腋下,另有两助手立于患者两侧,用手掌根部压住第一助手的手背;第四、五助手站立于床尾,各抱住患者踝部向后上方牵拉,使患者脊柱呈过伸状。医者站立于患者旁侧中部,双手掌根重叠压住胸11、胸12、腰1椎体棘突(以胸12椎体为中心),有节律地向下按压。按压前,有意识地和患者共同调整呼吸节奏,在呼气时下压。按压时,医者伸直肘部,身体前倾,以身体重量配合按压,力量由轻到重逐渐增加;按压时节奏分明,按下即起,如有弹性感;按压次数可分3~4组,次数由少到多,逐渐增加。复位后腰部垫软纸,以软腰围固定之,抬患者于硬板床休息。嘱其绝对卧床,并卧位解决大小便。3天后开始运用"五点支撑法"或"四点支撑法"锻炼腰背肌功能。伤后1个月复查X线片示:胸12椎体轻度楔形改变,较入院时好转。佩戴硬质腰围后下地活动。

患者伤后腰背部肿胀压痛明显,腹部胀满,大便闭塞,脉弦数,舌苔黄,予以活血疏肝汤加减。柴胡9g、薄荷9g、黄芩9g、栀子9g、归尾9g、赤芍9g、红花9g、莪术9g、陈皮9g、甘草6g、芒硝6g、木香6g、乳香6g、没药6g。方中柴胡、薄荷、黄芩、栀子疏肝清热,归尾、赤芍、红花、莪术活血化瘀,陈皮理气和胃,甘草和中,芒硝、木香行气通便,乳香、没药行气止痛、活血消肿。7剂后腰背部胀痛缓解,二便畅通,去芒硝、木香,加续断9g、骨碎补9g,接骨续筋,继服7剂。

【按】 胸腰椎压缩性骨折多有明确的外伤史,腰背痛症状明显,胸腰段椎体(T12—L2)具有较大的活动度,又是胸椎后凸和腰椎前凸的转折点,位于两个生理弧度的交会处,外伤时容易产生应力集中,因此该处骨折十分常见,占脊柱骨折的80%左右。胸腰椎压缩性骨折常由于屈曲压缩暴力导致椎体高度丧失及后凸畸形,按Dennis三柱理论来分多属于前柱损伤。其损伤机制:前柱承受压力,致前柱压缩,前纵韧带保持完整;后柱承受张力,张力较大时可致棘上韧带及棘间韧带断裂;中柱为枢纽而不受累。胸腰椎压缩性骨折容易对脊髓产生严重威胁,所以应进行积极的治疗,治疗的目的主要是整复骨折、矫正后凸畸形、恢复脊柱生理弧度和三柱稳定。目前临床上该病的主要治疗方法有手术治疗、非手术治疗、远期康复治疗等。对于压缩程度小于1/2的胸腰椎骨折,多数主张保守治疗。中医骨伤科古籍《医宗金鉴·正骨心法要旨》记载有治疗脊柱骨折的攀索叠砖法等,1981年顾云伍将练功与复位相结合,设计了"垫枕复位法",但仍有垫枕移位、复位不佳等弊端。陈先进在临床工作中,对该疗法进行改良,采用牵引过伸弹压复位法治疗胸腰椎骨折,早期初次整复即可起到复位的作用。研究显示,单纯椎体压缩性骨折时前纵韧带发生皱褶,并没有发生断裂,可承受300kg以上的拉力,牵引时利用前纵韧带的合叶作用和腹壁腹部肌肉的张力,限制椎体前缘过度张开。采用过伸弹压复位手法,逐步使压缩的椎体复位,然后过伸位维持复位直至骨折愈合。同时运用"五点支撑法"或"四点支撑法"锻炼腰背肌功能,最大限度恢复腰背肌功能是治疗的目的。

案2 患者吴某,男,59岁。患者3日前从2m高处坠落后出现腰部疼痛,翻身时加重,伤后在家卧床休息未予特殊诊治,现腰部疼痛未见明显缓解,被家人送来就诊。摄片检查示:腰1椎体楔形改变,椎间隙未见明显异常,余椎弓、附件未见骨折征。急诊医师查体后结合患者病史、体征及影像学检查拟以"腰1椎体压缩性骨折"收治入院。既往体健,否认高血压病、糖尿病、冠心病等慢性病病史,否认乙肝、伤寒、结核病等传染病病史,否认输血史、药物过敏史、食物过敏史。查体:神志清晰,心、肺、腹部查体未见明显阳性体征。胸腰段轻度后凸,腰1椎体棘突明显压痛及叩击痛。双下肢肌力、感觉可,小便正常。腰椎正侧位片提示:腰1椎体楔形改变,椎间隙未见明显异常,余椎弓、附件未见骨折征。中医诊断：骨折病（气滞血瘀证）；西医诊断：腰1椎体压缩性骨折。患者以腰椎骨折为主症，当属中医学"骨折病"范畴，证属骨断筋伤。有明确外伤史，致骨断筋伤，脉络受损，血不循经，溢于脉外，离经之血稽留局部，"气为血帅"，血瘀则气滞，"血有形，形伤肿"，"气伤痛"，不通则痛，故见诸症。舌质暗，苔薄白，脉弦，则为气滞血瘀之证象。入院后完善腰椎MRI检查，明确腰1椎体骨折为新鲜压缩性骨折，遂采用牵引过伸弹压复位法恢复椎体高度。具体操作如下：患者俯卧，胸部及髋部各垫高枕，使腹部空虚有一竖拳高度；第一助手立于患者头侧，双手抄于患者腋下，另有两助手立于患者两侧，用手掌根部压住第一助手的手背；第四、五助手站立于床尾，各抱住患者踝部向后上方牵拉，使患者脊柱呈过伸状。医者站立于患者旁侧中部，双手掌根重叠压住胸12、腰1、腰2椎体棘突（以腰1椎体为中心），有节律地向下按压。按压前，有意识地和患者共同调整呼吸节奏，在呼气时下压。按压时，医者伸直肘部，身体前倾，以身体重量配合按压，力量由轻到重逐渐增加；按压时节奏分明，按下即起，如有弹性感；按压次数可分3~4组，次数由少到多，逐渐增加。复位后腰部垫软纸，以软腰围固定之，抬患者于硬板床休息。嘱其绝对卧床，并卧位解决大小便。3天后开始运用"五点支撑法"或"四点支撑法"锻炼腰背肌功能。伤后1个月复查X线片示：腰1椎体轻度楔形改变，与2022年9月16日对比有好转。佩戴硬质腰围后下地活动。

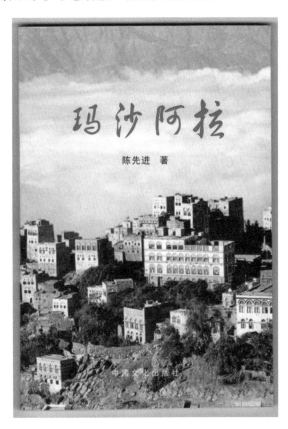

援助南也门期间出版的纪实散文集

　　患者入院时腰部压痛、腹胀，大便闭塞，脉弦数，舌苔黄。予以活血疏肝汤加减。柴胡9g，薄荷9g，黄芩9g，栀子9g，归尾9g，赤芍9g，红花9g，莪术9g，陈皮9g，甘草6g，芒硝6g，木香6g。方中柴胡、薄荷、黄芩、栀子疏肝清热，归尾、赤芍、红花、莪术活血化瘀，陈皮理气和胃，甘草和中，芒硝、木香行气通便。7剂后腰背部胀痛缓解，二便畅通，去芒硝、木香，加续断9g，骨碎补9g，接骨续筋，继服7剂。

　　【按】　腰椎骨折为脊柱骨折中最常见的类型，常因轴向压缩致椎体高度丧失，前屈体位致脊柱后凸畸形，属于Dennis三柱理论的前柱损伤。其受伤机制：脊柱屈曲时前柱承受压力，出现压缩，前纵韧带褶皱；后柱承受张力，张力较大时可致棘上韧带及棘间韧带断裂；中柱为支点而不受累。治疗腰椎骨折的关键是恢复脊柱的三柱结构稳定。中医骨伤科对脊柱骨折手法整复早有记载，如《世医得效方》中的双踝悬吊法、《普济方·折伤门》中的攀门拽伸法、《医宗金鉴·正骨心法要旨》中的攀索叠砖法等。近代亦有医师通过对脊柱生物力学的研究,将整复方法改良为垫枕复位法及过伸复位法等。垫枕复位法因腰部垫枕高、复位时间长、垫枕易移位,故多数患者难以长期坚持,椎体复位不佳,常遗留慢性腰背痛。牵引过伸弹压复位法一次性复位即可达到整复效果,痛苦短暂,复位效果较好。复位后腰部垫软纸,配合功能锻炼,维持及巩固复位效果,患者接受程度高。陈先进根据脊柱的解剖特点和胸腰椎压缩性骨折受伤机制,在牵引过伸弹压复位时强调脊柱背伸与手法弹压同步,患者呼吸与术者下压节律一致,明显缩短手法复位时间,显著提升骨折复位效果,避免屏气伤。

胸腰椎骨折患者伤后多数伴有大便闭塞的症状,故内服中药时在"活血疏肝汤"的基础上加用芒硝、木香行气通便,调畅气机,中期加用续断、骨碎补等中药,以接骨续筋,促进骨折愈合。

案3 患者张某,男,71岁。患者2天前搬重物后出现腰部疼痛,坐立及翻身时加重,伤后卧床休息腰部疼痛未见明显缓解。当地医院胸腰椎MRI示:胸11椎体楔形改变、压缩性骨折。为求进一步诊治,遂被家人送来就诊。急诊医师查体后结合患者病史、体征及影像学检查拟"胸11椎体压缩性骨折"收治入院。既往高血压病史5年,口服硝苯地平缓释片控制,血压平稳,否认糖尿病、冠心病等慢性病病史,否认乙肝、伤寒、结核病等传染病病史,否认输血史、药物过敏史、食物过敏史。查体:神志清晰,心、肺、腹部查体未见明显阳性体征;胸腰段轻度后凸,胸11椎体棘突明显压痛及叩击痛。双下肢肌力、感觉可,大小便正常。胸腰椎MRI(2022年12月26日,外院)示:胸11椎体楔形改变,压缩性骨折。中医诊断:骨折病(气滞血瘀证);西医诊断:胸11椎体压缩性骨折。患者以胸椎骨折为主症,当属中医学"骨折病"范畴,证属骨断筋伤。有明确外伤史,致骨断筋伤,脉络受损,血不循经,溢于脉外,离经之血稽留局部,"气为血帅",血瘀则气滞,"血有形,形伤肿""气伤痛",不通则痛,故见诸症。舌质暗,苔薄白,脉弦,则为气滞血瘀之证候。患者既往有高血压病史,入院后完善检查排除手法复位禁忌证后,采用牵引过伸弹压复位法恢复椎体高度。具体操作如下:患者俯卧,胸部及髋部各垫高枕,使腹部空虚有一竖拳高度;第一助手立于患者头侧,双手抄于患者腋下,另有两助手立于患者两侧,用手掌根部压住第一助手的手背;第四、五助手站立于床尾,各抱住患者踝部向后上方牵拉,使患者脊柱呈过伸状。医者站立于患者旁侧中部,双手掌根重叠压住胸10、胸11、胸12椎体棘突(以胸11椎体为中心),有节律地向下按压。按压前,有意识地和患者共同调整呼吸节奏,在呼气时下压。按压时,医者伸直肘部,身体前倾,以身体重量配合按压,力量由轻到重逐渐增加;按压时节奏分明,按下即起,如有弹性感;按压次数可分3~4组,次数由少到多,逐渐增加。复位后腰部垫软纸,以软腰围固定之,抬患者于硬板床休息。嘱其绝对卧床,并卧位解决大小便。入院后即规范抗骨质疏松治疗,3天后开始运用"五点支撑法"或"四点支撑法"锻炼腰背肌功能。伤后1个月复查X线片示:胸11椎体轻度楔形改变。佩戴硬质腰围后下地活动。

患者入院时腰背部压痛,二便通,脉弦数,舌苔黄,予以活血疏肝汤加减。柴胡9 g,薄荷9 g,黄芩9 g,栀子9 g,归尾9 g,赤芍9 g,红花9 g,莪术9 g,陈皮9 g,甘草6 g。方中柴胡、薄荷、黄芩、栀子疏肝清热,归尾、赤芍、红花、莪术活血化瘀,陈皮理气和胃,甘草和中。7剂后腰背部胀痛缓解,二便畅通,加续断9 g,骨碎补9 g,接骨续筋,继服7剂。

【按】 大部分胸腰椎压缩性骨折仅累及前柱,压缩程度不超过1/2且无神经症状,可以采取非手术方法治疗。但对于老年人骨质疏松性椎体压缩性骨折,鉴于长期卧床可能带来并发症,以及后期容易出现慢性腰背痛,故现在越来越多的医生采用椎体骨水泥填充增强技术,并配合持续的抗骨质疏松治疗。对于拒绝手术选择保守治疗的患者,陈先进主张"理循自然,倾向不及",以尽可能少的医源性创伤去解决问题,而不是片面地追求解剖复位。在治疗骨伤科疾病的方法存在"过"(过度)与"不及"(手段偏弱)的选择时,宁取不及,毋求过度,而"不及"的那部分工作(骨折功能对位后的再塑形),就交给人体自身的修复功能去完成。本例患者陈先进采用牵引下过伸弹压复位后,结合抗骨质疏松治疗,复位后第2天即可开始腰背肌功能锻炼,以预防腰背肌萎缩,防止软组织粘连,加快椎体周围血肿吸收,维持脊柱过伸体位对前柱的牵张,有助于椎体复位及骨折愈合。早期功能锻炼使练功与复位同步,可防止骨质疏松,保持腰背肌力量,维持脊柱稳定,有效减少褥疮、肺系及泌尿系感染等并发症的发生,并避免或减少后遗慢性腰背痛。卧床1个月后,摄片复查复位后骨折愈合效果。患者可在硬质腰带保护下下床活动,注意保持脊柱挺直,维持过伸体位,避免做弯腰动作。中药内

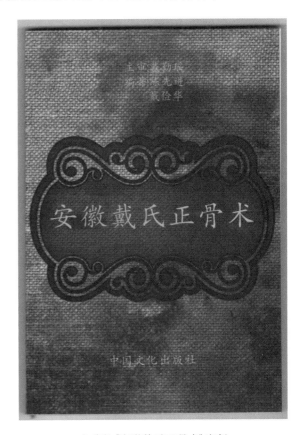

主编的《安徽戴氏正骨术》出版

服按骨折三期用药,早期活血化瘀,行气止痛;中期和营止痛,接骨续筋;尤其在后期应以补益肝肾、强筋壮腰为主,可以促进骨折愈合,预防骨质疏松,减少骨折后慢性腰背痛的发生。

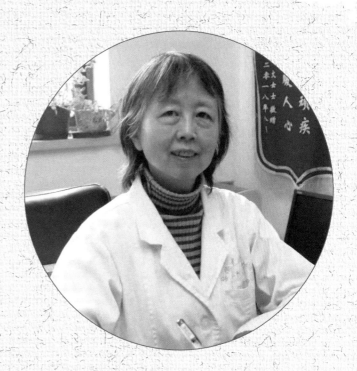

曹

奕

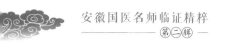

第一节 名医小传

曹奕,女,浙江余姚人,安徽中医药大学第二附属医院主任医师,教授,博士生导师,全国第六、七批名老中医药专家学术经验继承工作指导老师,第一批全国优秀中医临床人才,安徽省首届"江淮名医","安徽省名中医";国家中医临床重点专科针灸科学科带头人;中国民族医药学会针灸分会副主任委员、中国中西医结合促进会专科专病委员会副主任委员,安徽省针灸学会副会长,安徽省灸法研究会副会长,安徽省中医药学会脑病专业委员会和临床教学专业委员会副主任委员。

1983年毕业于安徽中医学院中医系,长期从事针灸防治心脑血管疾病的医、教、研工作。期间师承于全国名老中医张道宗教授,全面继承和持续发扬了"通督调神"学术思想,临床实践中大胆探索治疗的新方法、新思路,善于思考和总结经验,临证之中诊疗思路独具一格,在辨证论治的基础上,四诊合参,病证结合,脏腑经络并重,治疗手段丰富,内服、外用、针灸等方法多样,在中医"八法"中的"和法"的运用上有许多独到之处。并广泛适用于邪犯少阳、肝脾不和、肠寒胃热、气血营卫失和等证;重视疾病的防治,率先开展了"中医膏方治未病"临床实践,尤其是对中风(脑血管疾病)、眩晕、冠心病、高血压、心律失常、面瘫、耳鸣、颈肩腰腿痛等疾病的诊治,有着丰富的临床经验和良好的治疗效果。创新研发的中药外用熏洗剂"温经浴袋"获得国家发明专利,出版著作2部,发表学术论文117篇;主持和参与了各级各类课题10余项,获安徽省中医药科学技术奖二等奖1项。培养硕士43名。

第二节 学术特色

一、学术特点

曹奕在临床工作中,以针灸与药物并用的多重治疗手段,对诸多疾病的诊治有着丰富的临床经验和良好的临床疗效,尤其善于运用中医"八法"中的"和法",来治疗及预防临床的常见病、疑难病。其学术特点主要体现在"法兼中西,针药并用,善用和法,防治并重"四个方面。

(一)法兼中西

曹奕在临床工作中,强调中医辨证论治,结合现代医学理论,针药并用,以经络与脏腑为核心的整体辨证观点,辨证、辨病并重的论治理念,"证症结合"治疗为突破的诊疗途径治疗疾病。

曹奕认为中医重视宏观和整体,西医强调微观和局部,结合了两者优势的"病证结合"诊疗模式被誉为中西医结合最佳诊疗模式,它既体现了中医辨证论治的特色,又结合了西医辨病诊疗的优势,实现了中西医的优势互补,体现了疾病共性规律与患者个性特征的有机结合。

"证"是病因、病性、病位、病机及病势等所有病理现象的高度概括,是主要矛盾;"症"是患者能主观感觉到的症状,是解决矛盾的主要抓手。一组有内在联系的症状和体征组成了一个证,因此症是点,证是面,疾病过程的变化完整地体现于证与症之间。患者就诊往往是为了缓解自身痛苦症状,但由于慢性复杂性疾病的难愈特点,证、症之间并不都存在必然对应的联系,动态离合才是病情变化的常态与规律。因此,需在"辨证"后再"辨症",体现"证症结合"的诊疗思路,才能从疾病的关键环节入手,突出中医药在某一疾病中的优势地位及疗效特点,并通过适当的结局指标加以验证。

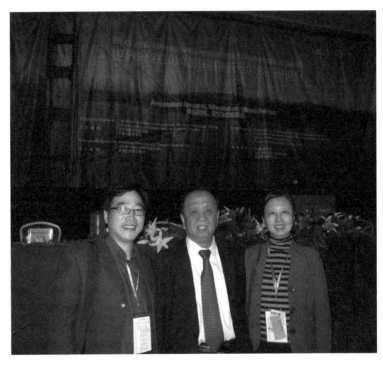

2010年在美国参加世界针灸联合会学术研讨会时和时任世针联主席邓良月(中)合影留念

(二)针药并用

目前针灸门诊多采用单纯的针灸疗法,但通过临床观察发现,单纯用针灸疗法不能完全应对来就诊的所有患者,尤其是一些慢性、老年性以及顽固性疾病患者。

曹奕在临证中就特别重视"针药并用"的原则,且有所发扬,她认为"针之所长,亦长于有余之实邪耳。至于脏气不足,亦必饮以甘药,待时而已可也"。"针不难泻实,而难补虚,一遇尪羸,非饮之甘药不可,是针之补,不如药之长"。曹奕认为针灸治疗作用在于"通其经脉,调其血气,营其逆顺出入之会"。而所谓的"甘药",即为健脾胃、调中焦之品。临床上常见的慢性疾患以及疑难杂症患者,多表现为病程长、迁延日久、气血消耗太过、内脏功能衰弱,即所谓阴阳形气俱不足者。若单用针灸疗法,往往因患者气血衰弱,无营卫可调而达不到治疗目的,从而影响疗效。此时配以中药甘温健脾胃之品内服,可使脾胃健运,营卫生化有源。当气血较为充足之后,再以针灸刺激穴位,调理逆乱之营卫,则可达内外兼治之效,才能有的放矢。而有些疾病用针灸治疗虽然起效快,但作用难以持久,需要配合中药才能达到维持疗效的目的。曹奕认为"胃气不实则诸脉虚,诸脉虚而易受邪而生疾患",脾胃为五脏六腑气血之源泉,只有健脾胃才能安五脏、祛病邪。临床医生不能用单一的治疗手段去应付所有的疾病,对于疾病的治疗不能单用针灸而排斥中药,或单服中药而排斥针灸,往往需要针灸与中药的配合应用,这也是中医治疗学中整体观念的体现。

(三)善用和法

曹奕在临证时,每每依据患者的辨病辨证情况选择适合而又有针对性的治法,尤其注重和善于运用"八法"中的"和法"。

清代医家程钟龄从高层次治疗大法的角度,对治法归类总结出了"八法"。程氏在《医学心悟·医门八法》中说:"论病之源,以内伤、外感四字括之。论病之情,则以寒、热、虚、实、表、里、阴、阳八字统之。而论治病之方,则又以汗、和、下、消、吐、清、温、补八法尽之。"

"和法"是通过和解或调和的方法,使半表半里之邪,或脏腑、阴阳、表里失和之证得以解除的一类治法。《伤寒明理论》说:"伤寒邪在表者,必渍形以为汗;邪在里者,必荡涤以为利;其于不内不外,半表半里,既非发汗之所宜,又非吐下之所对,是当和解则可矣。"所以和解是专治邪在半表半里的一种方法。至于调和之法,《广温疫论》中说:"寒热并用之谓和,补泻合剂之谓和,表里双解之谓和,平其亢厉之谓和。"

曹奕认为"和法"是一种既能祛除病邪,又能调整脏腑功能的治法,无明显寒热补泻之偏,性质平和,全面兼顾,适用于邪犯少阳、肝脾不和、肠寒胃热、气血营卫失和等证。和法的应用范围较广,分类也多,曹奕在临证中常用的"和法"主要有和解少阳、透达膜原、调和肝脾、疏肝和胃、分消上下、调和肠胃等。

(四)防治并重

曹奕在临床工作中,不仅潜心研究疾病的诊治,而且更加重视疾病的预防,率先开展了"中医膏方治未病"临床实践。

治未病一词最早见于《素问·四气调神大论》:"圣人不治已病治未病,不治已乱治未乱。"曹奕介绍说,中医学中"治未病"理论一般指"未病先防,既病防变,病后防复",即平时注重养生保健,防止病邪入侵;生病以后,及时治疗,防止疾病加重;病愈后注意调理,防止疾病复发。

"未病先防",治在未病之先。倡导人类首先要认识到顺应四时,顾护并增强人体正气是抗病的根本。相关的中医方法有很多,如《灵枢·病传》就记载有导引行气、跷、摩、灸、熨、刺、煨及饮药等方法。除此之外,还有对七情与饮食致病的预防方法,古今医家均提出了起居有常、适度运动、阴阳平衡、饮食有节、心态平和等方法。曹奕在日常临床工作中,常要求患者树立正确的治未病思想,让患者以积极的心态面对亚健康问题,并要配合饮食和体育锻炼,增强自身的抵抗力和疾病防御能力,从而减少疾病的产生。

"既病防变",治在发病之初。疾病急性期强力祛邪,应防邪伤正;外感热病须注意防兼夹之邪生变;内伤杂病须掌握脏腑、气血、阴阳等传变规律;运用情志疗法预防情志生变。曹奕认为"既病防变"思想甚至能用在恶性肿瘤的治疗中,理论包括"把握整体节奏,着力个体治疗,探求精准医疗""改变传统观念,提倡带瘤生存,以人为本"等,可以显著改善肿瘤患者的生存质量。

"病后防复",治在反复之前。随着现代社会生活节奏的加快、饮食结构的改变、环境污染的加重,慢性病已成为威胁我国居民健康的重要杀手。曹奕认为有些心脑血管疾病、癌症和呼吸系统疾病是无法治愈的,只能达到一种稳定的状态。而其应对方法就是开展中医的康复养护工作,注意饮食的调护、调畅情志、药食相辅,以期达到扶正祛邪的目的,还可以通过针灸、拔罐、锻炼等辅助手段来促进机体气血通畅,使患者早日康复。

二、理论特色

曹奕在总结和发扬张道宗"通督调神"理论的同时,还提出了"通督调任""心脑同治""心胃同治""肝脾同治"等多种中医特色理论。

(一)通督调任

张道宗教授从事中医临床数十年,尤其在针灸临床上有很多独到的见解,提出"通督调神"理论,认为"通督"以"调神之机",即督脉联络全身脏腑经络,通过针刺督脉穴位,使督脉调顺,气血运行有常,充养脑髓,养五脏之神,神机得用,以达到形、神同治之效。"通督调神"针刺法,就是运用针刺督脉组穴,达到疏通督脉、调整元神的目的。它是根据中医整体观念中"形与神俱"的理论结合临床实践凝练而出的。曹奕在治疗疑难病症,尤其是神经系统、内分泌系统、消化系统疾病时,取督脉腧穴、运用"通督调神"针刺大法为主治疗,往往收效甚佳。

曹奕在治疗眩晕、失眠、耳鸣、中风等疾病时,运用"通督调神"理论,也取得了良好的疗效。多年来曹奕在不断总结和发扬张道宗"通督调神"理论的同时,提出了"通督调任"新的学术思想。

任脉和督脉这两条经脉都属于奇经八脉之一,循行轨迹均是自胞中起、出于会阴,行于人之前后。胞中,又称"丹田",即女性小腹正中女子胞处,是定期产生月经和孕育胎儿的场所,《难经》称之为"脐下肾间动气"所在之处。任、督脉起于胞中,任主胞胎,有调节月经和促进女子生殖功能的作用,督脉主司生殖,女子胞与任、督脉关系密切,所以对于女性月经和生殖方面的疾病可以从任督二脉上寻找根源。任脉的经脉循行路线起自胞中,行于腹部正中,止于下颌,一脉共有24穴。虽然任脉的循行路径只与足三阴经交会,但由于足三阴经与手三阴经交接、阴维脉上行至喉咙与任脉相通、冲脉通过阴交穴与任脉相通,所以任脉与所有阴经相连,对阴经气血有调节作用。督脉共29穴,经脉循行从胞宫出发,经会阴、长强,沿人后正中线走行,并脊里,由风府入脑中,上至巅顶百会,可以治疗头部疾病和神志有关疾病。中医学认为,人体之所以会生疾病,皆因人体内阴阳失衡,而通过疏调任督二脉,可调节全身的阴阳经脉,能平衡一身之阴阳。

有研究指出,二脉不是各只有一条简单的循行路线,更不是单一的循行方向、部位和层次,而是一个富含中医基本理论、复杂但有序的动态平衡的循环系统,且任督循环圈也成了人体的小周天,可调整阴阳、贯通气血。其中督脉主气,任脉主血,任督二脉又能与全身阴阳经脉相互联络,故能起到调节十二经脉、五脏六腑的气血,维系机体阴阳平衡的作用,有"任督通则百脉皆通"的说法。另有研究指出,选择任督二脉上的穴位进行针刺,可有效提高微循环血流灌注量,改善血管舒缩功能,提高血清NA、5-HT、Ach水平。

(二)心脑同治

"心脑同治"即从循环系统改善心脑的供血和减少血管的危险因素,同时减轻心、脑的病理损害;心脑血管病同法治疗,即采用相同的治法方药治疗心脑血管疾病。

心脑血管疾病是危害人类健康的严重疾病,亦是中老年人的常见病、多发病,具有发病率高、致残率高、死亡率高、复发率高、并发症多的特点。随着我国人口老龄化,心脑血管疾病的发病率呈显著增高的趋势,常相互伴发,互为因果。心脑相关,中医学与西医学的认识是统一的。现代医学心脑相关的神经-内分泌-免疫网络调控系统的相互作用,正是中医学整体观中形神一体观和五脏一体观的体现;心脑二者既在生理上相互作用,又在病理上相互影响。曹奕所倡导的"心脑同治",主要包括以下两个方面。

一是心脑血管疾病同法治疗。心脑血管疾病的同法治疗秉承了"异病同治"的理论内涵,即不同的疾病有着相同的证候和病机,故采用相同的治法治疗。本虚标实,久病入络是"心脑同治"的病理基础。故针对心脑疾病的这一共同病理基础,采用的治法有:①益气活血。中风与冠心病多发生于中老年人,元气亏虚、气虚血瘀为本病的根本病因,故以益气活血为中风和冠心病的基本治法,代表方补阳还五汤的临床疗效显著。②活血化瘀通络。久病入络,闭阻不通,不通则痛,故可辛香宜透,选用引经通络药,《素问·阴阳应象大论》曰"气味辛甘发散为阳,酸苦涌泄为阴""味厚则泻,薄则通"。选药可用麝香、石菖蒲、冰片之类。研究证实,上述芳香开窍药物能通过血脑屏障,起到引药入脑的作用,同时又能扩张冠状动脉、解除冠状动脉痉挛,增加冠状动脉血流量,快速缓解心绞痛,是治疗心脑血管疾病不可缺少的引经药。③针刺治疗。基于心脑之间的桥梁——络脉,针刺治疗心脑血管疾病已经取得显著的临床疗效,临床"心脑同治"选用频率最高的经穴是手厥阴心包经的内关穴,内关穴属手厥阴心包经,为络穴,八脉交会穴之一。其主治作用广泛,可用以治疗心包经及前臂诸疾。心主血脉,又主神明,心包与心本同一体,其气相通,心包为心之外膜,络为膜外气血通行的道路,心包络是心脏所主的经脉,心不受邪,由心包代心受邪而为病,凡邪犯心包影响心脏的神志病和气滞脉中,心络瘀阻所致病证皆取本穴。内关通于阴维脉,阴维脉联系足太阴、少阴、厥阴经,并会于任脉,还与阳明经相合,以上经脉都循行于胸脘胁腹,故内关又善治胸痛、心痛、结胸、失眠、中风等。《针灸甲乙经》曰:"急则心暴痛,虚则烦心,心惕惕不能动,失智,内关主之;心澹澹而善惊恐,心悲,内关主之。"

二是心脑血管疾病同时治疗。心脑血管疾病同时发生,类似于中医学中的"并病",《景岳全书·伤寒典》曰"并病者,一经先病,然后渐及他经而皆病也",在治疗上,需要同时兼顾两经病变。故"脑心综合征"和"心脑综合征"在治疗过程中,应根据心脑疾病的

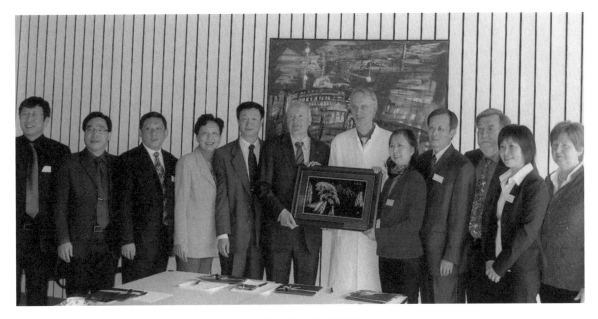

2011年赴德国海德堡医学院进行访问交流

病理、生理学特点,相兼治疗,以减轻心脑的病理互损。如高血压患者并发症多,靶器官病变常见于心、脑、肾,故对于高血压病的治疗,常常体现了心脑同治的思维,应充分认识到血流动力学改变、动脉粥样硬化是心脑血管疾病共同的病理基础。

(三)心胃同治

心胃同治理论,源于《黄帝内经》"胃络通心","厥心痛,腹胀胸满,心尤痛甚,胃心痛也"。在《金匮要略·胸痹心痛短气病脉证治》中,张仲景从调理脾胃入手,治疗胸痹、心痛,可谓开创了心胃同治的证治先河。

心与胃经络相通。《黄帝内经》中阐述:"足太阴脾经,属脾,络胃,流注心中;手少阴心经,属心,络小肠,上肺。""足阳明之正,至髀,入于腹里,属胃,散之脾,上通于心。"此为"胃络通心"理论之证据。《素问·平人气象论》云:"胃之大络名曰虚里。贯膈络肺,出

于左乳下,其动应衣,脉宗气也。"其虚里相当于心尖搏动处,源于胃之大络。故有"胃心相通"之说。心与脾胃虽分属上、中焦,但两者之间以脾胃之脉络、经别、经筋紧密相连,经气相通而互相影响。

心与胃气血相用。心主一身之血,心血充沛,供养脾胃以维持正常的运化功能。脾胃主受纳运化而为气血之化源,脾胃健旺,水谷精微通过脾胃的纳运转输升清等作用,上输于心肺,贯注于心脉,方化赤为血,濡养心之本脏,心神得营血滋养则安。

心与胃功能相依。心主神志与胃之体用息息相关。心之神机清明,则脾胃有所主,运化调畅,气血生化充盈;脾胃健运,化生血液,方可濡养心神,使心神清明。故心神对脾胃的调摄、心阳对脾胃的温煦、心气对脾胃血运的推动、心阴对脾胃的凉润宁静;脾胃对心神的充养、脾胃助心行气生血的作用,都说明了调养心神结合调和脾胃对心胃同病治疗的重要性。

曹奕所提倡的"心胃同治",临床主要运用以下两法。

其一:醒胃开窍升清法。痴呆患者多见不思饮食,脘腹胀满,头昏头重,神清呆钝,失认失算,沉默寡言,或喃喃自语,懒惰思卧,词不达意,智力衰退,口多涎沫,舌质淡,苔白腻,脉滑等症状。心主神志,为五脏六腑之大主。"胃之权在心",心神失养影响脾胃功能,痰浊困脾,出现不思饮食,脘腹胀满,大便溏薄。脾失健运,聚湿生痰,蒙蔽清窍,使神明被扰,神机失用则成痴呆;或久思积虑,耗伤心脾,脾虚气血生化无源,气血不足,脑失所养,神明失用而成痴呆。曹奕在治疗时多用醒胃开窍升清之药物,如石菖蒲、远志、郁金、葛根、半夏、陈皮、茯苓、鸡内金、枳壳、砂仁等。石菖蒲辛开温通走窜,疏散开达,畅心怡志,入心经而开心窍,安心神;入胃经,苦燥祛痰湿,芳香化湿辟秽。远志通于肾又交于心,宁心安神,散郁化痰;郁金疏肝理气,行血脉之滞。三者合用理气血,化瘀浊,开窍醒神益智;对于头昏、头脑不清、心神不稳、心烦意乱、表情淡漠、记忆力减退者,效佳。葛根升发清阳,鼓舞清阳之气上升;半夏合陈皮健脾理气,燥湿和胃;茯苓健脾安神;鸡内金健运脾胃;枳壳宽胸除胀;砂仁为醒脾调胃要药,凡湿阻或气滞所致脘腹胀痛等脾胃不和诸症常用。

其二:畅中宁心安神法。临床治疗胃气不和,浊气扰心所致的失眠时,曹奕亦贯穿"心胃同治"的理论指导治疗。《素问·逆调论》曰:"阳明者胃脉也,胃者六腑之海,其气亦下行,阳明逆,不得从其道,故不得卧也。《下经》曰'胃不和则卧不安',此之谓也。"胃气不和,气血衰少亦可致失眠。本证多因饮食痰浊壅滞胃中,妨碍阴阳上下交通,浊气循胃络上逆扰心,则致睡卧不安;痰食停滞,中焦气机升降失和,则见胃脘不适,纳呆嗳气,腹胀肠鸣;胃失和降,腑气不通则大便不爽或便秘。胃气以降为顺,胃病无所察受,脾清阳之气不能上升,所以浊阴不得降,清阳亦不能升,上下之阴阳不和,入夜阳不入阴则不寐。"卧不安"是神失常度的外在表现,而"胃不和"则为其内在病机。治疗当和其胃,胃气和调,心脉通畅,气机条达,则"胃和卧安也";曹奕常用保和丸和越鞠丸加减消食导滞,和胃安神。山楂消肉食油腻,神曲消酒食陈腐,莱菔子消谷面之积,共奏消食导滞之功,为君药;半夏、陈皮、苍术理气和胃化痰、除湿消痞,香附疏肝理气,调和肝胃,共为臣药;连翘、栀子清热解郁除烦以安神,茯神、远志、合欢花化痰宁心以安神,共为佐药;炙甘草和中调药,为使药。

(四)肝脾同治

曹奕认为,脾居中土,持中央,运四旁,调升降,为气血生化之源,是维持生命活动的重要环节。肝属木,体阴用阳,为藏血之脏,主疏泄,条达全身气机,推动血行津布,调畅情志活动。肝主疏泄,脾主运化,肝藏血,脾统血,肝、脾二脏生理上互相依赖,病理上互相影响。脾胃运化如常,血液化生充足,则肝内阴血充盈,肝的疏泄功能条达;而肝气条达,又可助脾胃的运化、气血的化生。若肝郁脾虚,木旺乘土,肝疏泄失常,情志失调,气机不畅,或脾气虚弱不能运化水谷,精血生化乏源,水湿痰饮泛滥。《医宗金鉴》有言"肝为木气,全赖土以滋养,水以灌溉"。周学海《读医随笔》亦云"脾主中央湿地……必借木气以疏之""故脾之用主于动,是木气也"。

在水液代谢方面,脾能运化水湿,促进体内水液及物质代谢,肝之疏泄功能,可以调畅气机,气行则津液布散而行以周流全身;若肝主疏泄功能失常则致气不行津,若脾主运化功能失常则致脾虚湿困,人体正常津液代谢异常故痰饮内生,痰饮一旦产生可随气流窜全身,阻碍气血运行。治疗上,清代叶天士在临证中重视肝与脾胃的关系,言"补脾必以疏肝,疏肝即以补脾也"。明确指出二者在治疗上密不可分的关系。

曹奕所提出的"肝脾同治",在临床中主要包括"治脾三法"和"治肝九法"。

"治脾三法"为补中有运、健脾化痰、补气益阴。"补中有运"主要针对脾虚为主者。脾虚为主的患者常伴腹胀纳少,食后胀甚,肢体倦怠,神疲乏力,少气懒言,大便溏稀,舌苔淡白或白滑。补益脾气且不碍胃气,曹奕常以二陈汤加党参、白术成六君子汤,以益气健脾。中焦虚弱,寓补于运,可增强脾胃动力。曹奕认为白术苦温燥湿、益气健脾,静中有动,只此一味可补运兼施。"健脾化痰"主要针对脾胃失运,水谷不运,壅塞成痰者。痰有无形、有形之别,无形之痰或停于脾胃,出现呕恶呃逆,或被肝风夹挟上阻于清窍,出现眩晕、头窍昏蒙;或上扰于心,出现心悸、失眠等。有形之痰贮于肺中,滞于咽喉,患者多出现咳痰,或自觉咽中不利,喜清嗓。治以健脾化痰之法,曹奕方选二陈汤加竹茹、枳实等,即温胆汤。若出现热象,则用黄连温胆汤或蒿芩清胆汤。"补气益阴"主要针对脾虚导致气阴不足者。脾虚水谷精微不能灌注于心,可致心之气阴不足。曹奕常用入心脾经的黄芪15~30 g,红景天10 g合生脉散,补益心脾之气阴。

"治肝九法"为平肝、柔肝、潜肝、滋肝、疏肝、理肝、清肝、凉肝、养肝。"平肝"之法,针对高血压患者多有头晕、头痛及走路如踩棉花感,曹奕喜用天麻钩藤饮加龙骨、牡蛎。龙骨和牡蛎组成对药,二者平肝敛魂,入心、肝、肾经,对伴失眠、焦虑不安者更适宜。"柔肝"之法,肝乃将军之官,性烈又阴柔,故"平肝"之外还应"柔肝",曹奕临床多用白芍柔肝,一般用量为15 g,伴腹痛、肢体震颤者,可增至30g。"潜肝"之法,肝阳上亢患者多有目眩、头胀痛、头重脚轻、腰膝酸软的症状,且更年期患者居多。肝阳上亢的基础是肝肾阴不足,阴不涵阳。所谓"治下焦如权,非重不沉",故平肝潜阳多用介类药,曹奕多选石决明以潜降肝阳。"滋肝"之法,若五心烦热、舌红少苔、脉细数,当用滋养肝阴之法。曹奕常用六味地黄丸加减,酌以牛膝、桑寄生。阴虚生火者用知柏地黄丸,阴火扰睛时用杞菊地黄丸。若阴虚不显时,则化裁六味地黄丸为牡丹皮、熟地黄、山萸肉,其中熟地黄可养血通脉。"疏肝"之法,曹奕喜用逍遥散疏肝健脾,方中柴胡疏肝解郁,更适宜伴胸胁疼痛者,因"柴胡劫肝阴",故借用四逆散之白芍与柴胡配伍以防柴胡过燥。"理肝"之法,取越鞠丸之香附可解诸郁、半夏厚朴汤之厚朴治情志不畅所致梅核气,曹奕喜用香附、厚朴理肝脾之气,以改善胸胁胀痛、乳房胀痛、脘腹痞闷、胀满疼痛等肝胃不和症状。"清肝"之法,肝之气分炽热,子病及母,致膀胱湿热,可见小便短赤等。曹奕多用夏枯草、黄芩清泄肝之气分热。"凉肝"之法,《西溪书屋夜话录》提出"如肝风初起,头目昏眩,用熄风和阳法,羚羊(角)、丹皮、甘菊、钩藤、决明、白蒺藜。即凉肝是也"。临床若伴见面赤或面热,则是肝热,曹奕常用羚羊角粉、牡丹皮凉肝。

第三节　临证精粹

　　曹奕在临床工作中,以针灸与药物并用的治疗手段,对常见病、疑难病的诊治,有着丰富的临床经验和良好的临床疗效,现以眩晕、头痛、不寐、心悸、胸痹、胃痛、痹证等疾病为例梳理和介绍曹奕的临床诊治经验。

一、眩晕诊治的临床经验

　　眩晕是以目眩、头晕为主要特征的一类疾病。眩即眼前发花或发黑,晕即感觉自身或外物旋转,站立不稳,二者总称眩晕。是以眼花或眼前发黑,视物旋转动摇不定,或自觉头身动摇为主要临床特征,兼见耳鸣、耳聋、恶心、呕吐、懈怠、肢体震颤等症状。

　　本病的病因有饮食不节、情志不遂、体虚年高、跌仆损伤等多种因素。本病的病变部位主要在清窍,病变脏腑与肝、脾、肾三脏有关。多属本虚证或本虚标实之证,常见病证有肝阳上亢、肾精不足、气血亏虚、痰浊内蕴、瘀血阻络五种,各证候之间又常可出现转化,或不同证候相兼出现。如肝阳上亢可兼肝肾阴虚,气血亏虚可夹痰浊中阻,血虚可兼肝阳上亢等。针对本病各证候的不同,治疗可根据标本缓急分别采取平肝、熄风、潜阳、清火、化痰、化瘀等法以治其标,补益气血、滋补肝肾等法以治其本。

　　眩晕的治疗原则是补虚泻实、调整阴阳。虚者当滋养肝肾、补益气血、填精生髓。实证当平肝潜阳、清肝泻火、化痰行瘀。本病发生多以阴虚阳亢者居多,治疗当以清火滋阴潜阳。

　　从肝论治眩晕。从肝论治眩晕,当注重疏肝、清肝、养肝、平肝、镇肝诸法。《黄帝内经》曰"诸风掉眩,皆属于肝",肝木旺,风气甚,则头目眩晕,故眩晕之病与肝关系最为密切。其病位虽主要在肝,但由于患者体质因素及病机演变的不同,可表现肝气郁结、肝火上炎、肝阴不足、肝阳上亢和肝风内动等不同证候。因此,临证之时当根据病机的不同择用疏肝、清肝、养肝、平肝、镇肝诸法。肝主疏泄,调畅气机,若眩晕因情绪因素所致,兼见肝郁不舒诸证,可配合逍遥散或小柴胡汤以疏肝和解。若兼肝郁化火,可配合龙胆泻肝汤或夏枯草、钩藤以清肝泻火。若素体肝肾阴亏,水不涵木,虚阳上扰,表现为眩晕欲仆,腰膝酸软,耳鸣失眠者,治宜滋阴潜阳,方用知柏地黄丸,或加用枸杞、何首乌、白芍等,酌配潜镇之品。若阴血不足,虚风内动,表现为头晕目眩,面色萎黄,少寐多梦,神疲乏力,脉细舌淡,故治疗当宗"柔肝之体,以养肝阴","血行风自灭"之意,治以滋阴养血柔肝之法,加用生地、当归、阿胶、白芍、枸杞等。若属肝阳上亢,内风上旋,表现为眩晕头胀、面赤口苦、急躁脉弦者,治当平肝潜阳,宜用天麻钩藤饮或代赭石、珍珠母、石决明、龙齿、龙骨、牡蛎等。

注重虚、痰、瘀所致眩晕。先贤所谓"无虚不作眩""无痰不作眩""久病入络"等认识颇合临床实际,故临证当注重补益虚损、燥湿化痰、活血化瘀等方法的加减应用。

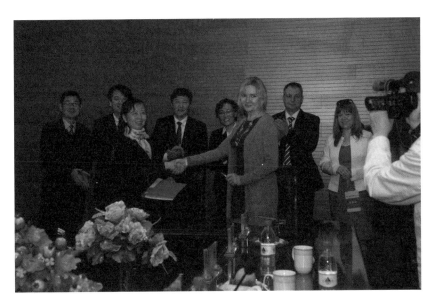

2016年代表医院和来访的俄罗斯政府代表团商谈康复合作项目

警惕"眩晕乃中风之渐"。眩晕一证在临床较为多见,其病机以虚实夹杂为主。其中因肝肾阴亏、肝阳上亢而导致的眩晕较为常见,若治疗不及时,可导致肝阳暴亢,阳亢化风,夹痰化火,窜走经络,患者可出现眩晕头胀、面赤头痛、肢麻震颤,甚则昏倒等症状,此时当警惕患者有发生中风的可能。对于此类患者,当严密监测血压、神志、肢体肌力、感觉等方面的变化,以防病情突变,还应嘱患者平素忌恼怒急躁、忌肥甘醇酒,按时服药,控制血压,定期就诊,监测病情变化。

适当配合其他疗法。部分眩晕患者西医诊断属椎-基底动脉供血不足,这部分患者多有颈椎病的表现,因此临症之时,除给予药物治疗外,还可以适当配合手法治疗,以缓解颈椎病的症状。还应嘱患者平素注意锻炼身体,尤其应注意锻炼颈、肩部肌肉,避免突然、剧烈地改变头部体位,防止急剧转头,避免高空作业。

验案举隅

验案1　胡某,女,54岁。2011年3月1日初诊。

病史:眩晕、头昏反复发作10余年。患者10年前开始有眩晕症状,当时症状较轻,发作次数较少,后来症状发作频繁后在外院就诊,诊断为颈源性眩晕,经服药治疗症状时轻时重,伴有恶心欲呕。刻下:症状持续,影响日常生活,今来院就诊。体检:压叩顶试验阳性,旋颈试验阳性,舌淡暗,苔薄白,脉细。颈椎正侧双斜位片示:颈椎退行性变。TCD示:椎-基底动脉供血不足。

中医诊断:眩晕,属气虚血瘀、脑脉失濡;西医诊断:椎-基底动脉供血不足。

治法:益气养血,活血通脉。

针灸处方:百会,太阳,颈椎棘突下督脉刺,风池。百会灸架重灸,颈椎棘突下督脉刺配合艾盒灸。余腧穴均以毫针刺,施以平补法,留针40分钟,期间行针1次,每日治疗1次。

二诊:2011年3月11日。患者眩晕症状已有改善,每天有间歇期,恶心欲呕症状已除。嘱其每天坚持做颈椎操,每日3次,每次5~10分钟,脉症大致同前,针刺治疗同前。

三诊:2011年3月22日。眩晕症状已除,舌脉大致正常,停止针刺治疗,嘱坚持自我锻炼,预防复发。

【按】曹奕在治疗颈椎病时,强调两个方面:一是主选督脉经穴,二是重视灸法。古训言:头风者灸风府;脑风者灸绝骨;惊风者灸前顶;忽然中风者灸百会。风为阳而生于阴,以灸祛风者,因灸行气和血,治风先治血,血行风自灭。

验案2　陶某,女,62岁。2012年5月4日初诊。

病史:眩晕伴耳鸣半年余。患者时作眩晕,重时有晕倒,伴有寐差、耳鸣。曾在多处就医,收效甚微。刻下:眩晕耳鸣,心悸乏力,劳累加重,口干,二便正常。诊见:舌淡红,少苔,脉细。

中医诊断:眩晕,属气阴两虚、虚火上越;西医诊断:慢性脑动脉供血不足。

治法:益气养阴,潜阳安神。

中药处方:西洋参5 g,麦冬15 g,五味子10 g,生地黄15 g,玉竹15 g,阿胶(烊化)8 g,酸枣仁15 g,生龙骨(先下)30 g,生牡蛎(先下)30 g,夜交藤30 g,磁石(先下)30 g。7剂,水煎服,每日一剂,分两次服。忌食辛辣,畅情志,适劳逸。

针灸处方:百会,太阳,内关,足三里,三阴交,太溪,太冲,少府。以上腧穴均以毫针刺,其中足三里、太溪施以补法,余腧穴施以平补法,留针40分钟,期间行针1次,每日治疗1次。

二诊:2012年5月11日。患者眩晕症状明显改善,未再发生过跌倒。舌淡红,苔薄,脉细,效果可,治疗同前。

三诊:2012年5月18日。眩晕症状已除,舌脉大致正常,停止针刺治疗,嘱坚持自我锻炼,预防复发。

【按】 曹奕认为,本案是因气阴两虚,虚火上炎扰动君室所致。气短乏力,劳累加重为气虚之征,口干,舌淡红,少苔,脉细,乃阴虚之兆。气虚清阳不升则脑失所养,阴阳失衡则虚阳上越,故见眩晕耳鸣,重时晕倒。药用西洋参、麦冬、五味子、生地黄、玉竹、阿胶益气养阴,以炒酸枣仁、生龙牡、夜交藤、磁石等平肝潜阳、养心安神。诸药合用,标本兼治,故药后症状渐除。另外又加用善治眩晕的针刺协定穴,针药相伍,相得益彰。

验案3 王某,男,53岁。2011年10月26日初诊。

眩晕反复发作5年余。患者5年前无明显诱因下突然出现头晕,颈项部不适,视物旋转,伴有恶心欲吐。平素眩晕发作时,休息可缓解,未正规治疗。刻下:眩晕、头昏欲吐,颈部不适,口苦心烦,二便正常。诊见:舌淡红,苔黄腻,脉弦滑。

中医诊断:眩晕,属痰浊中阻,郁而化热;西医诊断:椎-基底动脉供血不足。

治法:清热化痰,燥湿健脾。

中药处方:炒黄芩10 g,炒知母10 g,川厚朴10 g,清半夏10 g,炒白术15 g,明天麻10 g,石菖蒲10 g,淡竹茹15 g,全当归10 g,紫丹参12 g,广郁金10 g,青、陈皮各10 g,杭白芍15 g,寸麦冬15 g,炒神曲15 g,生甘草6 g。7剂,水煎服,每日一剂,分两次服。忌食辛辣,畅情志,适劳逸。

针灸处方:百会,太阳,内关,足三里,丰隆,太溪,太冲。以上腧穴均以毫针刺,其中足三里施以补法,丰隆施以泻法,余施以平补平泻法,留针40分钟,期间行针1次,每日治疗1次。

二诊:2011年11月3日。患者眩晕症状明显改善,视物旋转减轻。舌淡红,苔白,脉弦滑,效果可,治疗同前。

三诊:2011年11月13日。眩晕症状基本缓解,舌脉大致正常,中药续服10剂,配合针灸治疗10次,患者症状基本缓解。嘱坚持自我锻炼,预防复发。

【按】 曹奕认为,本案是因痰浊中阻,郁而化热所致。视物旋转、头昏,口干,神疲乏力,舌淡红,苔黄腻,脉弦滑均为痰湿所致。脾失健运,痰湿中阻,清阳不升,清阳不升则脑失所养,后郁而化热,故见眩晕、口干心烦。药用黄芩、知母清热,半夏、白术、天麻、青陈皮、石菖蒲、竹茹、厚朴燥湿健脾化痰,当归、郁金、丹参活血化瘀,白芍平抑肝阳,麦冬益气养阴,甘草调和诸药,标本兼治,故药后症状渐除。另外又加用善治眩晕的针刺协定穴,针药相伍,相得益彰。

验案4 何某,女,42岁。2011年5月14日初诊。

病史:眩晕反复发作1年余,加重1月。患者1年前因工作作息不规律出现眩晕,伴神疲乏力,心悸烦闷,颈部僵硬,休息后可缓解。近一月患者因工作压力,自觉眩晕症状加重,休息后无法缓解。刻下:眩晕,神疲乏力,心悸烦闷,颈部僵硬,纳可寐差,面色萎黄,二便正常。诊见:舌淡红,苔薄白,脉细弱。

中医诊断:眩晕,属气血两虚;西医诊断:椎动脉供血不足。

治法:益气养血健脾。

中药处方:潞党参10 g,生白术10 g,炙黄芪15 g,茯苓、神各30 g,枸杞子10 g,炒山栀10 g,粉丹皮15 g,全当归10 g,柴胡苗10 g,嫩桂枝10 g,粉葛根30 g,杭白芍15 g,寸麦冬15 g,薄荷梗15 g,生甘草6 g。7剂,水煎服,每日一剂,分两次服。忌食辛辣,畅情志,适劳逸。

针灸处方:百会,印堂,颈夹脊,风池,内关,足三里,气海,关元,三阴交。以上腧穴均以毫针刺,其中足三里、关元、气海施以补法,风池、内关、三阴交施以泻法,余腧穴施以平补平泻法,留针40分钟,期间行针1次,每日治疗1次。

二诊:2011年5月21日。患者眩晕症状明显改善,神疲乏力、心悸减轻。面色有华,颈部僵硬较前好转,舌淡红,苔薄白,脉弦细,效果可,治疗同前。

三诊:2011年5月28日。眩晕症状已除,面色红润,舌脉大致正常,停止针刺治疗,嘱坚持自我锻炼,预防复发。

【按】 曹奕认为,本案是气血两虚所致。神疲乏力、心悸、面色萎黄、舌淡红、苔薄白、脉弦细,均为气血两虚之象。气虚则清阳不展,血虚则脑失所养,故见眩晕。药用党参、黄芪、白术、茯苓、茯神益气健脾;栀子、丹皮、柴胡、麦冬解郁除烦;当归、白芍养血活血;葛根、桂枝疏通经络。诸药合用、标本兼治,故药后症状渐除。另外又加用善治眩晕的针刺协定穴,针药相伍,相得益彰。

验案5 李某,男,45岁。2011年7月15日初诊。

病史:眩晕伴耳鸣反复发作3年余。患者既往有高血压病,最高170/100 mmHg,平素服用西药降压。血压控制不佳时出现眩晕,耳鸣。刻下:眩晕,耳鸣,头胀痛,胸闷,心烦急躁,易烘热出汗,口干喜饮,纳可寐差,二便尚调,舌红,少苔,脉弦细。

中医诊断:眩晕,属阴虚火旺;西医诊断:高血压性眩晕。

治法:滋阴降火。

中药处方:炒知母10 g,炒黄柏10 g,大熟地10 g,山萸肉15 g,枸杞子10 g,菟丝子12 g,淮山药15 g,茯苓、神各30 g,牡丹皮15 g,川泽泻10 g,全当归10 g,柴胡苗10 g,杭白芍15 g,青、陈皮各10 g,寸麦冬15 g,生甘草6 g。7剂,水煎服,每日一剂,分两次服。忌食辛辣,畅情志,适劳逸。

针灸处方:百会,印堂,颈夹脊,太阳,大椎,曲池,合谷,外关,肝俞,肾俞。以上腧穴均以毫针刺,其中肝俞、肾俞施以补法,大椎、曲池、合谷、外关施以泻法,余腧穴施以平补平泻法,留针40分钟,期间行针1次,每日治疗1次。

二诊:2011年7月22日。患者眩晕症状明显改善,耳鸣、头胀痛、胸闷、心烦急躁诸症均较前减轻,舌淡红,苔薄白,脉弦细,效果可,治疗同前。

三诊:2011年7月29日。眩晕症状已除,舌脉大致正常,停止针刺治疗,嘱坚持自我锻炼,预防复发。

【按】 曹奕认为,本案是阴虚火旺所致。眩晕、耳鸣、头胀痛、胸闷、心烦急躁、易烘热出汗、口干喜饮均为阴虚火旺之象。热病日久，阴津不足，不能制阳，使肝阳上亢而引起眩晕，头胀痛。药用炒知母、炒黄柏、大熟地、山萸肉、枸杞子、菟丝子、淮山药滋肾补阴，麦冬、丹皮清心除烦；茯苓、茯神、泽泻、青皮、陈皮利水健脾；生甘草调和诸药。诸药合用、标本兼治，故药后症状渐除。另外又加用善治眩晕的针刺协定穴，针药相伍，相得益彰。

二、头痛诊治的临床经验

头痛是临床上常见的自觉症状，可单独出现，也可出现于多种急、慢性疾病之中，如高血压病、脑血管意外、脑肿瘤、血管神经性头痛等。头痛是临床常见病，根据致病原因的不同，可以分为外感头痛与内伤头痛两大类。外感头痛多因风、寒、湿、热等邪气，循经上扰，壅滞头窍，而发为头痛。一般起病急，病程短，多伴表证，病性属实，治疗多以祛风散邪为法。内伤头痛，多因情志、饮食、劳倦、房劳、体虚等原因，导致肝阳偏亢、痰浊中阻、瘀血阻窍、气血亏虚、肾精不足等病理改变，以致头窍失养，或清窍被扰，而发

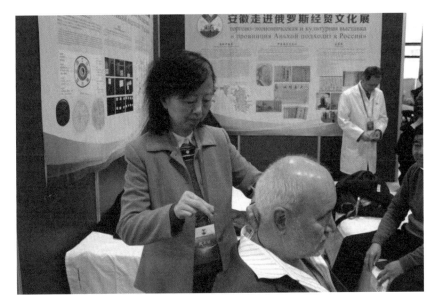

2017年随安徽省代表团赴俄罗斯宣传中医文化

头痛。一般病程长，起病缓，多伴肝、脾、肾诸脏功能失调证候，病性复杂，有虚有实，尤易虚实夹杂，治疗多采取补虚泻实、标本兼顾的治则。切忌头痛医头，并应针对头痛部位酌配引经药物。

外感头痛属实证，以风邪为主，故治疗主以疏风，兼以散寒、清热、祛湿。内伤头痛多属虚证或虚实夹杂证，虚者以滋阴养血，益肾填精为主；实证当平肝、化痰、行瘀；虚实夹杂者，酌情兼顾并治。

结合头痛部位选用引经药物。临床治疗头痛，除根据辨证论治原则外，还可根据头痛的部位，按照经络循行路线，选择引经药，可以提高疗效。如太阳头痛选用羌活、蔓荆子、川芎；阳明头痛选用葛根、白芷、知母；少阳头痛选用柴胡、黄芩、川芎；厥阴头痛选用吴茱萸、藁本等。

虫类药的应用。凡头痛久发不愈，痛势较剧，应适当配用通络之品。部分慢性头

痛,病程长,易反复,经年难愈,患者可表现为头部刺痛、部位固定,面色暗滞,舌暗脉涩等症,治疗时可在辨证论治的基础上,选配全蝎、蜈蚣、僵蚕、地龙、地鳖虫等虫类药,以祛瘀通络,解痉定痛,平肝熄风,可获良效。虫类药可入汤剂煎服,亦可研细末冲服,因其多有小毒,故应合理掌握用量,不可过用。以全蝎为例,入汤剂用3~5克,研末吞服用1~2克,散剂吞服较煎剂为佳,蝎尾功效又较全蝎为胜。亦可将全蝎末少许置于痛侧太阳穴,以胶布固定,可止痛。

益气升清法治气虚头痛。气虚清阳不升者所致气虚头痛者,症见头痛隐隐,时发时止,遇劳加重,纳食减少,体倦无力,气短自汗,舌质淡,苔薄白,脉细弱者,药用黄芪、党参、炒白术、川芎、升麻、柴胡、葛根等益气升清。但临床单纯气虚者较少见,辨证时应排除实证后,方可用之。

偏头痛的特点与治疗。偏头痛,又称偏头风,临床颇为常见。其特点是疼痛暴作,痛势甚剧,半侧头痛,或左或右,或连及眼齿,呈胀痛、刺痛或跳痛,可反复发作,经年不愈,痛止如常人。可因情绪波动,或疲劳过度而引发。偏头痛的病因虽多,但与肝阳偏亢、肝经风火上扰关系最为密切。偏头痛的治疗多以平肝清热、息风通络为法,选用菊花、天麻、黄芩、白芍、川芎、白芷、生石膏、珍珠母、藁本、蔓荆子、钩藤、全蝎、地龙等药。肝火偏盛者,加龙胆草、夏枯草、山栀、丹皮等;若久病入络,症见面色晦滞,唇舌紫暗瘀斑者,可合用血府逐瘀汤,并酌加全蝎、蜈蚣、蟅虫等,以散瘀通络,搜剔息风。

经期头痛的特点与治疗。发于经期前后,伴有月经不调、痛经等症时,还当结合调理冲任之法治疗。

验案举隅

验案1　车某,女,33岁。2022年11月21日初诊。

病史:经行头痛3年,再发加重2天。患者经行头痛,以前额部为主。严重时可出现恶心呕吐,痛不可耐,寝食难安。平素睡眠不安,多梦早醒,神倦乏力,纳谷正常,口干口苦,口中异味,大便干燥。月事一月一行,一行三日,经量正常。刻下:头痛,纳谷尚可,睡眠不佳,小便如常,大便干燥。诊见:舌红苔薄白,脉细弦。

中医诊断:头痛,属风阳上扰;西医诊断:经行头痛。

治法:养血柔肝,祛风止痛。

中药处方:炒白术15 g,姜半夏9 g,姜竹茹10 g,明天麻10 g,瓜蒌皮15 g,香白芷10 g,鸡血藤15 g,荆芥炭4 g,嫩桂枝10 g,杭白芍15 g,淮山药15 g,酸枣仁15 g,茯苓神各30 g,炙远志15 g,白豆蔻10 g,薏苡仁10 g,珍珠母15 g,甘草6 g。7剂,水煎服,分两次服。忌食辛辣、寒凉之品,调畅情志。

针灸处方:太阳、百会、合谷、风池、三阴交、太冲。以上诸穴均以毫针刺,平补平泻法,太阳穴行温针灸,配合压灸百会3次,其余腧穴留针40分钟,期间行针1次,每日治疗1次。

二诊：2022年12月3日。针刺及服药后症状缓解，多梦早醒、口苦口干症状改善，仍觉乏力。舌红苔薄白，脉细弦。针刺治疗同前；中药上方加生黄芪15 g，全当归10 g，潞党参15g。再服用7剂。

三诊：2022年12月20日。经期已至，头痛轻微，并很快缓解。该患者疗效已显，继续沿用上述方案予以针刺治疗，待经期结束后，予以中药治疗。

【按】 该病例为典型的经行头痛，根据患者伴随症状及舌苔脉象，考虑为阴虚肝旺，阴液不足，肝木偏亢而致。治宜养血柔肝，祛风止痛。"督脉入络脑"，故针刺治疗选用督脉穴位百会、风池祛风通络止痛；三阴交为足三阴经交会穴，可通调肝、脾、肾三经。合谷、太冲分别为手阳明经和足厥阴经之原穴，合用时名曰"开四关"，一主阳主气，能升能散，善清上焦热邪气闭；一主阴主血，能降能舒，善疏肝解郁，宣窍启闭。中药方中天麻祛风通络，鸡血藤、白芍、山药、酸枣仁滋阴养血，茯苓、白术、半夏、薏苡仁、豆蔻健脾以防滋腻太过，茯神、远志、珍珠母以安神解郁，白芷引药入经。诸药合用，共奏滋阴熄风、柔肝止痛之效。

验案2　刘某，女，50岁。2021年10月23日初诊。

病史：发作性头痛半年，再发加重1周。病症反复发作，病势缠绵，休息得减，劳累又作，伴有夜寐不安，神疲乏力，时有情绪烦躁，汗出。纳食尚可，二便尚调，经期紊乱。曾于外院行头颅CT检查未见明显异常。刻下：神疲乏力，头痛时作，夜寐不安。诊见：舌淡，苔白，脉细。

中医诊断：头痛，属气血亏虚；西医诊断：围绝经期综合征。

治法：益气养血，填髓止痛。

中药处方：全当归10 g，嫩桂枝10 g，赤白芍各15 g，羌活10 g，粉葛根30 g，炒白术15 g，炒防风10 g，炙黄芪15 g，鸡血藤15 g，青陈皮各10 g，茯苓神各25 g，桑寄生15 g，煅珍珠母15 g，生甘草6 g。7剂，水煎服，日一剂，分两次服。嘱忌辛辣刺激，调畅情志，适度锻炼。

针灸处方：百会，太阳，上星，血海，足三里，三阴交。以上腧穴均施以针用补法，留针40分钟，期间行针1次，每日治疗1次。

二诊：2021年10月30日。治疗中自觉头痛减轻，仍觉夜寐不安，早醒。舌淡苔薄白，脉弦细。针刺加用内关、神门、太冲。中药处方去炒防风、醋青皮，加酸枣仁15 g，广郁金10 g。再服7剂。

三诊：2021年11月6日。服药期间患者头痛未再发作，睡眠改善，乏力减轻。嘱停止针刺，上方继续服用7日，以巩固疗效。

【按】《景岳全书·头痛》云："凡诊头痛者，当先审久暂，次辨表里。盖暂痛者，必因邪气，久病者，必兼元气。所以暂病者，当重邪气，久病者，当重元气，此固其大纲也。然亦有暂病而虚者，久病而实者，又当因脉因证而详辨之，不可执也。"曹奕根据此病辨证之原则，辨本案属气血两虚之候。针刺治疗中配以血海、足三里、三阴交，以补益气血，通调肝、脾、肾三脏。中药方剂中黄芪、白术、茯苓健脾补气,当归、赤芍、白芍、鸡血藤补血活血,辅以桂枝温阳通脉止痛,青皮理气以行血,桑寄生补肾养血,珍珠母、茯神安神止痛,诸药合用,共奏补益气血、安神止痛之效。

验案3 李某某,女,72岁。2021年10月27日初诊。

病史:发作性右侧偏头痛10余年,再发加重伴头晕1周。患者自10余年前开始反复多次发作偏头痛,以右侧疼痛为主。发作时需口服止痛药治疗。外院头颅CT示腔隙性脑梗死。1周前再发头痛,伴有胃脘饱胀,口干不欲饮,口中异味,大便2日一行,便后不爽。诊见:舌质黯,苔白腻,脉弦滑。

中医诊断:头痛,属痰浊蒙窍;西医诊断:偏头痛。

治法:化痰降浊。

中药处方:桑、桂枝各10 g,杭白芍15 g,粉葛根30 g,香白芷10 g,全当归10 g,正川芎4 g,鸡血藤15 g,清半夏9 g,瓜蒌皮10 g,炒白术15 g,白豆蔻10 g,石菖蒲10 g,川厚朴10 g,淮山药15 g,茯苓、神各25 g,煅珍珠母15 g,明天麻10 g,生甘草6 g。7剂,水煎服,日一剂,分两次服。

针灸处方:百会,太阳,印堂,中脘,丰隆。以上腧穴,施以用泻法,留针40分钟,期间行针1次,每日治疗1次。

二诊:2021年11月4日。患者头痛程度减轻,胃脘部胀满较前改善,舌脉同前,治疗宗上法。

【按】 偏头痛是一种原发性血管性头痛,目前病因尚未完全清楚,可能与遗传、内分泌与代谢因素有关。精神紧张、焦虑、应激、睡眠障碍、过劳、气候变化时,均可诱发偏头痛的发生。偏头痛常见于女性,约50%有家族史,表现为反复发作性单侧或双侧搏动性头痛,属于中到重度的头痛,西医治疗以止痛和预防发作为主。《丹溪心法·头痛》曰:"头痛多主于痰。"曹奕根据患者舌苔脉象,辨证本案为痰浊头痛,针刺治疗中配以中脘、丰隆以化痰和中。中药方剂以半夏白术天麻汤为主,加当归、川芎、鸡血藤以活血通络,石菖蒲、桂枝等化痰开窍、温阳通脉之品。

验案4 李某,女,30岁。2021年12月6日初诊。

病史:反复发作性头痛2年余。发作时自觉前额、头顶部空痛,并痛及项背,伴有头晕耳鸣,腰膝酸软发凉,睡眠欠安,婚后3年无子,纳食二便尚可。诊见:舌红少苔,脉细。

中医诊断:头痛,属肾精不足;西医诊断:神经血管性头痛。

治法:养阴补肾。

中药处方:生、熟地各10 g,桑寄生15 g,赤、白芍各15 g,女贞子10 g,菟丝子10 g,狗脊10 g,潞党参12 g,炙黄芪15 g,炒白术15 g,全当归10 g,正川芎9 g,淮山药15 g,广陈皮10 g。7剂,水煎服,一日一剂,分两次服。

针灸处方:百会,上星,太溪,肾俞,命门。以上腧穴,毫针针刺,其中百会、上星用平补平泻法,太溪、肾俞、命门施以补法,留针40分钟,期间行针1次,每日治疗1次。

二诊:2021年12月14日。患者头痛发作减少,仍有腰膝酸软,纳食不香。舌淡红边有齿痕,苔薄白,脉沉。患者疗效已显,继续针灸治疗,中药上方加白豆蔻10 g,醋香附10 g。继服7剂。

三诊:2021年12月21日。服药期间患者头痛未再发作,无明显头晕、耳鸣。腰酸腿软症状减轻。嘱停止针刺,中药继续服用7日,以巩固疗效。

【按】 头痛分为外感和内伤两大类。外感头痛多为外邪上扰清空之窍,壅滞经络,络脉不通。脑为髓海,依赖于肝肾精血和脾胃精微物质的充养,故内伤头痛多与肝、脾、肾三脏的功能失调有关。本例症见头空痛,伴见眩晕耳鸣,神疲乏力,腰膝酸软,辨为肾虚头痛。根据其疼痛部位,辨为太阳头痛,《丹溪心法·头痛》曰:"头痛须用川芎,如不愈各加引经药。太阳川芎,阳明白芷,少阳柴胡,太阴苍术,少阴细辛,厥阴吴茱萸。"曹奕针刺处方中太溪、肾俞、命门均有补肾填精之效。中药处方以健脾补肾为主,加以川芎以"引药入经",补肾之品补益先天,健脾补气之品补益后天,后天补给先天,使气血充沛,髓海得养,头痛得愈。

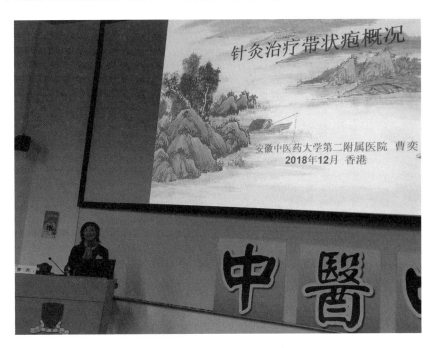

2018年在香港中文大学进行学术交流

三、不寐诊治的临床经验

不寐亦称失眠,不得眠,不得卧,目不瞑,是指经常不能获得正常睡眠为特征的一种病症。病情轻重不一,轻者入睡困难,或寐而易醒,时寐时醒,甚至醒后不能再睡,重则彻夜不眠。

不寐多为情志所伤,饮食不节,劳倦、思虑过度,久病,年迈体虚等因素引起的脏腑功能紊乱,气血失和,阴阳失调,阳不入阴而发病,病位主要在心,涉及肝、胆、脾、胃、肾,病性有虚有实,且虚多实少。其实证者,多因肝郁化火、痰热内扰,引起心神不安所致,治当清肝泻火、清化痰热,佐以宁心安神;其虚证者,多由心脾两虚,阴虚火旺,心肾不交,心胆气虚,引起心神失常所致,治当补益心脾,滋阴清热,交通心肾,益气镇惊,佐以养心安神。本病证重视精神调摄和讲究睡眠卫生,预后一般较好。

不寐病证有虚实之分,有有邪与无邪之别,治疗当补虚泻实,调整脏腑气血阴阳,以安神定志为原则。实证泻其有余,如疏肝泻热,清化痰热,消导和中;虚证补其不足,如益气养血,健脾补肝益肾。在泻实补虚的基础上安神定志,如养血安神,镇惊安神,清心安神,配合精神治疗,消除紧张焦虑,保持规律生活及精神舒畅。

不寐治疗的三个原则:

第一,注意调整脏腑气血阴阳。如补益心脾,应佐以少量醒脾运脾药,以防碍脾;滋阴降火、交通心肾,其引火归元的肉桂用量宜轻;益气镇惊,常须健脾,慎用滋阴之剂;疏肝泻热,注意养血柔肝,以示"体阴用阳"之意;清热化痰,不宜选用五味子、酸枣仁、夜交藤之类养血安神药物,以避酸收敛邪之弊。"补其不足,泻其有余,调其虚实",使气血调和,阴平阳秘,脏腑功能得以恢复正常。

第二,强调在辨证论治基础上施以安神镇静。安神的方法,有养血安神、清心安神、育阴安神、益气安神、镇惊安神、安神定志等不同,可随证选用。

第三,注意精神治疗的作用。消除患者顾虑及紧张情绪,保持精神舒畅,在治疗中起重要作用。

活血化瘀法的应用。长期顽固性不寐,临床多方治疗效果不佳,伴有心烦,舌质偏暗,有瘀点者,依据古训"顽疾多瘀血"的观点,临床辨证应以瘀论治,常选用血府逐瘀汤,药用桃仁、红花、川芎、当归、赤芍、丹参以活血化瘀,柴胡、枳壳以理气疏肝,地龙、路路通以活络宁神,生地以养阴清心,共起活血化瘀、通络宁神之功,常可获得显效。

注重预防调护。本病证属心神病变,重视精神调摄和讲究睡眠卫生对不寐患者来说具有实际的预防意义。《黄帝内经》云:"恬淡虚无,真气从之,精神内守,病安从来。"积极进行心理情志调整,克服过度的紧张、兴奋、焦虑、抑郁、惊恐、愤怒等不良情绪,做到喜怒有节,保持精神舒畅,尽量以放松的、顺其自然的心态对待睡眠,反而能较好地入睡。睡眠卫生方面,首先帮助患者建立有规律的作息制度和从事适当的体力活动或体育健身活动,增强体质,持之以恒,促进身心健康。其次养成良好的睡眠习惯,晚餐要清淡,不宜过饱,更忌浓茶、咖啡及吸烟,睡前避免从事紧张和兴奋的活动,养成定时就寝的习惯。另外,要注意睡眠环境的安宁,床铺要舒适,卧室光线要柔和,并努力减少噪音,去除各种可能影响睡眠的外在因素。

验案举隅

验案1 张某,女,37岁。2012年3月24日初诊。

病史:不寐、易惊、时有心悸2个月余。患者于2012年春节期间与家属因琐事生气,出现不寐、惊惕症状。表现为心烦意乱,神魂不安,入睡困难,时有梦魇,且多梦易醒,平素心慌易惊,烦躁不止。至2012年1月起在当地医院门诊就诊,诊断为"失眠",用中药治疗,具体药物不详,未见明显好转。本年2月至当地市医院就诊,诊断为"焦虑症",予以抗焦虑药物适用。患者仍自觉心烦、心神不宁、遇事易惊。近来逐渐影响日常工作及生活,自服"阿普唑仑及抗焦虑药物",不寐情况无明显改善。刻下患者虚烦不寐,寐则多梦或易惊易醒,神魂不安,胆怯易惊,惊悸怔忡,处事多虑。饮食及二便尚调。诊见:舌淡,苔薄白,脉弦细

中医诊断:不寐,属心胆气虚,虚热扰心;西医诊断:顽固性失眠。

治法:益气镇惊,安神定志。

中药处方:炙黄芪30 g,炒知母20 g,茯苓、神各25 g,炒酸枣仁30 g,炙远志10 g,全当归10 g,正川芎10 g,煅龙、牡各30 g,龙眼肉15 g,广木香15 g,太子参15 g,夜交藤15 g,生甘草6 g。7剂,水煎服,一日一剂,分两次服。

针灸处方:安眠、百会、内关、神门、三阴交。以上腧穴,均以毫针针刺,施以平补平泻法,留针40分钟,期间行针1次,每日治疗1次。

二诊:2012年4月1日。自述不适症状均有缓解,寐后梦少不常醒、胆怯易惊较前有改善。舌质淡,苔腻,脉弦细。仍以益气镇惊,加以理气以安眠。前方加清半夏9 g,广陈皮12 g,川厚朴15 g,石菖蒲15 g。针灸治疗方案同前。

三诊:2013年4月9日。服药14剂后,患者面色红润,目睛灵动,自述心情舒畅,夜寐正常,只有听到巨大声响才有胆怯易惊出现,舌质淡,苔薄白,脉细。嘱调畅情志,适度锻炼,门诊随诊。

【按】 曹奕指出:本案失眠患者因情志不遂,肝气郁结,肝郁化火、邪火扰动心神,神不安而不寐;且心虚胆怯,易受惊恐,出现夜不能寐且寐而不酣,舌淡、脉弦细为心胆气虚之象。中药方以太子参、甘草又可益心胆之气;朱砂重镇安神;夜交藤养心安神;当归、黄芪补气生血;远志、炒酸枣仁、茯神、龙眼肉养心安神;知母滋阴清热;川芎调气疏肝;木香有补而不滞之效;龙骨、牡蛎、石菖蒲镇惊开窍宁神。全方以益气镇惊、安神定志为主。三诊后患者病情较前大有好转,积极调畅情志即可,无须医药过度。

验案2 刘某,女,36岁。2017年6月12日初诊。

病史:入睡困难半年。患者今年年初因感情因素,近半年来入睡困难,多梦,白天疲劳感明显,感头部昏沉,乏力。近日鼻炎发作,鼻塞流涕,纳食不佳,二便尚可,诊见:舌红,苔少,脉细。6月1日月经来潮,月经不畅,量少,色暗。

中医诊断:不寐,属肝气郁结;西医诊断:失眠。

治法:疏肝解郁,安神定志。

中药处方:柴胡苗10 g,煅龙、牡各30 g,荆芥10 g,炒防风10 g,紫丹参15 g,茯神25 g,酸枣仁30 g,乌药10 g,醋香附10 g,全当归10 g,正川芎9 g,明天麻10 g。7剂,水煎服,一日一剂,分两次服。

二诊:2017年6月20日。患者入睡困难得到改善,近期睡眠时间能达到5小时,精神状态略有提升。前方续服14天。

三诊:2017年7月16日。患者诉入睡良好,睡眠时间已能达到6小时,精神状态良

好。嘱工作之余可适度锻炼,如有不适,门诊随访。

【按】 本案患者有明显的情志因素作为诱因,情志不遂,肝失疏泄,气机郁滞,阴阳难调,出现失眠,证属肝气郁结证。患者月经不畅,量少,故处方中以柴胡、香附疏肝解郁,同时兼有调理月经的功效;患者入睡困难,故予煅龙骨、煅牡蛎、天麻潜镇心神、平肝抑阳;患者月经不调,另予乌药温经暖宫,当归、川芎、丹参行气活血、养血和血。近期患者鼻炎发作,结合舌苔脉象,稍有寒象,予荆芥、防风散寒通窍。此例患者收效较快,与其病程不久、证型单纯、无明显变证不无关系。

曹奕指出:当下工作节奏加快、社会竞争不断加剧,以及人们日常生活欠规律等因素引起的失眠日益增多,失眠带来的危害对人群的影响越来越严重,短暂失眠可致头昏、头痛、食欲下降、精神不振和记忆力减退,而持续性失眠则极易引起血压、血糖、血脂升高,导致心脑血管的并发症,甚至造成内分泌失调而促发精神障碍。

验案3 陈某,女,14岁。2021年4月7日初诊。

病史:睡眠困难,注意力不集中数月。素体健康,因高中学业压力,晚睡早起日长至睡眠不佳,逐渐至精力不济,注意力不集中,家长曾带至医院体检,各项指标正常。检体发育正常,反应力正常,气血俱调和,未及明显异常。饮食及二便正常。诊见:舌红,苔薄白,脉稍弦。

中医诊断:不寐,属心脾两虚;西医诊断:失眠。

治法:益气健脾,宁心安神。

患者学业正值高中,无法每日至诊室针灸治疗,且畏惧中药苦涩。予以耳穴揿针治疗,两周一疗程。

针灸处方:心、脑、神门、皮质下、脾、交感、三焦。以上耳穴,严格消毒后予揿针治疗。

二诊:2021年4月24日。患者诉睡眠质量得到改善,睡眠时间能达到6小时,注意力不集中症状较前好转。

取穴:心、脑、神门、皮质下、脾、肾、内分泌、三焦。

三诊:2021年5月18日。患者诉诸症状达病前水平,嘱调畅情志,并嘱家长注意观察,门诊随访。

【按】 曹奕指出,本案患者为高中学子,既往体健,检验均正常,气血调和,为学业思虑过度致心神失养,畏针畏药,故予以耳穴揿针治疗。此类失眠为失眠轻症,盖机体脏腑调和,气血微损,可施以针药。目前失眠病症疗法众多,有刺、艾灸、电针、刺络、耳穴埋豆等。

耳穴揿针治疗失眠以心、神门、皮质下为主穴。神门被认为是宁心安神的首选要穴,位于耳郭三角窝内,此处神经分布丰富,有耳颞神经、耳大神经和枕小神经,并形成神经丛,也是调节大脑皮质兴奋与抑制的要穴,具有较强的镇静安神作用。针刺耳穴神门可明显增加左右椎动脉及基底动脉的血流速度,因而按压之可改善大脑的血供情况,以治疗多梦健忘、头昏头痛等症。皮质下可调节大脑皮质的功能,有镇静安神催眠之效。诸穴合用,共奏健脑、宁心、安神之效。因失眠病位虽主要在心、脑,但又涉及脾、胃、肝、肾等脏腑,所以根据患者表现症状,辨证配以脑点、脾、胃、肝、肾、交感、三焦、神经衰弱点等耳穴,以调理各脏腑,揿针属埋针,可起到持续刺激、巩固疗效或防止复发的功用。

四、心悸诊治的临床经验

心悸是指心之气血阴阳亏虚,或痰饮瘀血阻滞,致使心神失养或心神受扰,出现心中悸动不安甚则不能自主的一种病证。临床一般多呈发作性,每因情志波动或劳累过度而诱发,且常伴胸闷、失眠、健忘、眩晕等症。按病情轻重分为惊悸和怔忡。

心悸因体质素虚(久病失养或劳伤过度)、情志内伤、外邪侵袭,三者互为因果,导致心、肝、脾、肺、肾气血阴阳亏虚,心神失养;或气滞、瘀血、痰浊、水饮邪阻心脉,心神失宁而发病。其病位在心,根据病证的临床表现,应分辨病变有无涉及肝、脾、肺、肾他脏。心悸

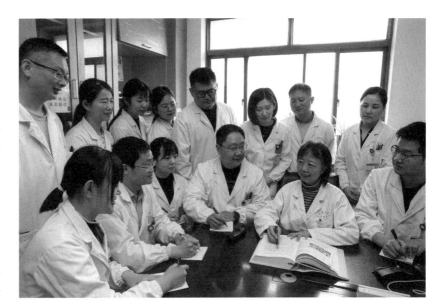

带领青年医师及研究生进行理论学习

病机有虚实之分,虚为气、血、阴、阳亏损,心神失养之;实证为气滞、血瘀、痰浊、水饮扰动心神。两者常相互夹杂,虚证之中,常兼痰浊、水饮或血瘀为患;实证之中,则多有脏腑虚衰的表现。治疗上,其虚证者,或补气血之不足,或调阴阳之盛衰,以求气血调和,阴平阳秘,心神得养;其实证者,或行气祛瘀,或化痰逐饮,使邪去正安,心神得宁。因心中动悸不安为本病主要临床特点,故可配合安神之品。心悸因虚者,常配以养血安神之品;因实者,多配用重镇安神药物。故益气养血、滋阴温阳、化痰逐饮、行气祛瘀、养心安神与重镇安神为心悸的主要治法。

中医脉象变化与心律失常的关系。脉象的异常是心悸病证的重要表现,临床常见脉象有:①迟脉,是一种脉率在40~50次/分的脉律基本规整的脉象,见于窦性心动过缓、完全性房室传导阻滞。②结脉,指脉率缓慢而伴有不规则歇止的脉象。见于Ⅱ度以上窦房、房室传导阻滞及室内传导阻滞、多数过早搏动。③代脉,指脉率不快而伴有规则

歇止的脉象,多见于Ⅱ度窦房、房室传导阻滞以及二联律、三联律等。以上迟脉、结脉、代脉多见于气血阴阳不足,如《伤寒论·辨脉法》云"阴盛则结",《素问·脉要精微论》云"代则气衰"。④数脉,是指脉律规整而脉率在100~150次/分的一种脉象,见于窦性心动过速。⑤疾脉,指脉来疾速,脉率在150次/分以上而脉率较整齐的一种脉象,见于阵发性以及非阵发性室上性心动过速、房扑或房颤伴2∶1房室传导等。⑥促脉,指脉率快速而兼有不规则歇止的一种脉象,多见于过早搏动。数脉、促脉多见于正虚邪实之证,古云"阳盛则促"、"数为阳热",然张景岳曰"暴数者多外邪,久数者必虚损",邪实多见阳盛实热或邪实阻滞之证。而促脉则多见于真阴重绝、阳亢无制。对以上三脉古人有"实宜凉清虚温补"之训。

　　心悸不可以一方一概治之。临床治疗心悸患者,应首辨虚实,以心气、心阴、心阳虚衰为本,以痰瘀闭阻为标。初起表现为心气不足者常选用补气之品,以炙甘草汤为基本方,可少佐温阳之剂,如肉桂或附子,取其少火生气之意。同时加用健脾渗湿之剂,以资后天气血生化之源,增加益气药的效应。若气虚血瘀者用补阳还五汤加生脉散为基本方。气滞血瘀者用血府逐瘀汤加生脉散为基本方。心阳不振者用真武汤加黄芪、桂枝、石菖蒲、远志为基本方,再随证加减。心阴虚者滋补阴血为主,如甘麦大枣汤、天王补心丹、黄连阿胶鸡子汤等,应每于养阴药中酌加温通心阳之品,如桂枝、瓜蒌皮、薤白等,以补而不腻,滋阴通阳。同时应注意在辨证论治基础上加用养血安神或重镇安神之品,以护养心神。

　　心悸应辨病辨证相结合。心悸还应结合辨病,如辨功能性或器质性所致心律失常。功能性心律失常多由自主神经功能失常所致,临床以快速型多见。辨证多为气阴两虚、心神不安,以益气养阴、重镇安神为法,每每效验。器质性心律失常,临床以风心病、冠心病、病毒性心肌炎为多见。冠心病伴心律失常者以气虚血瘀为主,常用七分益气三分活血之法,兼有痰瘀者,配以豁痰化瘀之剂。风心病伴心律失常者,以"通"为主要治则,常以桂枝配赤芍加以活血化瘀通络之品,桂枝为通心脉要药,赤芍活血通络,意在各展其长而又相得益彰。病毒性心肌炎伴心律失常者,治疗不可忽视"病毒"因素,在益气养阴、活血通阳基础上加用清热解毒之剂,如大青叶、地丁草、苦参、黄连等。缓慢型心律失常病机主要为心气虚弱,推动气血运行无力;肾阳不足,不能助心阳搏动。治疗应以补心气、温肾阳为法,主以麻黄附子细辛汤、保元汤合生脉散加减为主。取炙黄芪、党参、炙附子益气补阳,细辛、麻黄、桂枝温通心阳,配以活血通脉、滋阴敛气之品,遵张景岳"善补阳者,必阴中求阳,则阳得阴助而生化无穷"之训。

　　验案举隅

　　验案1　叶某,女性,54岁。2011年4月8日初诊。

　　病史:心悸胸闷1年余。患者1年前劳累后出现心悸、胸闷不适,持续约10分钟,休息后缓解,当时未予以重视,后仍有间断活动后心悸,休息可缓解,今晨患者出现剑突下胀痛,遂来院就诊。刻下:剑突下胀痛症状缓解。患者平素情绪低落,易感疲劳、乏力、失眠多梦。纳尚可,二便正常。诊见:舌淡暗,苔薄,脉弦涩。心电图示:心率60次/分,不完全左束支传导阻滞。

中医诊断:心悸,属心气郁结;西医诊断:心律失常。

治法:宽胸理气,活血通脉。

中药处方:川厚朴10 g,石菖蒲10 g,清半夏10 g,青、陈皮各10 g,柴胡苗10 g,广郁金10 g,瓜蒌皮15 g,茯苓、神各30 g,炙远志15 g,杭白芍15 g,寸麦冬15 g,薏苡仁15 g,全当归10 g,生白术10 g,薄荷梗10 g,生甘草6 g。7剂,水煎服,每日一剂,分两次服。忌食辛辣,避风寒,畅情志,适劳逸。

针灸处方:神门、内关、通里、心俞、膻中、太冲、期门、百会、印堂、太阳。以上腧穴,均以毫针针刺,施以平补平泻法,留针40分钟,期间行针1次,每日治疗1次。

二诊:2011年4月15日。药后未见心悸、胸闷症状,情志不畅、失眠等症状较前改善但仍有多梦,刻下前额疼痛。脉症大致同前,继续予以中药加针灸巩固疗效。

中药处方:潞党参10 g,生白术15 g,茯苓、神各30 g,全当归10 g,瓜蒌皮15 g,清半夏10 g,石菖蒲10 g,升麻8 g,柴胡苗10 g,香白芷10 g,酸枣仁15 g,煅龙、牡(先下)各15 g,青、陈皮各10 g,生苡仁15 g,炒神曲15 g,生甘草6 g。7剂,水煎服,每日一剂,分两次服。忌食辛辣,避风寒,畅情志,适劳逸。针刺方案同前。

三诊:2011年4月28日。药后未见心悸、胸闷症状,失眠、多梦症状明显改善,舌脉大致正常,嘱患者适当锻炼,畅情志。

【按】 曹奕认为,心虽主血,但心气对心血的推动作用有赖肝气的疏泄;且肝为藏血之脏,并与冲任二脉关系密切,所以只有肝气条达、心气推动正常有力,才能使血脉通畅。诚如《血证论》所云:"以肝属木,木气冲和调达,不致遏郁,则血脉通畅。"故在治心悸之心气郁结证时,投以疏肝之药促进肝气的疏泄,从而助心气推动作用的正常发挥。

验案2 董某,男性,74岁。2011年5月10日初诊。

病史:反复发作性心悸5年余。患者5年前因劳累出现心中悸动不安,活动后加重,伴有头晕,时有恶心欲呕,偶有耳鸣症状。动态心电图示房室交界性早搏。刻下:纳呆食少,大便次数多,3~4次/日,小便正常。诊见:舌质淡红,苔黄腻,脉濡。

诊断:中医诊断为心悸,属痰浊中阻;西医诊断为心律失常。

治法:健脾化痰除湿。

中药处方:生白术15 g,明天麻10 g,清半夏10 g,川厚朴10 g,茯苓、神各30 g,瓜蒌皮15 g,生苡仁20 g,石菖蒲10 g,广郁金10 g,青、陈皮各10 g,炒山栀10 g,嫩桂枝10 g,赤、白芍各15 g,寸麦冬15 g,煅龙、牡(先下)各15 g,生甘草6 g。7剂,水煎服,每日一剂,分两次服。忌食辛辣,避风寒,畅情志,适劳逸。

针灸处方:神门,内关,通里,心俞,巨阙,脾俞,足三里,丰隆,阴陵泉。以上腧穴,均以毫针刺,其中脾俞、足三里施以补法,丰隆、阴陵泉施以泻法,余腧穴施以平补平泻法,留针40分钟,期间行针1次,每日治疗1次。

二诊:2011年5月19日。药后心悸不适较前明显好转,头晕症状好转,时有口干口苦,纳眠尚可,二便正常。舌红苔黄,脉细。拟中药继服,针刺方案同前。

中药处方:紫丹参15g,全当归10g,嫩桂枝10g,杭白芍15g,炒黄芩10g,川厚朴10g,石菖蒲10g,瓜蒌皮15g,清半夏10g,茯苓、神各30g,生白术15g,寸麦冬15g,青陈皮各10g,煅龙、牡(先下)各15g,生甘草6g。7剂,水煎服,每日一剂,分两次服。忌食辛辣,避风寒,畅情志,适劳逸。

三诊:2011年5月27日。药后未出现心悸、胸闷症状,口干、口苦症状消失。刻下纳尚可,二便正常。舌淡红苔薄,脉细。拟5月19日中药方继服7剂,针刺方案同前。

【按】 曹奕认为,在心系疾病中,多见痰饮与血脉瘀阻的病理过程。中医学很早就有痰瘀同源的观点,如《圣济总录》认为"脉道闭塞,津液不通"是形成痰邪的主要原因。清代医家李用粹于《证治汇补》中曰:"痰迷于心,为心痛惊悸怔忡恍惚。"在本案治疗中,曹奕在半夏白术天麻汤的基础上,酌加川厚朴、青皮、陈皮行气祛湿,加用石菖蒲、瓜蒌皮等理气去湿化痰。针刺以补虚泄实并举,共奏健脾化痰除湿之功。

验案3 汪某,女性,50岁。2011年7月18日初诊。

病史:心慌胸闷半年余。患者半年前间断出现心慌、胸闷症状,多于活动后发作,经休息后逐渐缓解,在当地医院住院治疗,诊断为"冠心病",治疗后好转出院,出院后一直服用药物治疗(具体药物不详),本次就诊前心慌、胸闷症状明显加重,并伴耳鸣,腰膝酸软,胁肋隐痛。刻下:寐可欠安,夜梦多,大便干燥。诊见:舌质红,苔薄,脉细数。

中医诊断:心悸,属肝肾阴虚;西医诊断:冠心病。

治法:滋养肝肾。

中药处方:大熟地10g,山萸肉15g,枸杞子10g,淮山药15g,茯苓、神各30g,丹皮15g,川泽泻10g,清半夏10g,瓜蒌皮15g,石菖蒲10g,青、陈皮各10g,广郁金10g,全当归10g,菟丝子10g,寸麦冬15g,生甘草6g。7剂,水煎服,每日一剂,分两次服。忌食辛辣,避风寒,畅情志,适劳逸。

针灸处方:神门、内关、通里、心俞、肝俞、肾俞、太溪、行间、听宫、听会。 以上腧穴,均以毫针刺,其中肝俞、肾俞施以补法,余腧穴施以平补平泻法,留针40分钟,期间行针1次,每日治疗1次。

二诊:2011年7月26日。药后心慌、胸闷症状好转,仍有大便干燥,脉症大致同前。治以7月18日方加火麻仁15g。7剂,水煎服,每日一剂,分两次服。避风寒,畅情志,适劳逸。针刺方案同前。

三诊:2011年8月8日。药后未见心慌、胸闷症状,夜梦多、大便干燥诸症明显好转,舌脉大致正常。嘱患者定期中药结合针刺治疗调理,预防复发。

【按】 心悸基本病因病机是"本虚标实"。本病以虚证居多,虚者常表现为脏腑气血阴阳亏虚,曹奕认为本案是因肝肾阴虚、精血不足、心失所养所致,故方以六味地黄丸加减,以调补肝肾,并在心悸针刺选穴基础上加用肝俞、肾俞,两穴合用有滋阴养血补肾之效,同时选用听宫、听会以开窍聪耳、通经活络治疗耳鸣症状,针药相伍,标本兼顾,相得益彰。

五、胸痹诊治的临床经验

胸痹是指以胸部闷痛,甚则胸痛彻背、短气喘息、不得安卧为主症的一种疾病。轻者可偶发短暂轻微的胸部沉闷或隐痛,重者胸痛彻背或呈压榨样绞痛,常伴有心悸、气短、呼吸不畅甚至喘息不得卧,有濒死感,患者常惊恐不安、面色苍白、冷汗自出等。中医又称为"心痛""厥心痛""胸痹""真心痛""心胃痛"等。现代医学冠状动脉粥样硬化性心脏病(心绞痛、心肌梗死)、心包炎、二尖瓣脱垂综合征、病毒性心肌炎、心肌病、慢性阻塞性肺气肿、慢性胃炎等可有此证。

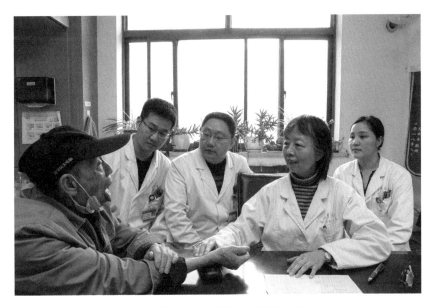

指导学术经验继承人进行临床实践

其病因与寒邪内侵、饮食失调、情志失节、劳倦内伤、年迈体虚等有关。其病位在心,但与肺、肝、脾、肾有关。其病机总属于本虚标实,发作期以标实为主,缓解期以本虚为主,本虚为阴阳气血的亏虚,标实为瘀血、寒凝、痰浊、气滞交互为患。辨证当分清标本虚实,以补其不足、泻其有余为原则,实证宜用活血化瘀、辛温散寒、泄浊豁痰、振通心阳等法;虚证宜以补养扶正为主,用益气通脉、滋阴益肾、益气温阳等法。但临证所见,多虚实夹杂,故必须严密观察病情,辨证论治,按虚实主次缓急而兼顾同治,并配合运用有效的中成药,可取得较好的效果。

胸痹治疗应以通为补,通补结合。胸痹患者临床以胸闷、心痛、气短为其特征,兼有心悸、眩晕、肢麻、疲乏等症,其病机为本虚标实。临床治疗应以通为补,其"通"法包括芳香温通法,如苏合香丸、冠心苏合丸、速效救心丸、心痛丸、宽胸丸、麝香保心丸等,但不宜过用久服,以免耗伤心气和心阴;宣痹通阳法,如瓜蒌薤白半夏汤、枳实薤白桂枝汤、瓜蒌片等;活血化瘀法,如血府逐瘀汤、失笑散、三七粉、复方丹参滴丸、心可舒、地奥心血康及川芎嗪、香丹、葛根素、脉络宁、冠心宁等注射液。临证可加用养血活血药,如鸡血藤、益母草、当归等,活血而不伤正。"补"法包括补气血,选用八珍汤、当归补血汤等;温肾阳选加仙灵脾、仙茅、补骨脂;补肾阴选左归丸等。临床证明,通法与补法是治疗胸痹不可分割的两大原则,应通补结合,或交替应用为妥。

活血化瘀法的应用。活血化瘀法治疗胸痹不失为一个重要途径,但切不可不辨证施治,一味地活血化瘀。若将胸痹的治疗思路仅仅局限于活血化瘀治法,势必影响疗效的提高和巩固。胸痹的基本病机是本虚标实,其瘀血的形成,多由正气亏损,气虚阳虚或气阴两虚而致,亦可因寒凝、痰浊、气滞而诱发。加之本病具有反复发作、病程日久的特点,属单纯血瘀实证者甚少,多数表现为气虚血瘀或痰瘀交阻、气滞血瘀等夹杂证候,故临床治疗应注意在活血化瘀中伍以益气、养阴、化痰、理气之品,辨证用药,加强祛瘀疗效。活血化瘀药物临床上主要选用养血活血之品,如丹参、鸡血藤、当归、赤芍、郁金、川芎、红花、泽兰、牛膝、桃仁、三七、益母草等,但对破血攻伐之品,虽有止痛作用,但易伤及正气,应慎用。若必用,且不可久用、多用,痛止后须扶正养营,方可巩固疗效。同时必须注意有无出血倾向或征象,一旦发现,立即停用,并予相应处理。

注意益气化痰。痰浊不仅与胸痹的发病直接有关,而且与其若干易患因素(如肥胖、高脂血症)相关。痰性黏腻,易于滞阳气,碍血运,造成气虚湿浊痰阻为患。治疗应从健脾胃入手,在祛痰的同时,适时应用健脾益气法,以消生痰之源,痰化气行,则血亦行。临床选温胆汤为基本方,痰浊阻滞明显者可酌加全瓜蒌、胆南星、石菖蒲、郁金等;气虚明显者可酌加党参、黄芪、黄精或西洋参另蒸兑服。注意补气之品用量不宜太大,多用反而补滞,不利于豁痰通脉。

治本以补肾为主。胸痹属本虚标实之病证,本虚指心、肺、肝、脾、肾等脏腑气血阴阳亏虚。然脏腑亏虚,根本在于肾虚。肾为先天之本,水火之宅,内藏真阴,"五脏之阴,非此不能滋",心血依赖肾精而化生。肾又内寄元阳,为一身阳气之源,"五脏之充阳,非此不能发",肾阳旺盛,则心阳振奋,鼓动有力,血行畅通。临床胸痹好发于中老年人,此时人体肾气逐渐衰退,肾阳不能蒸腾,可致心阳虚衰,行血无力,久而致气滞血瘀。亦可致脾土失温、气血化源不足,营亏血少,脉道不充,血行不畅,皆可发为胸痹。因此在临证治疗中,应重视补肾固本,尤其在胸痹缓解期的治疗中尤为重要。常以何首乌、枸杞子、女贞子、旱莲草、生地、当归、白芍等滋肾阴;用黄精、菟丝子、山萸肉、杜仲、桑寄生等补肾气;桂枝、仙灵脾、仙茅、补骨脂等温肾阳。

验案举隅

验案1 马某,男,52岁。2023年3月7日初诊。

病史:左胸疼痛2个月。2个月前无明显诱因下咳嗽咯痰后出现左侧胸部疼痛,夜间为主,无压榨感,服用复方丹参滴丸胸痛可稍缓解,仍夜间时有胸痛发作。外院CT示两肺未见明显实质性病变、冠脉CTA示未见明显异常;心电图示窦性心律,轻度ST段改变。刻下:左胸疼痛,夜间为甚,时有咳嗽咳痰,痰白质黏,口干喜饮,纳谷不香,嗳气反酸,大便溏薄,睡眠欠佳,入睡困难,夜间易醒。诊见:舌质淡红,苔白,脉弦滑。

中医诊断:胸痹,属痰浊闭阻;西医诊断:心肌缺血。

治法:宣痹通阳,理气豁痰。

中药处方:瓜蒌皮15 g,法半夏9 g,薤白10 g,炒枳壳6 g,苏子梗10 g,茯苓、神各25 g,淮山药15 g,白蔻仁、薏苡仁各10 g,芡实肉15 g,全当归10 g,广郁金10 g,柴胡苗10 g,杭白芍15 g,炙远志15 g,煅龙、牡各15 g,绿梅花15 g,生甘草6 g。7剂,水煎服,每日一剂,分两服。忌食辛辣,畅情志,适劳逸。

针刺处方:郄门,内关,膻中,丰隆,肺俞,太阳,神门。以上腧穴,其中郄门、神门毫针泻法,内关捻转补法,膻中向心尖部斜刺0.5~1.0寸,捻转泻法,丰隆、肺俞、太阳平补平泻法,留针40分钟,期间行针1次,每日治疗1次。

二诊:2023年3月14日。患者夜间左胸疼痛症状已有改善,纳眠、咳嗽咳痰均改善。嘱其每天规律作息,注意午休,勿饮浓茶、咖啡。脉症大致同前,上方加炒白术10 g。7剂,水煎服,每日一剂,分两次服。针刺治疗同前。

三诊:2023年3月21日。左胸疼痛症状已除,舌脉大致正常,停止针刺治疗。

【按】 曹奕治疗本病重视辨证论治,该患者为痰浊闭阻心阳导致左胸疼痛,辨为胸痹轻症,予以针刺治疗,取穴以手少阳经、手厥阴经穴为主,以通心阳、益心气、养心血。另,古训言"胸痹缓急"(心痛时发时缓)为本病的特点,其病机以阳微阴弦为主,以辛温通阳或温补阳气为治疗大法,故以瓜蒌薤白半夏汤加减以辛温豁痰,针药结合效果显著,痰浊得化,疼痛自除。

验案2 汪某,女,62岁。2022年11月7日初诊。

病史:胸闷1个月。近1个月胸闷,伴胸胁胀满不适,无胸痛及心前区压榨感,平素情绪不舒,喜叹气,既往有2型糖尿病多年,曾行冠脉CTA检查考虑冠心病,左前降支植入支架一枚,现服用阿司匹林肠溶片、阿托伐他汀、单硝酸异山梨酯、复方丹参滴丸,胸闷症状好转,然每遇情志不舒,症状可加重,伴有反酸嗳气,脘腹胀满。刻下:时有胸闷伴胁肋胀痛,情志不舒,口干,纳谷不香,嗳气反酸,二便尚调,睡眠欠佳。诊见:舌质红,苔薄,脉弦。

中医诊断:胸痹,属气滞心胸,气郁化火;西医诊断:冠心病。

治法:疏肝理气,活血通络。

中药处方:柴胡苗10 g,杭白芍10 g,醋香附10 g,正川芎10 g,炒枳壳10 g,青、陈皮各10 g,清半夏10 g,茯苓、神各30 g,生白术15 g,紫丹参15 g,全当归10 g,炒山栀10 g,炒神曲15 g,酸枣仁15 g,寸麦冬15 g,炙甘草6 g。7剂,水煎服,每日一剂,分两次服。忌食生冷及油腻难消化的食物,畅情志,适劳逸。

针灸处方:郄门,内关,膻中,太冲,中冲,少冲,太阳,神门。以上腧穴,其中郄门、神门、太冲、中冲、少冲毫针泻法,内关捻转补法,膻中向心尖部斜刺0.5~1.0寸,捻转泻法,太阳平补平泻法,留针40分钟,期间行针1次,每日治疗1次。

二诊:2022年11月14日。患者胸闷及胁肋疼痛症状已有改善,睡眠欠佳、口干改善。嘱务必畅情志。脉症大致同前,上方去炒山栀,加川楝子10 g,7剂,水煎服,每日一剂,分两次服。针刺治疗同前。

三诊:2022年11月21日。胸闷及胁肋疼痛症状已除,舌脉大致正常,停止针刺治疗。

【按】 该患者年过花甲,平素情绪不畅,胸闷,伴胸胁胀满不适,考虑胸痹气滞心胸,予以柴胡疏肝散、越鞠丸加减,患者伴有胁痛,加用郁金、青皮、当归以增强行气活血之力;口干,舌红,考虑肝郁化火,故加山栀清热泻火,麦冬滋阴润燥。

验案3 汪某,男,69岁。2022年5月5日初诊。

病史:心前区疼痛2年。2020年因心前区疼痛不能缓解,行冠状动脉支架植入术,术后疼痛缓解,偶有胸前区刺痛,呈间断性,服硝酸甘油后胸闷缓解,活动后和天气骤变可诱发,平素乏力明显,伴口干口渴,寐差(每晚只能睡3~4小时)。刻下:心前区间断刺痛,纳谷尚可,二便尚调,睡眠欠佳。诊见:舌质暗红,苔少,脉细涩。

中医诊断:胸痹,属瘀滞心胸,气阴不足;西医诊断:冠心病。

治法:活血化瘀,益气滋阴。

中药处方:紫丹参10 g,藏红花10 g,瘪桃仁10 g,全当归10 g,赤、白芍各15 g,桔梗10 g,川牛膝15 g,柴胡苗10 g,大生地10 g,炒枳壳10 g,川厚朴10 g,嫩桂枝10 g,青、陈皮各10 g,酒五灵脂6 g,炒蒲黄6 g,茯苓、神各25 g,炙黄芪20 g,寸麦冬15 g,太子参15 g,酸枣仁30 g,远志9 g,生甘草6 g。7剂,水煎服,每日一剂,分两次服。忌食生冷及油腻难消化的食物,畅情志,适劳逸。

针灸处方:百会,太溪,郄门,内关,膻中,合谷,太冲,血海,膈俞,翳风,神门。以上腧穴:其中百会用悬灸法30分钟,郄门、神门、太冲、血海、膈俞毫针泻法,内关捻转补法,太溪提插补法,膻中向心尖部斜刺0.5~1.0寸,捻转泻法,太阳、翳风平补平泻法,留针40分钟,期间行针1次,每日治疗1次。

二诊:2022年5月12日。患者心前区刺痛已有好转,睡眠改善。嘱适当活动,勿劳累。脉症大致同前,上方去酒五灵脂、炒蒲黄。7剂,水煎服,每日一剂,分两次服。针刺治疗同前。

三诊:2022年5月19日。心前区刺痛已除,睡眠可,舌脉大致正常,停止针刺治疗。

【按】 曹奕认为,本案气阴两虚为本,瘀血阻滞心胸为标,导致患者心脉闭阻,疼痛发作,人参养荣汤加减以益气滋阴,血府逐瘀汤、失笑散加减以化瘀通络,标本同治,配合针刺活血通络、益气安神,其中百会位于巅顶,为诸阳之会,悬灸可益气升阳、升举正气,合谷、太冲即"开四关",一气一血、一阳一血、一升一降,相互为用,调畅气机升降。

六、胃痛诊治的临床经验

胃痛,又称胃脘痛,是指以上腹胃脘部近心窝处疼痛为主症的病证。胃痛的部位在胃脘部,包括上、中、下三脘,是两侧肋骨下缘连线以上至鸠尾的梯形部位。胃痛可以见痞满、胀闷、嗳气、吐酸、纳呆、胁胀、腹胀等症状,常见病因有急慢性胃炎、消化性溃疡、消化不良、反流性食管炎、胃下垂,西医治疗胃痛除治疗原发疾病,还有根除幽门螺杆菌、抑酸止痛、保护胃黏膜等。

胃痛的病因多以外邪犯胃、饮食伤胃、情志不畅和脾胃素虚等为主。病位在胃,与肝、脾两脏密切相关。胃痛的基本病机是胃气阻滞,胃失和降,不通则痛。胃痛初期,病变脏腑单一,久则累及多个脏腑。寒邪、食停、气滞、热郁、湿阻、血瘀等多属实证;脾胃虚寒、胃阴不足多为虚证。且虚实之间可相互转化,由实转虚,或因虚致实,虚实夹杂;可由寒化热,寒热错杂;可因气滞而血瘀,或瘀血阻遏气机而气滞。胃痛日久可发生吐血、便血、呕吐、反胃、噎膈等变证。治疗以理气和胃止痛为大法,根据不同证候,采取相应治法。实证者应区别寒凝、气滞、食积、热郁、血瘀,分别给予散寒止痛、疏肝解郁、消食导滞、清泄肝胃、通络化瘀等治法;虚证者当辨阳虚与阴虚,分别给予温胃健中或滋阴养胃。

调肝理气,遣方的通用之法。肝疏泄失常,影响脾胃主要有两种情况:一为疏泄不及,“土失木疏”,气壅而滞;二为疏泄太过,横逆脾胃,“木乘克土”,肝脾(胃)不和。治疗前者以疏肝为主,后者则以敛肝为主。从肝论治胃痛不能单纯疏肝或敛肝,而应调肝之用。临床上常常可以疏肝解郁与抑肝缓急两法先后或同时运用。疏敛并用的组方原则,体现了调肝之法在病态下的双向性调节作用。肝疏泄功能正常,气顺则通,胃自安和,即所谓“治肝可以安胃”。素体脾胃虚弱,或饮食劳累损伤脾胃,中焦运化失职,气机壅滞,也会影响肝之疏泄功能,即“土壅木郁”,此时当“培土泄木”。况且调肝之品多属于辛散理气药,理气药可行气止痛,或降气消胀,最适用于胃病之胃痛脘痞,嗳气恶心者。正所谓“治胃病不理气非其治也”之说。

活血祛瘀,遣方的要着之法。慢性胃痛的发病主要是情志伤肝,肝失疏泄,木郁土壅,或饮食劳倦,损伤脾胃,土壅木郁,以致胃中气机阻滞。然而,“气为血帅”,气行则血行,气滞则血瘀。故胃病初起在气,气滞日久影响血络通畅,以致血瘀胃络。所以说,慢性胃痛多兼血瘀,即“久病入络”“胃病久发,必有聚瘀”。因此,治疗应重视活血祛瘀药的运用。常用药有郁金、延胡索、田七、莪术、川红花、赤芍等,在运用活血祛瘀法组方时,要根据辨证配合其他治法方药。瘀热者,配用赤芍、茜根等以凉血活血;瘀毒者,配用半枝莲、白花蛇舌草等以解毒祛瘀;气虚者,配用黄芪、党参等以益气行血;阴虚者,配用沙参、麦冬等以养阴畅血。

清解郁热,遣方的变通之法。慢性胃痛中以溃疡病和慢性胃炎占绝大多数。但溃疡的“疡”和炎症的“炎”是否一定就属于中医的热证而从痛从热论治呢?未必尽然,因为慢性胃痛者多为病程迁延日久,或反复发作,致脾胃受损,出现面色萎黄、胃胀纳呆、腹胀便溏、体倦乏力,舌淡脉弱等脾胃气虚症状,即使消化性溃疡或慢性胃炎在活动期,也不一定表现出中医的热象。所以,本病与热并不一定有必然的联系。但是,当患者出现口干口苦、舌苔变黄之时,此不必热象俱悉,亦属郁热。治疗可适当选用清热药,如蒲公英、黄芩、黄连、柴胡等。但不能一概用清热之品,且要适可而止,因为这种热多在脾胃虚弱(气虚或阴虚)、气滞血瘀的基础上产生,过用苦寒势必损伤脾胃,弊大于利。

健脾养胃,遣方的固本之法。慢性胃痛病程长,病情绵。从起病原因看,本病多在脾胃虚弱的基础上而发。从虚实辨证看,虚多于实,因实致虚,虚证贯穿于全过程。所以,治疗本病要补虚以固本。慢性胃痛的虚证主要有脾气虚弱和胃阴不足,前者主症为食后饱胀,口淡乏力,舌淡脉弱,以虚寒象为主;后者主症为胃脘灼痛,口干欲饮,舌红脉细,以虚热象为主。常用李东垣的升阳益气法以健脾益气,方用补中益气汤加减,重用黄芪、党参;用叶天士的甘凉润燥法以养阴益胃,方用沙参麦门冬汤加减,常用沙参、麦冬、石斛等养阴又不过于滋腻有碍脾胃之品。临床上常常发现,患者可同时存在脾气虚弱和胃阴不足,具有气阴两虚之候。治疗上可益气养阴,健脾养胃并举。脾气得升,胃得润降,清升浊降,出入有序,胃则安和。

验案举隅

验案1 杨某,女,70岁。2018年7月10日初诊。

病史:胃脘胀痛10余天。患者10余天前无明显诱因下出现胃脘胀痛,刻下有饱胀感,嗳气不爽,偶有反酸,情志不畅,口干口苦,纳谷不馨,睡眠不安,夜寐多汗,大便时溏时结。诊见:舌质红,苔薄,脉细弦。

中医诊断:胃痛,属肝胃不和;西医诊断:浅表性胃炎。

治法:疏肝理气,和胃止痛。

中药处方:炒白术15 g,柴胡苗10 g,广木香4 g,白蔻仁、薏苡仁各10 g,淮山药15 g,法半夏9 g,茯苓、神各10 g,炙远志15 g,炒黄芩8 g,绿梅花10 g,广郁金10 g,寸麦冬15 g,煅龙、牡各15 g,炒建曲15 g,生甘草6 g。7剂,水煎服,每日一剂,分两次服。

针灸处方:中脘、下脘、内关、足三里、气海、关元、脾俞、胃俞、太冲、合谷。以上腧穴,其中中脘、下脘、气海、关元、足三里施以补法,合谷、太冲施以泻法,余腧穴施以平补平泻法,留针40分钟,期间行针1次,每日治疗1次。

二诊:2018年7月18日。患者胃脘胀痛症状好转,仍有口干、口苦,现纳寐尚可,二便尚调,舌质红,苔腻,脉细。中药前方加藿、佩梗各12 g,川厚朴10 g,续服7剂。针刺治疗方案同前。

三诊:2018年7月26日。病史同前,刻下患者胃脘胀痛、睡眠及纳食明显好转,口苦改善,偶有嗳气反酸,二便尚调,舌质红,苔根黄腻,脉濡。继续予以中药辨证治疗,中药处方:开连翘10 g,炒黄芩7 g,川厚朴10 g,瓜蒌皮12 g,广木香6 g,炒白术15 g,法半夏7 g,白蔻仁、薏苡仁各10 g,淮山药15 g,茯苓、神各25 g,炙远志15 g,广郁金10 g,柴胡苗10 g,杭白芍15 g,绿梅花15 g,炒建曲15 g,生甘草6 g。7剂,水煎服,每日一剂,分两次服。经过上述诊治,患者胃脘胀痛及嗳气反酸症状消失,口苦症状消失,纳寐改善。

【按】 曹奕分析指出,胃的功能以下行为顺,"胃宜降则和"。胃痛的病机与胃失和降,即胃的气机失调有关。肝主疏泄、主藏血,可维持人体气机平衡,促进脾胃消化、吸收,加速胆汁排泄,利于食物消化及营养成分吸收。肝与脾胃相互协同、相互依赖。肝胃不和,肝失疏泄,胃失和降,不降则滞,滞则不通,不通则痛。故而临床多表现为胃脘胀痛、食少纳呆、嗳气不爽、吞酸嘈杂、烦躁易怒等。

曹奕强调,胃痛的治疗当以"持中央,运四旁"为核心,对于肝气郁结,横侮犯胃者,以通顺气机为法,多从调升降、复升降入手,常用黄芪、柴胡、陈皮等散升脾气,予佩兰、木香等降通胃气;若肝木化火,火邪伤阴者,亦可常予金铃子散、越鞠丸等解郁行气、通畅气机,除疏肝泻火之药外,常配以一味白芍护住肝阴,避免损伤肝体。同时佐以健脾运脾之药,包括白术、麦芽、鸡内金、建曲等,以促健脾又益胃之脾胃同治之效。诸药并用,共奏"怡情志,调升降,顾润燥"之功。针灸治疗内脏痛能明显减轻机体对疼痛刺激的反应,提高痛阈,可获得显著疗效,其镇痛机理是机体在针灸刺激下可调节体内的中枢-周围神经递质的一系列复杂的生理效应。临床上针刺治疗胃痛常选取任脉、足阳明胃经、足太阳膀胱经穴。常用穴位为足三里、中脘、内关,足三里属胃经合穴、下合穴,能调理中焦气血,通降胃气,升举脾气,可减轻炎症反应,促进新生细胞增殖。中脘穴系胃之募穴,有补火助阳、健脾除湿、分清化浊之效。内关穴属手厥阴心包经,有宽胸理气、散寒止痛、降逆止呕的功效,针刺内关穴对胃肠道功能的改善与针刺调节下丘脑室旁核的神经元传导和神经内分泌有关。肝胃不和,则选用气之会穴膻中、太冲穴,以疏肝理气,调畅气机。

曹奕告诫:临证须审证求因,治病求本源,宗辨证论治。胃痛的治法,古虽有"通则不痛"的原则,但绝不限于"通"之一法,临证之时,应运用四诊八纲,详加审察,根据患者的不同情况,注重从根本上去除诱发疾病的危险因素,确立恰当的治疗方法,方可取得良好的效果。

验案2 张某,男,35岁。2020年9月2日初诊。

病史:食后胃脘部隐痛不适2年,加重1个月。患者于2年前因长期喝酒,间断出现胃痛、泄泻,期间自行服用药物(具体不详),症状好转。后因再食生冷食物遂出现胃脘部隐隐作痛、胀满,喜温喜按,得热缓解,大便溏薄。近1月上述症状加重,于外院行胃镜检查,提示胃溃疡。刻下患者胃脘隐痛,食欲不佳,泻下清冷,神疲乏力,手足冷,口中清涎多,眠浅多梦,大便时溏。诊见:舌淡,苔薄白,脉虚细。

中医诊断:胃痛,属脾胃虚寒;西医诊断:消化性溃疡。

治法:温胃健脾,和胃止痛。

中药处方:炙黄芪20 g,嫩桂枝9 g,杭白芍10 g,潞党参15 g,炒白术15 g,茯苓30 g,清半夏9 g,砂仁6 g,广陈皮10 g,广木香10 g,川厚朴20 g,干姜10 g,炙远志15 g,酸枣仁20 g,炒建曲15 g,生甘草6 g。7剂,水煎服,每日一剂,分两次服。

针灸处方:中脘、下脘、天枢、内关、足三里、气海、关元、梁门、丰隆。以上腧穴,其中中脘、下脘、气海、关元、足三里、天枢施以补法,余腧穴施以平补平泻法;另腹部予以灸盒重灸。留针40分钟,期间行针1次,每日治疗1次。

二诊:2020年9月9日。患者服上方后胃脘隐痛、泄泻等症状均有所缓解,近日时有嗳气反酸,夜寐浅,二便正常。舌淡,苔薄白,脉细。上方去砂仁、厚朴,加海螵蛸15g,煅瓦楞子10g。14剂,水煎服,每日一剂,分两次服。针灸治疗方案同前。

三诊:2020年9月24日。药后患者上述症状均已好转,原方续服半月,余症皆有改善。

【按】 曹奕分析指出,该患者胃痛的病因主要是饮食不规律造成机体脾胃虚寒,消耗损伤脾气,进而伤及脾胃之阳,导致阳气虚,阳气虚则易生内寒,胃失和降,而发胃痛。脾胃虚寒型胃痛作为胃痛的常见证型,其特点为病程周期长,病情缠绵且难愈,常有反复发作的迹象。治疗脾胃虚寒型胃痛的治疗重心在于温补,治疗大法在于"温补中阳,调理肝脾,缓急止痛"。临床上常用黄芪建中汤为基础方化裁治疗。

黄芪建中汤是由小建中汤化裁而创,小建中汤功效为调和营卫、阴阳并补,但侧重于温阳;而黄芪建中汤则在小建中汤温阳的基础上,佐以黄芪,不仅能甘温益气、缓急止痛,又具有补虚之力,常用于治疗"虚劳里急,诸不足"。方中诸药相伍可温扶脾阳、宣通脾胃气机,使得中焦脾胃得运,气机条达,脾气旺故能食,津液得通,则腹痛消,共奏益气健脾、温阳散寒、缓急止痛之效。

曹奕强调,由于肝、脾、胃功能密切相关,所以在治疗上当三脏联合治疗,体现中医"整体论治"以及"治病必求于本"的思想。在脾胃虚寒型胃痛的治疗中,艾灸的作用机制在于局部刺激,使患者局部皮肤充血,促进毛细血管扩张,大大增强局部血液循环及皮肤组织代谢能力,并有利于降低神经系统的兴奋性,从而起到缓解胃痛的作用。而且,艾灸还起到调节经络、调节免疫功能等作用。通过温热和药理作用,激发经络之气,调整脏腑功能,起到调节机体阴阳平衡、防治疾病的作用,尤其适用于虚寒慢性疾病。服药期间另嘱患者戒烟酒、注意饮食结构搭配、调畅情志、调整生活作息且避免服用有损脾胃的药物。

验案3 刘某,男,43岁。2020年7月16日初诊。

病史:胃脘部烧灼疼痛伴反酸1年,加重5天。患者自1年前开始出现胃脘灼热感伴恶心、泛酸、口苦等症状,夜间常被口中酸水刺激而醒,自服多潘立酮无效。胃镜检查提示胃底散在片状糜烂、胃窦黏膜充血、散在点片状糜烂,并见多处胆汁斑。近5日患者胃脘部灼痛感加重,口干口苦,心烦易怒,脘腹痞闷不适,眠差多梦,大便秘结。诊见:舌质红,苔薄黄,脉沉弦稍数。

中医诊断:胃痛,属肝胃郁热;西医诊断:胆汁反流性胃炎。

治法:疏肝泄热,和胃降逆。

中药处方:法半夏9g,雅黄连6g,炒黄芩10g,干姜10g,潞党参15g,川楝子9g,杭白芍15g,生地黄15g,柴胡苗10g,炒枳实10g,生大黄9g,醋香附15g,姜竹茹10g,酸枣仁15g,生甘草6g。7剂,水煎服,一日一剂,早晚温服。

针灸处方:中脘,膻中,天枢,足三里,神门,内关,太冲,阳陵泉,合谷。上腧穴,其中中脘、天枢、足三里、神门、阳陵泉,提插捻转得气后采用平补平泻手法,膻中平刺,太冲、合谷采用泻法,留针40分钟,期间行针1次,每日治疗1次。

二诊:2020年7月23日。患者药后自觉胃灼痛减轻,仍有吞酸嘈杂,现情绪平缓,大便稍稀,每日1次。舌质稍红,苔白,脉弦稍滑。上方去枳实、大黄,加海螵蛸 20 g,煅牡蛎 20 g。10剂,水煎服,每日一剂,分两次服。针刺治疗方案同前。

三诊:2020年8月4日。患者服上方后,反酸减轻,早间胃痛,口不苦仍干,舌稍红,苔薄。上方去川楝子,加寸麦冬 15 g,广陈皮 10g。7剂水煎服,日2剂。

四诊:2020年8月11日。患者胃灼热疼痛、嘈杂等胃部症状皆消失。便秘缓解,质不复干硬,两日一行。脉滑,舌淡红,苔薄白。继续守方巩固半月。

【按】　曹奕认为,胃痛与肝、脾两脏的联系最为紧密。该患者平素嗜食肥甘厚味,导致体内湿热积聚;肝失疏泄,胆汁疏泄失常,胃失和降,胆气上逆。胃脘痞闷不舒、恶心纳呆,系寒热互结于脾胃,脾失健运则湿聚而清阳不升,胃脘热盛则湿浊和降失司,湿热之邪内结所致。肝郁热结,脉弦而数,舌质赤,口干,便秘均为热伤津液。肝在志为怒,肝郁则心烦易怒。治疗为疏理肝胆之气机,使其木疏脾健,胃气得以和降,胆汁疏泄得顺。

方药选用半夏泻心汤合大柴胡汤加减。方中黄芩、黄连清胃中郁热,胃热除则胃和降使气下行,干姜温中暖脾,脾阳复则脾健运令清气升,脾升胃降则胀痛、嘈杂尽除,再添清半夏降逆,奏其辛开苦降之功。柴胡、川楝子、香附疏肝解郁,枳实理气,白芍柔肝止痛,竹茹除烦止渴,大黄清泄实热,众药相配,共奏散寒暖胃、泻热疏肝的作用。二诊因患者吞酸嘈杂仍未缓解,故据经验加海螵蛸、煅牡蛎抑酸,制酸。太冲为肝经的原穴,能疏肝理气。气郁日久易生火劫阴,而三阴交养血、柔肝、滋阴。阳陵泉清泄肝、胆之郁火。膻中能宽胸理气,降逆止呃。中脘、天枢以降上逆之胃气,使其气顺胆汁下行。足三里能健脾益气、和胃抑酸、缓急止痛。天突为经验用穴、能降气止呕。诸穴合用能调胃肠通降、促胃肠动力,且具较好解痉止痛、消炎和胃之功。

七、痹证诊治的临床经验

痹证是由于风、寒、湿、热等邪气闭阻经络,影响气血运行,导致肢体筋骨、关节、肌肉等处发生疼痛、重着、酸楚、麻木,或关节屈伸不利、僵硬、肿大、变形等症状的一种疾病。轻者病在四肢关节肌肉,重者可内舍于脏。

痹证是临床常见的病证,其发生与体质因素、气候条件、生活环境有密切关系。正虚卫外不固是痹证发生的内在基础,感受外邪为引发本病的外在条件。风、寒、湿、热、痰、瘀等邪气滞留机体筋脉、关节、肌肉,经脉闭阻,不通则痛是痹证的基本病机。

痹证的治疗应以祛邪通络为基本原则,根据邪气的偏盛,分别予以祛风、散寒、除湿、清热、化痰、行瘀,兼顾"宣痹通络"。痹证的治疗,还宜重视养血活血,即所谓"治风先治血,血行风自灭";治寒宜结合温阳补火,即所谓"阳气并则阴凝散";治湿宜结合健脾益气,即所谓"脾旺能胜湿,气足无顽麻"。久痹正虚者,应重视扶正,补肝肾、益气血是常用之法。

止痛药物应用:肢体关节疼痛是痹证的一个突出症状,其病机为经脉闭阻不通或筋脉失养,即所谓"不通则痛"和"不荣则痛"。临证当根据"标本虚实兼治"原则,在辨证用药的基础上,有针对性地选用具有止痛作用的药物,有助于提高临床疗效。①祛风散寒止痛:适用于外感风寒之邪,痹阻经脉而致关节疼痛,通过辛温发散,温经散寒,达到祛邪通脉止痛作用,常用药物如羌活、独活、白芷、威灵仙、秦艽、细辛、川椒、桂枝等。祛风药物能发汗祛湿,多为辛温香燥之品,易伤阴耗血,用药当中病即止,阴血不足者当慎用或禁用。②清热消肿止痛:主要适用于湿热蕴结,痹阻经络,流注关节,或热毒炽盛,脏腑气机失宣,热壅血瘀,导致关节疼痛、肿胀等,通过清热解毒药物祛除热毒之邪,达到祛邪止痛目的,常用药物如金银花、连翘、黄柏、丹皮、土茯苓、薏苡仁、泽泻、萆薢、木防己等。此类药物多苦寒,有伤阳败胃之弊,脾胃虚寒者当慎用。③活血化瘀止痛:主要适用于瘀血阻滞筋脉引起关节疼痛,常用药物如丹参、赤芍、川芎、桃仁、红花、三七、三棱、莪术、水蛭等。此类药物易耗血动血,有出血倾向者当慎用。④补虚止痛:适应于痹证日久,阴虚血少,筋脉失养,"不荣则痛",常用药物如当归、熟地、白芍、鸡血藤、丹参、甘草等。此类药物多属甘味滋补之品,有腻滞脾胃、妨碍脾胃运化之弊,脾虚便溏者,宜配合健脾助运药物。⑤搜风止痛法:适用于痹证久病入络,抽掣疼痛、肢体拘挛者,多用虫类搜风止痛药物,深入隧络,攻剔痼结之痰瘀,以通经达络止痛,常用药物如全蝎、蜈蚣、地龙、水蛭、穿山甲、白花蛇、乌梢蛇、露蜂房等。这些药物多偏辛温,作用较猛,也有一定毒性,故用量不可太大,不宜久服,中病即止。其中全蝎、蜈蚣二味可焙干研末吞服,既可减少药物用量,又能提高临床疗效。

辨病位用药:辨病位用药是根据痹证的病位不同,在辨证的基础上有针对性地使用药物,以提高治疗效果。痹在上肢可选用片姜黄、羌活、桂枝以通经达络,祛风胜湿;下肢疼痛者可选用独活、川牛膝、木瓜以引药下行;痹证累及颈椎,出现颈部僵硬不适,疼痛,左右前后活动受限者,可选用葛根、伸筋草、桂枝、羌活以舒筋通络,祛风止痛;腰部疼痛,僵硬,弯腰活动受限者,可选用桑寄生、杜仲、巴戟天、淫羊藿、䗪虫以补肾强腰,化瘀止痛;两膝关节肿胀,或有积液者,可用土茯苓、车前子、薏苡仁以清热利湿,消肿止痛;四肢小关节疼痛、肿胀、灼热者,可选用蜂房、威灵仙以解毒散结,消肿止痛。

验案举隅

验案1　胡某,女性,58岁。2020年6月30日初诊。

病史:患者1年前受凉后出现双膝关节肿痛及右肩关节疼痛,当时未予重视,后症状反反复复,每于受凉及劳累后症状加重,口服非甾体抗炎药可缓解,外院双膝关节正侧位片提示双膝关节退行性改变。刻下:双膝关节及右肩关节疼痛,纳食正常,夜寐欠安,二便正常。诊见:舌质淡红,苔薄白,脉细。

中医诊断:痹证,属风寒湿痹;西医诊断:膝骨关节炎、肩周炎。

治法:祛风散寒,温经止痛。

中药处方:炒桑枝 10 g,嫩桂枝 10 g,赤、白芍各 15 g,羌活 10 g,炒防风 10 g,生黄芪 15 g,炒白术 15 g,鸡血藤 15 g,全当归 10 g,淮山药 15 g,潞党参 12 g,桑寄生 15 g,炙远志 15 g,茯苓、神各 25 g,酸枣仁 15 g,寸麦冬 15 g,生甘草 6 g。10 剂,水煎服,每日一剂,分两次服。忌食辛辣,避风寒,畅情志,适劳逸。

针灸处方:内外膝眼、血海、鹤顶、髋骨、足三里、阴陵泉、阳陵泉、肩前、肩髎、肩贞。以上腧穴,其中足三里施以补法,血海施以泻法,余腧穴施以平补平泻法,留针 40 分钟,期间行针 1 次,每日治疗 1 次。配合膝关节及肩关节重灸。

二诊:2020 年 7 月 10 日。药后双膝关节及右肩关节疼痛较前有所减轻,仍有夜寐欠安,多梦易醒,宜前方加煅龙骨、煅牡蛎各 15 g,针刺艾灸方案同前。

三诊:2020 年 7 月 20 日。药后诸症皆轻,中药处方在前方基础上加芡实 15 g。10 剂,水煎服,每日一剂,分两次服。忌食辛辣,避风寒,畅情志,适劳逸。针灸治疗方案同前。续服 10 剂,配合针灸治疗 10 次,患者症状基本缓解。

【按】 曹奕治疗本病,首先根据主证以区分寒热病性,其次根据邪气的偏胜以辨别风寒湿痹或风湿热痹,第三应区分虚实,一般发病早期多以实证为主,后期则多虚实夹杂。一般病程较长的还要辨别是否有痰瘀产生。方中以蠲痹汤为主方,加桂枝以温经通络止痛,羌活、炒桑枝祛风湿利关节。考虑患者病程较长,加用鸡血藤以活血通络、养血荣筋。脾胃为后天之本,气血生化之源,联合四君子汤以健脾益气。针刺取穴以近端取穴为主,辅重灸以加强温经通络、活血止痛之功。

验案 2　王某,男性,40 岁。2022 年 10 月 25 日初诊。

病史:腰疼 5 个月余,伴有左下肢放射痛,不能劳作,形体消瘦,畏寒肢冷,口干但不喜饮,外院腰椎磁共振提示 L3/4、L4/5、L5/S1 腰椎间盘突出。刻下:L4/5、L5/S1 棘突下压痛阳性,左侧直腿抬高试验阳性,纳食正常,夜寐欠安,二便正常。诊见:舌质暗,苔薄白,脉细涩。

中医诊断:腰痛,属肝肾亏虚,气血不足;西医诊断:腰椎间盘突出症。

治法:滋补肝肾,温经止痛。

中药处方:炒桑枝 10 g,桂枝 10 g,炒白芍 15 g,独活 10 g,杜仲 10 g,续断 10 g,狗脊 15 g,熟地 10 g,黄精 10 g,当归 10 g,鸡血藤 15 g,丹皮 15 g,泽泻 10 g,山药 15 g,茯苓 25 g,茯神 25 g,桑寄生 15 g,甘草 6 g,煅珍珠母 15 g。10 剂,水煎服,每日一剂,分两次服。避风寒,畅情志,适劳逸。

针灸处方:肾俞,气海俞,大肠俞,关元俞,环跳,腰夹脊。以上腧穴,其中肾俞施以补法,余腧穴施以平补平泻法,留针 40 分钟,期间行针 1 次,每日治疗 1 次。配合腰部重灸。

二诊:2022年11月5日。药后症状有所缓解,前方加川牛膝10g,远志10g,10剂,水煎服,每日一剂,分两次服。避风寒,畅情志,适劳逸。针灸方案同前。

三诊:2022年11月15日。药后诸症皆轻,已恢复正常工作,时有左下肢及足底发麻,偶有口干、口苦,前方加路路通10g,佛手10g。10剂,水煎服,每日一剂,分两次服。避风寒,畅情志,适劳逸。针灸方案同前。续服10剂,配合针灸治疗10次,患者症状基本缓解。

【按】 腰痛是指腰部感受外邪,或因劳伤,或由肾虚而引起气血运行失调,脉络绌急,腰府失养所致的以腰部一侧或两侧疼痛为主要症状的一类病证。《素问·脉要精微论》中指出:"腰者,肾之府,转摇不能,肾将惫矣。"阐述了肾虚腰痛的特点。《素问·刺腰痛》中认为腰痛主要属于足六经之病,分别阐述了足三阳、足三阴及奇经八脉等经络病变时发生腰痛的特征以及相应的针灸治疗方案。《证治汇补·腰痛》中指出:"唯补肾为先,而后随邪之所见者以施治,标急则治标,本急则治本,初痛宜疏邪滞,理经隧,久痛宜补真元,养血气。"曹奕在治疗腰痛时亦秉承此治疗原则,急则治其标,缓则治其本。患者病史已有5个月余,伴有形体消瘦、畏寒肢冷等症,结合舌脉等特点,考虑为肝肾亏虚、气血不足证,方选独活寄生汤合六味地黄丸加减。独活寄生汤出自《备急千金要方》,其适应证为肝肾两亏,气血不足,主治风寒湿邪外侵,以腰膝冷痛,酸重无力,屈伸不利,或麻木偏枯,冷痹日久不愈等症效佳。现代常用于慢性关节炎、坐骨神经痛等属肝肾不足、气血两亏者。而六味地黄丸是由宋代钱乙的金匮肾气丸变化而来,具有滋补肾阴的作用,两方化裁,共奏滋补肝肾之功。针灸以背俞穴结合艾灸共奏疏经通络、活血止痛之功。

验案3 黄某,女性,54岁。2021年5月31日初诊。

病史:反复双手近指、掌指关节肿痛2年余,曾至外院就诊,完善检查后诊断为类风湿关节炎,予以慢作用药及非甾体抗炎药口服,每于症状缓解后自行停药,症状反反复复。2周前患者上呼吸道感染后双手近指、掌指关节肿痛明显加重,现求诊于我科。刻下:双手近指、掌指关节肿胀,压痛阳性,晨僵>1小时,咳嗽咳痰,痰少难咳出,无发热,腰部坠痛,小腹胀,白带多,纳食尚可,夜寐欠安,二便正常。诊见:舌红,苔薄黄,脉细。

中医诊断:痹证,属肝肾虚痹;西医诊断:类风湿关节炎。

治法:滋补肝肾,通络止痛。

中药处方:大熟地10g,山萸肉15g,桑寄生15g,女贞子10g,菟丝子10g,淮山药15g,茯苓、神各25g,炙远志15g,鸡血藤15g,赤、白芍各15g,青、陈皮各10g,醋香附10g,炒白术15g,浙贝母10g,牡丹皮15g,炙甘草6g。10剂,水煎服,每日一剂,分两次服。避风寒,畅情志,适劳逸。

针灸处方:肝俞,肾俞,大骨空,小骨空,中魁,合谷,外关,中渚,八邪。以上腧穴,其中肝俞、肾俞施以补法,合谷、外关施以泻法,余腧穴施以平补平泻法,留针40分钟,期间行针1次,每日治疗1次,配合手部艾灸。

二诊:2021年6月15日。药后症状有所缓解,前方加黄精10 g,炒防风10 g。10剂,水煎服,每日一剂,分两次服。避风寒,畅情志,适劳逸。针灸方案同前。

三诊:2021年6月25日。药后诸症皆轻,前方加川泽泻10 g,全当归10 g。10剂,水煎服,每日一剂,分两次服。避风寒,畅情志,适劳逸。针灸方案同前。续服10剂,配合针灸治疗10次,患者症状基本缓解。

【按】 类风湿关节炎是一种以关节和关节周围组织的非感染性炎症为主的全身性疾病,女性发病比例高于男性,约为3.5∶1,相当于中医学的"痹证""尪痹"。本病的性质是本虚标实,肝肾脾虚为本,湿邪阻滞为标。曹奕在治疗该病时格外重视培补肝肾,该患者已年过五旬,脏腑功能亏虚,故在治疗时选用六味地黄丸为基础方滋补肝肾,酌加桑寄生、女贞子、菟丝子等补肝肾强筋骨,针灸以局部取穴结合艾灸共奏疏经通络、活血止痛之功。

蔡圣朝

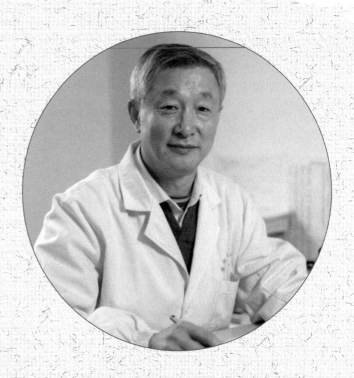

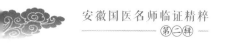

第一节 名医小传

蔡圣朝,男,安徽合肥人,现任安徽中医药大学第二附属医院主任医师,教授,硕士研究生导师,师承博士生导师。安徽省国医名师,安徽省名中医,江淮名医,全国第五、六、七批老中医药专家学术经验继承工作指导老师。国家临床重点专科、国家中医药管理局重点专科、安徽省中医药管理局重点专科老年病科专科带头人。省级周氏梅花针灸(入选安徽省级非遗项目和第一批安徽流派传承工作室)流派代表性传承人。

历任中华中医药学会老年病分会常务理事,世界中医药学会联合会中医药文献与流派研究会常务理事,中国中医药促进会专科专病专业委员会常务理事,安徽省中医药学会常务理事,安徽省中医药学会老年病专业委员会主任委员、内科和风湿病专业委员会副主任委员,安徽灸法研究会副会长。

自幼跟随父亲学习中医经典,研习岐黄,承袭"吴氏中医"四世精髓,1974年任乡村医生(赤脚医生),独立行医,运用针灸和中草药防病治病。1978年考入安徽中医学院中医专业学习,1983年毕业,1991年师承名老中医周楣声,1994年顺利出师。1998年参加援外医疗队,2年多时间里运用针灸为受援国患者解除病痛。指导当地医师学习针灸治疗疾病,出色完成了援外任务。

善于运用"和、补"之法治疗脾胃疾病、脑系疾病、肝胆系疾病等。倡导"毒药攻疾,温、平之药和其中"。在老年病防治方面,继承周老"热证贵灸""灸感三项"学术思想,建立灸法新体系;提出"阴虚可灸"学术思想,创新灸具灸法;强调老年病治疗从补肾、健脾、和胃入手,用药轻灵飘逸,于平和之中收获奇效。主持修订《糖尿病合并脑血管疾病诊疗指南》,获得国家发明及新型专利30项,出版著作《灸治疗法》《图解人体经络使用手册》《中华刺络放血图》《古今医家论灸法》《蔡圣朝临证治验》《梅花灸学学术思想和临床经验》。发表学术论文220余篇。获安徽省科学技术进步奖二等奖1项、三等奖2项、安徽省中医药科学技术奖一等奖1项。是安徽卫视健康大问诊、合肥电视台医道健康栏目金牌科普专家。

第二节 学术特色

蔡圣朝在传承中特别注重对经典的掌握,他认为经典是中医脉络的根基、思想的源泉、中国文化的载体。只有熟读经典,才能在今后临床中得心应手,从容应对,守正创新。其在掌握《黄帝内经》《伤寒杂病论》《神农本草经》《濒湖脉学》《汤头歌诀》的基础之上,再对金元四大家的学术有所涉猎,掌握其特色。坚持临床,不断参阅古今医家的成就,坚持针药并用,针药结合。孙思邈云:"若针而不灸,灸而不针,皆非良医;针灸不药,药而不针,尤非良医也。"

一、"阴虚可灸"论

阴虚病证能否用灸一直有争论,一般认为阴虚是阴液不足而阳亢,此时再用灸法更加重阳亢。蔡圣朝从阴阳关系、灸法、穴位等方面探讨。阴阳二气互根,阳生则阴长。"孤阳不生,独阴不长"。机体的阴虚是由于阳也虚,不能化气生津。《素灵微蕴》曰:"阴阳互根……阴以吸阳……阳以煦阴……阳盛之处而一阴已生,阴盛之处而一阳已化。"阳根于阴,阴根于阳,无阳则阴无以生,无阴则阳无以化。阳蕴含于阴之中,阴蕴含于阳之中。阴阳一分为二,又合二为一,对立又统一。故《景岳全书·传忠录·阴阳》)曰:"阴根于阳,阳根于阴。"《素问·阴阳应象大论》曰:"形不足者,温之以气;精不足者,补之以味……审其阴阳,以别柔刚,阳病治阴,阴病治阳,定其血气,各守其乡。"

灸法具有益气扶正、回阳固脱作用。《扁鹊心书》说:"夫人之真元,乃一身之主宰,真气壮则人强,真气虚则人病,真气脱则人死。保命之法,艾灸第一。"这说明灸有培补元气、固脱回阳之功。中医学认为,人体的气来源于禀受父母的先天之

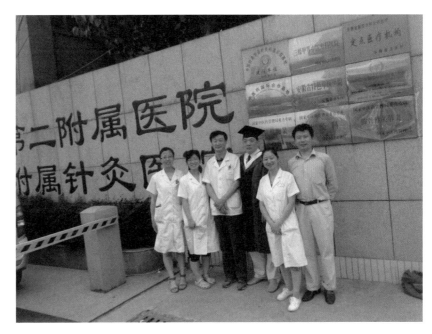

蔡圣朝和毕业研究生在医院门口留影

精气、饮食物中的营养物质(即水谷之精气)和存在于自然界的清气。《类经·摄生类》云:"人之有生,全赖此气。"《难经·八难》亦说:"气者,人之根本也。"《丹溪心法·瘟疫》云:"大病虚脱,本是阴虚,用艾灸丹田者,所以补阳,阳生阴长故也。"气属阳,有温煦、推动、防御、固摄和气化作用。意思是说人体之气是人体热量的来源,是推动和激发人体各脏腑、经络等组织器官运动的原动力,是防御机体外邪入侵、防止机体内一切液态物质的无故流失、促使机体内一切新陈代谢的源泉。阳气旺则阴精生,阴阳二气互根、互生、互长、互化。《素问·四气调神大论》曰:"阳气固,虽有贼邪,弗能害也。"反之,阳气虚损,则机能减退,御邪无力,疾病扰之。采用灸法可振奋机体阳气,终达回阳固脱之效。

灸法平调阴阳、补虚泄实。中医学认为,人体阴阳失调,则机体的阴阳消长失去相对的平衡,出现多种病理状态,从而易发疾病。灸治可广泛调整阴阳失衡状态,如见肝阳上亢引发头痛,则可取足厥阴肝经穴位灸治。

今天所说的保健灸法,在古代医家中被称为"逆灸"。"逆灸"是一种灸法用语,指无病而灸,以增强人体的抗病能力和抗衰老能力。如《诸病源候论》中说:"河洛间土地多寒,儿喜病痉,其俗,生儿三月,喜逆灸以防之。"又如《扁鹊心书》中云:"人于无病时,常灸关元、气海、命门……虽未得长生,亦可得百余岁矣。"这些都说明了艾灸具有强身健体、益寿延年、平衡阴阳之功。我国至今还流传着"若要安,三里常不干"的俗语。保健灸法也是机体在无病的情况下用灸法进一步加强并调整阴阳二气,不仅只调阳气同样也调阴气,使之达到"阴平阳秘"。

所有针灸皆是作用在穴位之上,穴位除了有"输注气血、激发经气、防病治病、反应病痛、协助诊断"的作用,更具有双向调整作用,即同一腧穴在不同的机能状态下刺激之,可具有两种截然相反的治疗作用。如在机能亢奋时刺激之可使之抑制,在机能降低时刺激之可使之提高;在机能不平衡时刺激之可使之趋于相对的平衡。具体来讲,内关穴在心率快时刺激之可使心率减慢;在心率过慢时刺激之可使心率增快。合谷穴在发热无汗时刺激之可以发汗,在自汗多汗时刺激之可以止汗。天枢穴在泄泻时刺激之可以止泻,在便秘时刺激之可以通便。艾灸加之于穴位同样如此。

灸法历史悠久,与针刺、中药内服一样,为传统中医主要的三种疗法之一。《灵枢·官能》曰:"针所不为,灸之所宜。"明代李梴《医学入门》载:"凡病药之不及,针之不到,必须灸之。"

热证是否可灸,肇始于医圣张仲景《伤寒论》"火逆",争论一千余年,虽然有古代和现代大量文献记载和证实,但仍有人认为,实证可灸,阴虚证不可灸,并从阴虚的治则治法论证。蔡圣朝临床用灸法治疗糖尿病、干燥综合征等阴虚证,疗效显著,因而提出"阴虚可灸论",并从以下几个方面进行论证。

(一)灸法作用

❶ 作用途径不同

执着于阴虚不可灸者,将灸法治疗等同于中药内治法,机械地盲从于《黄帝内经》"寒者热之,热者寒之",虽有《理瀹骈文》"外治之理即内治之理",但二者同中有异,一是作用途径不同,中药内治法药物从胃肠道吸收;二是作用方式不同,灸法除药物的性味归经作用外,尚有艾火的温热刺激、穴位的特殊作用、不同灸法的温通温补温泻作用。艾灸作用在穴位上,通过经络调整脏腑,无论偏寒偏热皆可调整回归到平衡状态。

❷ 灸法作用因素不同

(1)药物作用

灸材主要是艾叶。《名医别录》云："艾味苦,微温,无毒,主灸百病。"艾叶的药用,清代吴仪洛《本草从新》云："艾叶苦辛、生温、熟热、纯阳之性,能回垂绝之阳,通十二经,走三阴(肝、脾、肾),理气血,还寒温,暖子宫……以之灸疗,能透诸经而除百病。"将艾叶加工成艾绒,可以做成纯艾炷或纯艾条施灸,亦可加入药物制作成药艾炷或药艾条,如传统的太乙神针、雷火神针,而在隔物灸时将单味中药或依据病症配伍中药加工成药粉,再做成药饼施灸。如隔蒜灸解毒杀虫,隔附子灸回阳固脱,隔姜灸祛寒温中,隔三七饼灸活血化瘀通络,隔龟板灸滋阴益肾强骨,以上隔物灸蕴含补泻兼施之意。《丹溪心法·香港脚》有："有香港脚冲心者,宜四物汤加炒黄柏,再宜涌泉穴用附子末津唾调敷上。以艾灸,泄引热下。"

(2)穴位作用

穴位乃"神气游行出入"的门户,分为经穴、奇穴、阿是穴、耳穴、手穴、头针穴等。穴位的作用各异,比如神阙、关元、气海、足三里偏补,有强壮作用;大椎、十二井穴、十宣等偏泻,擅长祛邪;还有一些穴位具有特殊作用,比如五脏六腑背俞穴,可调节脏腑功能。《丹溪心法》云："大病虚脱,本是阴虚,用灸丹田,所以补阳,阳生则阴长也。"丹田即气海穴,长于补气扶正。临床中应用灸法治疗时根据腧穴的特性合理选穴施灸,即可提高灸治疗效。

❸ 施灸方法分补泻

灸法依据操作分补泻,早在《灵枢·背俞》中就有记载："气盛则泻之,虚则补之,以火补者,毋吹其火,须自灭也;以火泻者,疾吹其火,传其艾,须其火灭也。"既说明了补虚泻实是灸法的治疗原则,又列举了两种不同的补泻灸法操作。明代杨继洲进一步指出:"以火补者,毋吹其火,须待自灭,即按其穴;以火泻者,速吹其火,开其穴也。"

(二)虚证宜灸

灸法可以补虚泄实,顺应证候而调治。"陷下则灸之",也就是说,气的不足,血的不足,都可以通过灸法来恢复。

❶ 灸法治疗虚证

《大观本草》《千金要方》《名医别录》《本草纲目》等均称灸能治百病,并未指出它仅仅适用于寒证,不能治疗阴虚证。明代龚居中《痰火点雪》云："灸法去病之功,难以枚举,凡虚实寒热,轻重远近,无往不宜。"

❷ 灸之则阳生阴长

阴阳互根互用,孤阴不生,独阳不长。阴虚发热证常由内伤久病所致的阴液耗损引起,阴虚则无以制阳,虚热内生。灸法可助阳,以达到阳生阴长的目的。灸法治疗阴虚证,通过艾灸调节特殊穴位可益阳,以冀阳生则阴长,《丹溪心法》云:"大病虚脱,本是阴虚,用艾灸丹田者,所以补阳,阳生阴长故也。"即灸能达到助元气,元气充盛,生化有源,使元气不断转化为阴精,达到阳生阴长的目的。阴虚发热者,由水火不济,非火之有余,乃火之不足。《景岳全书·火证》提出"实火宜泻,虚火宜补,固其法也",《景岳全书·新方八略》中又提出"善补阴者,必于阳中求阴,则阴得阳升泉源不竭"。《红炉点雪》中云:"虚病得火而壮者,犹火迫水而气升,有温补热益之义。"因此,可运用艾灸补阳之不足,阳生阴长致阴阳调和,疾病向愈。

❸ 灸治骨蒸劳热

肺痨古称"骨蒸""劳瘵""劳嗽"等,是以咳嗽、咯血、潮热、盗汗及身体逐渐消瘦为主要临床特征的慢性阴虚内热疾病,古代医家用灸法治疗医案记载较多。《明医杂著》曰:"男子二十前后,色欲过度,劳损精血,必生阴虚动火之病,睡中盗汗,午后发热,哈哈咳嗽,倦怠无力,饮食少进,甚则痰中带血……肌肉消瘦,此名痨瘵。"《外台秘要·骨蒸方》曰:"骨蒸之候,男子因五劳七伤,或因肺痈之后……因兹渐渐羸瘦。"唐代崔知梯著有《骨蒸病灸方》,并称:"尝三十日灸活一十三人,前后差者,数过二百。"宋代《苏沈良方》载其法,称:"久病虚羸,用此而愈。"《扁鹊心书》记载一医案:"一幼女,病咳嗽发热,咯血减食,灸脐下百壮,服延寿丹、黄芪建中汤而愈。"《普济方》介绍使用肩井穴治骨蒸,"若人面热带赤色者,灸之可瘥"。明代李梴在《医学入门》中认为:"虚损劳瘵,只宜早灸膏肓穴,……如瘦弱兼火,亦只宜灸内关、足三里以散其痰火。"显然,所谓"瘦弱兼火",为阴虚阳亢无疑。《神灸经论》言"传尸痨瘵……每致传人,百方难治,惟灸可攻",穴取腰眼。灸法不但用于治疗劳瘵,尚可预防治疗。《扁鹊心书》中记载:"妇人产后热不退,恐渐成劳瘵,急灸脐下三百壮。"

❹ 灸治消渴病

消渴病分为上消、中消、下消,基本病机为阴虚燥热,病位在肺、脾胃、肾,古代文献有灸法治疗消渴病的记载。《临证指南医案·三消》邹滋九按语:"三消一证,虽有上、中、下之分,其实不越阴亏阳亢,津涸热淫而已。"《景岳全书·三消干渴》曰:"凡治消之法,最当先辨虚实。若察其脉证,果为实火致耗津液者,但去其火则津液自生,而消渴自止。若由真水不足,则悉属虚馁,无论上、中、下,急宜治肾,必使阴气渐充,精血渐复,则病必自愈。若但知清火,则阴无以生,而日渐消败,益以困矣。"

灸法治疗消渴病,改善其"三多一少"症状。《备急千金要方》记载:"消渴,口干不可忍者,灸小肠俞百壮,横三间寸灸之。"《备急千金要方·卷二十八》曰:"消渴口干,灸胸堂五十壮。"《普济方》载:"治消渴,咽喉干,灸胃脘下俞三穴,各百壮,穴在背第八椎下,横三寸间灸之。又灸胸堂五十壮,足太阳五十壮。"《针灸集成》载:"骨蒸痨热,膏肓、足三里灸之。"《针灸资生经·劳瘵》载:"灸劳法:其状手足心热,多盗汗,精神困顿,骨节疼寒,出发咳嗽,渐吐脓血……,灸时随年多灸一壮,如年三十,灸三十一,累效。"

⑤ 灸治阴虚发热

虚热证多是由于内伤久病,阴液耗损而虚阳偏胜所致。古代文献亦有应用灸法治疗阴虚内热证的记载。元代罗天益《卫生宝鉴》记载一用灸法治疗阴虚发热医案:"建康道按察副使奥屯周卿子,年二十三,至元戊寅三月间病发热,肌肉消瘦,四肢困倦,嗜卧盗汗,大便溏多,约半载余。请余诊之,诊其脉浮数,按之无力……先灸中脘……又灸气海……又灸三里。"

唐代孙思邈使用灸法治疗阴虚内热证。《备急千金要方·卷十九》中记载:"虚热,闭塞,灸第二十一椎两边相去各一寸五分,随年壮。""小腹弦急胀热,灸肾俞五十

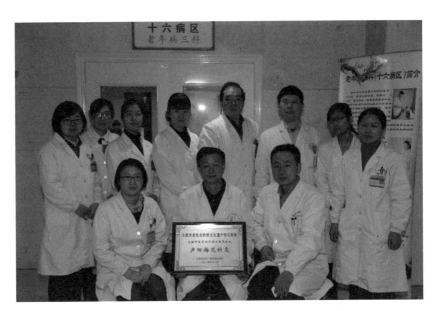

庐阳梅花针灸获得市级非遗保护团队部分成员合影

壮。"《备急千金要方·卷三十》灸涌泉引热下行:"热病,先腰胫酸,喜渴数饮……灸之热去,灸涌泉三壮。"这是肾阴虚火旺施灸。《备急千金要方·卷十九》卷二十一记载:"消渴,口干不可忍者,灸小肠俞百壮,横三间寸灸之。"此为胃阴虚内热施灸。《千金翼方·卷二十七》灸汗法中"多汗寒热,灸玉枕五十壮",亦是虚热证可灸的佐证。《神灸经论》载"诸虚劳热,气海、关元、膏肓、足三里、内关,治劳热良",又载"盗汗,肺俞、复溜、譩譆,疟多汗亦灸",还载"崔氏四花穴,凡男女五劳七伤,气血虚损,骨蒸潮热,咳嗽痰喘,五心烦热,四肢困倦,羸弱等症并治"。《扁鹊心书》曰:"妇人产后,热不退,恐渐成劳疾,急灸脐下三百壮。"

(三)灸法灸具创新

现代所用之灸法已较古代之灸法有很大的不同。无论是灸材、灸具、灸疗方法都有

根本的区别。艾条灸也是在明朝发明应用，唐宋更是以直接灸为主，所以古代治疗时的疼痛、对皮肤的烧灼，以及烧灼后的灸疮、瘢痕等都是现代人难以接受的。现代由于灸材精细，灸疗器械的革新，不会对皮肤产生有创性损伤，也不会带来一些连锁反应，所以灸疗的适应证得到极大拓展。

①　隔物灸防治糖尿病

应用隔四君子汤药饼灸背俞穴防治糖尿病，可明显控制血糖水平，改善胰岛素抵抗及血脂水平，降低患者体重指数及腰围。取穴：双侧脾俞、胃俞和胰俞、胃脘下俞，共6个腧穴。药饼：药饼配方选用四君子汤，按党参∶茯苓∶白术∶炙甘草剂量比为2∶2∶2∶1配方，将药物研成细粉，制成直径2厘米、厚度0.5厘米的药饼。操作：在双侧脾俞、胃俞和胰俞穴上放置制好的药饼。每个穴位连续施灸3~5壮，以患者感到有热气向体内渗透且局部皮肤出现潮红为度。隔日1次，15次为1个疗程。共灸治2个疗程。疗程间不休息。

②　通脉温阳灸治疗干燥综合征

干燥综合征分为原发性干燥综合征和继发性干燥综合征，临床除有唾液腺和泪腺受损、功能下降而出现口干、眼干外，尚有其他外分泌腺及腺体外其他重要器官(肺、肝、胰腺、肾脏及血液系统、神经系统)的受累而出现多系统损害的症状。相当于中医"燥痹"范畴。中医古籍并无燥痹病名的记载，该病名是国医大师路志正教授于20世纪首次提出并命名，是由燥邪(外燥、内燥)损伤气血津液而致阴津耗损、气血亏虚，使肢体筋脉失养、瘀血痹阻、痰凝结聚、脉络不通，导致肢体疼痛，甚至肌肤枯涩、脏器损害的病证。

燥痹初起由外燥所致，病位在肺，病久累及脾、肾、肝、心，基本病机是阴虚燥热，燥热为标，阴虚为本，病程日久阴阳两虚，瘀血阻络，通脉温阳灸在背腰骶部施灸，调节五脏六腑背俞穴，疏通督脉、膀胱经、华佗夹脊穴，督脉统摄六阳经，与任脉构成中医小周天，阴阳调和；膀胱经又称"巨阳脉"，与肾经相表里，阴阳互通，以达阴平阳秘之目的。

蔡圣朝使用通脉温阳灸治疗继发性干燥综合征医案一则，经15次治疗症状逐渐好转而愈。铺灸治疗干燥综合征乃是"阳中求阴"之法，是"阴阳互根"的具体应用。欲求阴者，必于阳中求阴。

灸法本身作用、灸法治疗虚证的作用、灸法治疗阴虚证的作用机制、灸法临床实践案例，均从不同侧面论证了灸法治疗阴虚证可行，拓展了灸疗治疗范围，进一步丰富了灸法理论。

二、通脉温阳灸法

通脉温阳灸，亦称"铺灸""长蛇灸""督灸"，是在大椎穴至腰俞穴脊柱区间的督脉、华佗夹脊穴、膀胱经第一侧线上施以隔物灸的一种方法。根据艾灸作用部位大小的不同，将艾灸治法分为三类。在面积较小的病变穴位上施灸称为点灸，在面积较大的病变部位上施灸称为面灸,在较长的经络循行线上施灸称为经络灸。因此通脉温阳灸具有面灸和经络灸的特点。蔡圣朝及其团队分析铺灸和督灸的操作特点,研制了几款用于通脉温阳灸的艾灸盒和治疗床。下面将分别介绍通脉温阳灸器械设计及其作用原理。

(一)通脉温阳灸的理论渊源与特点

通脉温阳灸是在研究、分析"铺灸"和"督灸"特点及长期临床实践的基础上继承发展而来。铺灸因其施灸时外形像蛇,又称长蛇灸,一直在江浙民间流传。

督灸与铺灸:操作方法相似,在研究铺灸和发泡灸特点的基础上改进而来,用生姜代替大蒜作为隔垫物施灸,弥补铺灸的不足。督灸主要用于治疗强直性脊柱炎肾阳虚证。通脉温阳灸使用器械代替手工操作,除具有铺灸和督灸的特点外,还具有自身的特点。现将三者特点比较如下。

❶ 天灸与隔物灸的结合

在大椎穴至腰俞穴区间的脊柱皮肤上常规消毒后,表面撒上一层具有行气通经、发泡作用的药粉或药酒。隔垫物使用新鲜的姜末,或用姜汁调和的附子末等药物,再根据隔垫物的厚薄放置艾炷大小或艾条长短段施灸。因此通脉温阳灸具有药物敷灸和隔物灸的双重功能。

❷ 施灸时间、灸量和季节可自由调节

铺灸操作时,治疗时间多选在夏季三伏时节,每次操作2~3小时,每周治疗1次,有明显的季节限制。督灸使用生姜代替大蒜,治疗不受季节的限制,随发病随治疗。改良工艺后的通脉温阳灸用艾条段代替艾炷节省了制作艾炷的时间,治疗不受季节的限制,既可使用蒜泥、姜末等作重灸(发泡灸),又可作为一种短时操作的常规灸法(隔物灸)。

❸ 艾热利用率高,节省灸料和敷料

一般的铺灸和督灸操作,艾热除通过蒜泥或姜末向下传导外,大部分艾热散发到空气中,艾热利用率低。蔡圣朝认为,使用器械施灸的通脉温阳灸,艾炷或艾条段在灸盒内燃烧,艾热散失少,比较集中,因此艾热利用率高,可以相应减少艾和蒜泥、姜末等药物的用量,节省了灸材。

❹ 通脉温阳灸属器械灸

一般的铺灸和督灸操作患者只能采取俯卧位,对于体形较胖者长时间治疗容易疲劳;艾炷滚落易烫伤皮肤,烧坏床单,艾灰污染周围环境;制作艾炷用时较长,较多的艾炷同时燃烧艾烟污染较重,这几点限制了其推广应用。而用通脉温阳灸器械,患者可以选择一个舒适的体位进行治疗,艾条段代替艾炷节省时间,艾条段在灸盒内燃烧安全性高,灸盒盖的排烟管使艾烟集中,连接到艾烟净化器后达到无烟治疗。

(二)通脉温阳灸的作用机制

通脉温阳灸具有通脉温阳、平衡阴阳、调理脏腑功能的作用。其作用机制,可以从经络循行、腧穴特性、脏腑理论、艾热熏灸、药物发泡几个方面来阐释。

① 通脉温阳,调和营卫

通脉温阳灸在脊柱上施治,中间循行督脉,两侧为华佗夹脊穴、膀胱经第一侧线。督脉又称"阳脉之海",起于胞中,行于脊里,上通于脑,并与肾相络,与六阳经相会,统帅一身阳气。华佗夹脊穴位于督脉旁0.3~0.5寸,共34穴,具有协助督脉统领人身之阳气的作用,适应范围很广,对五脏六腑、四肢、腰背都有很好调节作用。膀胱经第一侧线位于督脉两旁1.5寸。足太阳膀胱经在《十一脉灸经》中称"巨阳脉"。《素问·热论》曰:"巨阳者,诸阳之属也。"足太阳之经气与督脉相联,主一身之表,统一身之营卫,司一身之气化。督脉之别络在背部左右"别走太阳",因此清代张志聪在《灵枢集注·背俞》中说"太阳、督脉相通",故督脉与足太阳经脉的关系最为密切。通脉温阳灸时可调节此两条经脉功能,灸此二经脉则经脉通,阳气足,营卫和调,诸表病祛除。

② 活血通络,缓急止痛

十二皮部是十二经脉功能活动反映于体表的部位,也是络脉之气散布之所在。十二皮部的分布区域是以十二经脉在体表的分布范围为依据而划分的,故《素问·皮部论》指出:"欲知皮部,以经脉为纪者,诸经皆然。"络脉既是气血运行的通道,又是邪气出入的路径。

《素问·皮部论》曰:"皮者脉之部也。邪客于皮则腠理开,开则邪入客于络脉,络脉满则注于经脉,经脉满则入舍于府藏也。"背部施灸的位置是膀胱经皮部、络脉的分野,以及督脉之别络。气血得温则行,得寒则凝,艾热疏通络脉,缓急止痛。

③ 激发腧穴功能,调理脏腑

通脉温阳灸时共涉及督脉穴、督脉旁开0.5寸的华佗夹脊穴、督脉旁开1.5寸的膀胱经穴等腧穴,通过激发这些腧穴功能而起治疗作用。《类经》曰:"五脏居于腹中。其脉气俱出于背之足太阳经,是为五脏之俞。"背俞穴是脏腑之气输注于背腰部的腧穴,位于背腰部膀胱经第一侧线上,大体依脏腑位置的高低而上下排列,并分别冠以脏腑之名。五(六)脏六腑各有一背俞穴,共12穴。当脏腑发生病变时,在相关的背俞穴处常出现压痛敏感现象,通过灸治背俞穴而达调理脏腑功能的作用。

④ 隔药灸和药物敷贴刺激作用

《神灸经纶》曰:"夫灸取于火,以火性热而至速,体柔而用刚,能消阴翳,走而不守,善入脏腑。取艾之辛香作炷,能通十二经,入三阴,理气血,以治百病,效如反掌。"治疗前在皮肤上撒或涂擦具有行气通经、发泡作用的药粉或药酒,并且根据不同病症,衬隔物有姜、蒜、附子等药物的区别。隔蒜泥施灸时,患者口中能闻到大蒜的味道,是皮肤能够吸收药物的一个明证。

(三)通脉温阳灸的适应证

艾灸可用于虚实、寒热病症的治疗,李梴在《医学入门》中指出:"虚者灸之,使火气以助元阳也;实者灸之,使实邪随火气而散也;寒者灸之,使其气之复也;热者灸之,引郁热之气外发,火就燥之义也。"通脉温阳灸适用于全身性症状较重的病症,如强直性脊柱炎、慢性乙型肝炎、慢性支气管炎、类风湿关节炎、围绝经期综合征、卵巢早衰等。片段式督灸盒,可用于治疗相应节段的病变,例如头颈上肢疾患、心肺背胸疾患、肝胆胁肋疾患、脾胃肠道疾患、泌尿生殖疾患、腰骶下肢疾患。

(四)通脉温阳灸器械的设计方案

现有灸盒的结构,盒底平直,与人体脊柱的外形差异很大,而不同人群脊柱的长短、弯曲度、宽度各不相同,如何制作一种适应不同人体外形的艾灸器械,代替现有铺灸、督灸的操作方法,蔡圣朝及其团队首先对不同人群的脊柱外形进行了统计,以期发现一些变化规律,为设计、制作督灸器械提供参考。征得患者同意后,随机抽取门诊患

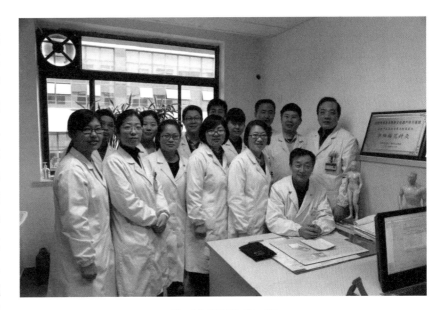

和工作室团队在一起

者30例,男15例,女15例;年龄最大77岁,最小20岁。患者采取俯卧位,胸下垫一枕头,身体自然放松。测量得出,不同年龄的成人,其脊柱的长度,背曲、腰曲的深度和长度,大椎至腰俞和骶段的长度变化范围较大。

由此设计了3款用于通脉温阳灸的治疗性艾灸器械和辅助性艾灸器械,并申请了专利。①全段式督灸盒(ZL201020259893.9);②分体式督灸盒(ZL201020509141.3);③侧吸式艾烟净化器(ZL200920240245.6)。

三、任督二脉在经络学说中的核心地位

《灵枢·经脉》中系统而全面地记载了经络学说,经络作为通行气血、沟通表里、贯通上下、联系脏腑骨节的通道,将人体连成一个有机统一整体,十二经脉与五脏六腑各有其络属关系。任、督二脉为肾所主,均起自胞中;督脉行身后,为诸阳经之会,循脊入脑,主阳主气;任脉行身前,为诸阴经之海,精血阴津皆灌注于内,而上通于脑,在承泣穴与督脉相交。从督脉的循行来看,督脉与脑、脊髓、胞宫有着密不可分的关系;《素问·骨空论》记载:"督脉者,起于少腹以下骨中央……上额交巅,上入络脑……入循膂,络肾属膀胱。"督脉的主干与分支均与脑有密切联系。

王冰注:"《甲乙》及古《图经》以任脉循背者谓之督脉,自少腹上者谓之任脉,亦谓之督脉,则是以背腹阴阳别为名目尔。"督脉中经气的运行,不管是顺逆,都要同任脉共同完成循环,二者合则一条经,分则两条脉。如《十四经发挥》曰:"任与督,一源而二歧,督则由会阴而行背,任则由会阴而行腹,夫人身之有任督……可以分,可以合者也,分之于以见阴阳之不离,合之于以见浑沦之无间,一而二,二而一者也。"

《素问·脉要精微论》曰:"头为精明之府。"明代李时珍精辟地指出,"脑为元神之府",是人体一切活动的中枢,而《锦囊密录》中说"脑为元神之府,主持五神,以调节脏腑阴阳,四肢百骸之用";从现代医学的角度来看,脑属于神经系统,人体器官、系统的功能活动均受神经系统支配,从而维持各器官活动的协调一致,使人体成为一个有机的统一体。由此可见督脉与脑对人体的功能活动都有一个整体调节作用,两者之间这种相互依存、相互联系的密切关系与经络脏腑相关性吻合,从这种意义上可认为督脉是脑所属的经络。

古人早就充分认识到任督二脉有机统一,在经络学说中占有主导地位。任脉、督脉皆起自胞中,为肾所主,任督同源,"任"有总任之义,任脉运行于身前的正中线而上通于脑,能够总任一身的阴经,阴津精血灌注于内,乃诸阴经之海;"督"为统督含义,督脉循脊入脑行于身后,主气主阳,乃诸阳经之会,起于长强,并于脊里,入脑,循额,至鼻柱止于龈交,与任脉相交于承泣穴。阳气导阴精上承,而阴精引阳气下潜,两者在脑部相交,阴升阳降,水火既济,阴平阳秘,脑府元神从而得以充养。督脉统领十二经,督脉通则百脉通,任、督二脉为人体最关键的生理通道之一,正如张锡纯在《医学衷中参西录》中云:"通督脉可愈身后之病,通任脉可愈身前之病;督任皆通,元气流行,精神健旺,至此可以长生矣。"

由此可知,任、督二脉形成有机统一体,对十二正经起着主导作用,这是由其生理功能决定的。临床倡导"任督调和则诸脉皆通",治督以"通"为贵,调任以"补"为贵,其理论价值与对临床的指导意义十分重大。蔡圣朝以此为理论基础,提出从"神-脑-督脉-肾-任脉"轴防治脑病。临床观察中发现绝大部分中老年脑病患者,多数长期脾胃运化不力,导致体内精微不足,肝肾亏虚,髓减脑消,发为脑病。所以从肾脏、任脉、督脉治疗

脑和脑神疾患。

人体气机循环类似一年四季、二十四节气的周而复始循环,体现着中医学天人合一的整体观念,无论是阴阳平衡还是气机升降理论等,都无时无处不体现着一个动态且平衡的类圆运动。任脉与督脉的循行恰恰应和了阴阳、营卫之气循行的类圆运动特点,人受气于谷,入胃而传肺,清者为营,浊者为卫,则营升卫降,营出于中焦,流注于十二经脉,满则渗灌于任督二脉。沿身前上行,身后下降,形成前升后降的环形营气循环模式,恰是任脉的整体循行通路。卫出于下焦,沿身前下降,身后上行,形成前降后升的环形卫气循环模式,恰是督脉的整体循行通路。

从阴阳平衡理论来看,背部督脉属阳,是阳脉之海,总督统帅人体阳气;督脉以及督脉之别络长强的循行部位主要在脊柱两旁,能够贯通脊柱,可以沿着脊柱两侧循行抵达腰中。而从肾的解剖学记载可见,腰为肾之府,并且肾的解剖学位置在脊膂十四椎下,因而督脉的循行不但入循脊里并且络于肾脏,二者密切相关。腹部任脉属阴,是阴脉之海,总摄人体阴血。任、督二脉上连于脑即神明之府,下贯十二经脉,协调平衡人体阴阳。"孤阳不生,独阴不长",督、任二脉同起于胞中,为肾所主,督脉行于背,乃诸阳经之会,循脊入脑;任脉行于腹,是诸阴经之海,阴精皆灌注于内,向上通于脑,与督脉相交于承泣穴。阳气携阴精上承,阴精引阳气下潜,阴升阳降,循环往复,是所谓"水火既济,阴平阳秘",脑府元神遂得以充养。

神既是生命活动状态的总体反映,又是生命活动的整体调控和生命信息的集中反映,可以统调患者五脏六腑功能。脑主元神,心主识

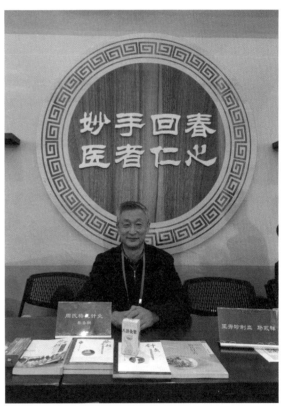

参加第十三届国际文化博览会留影

神,元神为本、识神为用。脑位居于头,头为诸阳之会,手足六阳经和督脉等均上达头部,肾通过足太阳膀胱经和督脉上通于脑,督脉之别络与足少阴肾经并行而贯脊属肾,继之上头络脑,下项后挟脊复络于肾。针灸治疗必须以治神、守神为根本。早在《灵枢·本神》中就明确提出:"凡刺之法。必先本于神。"《金针梅花诗钞》中说:"病者之精神治,则思虑蠲。气血充,使之信针不移,信医不惑,则取效必宏,事半而功倍也。"针灸调神应从针灸操作前即开始,贯穿整个针灸过程。针灸调神的主要方法有调摄患者的精神情志,取其任、督脉与肾、心经腧穴。《灵枢·九针十二原》曰:"上守神,粗守形。守神者,守气血也。守形者,守刺法也。"以上两方面足以说明守神在针灸疗法中的重要地位。

心、脑、肾、任脉四者通过督脉有机联系,合而成为广义上的脑,共同发挥元神之府的功效。神、脑、肾、任脉、督脉在生理上通过无形之神建立密切联系,影响并制约着全身脏腑功能,全身脏腑功能失调可通过神的变化而表现于外。在此基础上,对脑神的生理病理总结出一套完整的理论体系,提出神-脑-督脉-肾-任脉有机统一于人体,形成一条主轴,在人体整个生理病理过程中起到关键作用,用于指导治疗脑病疗效确切。

四、临证思维概要

(一)倡导针灸药并重治疗理念

针灸和中药是中医的两种主要治疗手段。中药经内服或外用,作用于人体组织,以调整阴阳平衡和改善脏腑气血、驱邪荡涤功能;针灸作用于经络、穴位,纠正人体阴阳失衡、调节脏腑功能、疏通壅滞经络、改善气血运行,以达到治疗疾病目的。虽然两者的治疗手段截然不同,但其理论基础均建立在阴阳五行、卫气营血、脏腑经络等之上。

《黄帝内经》包括《素问》和《灵枢》两部分,以阴阳五行学说完整地指导着中医理论,成为辨证施治的纲领。并以阴阳、五行、脏腑、经络、腧穴、精神、气血、津液等为基本理论,以针灸为主要医疗技术,用整体观念、天人合一的观点,论述了人体的生理、病理状况,提出诊断和防病治病原则,尤其《灵枢》丰富而又系统地记载了针灸理论,后人将《灵枢》又称为《针经》,为针灸学的形成与发展奠定了良好理论基础。《黄帝内经》对经络学说的论述尤为精辟,不但对十二经脉的循行走向、络属脏腑及其所主病证均有明确记载,而且对奇经八脉、十二经别、十五别络、十二经筋、十二皮部的走向、分布、功能以及与经络系统相关的根结、标本、气街、四海等亦有记叙。《黄帝内经》对腧穴理论也有较多的论述,有"本输论""气穴论""气府论""背俞论"等专论,载有多个左右常用穴位的名称,对特定穴特别是五输穴理论阐述较全面,对原穴、下合穴、十五络穴、五脏背俞穴等也有载述。在刺法方面,《灵枢·官针》即有"九刺""十二刺""五刺"等多种针法。《素问·诊要经终论》提出春夏秋冬依据气血运行特点采用不同刺法,对刺灸理论及针刺手法提出了原则。

《素问·移精变气论》载"毒药治其内,针石治其外,病形已成,乃欲微针治其外,汤液治其内",奠定了针药并用学术思想的理论基础。张仲景继承了《黄帝内经》针药各有所宜这一学术观点,在《伤寒论》太阳中风篇中"太阳病,初服桂枝汤,反烦不解者,先刺风池、风府,却与桂枝汤则愈"。太阳中风证,服桂枝汤本应病愈,今服后不解,反而见烦,此非药不对证,而是因为表邪太甚,阻于经络,药不胜病,因其邪重而经气郁滞,故先针刺风池、风府以疏通经络,泄太阳之邪,风邪得挫,再服桂枝汤以调和营卫,针药并用,求其速愈;唐代著名医家孙思邈也积极倡导针药兼用、针灸并重的观点,其在《备急千金要方》曰"汤药攻其内,针灸攻其外,则病无所逃矣";创立脾胃学说的金元李东垣对针灸也颇有造诣,在创立补中益气汤同时针灸足三里、太白等穴,达到升清通阳之效。

临证时蔡圣朝提倡治疗疾病尤其是疑难杂症或涉及多脏腑疾病时要针灸药并举。

针、灸、药互补为治病原则之一,三者运用得当,则相得益彰,针灸、中药以及现代西药各有特长不能偏废,临症凡遇初病、急症,首先针刺,以针刺取效立竿见影,顿挫其来势之猛烈。如治疗稳定型心绞痛,针灸穴位辨病施治以内关穴为主,寒凝心脉加足三里,气滞加太冲,痰浊闭阻加丰隆;同时以中药丹参滴丸、速效救心丸等口服,必要时予以硝酸甘油,一诊能使疼痛缓解,再诊而痛止。凡遇久病、虚证、寒证则针、灸合用,以温经散寒补虚。如长期咳喘不愈者灸大椎、肺俞;慢性泄泻,灸天枢、足三里;寒性痛经灸关元、足三里。而对久治不愈的疑难杂症则往往针药并施,双管齐下,以针刺导其气,以汤药荡其后,每能收到满意疗效。强直性脊柱炎以病变局部的运动受限和疼痛为主要症状,在针刺督脉穴、夹脊穴治疗同时,使用祛风除湿、补益肝肾的中药改善肝肾不足、外邪内侵闭阻经络的证候,体现辨证施治结合对症治疗的针药并用特色。

在颈椎病的治疗中,蔡圣朝以针刺颈夹脊、风池、天柱治"病",以祛湿化痰活血中药辨证施治,以头晕针内关和太冲,耳鸣针耳门与听宫,呕吐加旋覆花和代赭石,头痛加川芎和藁本治疗"症"。将辨证、辨病、对症治疗三者有机结合,充分利用了针刺和中药的不同特点,采取辨病、辨证施治和对症治疗的方法,充分发挥了针药并用立体施治的临床优势,在不互相影响下,充分叠加疗法,起到快速、有效产生理想治疗效果的作用,产生一加一大于二的结果。

(二)辨病辨证,方证合参

诊疗疾病过程中,蔡圣朝主张辨病在先,确立疾病,在此基础上进行辨证,精准用药,事半功倍。特别是对于一些重大疾病、疑难疾病,如心、脑血管疾病,肿瘤,脏腑疾病,免疫性疾病等。

辨病就是辨别疾病,我国最早的医学巨著《黄帝内经》记载了治疗疾病的处方,多为单验方,如生铁落饮、泽漆汤之类,有汤、丸、酒、散、膏等不同剂型,多是一病一方一药。到汉代对疾病的研究更仔细更全面,分类也更明确。如《金匮要略》一书是我国现存最早的一部研究杂病的不朽专著,是治疗杂病的典范,被列为医方之祖。各篇标题都是以辨病脉证并治,强调了辨病为第一的思想,而且每种疾病有专方药进行治疗,继张仲景之后,明朝的张景岳著有《景岳全书》,此书为后世中医内科学的样板。现在中医内科学所列的篇名,都是在此书的基础上整编而来,例如咳嗽、郁证、呕吐、噎膈、胁痛、黄疸、泄泻、积聚等。从这时起,疾病的病名才有统一的模式。这就是我们说的辨证论治,是中医诊治过程中很复杂的问题,它有一整套的理论体系。这个模式是以中医学的基本理论做指导,辨证施治就是辨别证象,分析疾病的成因、性质和发展趋势,结合地方风土、季节气候及患者年龄、性别、职业等情况来判断疾病的本质,从而全面地决定治疗方针,整体地施行治疗。

不辨其病,不知疾病预后转归,辨证用药,不是不可,而是准确性相对较差,达不到精准发力的要求。在辨病辨证基础之上,方证相合,"有是证,用是方",则效不旋踵。至于"同病异治,异病同治",另当别论。

(三)针灸注重先后取穴,体现精疏特点

在针灸取穴方面,蔡圣朝继承并发扬灸法泰斗周楣声"金针梅花派"的"精疏"取穴特点。《灵枢·官能》曰"先得其道,稀而疏之","金针梅花"源于周树冬(1862—1915年),周公素好画梅及咏梅,将梅花之神韵蕴于针灸之中,自成一派,世称"金针梅花派",选穴独特,体现"精疏"特点,金针梅花有诗云:"梅花双萼真奇特,一针为主一针客,一针为阳一针阴,标本远近补泻识。"因此金针梅花派选穴一般取双穴为主,又称双萼。而双穴的组成根据审因论治先后取穴,两穴在性能上有"相辅相成、相反相成、开阖相济、动静相随、升降相承"的有机联系,寓"主客、标本、阴阳、远近、补泻"于其中。

所谓先后者,专为数针同用时而言。分为先本后标,先阴后阳,先近后远,先母后子,先上后下,先手后足,先正后奇,先针后灸,先针无痛之穴、后针剧痛之穴。

先本后标者,亦即先主后客也。即先取主病之君穴为主为本,后取辅君之臣穴为客为标。偏正头痛,风寒咳嗽、痰、喘先取君穴太渊,后取辅穴列缺。或先取先病之穴,后取继病之穴,如"原络主客法"是也。

先阴后阳者,亦即先里后表,先内后外,先胸后背是也。是以先取阴部之里、内、胸诸穴,后取阳部之表、外、背诸穴,作为进针之序次。头项强痛,牙疼先取承浆,后取风府。

先近后远者,先取邻近病所之穴,后取远离病所之穴。小腹连脐痛先取阴交后取涌泉,眼病先取睛明后取合谷、光明。

先母后子者,即先取生我之穴,后取我生之穴,多在补母泻子如"母子相克"法中用之。肺气亏虚致咳喘先取母穴太渊,后取子穴尺泽。

先正后奇者,即先以十四经之正穴为主为本,再以经外奇穴为客为标,用奇不离正,于"出奇守正"法中用之。耳鸣中冲(左取右,右取左)足中趾尖。

先针后灸者,灸必伤肤,进针更痛。先针则孔穴大开,更易引火气深入矣。

(四)施治强调"审因论治"

"治病必求于本"在《素问·阴阳应象大论》中有详细论述。"本",《说文》解释为"木下也",其本义是指树木之"根",《类经·论治类一》说:"本者,原也,始也……世未有无源之流、无根之木,澄其源而流自清,灌其根而枝自茂,无非求本之道。"强调治病必须首先探求疾病的根本,然后方能针对根本进行治疗。这里的"本",是指阴阳而言,"阴阳者,天地之道也……变化之父母,生杀之本始,神明之府也"。阴阳失衡是导致疾病的根本原因,《黄帝内经》把所有病因分为阴阳两大类。疾病是纷繁复杂而又不断变化的,要正确认识疾病,就必须探明病因,也即辨证求因,"因"的含义广泛,除了六淫七情饮食劳倦等常见致病因素外,疾病过程中所产生的某些病理产物,如气郁、瘀血、痰饮、积滞之类在辨证上也应视为导致疾病的主要原因,可作为治疗的重要依据。所谓辨证求因,《素问·

调经论》说:"夫邪之生也,或生于阴,或生于阳。其生于阳者,得之风雨寒湿;生于阴者,得之饮食居处,阴阳喜怒。"外感自然界邪气者病因属阳,内伤诸病病因属阴。发病时证候以表证为主者属阳,发病时证候以里证为主者属阴;病证以具有升浮、燥热性质者为阳,具有沉降、寒湿性质者为阴。《黄帝内经》病因理论的一个突出特点就是对病因的认识与对病位与病性的认识紧密联系在一起,存在互为因果的特定联系。例如,《素问·阴阳应象大论》曰:"故喜怒伤气,寒暑伤形。"《灵枢·邪气脏腑病形》曰:"愁忧恐惧则伤心。形寒寒饮则伤肺,以其两寒相感,中外皆伤,……若有所大怒,气上而不下,积与胁下,则伤肝。"

蔡圣朝指出,《黄帝内经》病因理论源于临床经验的总结,而临床实践显示某些病因总是会引起某些部位和性质的疾病,疾病乃人体的整体功能失衡的结果,导致整体失衡的具体病因必定作用在人体的一定部位,并导致某种性质的病理反应才会发病,某种病因必定同相应病位、病性紧密相连。而"证"就是指疾病发展过程中,某一阶段的病理概括,包括密切相关的病因、病位、病性,而病因又为根本,辨证论治就是根据患者一系列具体证候,而确定病因,分析病位、病性及其病情发展变化,得出正确诊断,将其作为立法施治的关键依据,所以辨证求因乃

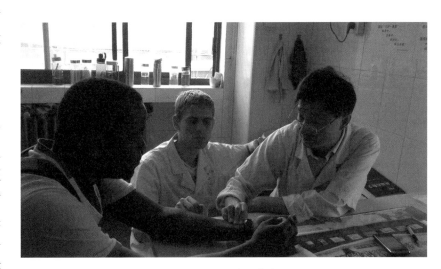

悉心指导留学生脉诊

辨证论治核心环节。《素问·至真要大论》说:"必伏其所主,而先其所因。"张景岳注云:"必伏其所主者,制病之本也。先其所因者,求病之由也。"伏乃制伏,治疗之意;主,指疾病的本质;因,疾病的原因,治病要抓住疾病的本质,首先要探求疾病发生的根本原因,辨证施治要做到审因论治。陈无择《三因极一病证方论》说:"凡治病,先须识因;不知其因,病源无目。"临床中特别强调辨证求因,审因论治,认为病因明确了,治疗就有依据,针对各种病因分而治之,治病于无形。辨证时务必认真诊脉,以脉探求病因,推测病史,判定病位和病性,判断预后及转归。以脉诊在中风病的诊治为例,根据脉象判断病因、病性。中风以本虚标实为主要病机,本虚乃气血虚弱、脏腑阴阳亏虚,标实则多见于气滞、血瘀、痰凝。患者脉象见弦脉者多为气滞心胸,脉滑者多为痰浊阻窍,弱脉则见于阴阳气血俱虚,脉滑数多为痰热内盛,脉弦细见于阴虚火旺,结代脉为心肾阳虚或寒凝心脉所致,气虚血瘀则脉细涩或迟缓无力,脉沉涩以血瘀为主。脉诊对于探求病因,辨别

病性,指导治疗意义重大。

审因论治,蔡圣朝强调望诊的重要性。四诊中望诊是接触患者首要的、重要诊法之一。比如这个患者是自己走进诊室还是别人扶进诊室,或是轮椅推进,这里面就包含大量信息。患者的走路姿势是舒缓自如还是强迫体位。四肢自如还是拘挛、震颤。面部表情、色泽及目光神态反映其心理状况。《素问·移精变气论》中说"得神者昌,失神者亡",显示了《黄帝内经》对于"神"的高度重视。《黄帝内经》将"神"高度概括为整个生命活动的外在表现,体现在机体的脏腑组织活动和精神意识状态等诸多方面,同时也将对"神"的重视运用于望诊各诊法之中。在形诊、色诊、目诊、姿态诊中,均强调要首先重点诊察神之有无,以此来判断疾病的顺逆生死。如《灵枢·大惑论》曰:"五脏六腑之精气,皆上注于目而为之精……目者,心之使也;心者,神之舍也。"即是目诊中对神的重视的记载。舌质大小、颜色、形态、血管情况,舌苔厚薄、苔色、干坚、水湿(滑)、老嫩,也是望诊的关键内容。《灵枢·脉度》谓:"心气通于舌,心气和则能知五味矣……脾气通于口,脾气和则能知五谷矣。"《灵枢·邪气脏腑病形》谓:"浊气出于胃,走唇舌而为味。"显然,舌毕竟只是一具体的器官,其生理功能只有在脏腑功能的支配和精气的供养下才能产生。而心主神明,为精神意识思维感觉之主宰,言语之产生、滋味之感觉均赖心神之支配乃能实现。故只有"心气和"并"气通于舌",舌才能"知五味";唯"神气所使",舌才能参与发声说话,故《黄帝内经》谓"心主舌"、心"在窍为舌"(《素问·阴阳应象大论》)而"舌者,心之官也"(《灵枢·五阅五使》)。其次,由于脾"在窍为口","在体为肉"(《素问·阴阳应象大论》),而"唇舌者,肌肉之本也",故"口唇者,脾之官也"(《灵枢·五阅五使》)。唯"脾气和"并"气通于口",口舌才能"知五谷矣"。因此,在舌与五脏的关系中,舌与心脾尤为密切,后世所谓舌为"心之苗""脾之外候"即源于此,而口腔唇舌之病多与心脾有关亦基于此。《灵枢·邪气脏腑病形》指出:"十二经脉,三百六十五络,其血气皆上注于面而走空窍。"《灵枢·五阅五使》指出:"鼻者,肺之官也;目者,肝之官也;口唇者,脾之官也;舌者,心之官也;耳者,肾之官也。"正如《黄帝内经·灵枢集注》所言:"是以五脏之气见于色,脏腑之体应乎形,既能阅于面而知五脏之气,又当阅其形以知脏腑之形。"

所以,蔡圣朝在诊察疾病病因过程中强调脉诊和望诊的重要性。

(五)经、脏辨证,药、穴结合

经脏辨证内容丰富,完善后广泛应用于临床实践。经脏辨证是以经络与脏腑学说为理论依据,根据疾病最主要特征,进行全面分析,从而辨别疾病发生在何经、何脏、何腑,辨识病因、病机、病性,抓住疾病本质,遣方选穴,确定理、法、方、穴、术。

八纲辨证为中医辨证的准绳,临床上施治时会首先考虑,重在根据临床症状抽象推理,强调区分阴阳、表里、寒热、虚实。但蔡圣朝认为,八纲辨证应用于针灸时有其明显局限性,针灸治病作用优点在于简捷直观、见症治症、循经取穴、立竿见影。疗效特点在于双相调节,寒热、虚实皆可治,治疗阳虚证时可以扶阳,阴亏者可以救其阴,且扶阳而不伤阴,救阴而不伤阳。特别是灸法,古代总结有"虚者灸之使火气以助元阳也;实者灸之使实邪随火气而发散也;寒者灸之使其气之复温也;热者灸之引郁热之气外发,火就燥之义也"(《医学入门·内集·卷一·灸法》)。经脏辨证直观、实用指导临床针灸取穴。

蔡圣朝将十二经经脏病大致取穴和药物趋向概括如下:

手太阴肺经病变多因外邪痹阻与肺气失宣所致。经病可见臑臂内侧前廉酸痛,或见拘急、痿软,掌心发热与拇指无力,麻木不仁,前臂痛,尿频,尿色清白;脏病则肺胀、咳嗽、气喘、少气不足以息、胸满、短气、心烦口渴,缺盆中痛,鼻衄,喉痹。针刺常选用肺经鱼际、列缺、尺泽、中府等穴通调经气痹阻。治疗常遵宣肺解表加散寒、清热、养阴、补气等法则,以达到内外兼调、表里同治的目的。

手阳明大肠经病变多由风寒湿邪痹阻经脉和大肠邪热循经上冲导致。经病可见齿痛、颈肿、鼻干、口干、上肢外侧前缘酸楚疼痛、食指酸软无力。脏病则泄泻、肠鸣、肠绞痛、腹胀、便秘等。大肠经上常选商阳、合谷、阳溪、曲池、迎香,通调大肠经气治疗面肿、齿痛,上肢前外侧痛。药物用清理肠腑加用祛湿或润肠之剂。针药结合,经脏同治。

足阳明胃经病变多因外邪痹阻经脉与胃热上扰所致。经

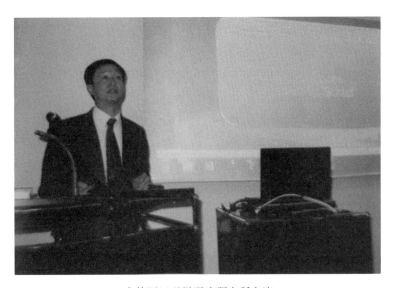

在德国巴登风湿病研究所交流

病常见风寒湿邪侵袭经脉或胃中邪热循经上逆,可见口臭、唇疹、颈肿、喉痹、鼻衄、尿黄或洒洒振寒,缺盆中痛,沿经脉所过肿痛,次趾酸软无力。脏病多为消谷善饥或不能食、心下急痛、呕吐、腹胀等。胃经病变可以选用四白、地仓、颊车、头维、天枢、足三里、上巨虚、丰隆、解溪、内庭等。药物应用益气健胃或合清热化湿,或合泻火,或合消食导滞,或合滋养胃阴之剂等。

足太阴脾经病变由风寒湿邪痹阻经脉与胃热上扰所致。经病:舌本痛、身体沉重无力、膝股内侧痛或足跗肿痛、足大趾引内踝痛。脏病:左胁下胀痛、口甜、舌强不语、溏泄、黄疸、出血等。病变可以选用隐白、公孙、商丘、三阴交、阴陵泉、血海等。治疗以益气健脾或合温运,或合升提,或合摄血。

手少阴心经病变由风寒湿邪痹阻经脉与心火循经上扰所致。本经经病:舌强、舌肿、渴而欲饮、臑臂内后廉痛、肩背痛、掌中热。脏病:心痛、心动悸、脉结代、盗汗、白汗、

口苦、口舌糜烂、下肢浮肿等。穴位可以选用少海、灵道、通里、阴郄、神门、少冲等。药物以补益心气合以养血安神，或合清心泻火，或合通阳化瘀之剂。

手太阳小肠经病变多因外邪痹阻经脉与胃热上扰所致。经病：头项强痛，臂痛不举、肩臑肘臂外廉痛、耳聋、颊肿、目赤、口舌糜烂、神志病。脏病则见脐腹绞痛、泄痢。穴位多取少泽、支正、小海、肩贞、臑腧、天宗等。药物用清心泻火或合理气止痛，或合温运之剂。

足太阳膀胱经病变多因外邪痹阻经脉和邪热壅滞经脉所致。经病为头痛、项背、腰、骶、髀、股等处酸痛拘急，目胀痛、衄血、多泪。脏病可见少腹胀痛、尿频、尿急或癃闭。膀胱经循行背和头部、下肢后侧，涉及的器官较多，可以根据不同疾病选用主治背腧穴，下肢后侧的膀胱经腧穴也是非常常用穴位。药物方面，膀胱和肾互为表里，所以常有温补肾阳或合理气行水，或合滋补肾阴，或合补肾固摄，或合清利湿热等药物。

足少阴肾经病变多因风寒湿邪侵犯经脉，导致经脉痹阻不通所致。经病见头痛、项背强痛、痿软无力、足心热、口热咽干、目昏视物不明、口咸。脏病则可见腰痛、小便短少、颜面及全身水肿、咳喘惊惕、便秘等症。穴位多选涌泉、然谷、太溪、照海、复溜、中注等穴；药物温补肾阳或合利水，或合滋补肾阴，或合补肾固摄，或合补益肾精。

手厥阴心包经病变多因外邪痹阻经脉和内热壅滞经脉所致。经病可见面赤腋肿痛、臑臂内侧疼痛、上肢痿痹、掌中热。脏病则为心烦、心悸、癫狂、心胸疼痛而牵引腋下、胸胁支满。穴位常选用曲泽、郄门、间使、内关、劳宫等穴。治以宽胸理气或合清心除烦，或合清火涤痰等。

手少阳三焦经病变多因外邪痹阻经脉和邪热上扰所致。邪热上扰经脉则经病，头晕、耳鸣、耳聋腋肿、喉痹、瘰疬、颊肿痛、肩臑、肘臂外侧痛。脏病发为腹胀、全身水肿、遗尿、小便不利等。穴位常选关冲、液门、中渚、外关、支沟、臑会、肩髎、翳风、角孙、耳门、丝竹空等穴。药物方面，因为三焦为机体水液通道，三焦气机阻滞则水道不通，水液泛滥，全身水肿，故以通利三焦、疏泻水道之剂为主。

足少阳胆经病变多因外邪痹阻经脉和邪热上冲所致。足少阳胆经经病：偏头痛、额痛、目锐眦痛、颈腋下、胸胁股外侧及下肢外侧痛、外踝或有肿痛，或小趾次趾酸软不用，多汗畏寒。脏病：胸胁肋疼痛、口苦、目疾、疟疾、寒热往来、胁痛难转侧。穴位常选听会、上关、曲鬓、率谷、完骨、本神、头临泣、风池、肩井、日月、环跳、风市、阳陵泉、光明、悬钟、丘墟、足窍阴等。治以疏肝利胆或合清泄实热，或合降逆和胃等法。

足厥阴肝经风寒湿邪痹阻经脉和风火循经上扰所致。经病见狐疝、遗尿、睾丸偏坠胀痛，逢寒加剧，妇科病证经脉循行部位疼痛。脏病则头晕目眩、胸满胁痛、肝病、右胁下肿痛、痞块、黄疸。穴位常选用太冲、中封、蠡沟、曲泉等。药物多选疏肝解郁或合清泻肝火，或合滋补肝血，或合平肝潜阳之剂等。

针刺总的原则如《灵枢·终始》曰"凡刺之道，毕于终始，明知终始，五脏为纪，阴阳定矣"《灵枢·经脉》针对病性指出，"盛则泻之，虚则补之，热则疾之，寒则留之，陷下则灸之"。

(六)灸法思想特点

灸法理论方面,蔡圣朝首提"灸法自然,阳生阴长"的观点。根据自然界中,"阳升于岁半之前,阴降于岁半之后。阳之半升则为春,全升则为夏,阴之半降则为秋,全降则为冬"的自然现象,冬至后一阳始生,至春天生机蓬勃,夏季欣欣向荣;夏至过后,阴气渐盛,秋天阳气渐敛,冬季肃杀,阳杀阴藏。援物比类,宇宙有形之物在"阳"的温煦下始能滋生成长,人体阴阳出现消长节律变化,保持动态平衡,互根互用,相互转化;防病治病过程中,借助灸法温阳复元,元气充足,营气丰盛,气能生血,营血属阴,故"灸法自然"能使"阳生阴长",灸法既可扶阳又可滋阴,故前人提出"阴虚可灸"。蔡圣朝运用"灸法自然,阳生阴长"的观点指导临床,取得满意临床疗效,指导学生研究已取得不错的成果。其发表相关学术论文六十余篇;立项科研课题多项,有安徽中医学院临床科研项目"艾灸对缺血性脑血管病炎性细胞因子影响的研究",安徽省卫生厅中医药科研课题"针刺结合艾灸督脉治疗类风湿性关节炎的临床研究"等。在三伏天,蔡圣朝又首创"督脉伏灸"法,创制"通脉温阳灸具"在三伏天进行督脉的铺灸疗法,在阳气最旺的节气艾灸阳脉之海督脉,以奏"阳生阴长"之功,对防治临床顽症沉痼屡获奇效,尤其治疗自身免疫性疾病取得良好效果。

蔡圣朝创造性运用隔物灸督、任二脉防治痴呆。他依据丰富灸疗临床经验,在"阳光普照法"艾灸理论基础上,创造性地提出"灸法自然,阳生阴长"的学术观点。"灸法自然,阳生阴长"就是突出强调"阳"在自然界的重要地位,从有形万物均依赖于"阳"的温煦才能滋生成长的自然规律出发,将阳气视为天上的太阳相类比。如《素问·生气通天论》:"阳气者,若天与日,失其所,则折寿而不彰。故天运当以日光明,是故阳因而上,卫外者也。"突出了温补阳气在机体防病抗病中的重要作用,尤其对于防治痴呆,尤为关键。

临床重视温阳而又不拘泥于单纯扶阳,注重阴阳互根互用,于阴中求阳。蔡圣朝团队据此在临床创造性提出从温阳补肾角度治疗认知功能障碍,临床中借助艾灸的温通效应,运用"温阳补肾灸"治疗痴呆,取得了满意的疗效。"温阳补肾灸"采用隔龟板灸关元,悬灸命门、百会,将艾灸与"阳脉之海"的督脉和"阴脉之海"的任脉相结合,阴中求阳,最大限度地振奋一身阳气,故灸法自然能匡助人之元气,令元气周流、内存,使阳生阴长,肾阳充足,则可痰浊化、瘀血消,清阳得升,肾精得充,脑髓得养,具"温肾阳,化痰瘀,补肾精,填髓海,开脑窍,启神智"之功,故简称为"温阳补肾灸"。关元、命门两穴,一前一后,一低一高,一阴一阳,腹阴背阳相互通应,两穴同用,有于阴中求阳、阳中求阴之妙,滋阴而不碍阳,助阳而不伤阴,可使阴阳兼补而臻协调平衡,功可补肾精、温肾阳、培元气,使脑髓得充,痰瘀得化,以达到开脑窍、调神智之功,而使痴呆之症得减。他运用二穴治疗痴呆,充分体现"审因论治、精疏取穴"治病思想。百会穴为督脉要穴,统一身之阳,是膀胱经与督脉交会穴,而膀胱经通过此穴"入络脑",灸之具有升阳益气、平肝熄风、清心宁神之功效。

(七)后天之本尤当固护

蔡圣朝指出,脾胃接受、腐熟、运化水谷,为后天之本,"有胃气则生,无胃气则亡"。老年人尤其要关注脾胃。饮食不节,脾胃乃伤,脾胃在老年保健、养生、治疗、康复中起着至关重要的作用。"得饮食者昌,失饮食者亡""胃阳弱而百病生,脾阴足而万邪息"。因此,节制饮食、调理脾胃有助于饮食和精微的正常消化及转输,以保证人体各部分的营养充足而健康长寿。

华佗在《食论》中指出,食物须经"三化"始易被消化吸收而供添营养。所谓三化:一是火化(须烂煮),二是口化(宜细嚼),三是腹化(依靠脾胃自动消化)。并强调"老年惟藉火化"。这是因为老年人牙齿多有脱落,口化力减弱,脾胃功能渐差,腹化力下降,故大多依赖火化的煮烂蒸熟,从而有利于消磨输运,吸收较多的营养。

在节制饮食方面,首重食量的适宜,赞成"量腹节所受",即须根据自己的肚量对饮食加以节制,宁少勿多,不可勉强加食。故他说:"凡食总宜少为有益,脾易磨运,乃化精液,否则极易之物,多食反致受伤","加则必扰胃气。"明清曹庭栋在《老老恒言》中也很关注饮食之冷热适宜。强调饮食之冷热,应顺从四时寒暑的自然变化,一般而言,寒冬宜热食,酷夏宜凉食,但因胃的秉性是喜暖厌寒,故热则害少,寒则害多。故曹氏认为,饮食宁过热也不要过凉,并指出:"瓜果生冷诸物亦当慎,胃喜暖,暖则散,冷则凝,凝则胃先受伤,脾即不运。"

调理脾胃,不仅在于食量适中,冷热适宜,还应"饭后"因食物停胃必缓行数百步,散其气以输于食,则磨胃而易消化。但《老老恒言》也指出"饱食后不得急行,急行则气逆,不但食物难化,且致壅塞",并告诫不要食毕即卧,因此时"胃方纳食,脾未及化",易伤胃。如食后必欲卧者,"宜右侧(卧)以输脾之气,食远(进食较久以后)则左右胥(都)宜"。

《老老恒言》中强调老年人需保持大便通畅,"要想长生,腹中长清"。便秘可以引起老年期一些基础疾病的加重,甚者危及生命。脾胃为气机升降之枢纽,脾升胃降则全身气机协调,人体健康。若脾气亏虚,则脾不升清、肠道失润,且胃气不降、水谷糟粕传化失司,而最终导致便秘的产生。

所以蔡圣朝认为,在老年人重视脾胃功能、守护好脾胃才是赢得健康的关键。

五、针刺取穴要点

(一)精准取穴,减少刺痛

针刺是一种有创性、侵入性治疗手段,有些患者对此有畏惧心理,所以提高针刺技术、减少进针痛苦是每个医者所必须具备的技术。同时做到"精准取穴,少而精确",达到相同的治疗效果。这对医者提出更高一层的要求,"做到一针有效不取二针,二针有效不取三针,三针无效,另选它法"。如治疗急性腰扭伤时,蔡圣朝团队常辨何经何络,循经取穴,取委中或人中或印堂或腰痛点,辨经取穴,做到一针获效。

（二）上工守神，粗工守形

临证之时，以辨证调气血为主。《灵枢·小针解》曰："粗守形者，守刺法也。上守神者，守人之血气有余不足，可补泻也。"根据年龄特点，蔡圣朝提出"中年调气血，老年调精血"，气血者以肝脾为主；精血者以脾肾为主。他强调宏观把控，不要被一招一式遮眼障目，影响大局。

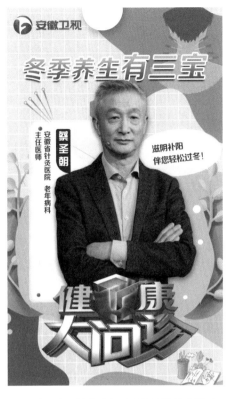

（三）阴阳配穴，阴平阳秘

万事万物以阴阳平衡为不变定律。针灸治疗也不离其宗。临证取穴以阴阳经穴相伍，俞募相伍，经络起始穴和终结穴相伍，上下相伍。例如常取足临泣和瞳子髎配合治疗偏头痛；商阳和迎香配伍治疗鼻塞、不闻香臭；隐白和大包配伍治疗经血量大；少泽和颧髎配合治疗手太阳小肠经循行线肩背痛。

（四）表里同病，俞募配合

表里两经同时患病，例如，肺脏外感风热致使肺气失宣，在脏是咳嗽、咳痰。在腑则肠腑不通，大便秘结，更致肺气难降，此时蔡圣朝认为，可以取肺俞和天枢穴结合运用，脏腑同治，获益更大。

在安徽卫视"健康大问诊"栏目做科普讲座

（五）局部远道，相互结合

局部有病痛局部取穴肯定是需要的，对治疗局部病变有很好的调治作用。蔡圣朝常常结合远道取穴，其疗效是一加一大于二的结果，使得整条经络或表里经络得到疏通。例如脊髓型颈椎病，颈椎间盘突出压迫上肢神经根，引起循手太阳小肠经循行路线疼痛剧烈，除在颈部取穴，还加用同侧后溪穴，它是本经的输穴，"主体重节痛"，另外它还是"八脉交会穴"，和督脉交通。再例如，偏头痛可以局部取穴外加用足少阳胆经的足窍阴穴，该穴是"井穴"为经气始发之穴，可以起到立竿见影之效。

以上是蔡圣朝多年针灸临证中一点心得感悟，难能可贵。

◤第三节　临证精粹◢

一、老年健康全程关注脾胃

老年人是一类特殊人群，当人类步入该年龄段，身体机能渐渐衰退。

在老年养护、治疗、康复全过程中,蔡圣朝强调密切关注脾胃。"有胃气则生、无胃气则死",即"人以胃气为本",最早见于《素问·平人气象论》:"平人常气禀于胃,胃者,平人之常气也。人无胃气,曰逆,逆者死……人以水谷为本,故人绝水谷,则死。脉无胃气,亦死。"脉的胃气指脏腑气血功能状态的外在间接表现,义同李东垣所谓"脉贵有神"之"神"。狭义胃气,即胃中水谷精气。"人受气于谷,谷入于胃,以传与肺,五脏六腑,皆以受气"。广义之胃气,包括了胃的受纳、腐熟、推动运化等功能在内,泛指胃肠为主的消化系统功能。即脾胃之气。"胃气"为脾胃功能的体现,脾胃是维持人体生命活动的重要脏器,在中医脏腑学说中占有重要的地位,故脾胃又被称为"后天之本"。《内经》提出"有胃气则生,无胃气则死",脾胃居人体中焦,上连心肺,下及肝肾,是五脏气机升降之枢纽,为五脏活动提供能源。

胃为水谷之海,后天之本,是人体营卫气血之源,人之死生,决定于胃气的有无,故谓之"有胃气则生,无胃气则死"。机体气血津液的化生,都需依靠饮食物的营养,在《灵枢·玉版》云:"人之所受气者,谷也。谷之所注者,胃也。胃者,水谷气血之海也……胃之所出气血者,经隧也。"其化生气血津液,供养全身。《素问·平人气象论》曰:"人以水谷为本,故人绝水谷则死。"《素问·玉机真藏论》谓:"五藏者,皆禀气于胃。胃者,五藏之本也。"以上都强调胃气之盛衰有无,直接关系到人体的生命活动及其生死存亡,而且胃气的强弱与人体的正气盛衰有极密切联系,所以中医临床诊治疾病,十分重视胃气,常把"保胃气"作为重要的治疗原则。

进入老年后脾胃功能下降,易导致气血生化乏源,可以引起多种老年疾病。老年脾胃,以本虚为主,可兼其他多种情况。整体观念、辨证施治是总的原则,补虚不壅滞,消导不伤正,辨病与对症治疗相结合。

案例1　胡某,男,72岁。2017年7月16日初诊。

胃癌术后4个月,胃部切除3/4,腹部伴有淋巴结转移,化疗3次,因为恐惧化疗反应,不愿再次接受。刻下消瘦,纳食少,无食欲,嗳气,便溏,四肢不温,疲软,精神状况差。舌质淡暗,苔白水滑,脉弦细。

西医诊断:胃癌术后。中医诊断:胃癌。证候:脾胃虚寒,胃气衰败。治则:补益脾胃,温中散寒。方药:参苓白术丸和理中汤化裁。生黄芪30 g,党参20 g,茯苓10 g,炒白术10 g,干姜6 g,大枣15 g,灵芝10 g,附片6 g,旋覆梗10 g,山药20 g,炒枳壳10 g,炙甘草6 g,陈皮10 g。7剂,每天1剂,水煎分2次服。

流汁、半流质温暖、富含蛋白质、维生素食物,一日4~5餐,每餐七成饱。

2017年7月25日二诊:精神明显好转,有饥饿感,能闻到食物香味,舌质淡红,苔薄白,脉细弱。守前方加山慈菇10 g,白花蛇舌草15 g,炒二芽各20 g。30剂,服用方法同前。

2017年8月28日三诊:患者精神状况、体力、睡眠、饮食状况进一步较前好转。饮食已经不满足于流质和半流质,偶尔也吃点汤泡饭之类,偶有嗳气,多吃则有不适感。舌质淡,舌下静脉无迂曲,苔薄白,脉细缓。再次处方:生黄芪30 g,党参20 g,茯苓10 g,

炒白术10g,干姜6g,大枣15g,灵芝10g,旋覆梗10g,代赭石20g,山药20g,炒枳壳10g,白及片10g,山慈菇10g,白花蛇舌草15g,炒二芽各20g,炮鸡内金15g。30剂。服法同前。

病者一直坚持服用中药2年多,后期改为间断服药,一切恢复正常,每日3餐,饭量如从前,已坚持做农活。随访观察5年多,一切正常。

【按】 脏腑功能活动体现为气机升降。脾胃居中焦,乃气机之枢。脾升胃降斡旋于中,且助肺气以肃降,助肝气以升发,助心肾以相交,脾胃不健则枢机不利,易使肺气不降,肝气失达,心肾不交。脾胃为人体动力的源泉,人体的"发动机"。对于癌症,尤其要重视调理脾胃而慎用攻伐之品。胃气一败,百药难施,临证处方应时时考虑脾胃是否胜药。同时,依据"安谷者昌,绝谷者亡"的思想,临证应谨守病机,注意药性之偏颇,权衡利弊,始终以顾护脾胃之气为原则,避免用药过于滋腻苦寒。如精选轻清生津之品(如沙参、麦冬、石斛等)以防滋腻碍胃,严格控制清热解毒的药味和剂量,以免苦寒败胃或损伤阳气等。肿瘤患者邪毒内蕴日久,或手术、放化疗伤正,脾胃功能常受到不同程度损伤,切不可因心急而施以滋腻峻补之品,补益应不忘醒脾开胃,使补而不腻、滋而不滞,常伍以陈皮、八月札等。

在放化疗期间仍应注重脾胃的调理。如化疗期间以健脾益气、和胃降逆为治则,方用六君子汤加竹茹、代赭石以降逆止呕,加薏苡仁以健脾利湿,加山楂、谷芽、麦芽、鸡内金以消食。消食之法不仅可改善消化道症状,在常规辨证施治的基础上,蔡圣朝常将上述药物与入肺胃经之麦冬、沙参、石斛等养阴生津之品同用,以滋放疗所伤之阴液。临床实践证明,如此配伍一则可以提高肿瘤细胞对放疗的敏感性,二则可以提高机体免疫力。清代医家何梦瑶说:"饮食入胃,脾为营运精英之气,虽曰周布诸脏,实先上输于肺,肺先受其益,是为脾土生肺金,肺受脾之益则气愈旺,化水下降,泽及百体。"

脾胃学说源于《黄帝内经》,经历代医家不断丰富和发展。李东垣是金元时期著名医家,所著《脾胃论》一书,奠定了中医学脾胃学说理论体系的形成。他认为:"脾胃之气既伤,而元气亦不能充,诸病之由生也。"在《兰室秘藏》一书中云:"推其百病之源,皆因饮食劳倦而胃气元气散解,不能滋养百脉,灌溉脏腑,卫护周身之所致也",对后世影响深远,成为临床辨证治疗的指导思想。在肿瘤临床中,脾胃学说亦有重要的指导意义。脾胃的每一生理功能失调所发生的病理变化均与肿瘤疾病息息相关,故调理脾胃在肿瘤临床中显得尤其重要。

张景岳云:"人之气血,犹源泉也,盛则流畅,少则壅滞,故气血不虚则不滞,虚则无有不滞者。"调理脾胃,振奋脾胃之气,维护患者后天之本当贯穿于恶性肿瘤治疗的全程。切不可一味强调攻伐,以峻猛攻逐之品治之,则有伤脾败胃之虞,结果往往适得其反,病情迅速进展、恶化。张元素曾云:"盖积聚癥瘕,必由元气之不足,不能运行而致之。欲其消散,必借脾胃气旺,能渐渐消磨开散,以收平复之功。如一味克消,则脾胃愈弱,后天气愈亏。世未有正气复而邪不退者,亦未有正气竭而命不倾者。"此外,应重视药治与食疗并重,在施以药物健脾助运的同时也应辨证施食,根据患者病情之寒热虚实而选用相对应食物,不可以滋腻厚味壅补,也不可一味忌口,应予清淡易消化的补养食物,以增强胃气,逐渐增加脾胃功能而改善食欲。

该病例接触中医治疗之初,饮食不下,胃气衰弱,全身虚弱,当以顾护胃气,增强胃气为先,应用参芪术草。后期少加几味攻伐、抑瘤之品,山慈菇、蛇舌草。全程治疗过程中以重视脾胃之气为首要。

案例2 朱某,男,76岁。2016年7月5日初诊。

左侧肢体偏瘫半年,不能行走,四肢瘦削,如皮裹骨,下肢拘挛,大便溏稀,不分次数,有则外流,纳食少,食而无味,可吃可不吃已两月,精神疲惫,语声低微,含糊不清,舌质淡,苔白滑,舌下静脉不扩张,脉细弱。

中医诊断:中风(中经络)。证型:脾气虚弱,清气不升。治则:益气健脾,升清降浊。方药:补中益气汤合参苓白术丸化裁。党参15 g,生黄芪20 g,茯苓10 g,炒白术10 g,陈皮10 g,升麻10 g,柴胡6 g,山药20 g,砂仁6 g,莲子肉10 g,葛根20 g,炙甘草6 g,炒二芽各20 g。七剂。煎水内服,每日一剂,分二服。低脂少渣食物。

继续中风康复训练:①循经针刺,每日一次。②肢体关节松动训练,每日2~3次,保持肢体在良姿位。③鼓励患者配合做主动训练。

2016年7月15日二诊:患者大便较前稍成形,纳食增加,有少许食欲,脉舌同前。守上方加炮鸡内金10 g,7剂。煎服法同前。康复治疗同前。

2016年7月25日 三诊:大便呈香蕉状,可控,每天1~2次,饮食良好,面色好转,肢体肌力增加,下肢已可在床上平移,身体整体状况较前好转,疾病在向康复的方向好转。

一年后患者再次入院康复,可以持拐行走。

【按】 任何疾病的治疗、康复等过程中,患者的脾胃功能只要良好,治疗就有希望,康复也有良好结局,转归就良好。中风偏瘫,肌力下降,带动不了肢体运动,肌肉为脾所主,脾气不充,肌肉失去精微物质的濡养,自然瘦削无力。《养老奉亲书》中指出:"主身者神,养气者精,益精者气,资气者食。食者,生民之天,活人体之本也。"因此,有效的饮食营养调护对疾病的预防和康复有着重要的意义。

若"脾主肌肉"功能减弱导致"脾主运化"功能减弱,脾失散精,营养物质不能正常地转化供给,可发生各种虚损性疾病。在疾病的过程中不利于疾病恢复,可以加速疾病的恶化。当"脾主肌肉"功能减弱时,骨骼肌形态改变,肌肉萎缩软弱或僵硬痉挛,自主运动能力减弱,肌肉的抗压能力下降、应激能力下降、代偿能力下降,易发生骨折、肌肉劳损、软组织拉伤等。

"脾主肌肉"的功能影响多个系统疾病的发生。脾管理肌肉的形态,肌肉的形态影响其功能的发挥,肌肉功能发挥异常则发生相关疾病,因此必须保障肌肉形态的正常,一是要气血生化充足,二是要血行流畅。营养物质摄入充足,则气血生化有源;血行流畅,则脾散精的功能得以正常发挥。其中更重要的是血行流畅,若血流不畅,脾与肌肉的联系减弱,"脾主肌肉"功能减弱,消化道平滑肌形态改变,导致消化道平滑肌运动功能减弱,那么摄入再多营养也无法正常吸收。因此,在非特殊情况下,治疗当先通行气血,使脾与肌肉建立联系。

所以在脑中风患者的治疗、康复过程中,要特别关注患者脾胃功能。脾胃功能强健不仅仅可以为全身提供营养物质,更重要它直接关系到肌肉功能和肌力的提升。

二、"隔龟板灸"临床新用

隔龟板灸属于隔物灸范畴之一,是临床根据疾病性质处以不同的衬隔物,而获得疗效的一种疗法。可在神阙施灸,患者采取仰卧位,暴露肚脐,神阙穴上置 15 cm×15 cm 医用纱布,用干燥的细食盐适量(以青盐为佳),放入神阙穴,填平略高出皮肤为妥,盐上再放置一片龟板,约 3 cm×3 cm 大小,上置大艾炷,再用线香点燃施灸,待患者感到灼热时,即更换艾炷,一般灸 3~9 壮,一天灸 1~2 次,对于一些急证、危证可根据病情多灸,不拘壮数。

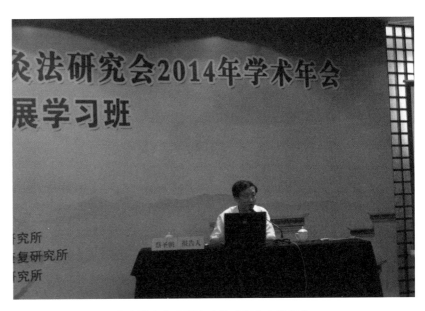

在安徽省灸法研究会学术年会上做报告

该法最早载于《肘后备急方》用食盐填平脐窝,上置大艾炷施灸,用以治疗霍乱等急症。如治卒霍乱诸急方:"以盐纳脐中,上灸二七壮。"又《千金要方》卷二十八,治淋病"着盐脐中灸三壮。"后世的医籍《备急千金要方》《千金翼方》及元代的危亦林《世医得效方》等都有介绍。如《本草纲目》卷十一载:"霍乱转筋,欲死气绝,腹有暖气者,以盐填脐中,灸盐上七壮,即苏","小儿不尿,安盐于脐中,以艾灸之。"

❶ 功效和适应证

隔盐灸法具有回阳、救逆、固脱、温中散寒之功,多用于急性腹痛、吐泻、痢疾、痛经、淋病、中风脱证、四肢厥冷等症。凡大汗亡阳、肢冷脉伏之脱证,可用大艾炷连续施灸,不计壮数,直至汗止脉起,体温回升,症状改善为度。

② 注意事项

1)施灸时要求患者保持原有体位,呼吸匀称。尤其患者感觉到灼热时,应告知医生处理,不可乱动,以免烫伤。对小儿患者,更应该格外注意。

2)在施灸时要严禁灼伤,同时盐受火烫易爆。神阙穴不易清洁消毒,所以不用针刺。艾灸时不可过热,以免灼伤,不易愈合。

3)艾炷隔盐灸有生用、炒用二种,炒用可佐盐之寒性,更有助于治疗虚寒证。施灸过程中应注意食盐受火爆裂引致烫伤。上置龟板有滋阴潜阳、收纳元阳的作用,防止食盐受热后爆裂而烫伤患者。

4)古代艾炷隔盐灸仅用于神阙穴,神阙又名脐中,属任脉,本法有回阳、救逆、固脱的作用,多用于治疗伤寒阴证或吐泻并作、中风脱证等。治疗时需连续施灸,不拘壮数,以脉起、肢温、证候改善为度。《千金要方·霍乱第六》云"霍乱已死有暖气者,灸承筋……七壮,起死人,又以盐纳脐中,灸二七壮",《外台秘要·卷六》疗霍乱"若烦闷急满以盐纳脐中灸二七壮",《古今录验》云"热结小便不通利,取盐填满脐中,作大炷灸,令热为度"。

5)神阙隔盐保健灸。《类经图翼》曾记载在神阙穴行隔盐灸:"若灸至三五百壮,不惟愈疾,亦且延年。"古代多以艾炷隔盐灸神阙一穴,近代医家亦用艾炷隔盐灸。盐,性味咸寒,入胃、肾、大肠、小肠经。其有清心泻火、滋肾润燥之功,与艾炷灸同用又可温补元阳,健运脾胃,复苏固脱,所以临床多用于虚寒证。

③ 临床应用

应用该方法针对脑卒中后尿潴留、尿失禁有明显的效果,对女性宫寒不孕也有很好的效果。中医认为是大病后肾气亏虚,肾气不固,下元不充,肾失开合,或遗尿、漏尿,或尿闭不下。

现代医学研究认为,缺血性中风后尿失禁、尿急、尿频是由于大脑排尿中枢以及神经传导通路,包括额叶、顶叶、基底节区、内囊、小脑、脑干等部位的病变引起的膀胱、尿道功能障碍,称为神经源性膀胱。中医学认为,尿失禁属"小便不禁""遗溺"范畴。《灵枢·本腧》曰:"膀胱为津液之府,水注由之,然足三焦脉实,约下焦而不通,则不得小便,足三焦脉虚,不约下焦,则遗溺也。"《诸病源候论·小便病诸候》提出:"小便不禁者,肾气虚,下焦受冷也。肾主水,其气下通于阴。肾虚下焦冷,不能温制其水液,故小便不禁也。"由此可见,尿失禁与肾和膀胱的关系最为密切。临床卒中后急迫性尿失禁常见于中老年人,此类患者多年老体弱、肝肾气血亏虚,且久卧伤气。肾气亏损,不能温煦、约束膀胱,固摄失司,因而出现小便失禁。灸疗与针刺都是通过刺激穴位,激发经络的功能而起作用。

神阙穴又名"命蒂""脐中""气舍"等,是任脉之要穴。足阳明胃经挟脐,足太阳之筋结于脐,手少阴之筋系于脐。因此,奇经任脉之神阙与诸经百脉相通,可谓一穴而系全身。清代《厘正按摩要术》认为"脐通五脏,真气往来之门也,故曰神阙",有温补元阳、健运脾胃、复苏固脱之效,是重要的补益穴位之一。艾叶,味苦、辛性温,无毒,入肝、脾、肾三经。《本草纲目》称:"艾叶纯阳也,可取太阳真火,可回垂绝元阳,灸之则透诸经,而治百种病邪,起沉疴之人为康泰,其功亦大矣。"

龟板具有滋阴潜阳、补肾健骨、固经止血的功效。①滋阴潜阳:龟板归肝、肾、心三经,有滋阴潜阳的功效,对肝肾阴虚以及肝阳上亢等病症有很好的作用。②补肾:龟板含骨胶质、多种氨基酸、蛋白质等,有补肾健骨的功效,对腰酸、四肢发冷等症状有很好的作用。③固经止血:龟板具有固经止血的功效,主治月经过多、崩中漏下、赤白带不止。④健骨:龟板中的钙对人的身体非常有益,能够达到很好的健骨效果,有骨质疏松症的患者可以适量服用龟板。

经络、穴位、艾草、食盐、龟板通过该疗法进行有机的结合,在艾绒燃烧温度作用下各自发挥本身作用,再进行有机整合,产生温热穿透力以调整经络和穴位,达到畅通经络、温补元阳、固摄下焦、平衡阴阳的目的。

案例1 王某,男,65岁。2017年5月18日初诊。

脑中风后3个月,右侧肢体偏瘫,可独立行走。语言正常,尿失禁,不能自控。伴有房颤,否认高血压、糖尿病史,服用达比加群75 mg,每日一次。刻下主要苦恼是小便难自控,经常尿湿裤子,舌质淡红,苔薄白,脉弦滑。

中医诊断:中风(中经络)。证候:痰瘀阻络,下元不固。治则:温固下元,化痰逐瘀。治法:隔龟板灸。取穴:神阙。

操作:在其他支持治疗、针刺治疗的同时,隔盐灸神阙穴,在神阙穴上铺15 cm×15 cm医用纱布一块,纱布上置精细食盐(略高于脐后),再放置一块3 cm×3 cm龟板,龟板上置艾炷灸之,每天一次,每次7壮以上,灸至腹中温热为度。连续灸治半月,遗尿、漏尿有明显改善。嘱患者加强提肛训练,收紧尿道括约肌。

案例2 赵某,男,72岁。2016年4月20日初诊。

3个月前晨起时突然感觉右侧肢体乏力、麻木、不能起床,家人立即将其送医院就诊。经头颅CT提示左侧基底节区梗死。急症处理2天后转入神经内科住院治疗,病情渐渐加重,右侧肢体完全性瘫痪,一周后,病情趋于稳定,病程中渐渐精神萎靡,神志恍惚,伴言语不利,尿失禁。给予保护脑细胞、清除氧自由基、预防感染、保护胃黏膜、生命支持、保留导尿等治疗。两周后病情稳定,转入我院继续康复治疗。

入院体检:BP154/92 mmHg,神志清楚,失语状态,右侧肢体完全性瘫,肌力1~2级,肌张力低下,胃管、尿管在位通畅。既往有高血压史,血糖、血脂大致正常。舌暗偏紫,舌面少苔,光亮,脉弦。中医诊断:中风(中经络)。证候:痰瘀阻络,经脉失养。治则:祛痰通络,固肾缩尿。治法:隔龟板灸。取穴:神阙。

操作:在其他支持治疗、针刺治疗的同时,隔盐灸神阙穴,在神阙穴上铺15 cm×15 cm医用纱布一块,纱布上置精细食盐(略高于脐后),再放置一块3 cm×3 cm龟板,龟板上置艾炷灸之,每天一次,每次7壮以上,灸至腹中温热为度。

在神阙灸的同时,加强膀胱训练。先夹紧导尿管,每两小时放松排尿一次,经过两周左右治疗,拔出尿管,大致可以控制自行排尿。

注意事项:灸治过程中不要过急,温热即可。神阙穴禁针是因为不易消毒,所以免得起泡。

【按】 卒中后尿失禁大部分是由逼尿肌反射和充盈性问题所致,反射建立是一个渐进过程。中医认为是下元虚衰,肾气不力。本法有回阳、固脱之功,多用于急性寒性腹痛、吐泻、痢疾、小便不利、中风脱证等。

《太平圣惠方·治遗尿诸方》明确提出"治遗尿恒涩"的原则,并指出"小便不禁,虽膀胱见症,实肝与督脉三焦主病也",尤其强调"治水必先治气,治肾必先治肺"。《奇效良方·遗漏失禁门》云:"盖心属火,与小肠为表里,二气所以受盛,是为传送;又肾属水,合膀胱为表里,膀胱为水之府,水注于膀胱,而泄于小肠,实相交通也。若心肾气弱,阴道衰冷,传送失度,必遗尿失禁。"纵观诸医家论述,小便不禁病位虽在膀胱,但与三焦、肺、脾、肝、肾关系密切,为肾气不足,脾气亏虚,膀胱不能约束,气化无权,开阖失常所致。而对中风后尿失禁无明确描述,概亦从其理。

三、黄芪代表性类方临床应用

以黄芪为主的一类方剂,临床应用较为广泛,疗效也较好。常用方剂有"玉屏风散""黄芪桂枝五物汤""补中益气汤""补阳还五汤"等。

黄芪之称始于《本草纲目》。最早载于《神农本草经》,称为黄耆,记述黄耆用于"小儿百病"。至明代《本草纲目》,李时珍释:"耆,长也。"黄耆色黄,为补养之长,故释名为耆。自《神农本草经》以下,对黄芪的论述颇多,如金元医家张元素将黄芪的作用概括为五,即补诸虚不足、益元气、壮脾胃、去肌热、排脓止痛。当代药理学研究又将黄芪的功用归为补气升阳、益卫固表、托毒生肌、利水退肿。

黄芪在下列本草中如此论述。《神农本草经》曰:"味甘,微温。主痈疽,久败疮,排脓,止痛,大风癞疾,五痔,鼠瘘,补虚,小儿百病。"《本草经集注》曰:"味甘,微温,无毒。主治痈疽,久败疮,排脓止痛,大风癞疾,五痔鼠瘘,补虚,小儿百病。妇人子藏风邪气,逐五脏间恶血,补丈夫虚损,五劳羸瘦,止渴,腹痛泄利,益气,利阴气。生白水者冷,补。其茎、叶治渴及筋挛,痈肿,疽疮。"

《日华子诸家本草》曰:"助气,壮筋骨,长肉,补血……血崩、带下。"《珍珠囊》曰:"治虚劳自汗,补肺气……实皮毛,益胃气。"《本草衍义补遗》曰:"黄芪大补阳虚自汗,若表虚有邪,发汗不出者,服此又能自汗。"

总之,黄芪具有补气升阳、固表止汗、托毒排脓、利水消肿之效。

(一)玉屏风散加减治疗过敏性鼻炎

本方由黄芪、白术和防风组方。玉屏风散为中医经典名方之一,首载于宋嘉定年间张松《究原方》,在元代危亦林《世医得效方》、朱震亨《丹溪心法》、明代《医宗金鉴》等医药典籍中均有收载。由黄芪60 g、白术60 g、防风30 g组成。方中黄芪益气固表为君,白术补气健脾为臣,佐以防风祛风固表。三药配伍严谨、药简效宏,共奏健脾益气固表之功。用于"过敏性鼻炎"常和小青龙汤化裁应用,对于脾气虚弱、肌表不固,鼻流清涕、鼻痒、喷嚏,冬春加重者有良好效果。

案例　赵某,女,34岁。2016年7月28日初诊。反复鼻流清涕,量多,伴鼻痒、喷嚏5年,每在发作期需应用抗过敏类药物和皮质激素类一周后才可获得缓解。舌质淡、苔薄白,脉浮缓。

诊断:鼻鼽。证型:脾肺气虚,风邪上扰。治则:健脾补肺,祛风固表。方药:玉屏风散合小青龙汤化裁。生黄芪30 g,防风10 g,炒白术10 g,干姜6 g,桂枝6 g,麻黄6 g,白芍10 g,甘草6 g,姜半夏6 g,水煎内服,每日一剂,连服14剂。

针刺:双合谷,双迎香,双上迎香,双足三里,隔天一次。足三里、合谷穴行补法,迎香、上迎香穴行平补平泻法。

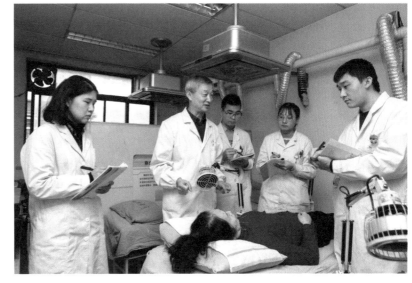

临床带教

针药合并治疗半月,症状明显缓解。

【按】　玉屏风散作为古今名方,以益气健脾、固表防邪为主。根据"异病同治"的治疗思路,方中黄芪为主药,白术、防风健脾固表。小青龙汤可使组织环磷酸腺苷水平、β-肾上腺素受体数目得到提高,促功能再建和改善,并减轻气道炎症,促使气道高反应性降低,同时予免疫平衡调节。两方合用对鼻部过敏性反应具有良好调整作用。结合针灸双合谷为大肠经原穴,足三里是胃经合穴,迎香、上迎香为近部取穴,调理鼻病专用穴。

(二)黄芪桂枝五物汤为主干预卒中后偏身感觉障碍

本方由黄芪、芍药、生姜、大枣组成。《金匮要略·血痹虚劳病》曰:"血痹,阴阳俱微,寸口关上微,尺中小紧,外证身体不仁,如风痹状,黄芪桂枝五物汤主之。"该方辨证要点为"肢体麻木不仁,脉虚弱,无实象者可选用本方"。临床上应用本方治疗丘脑卒中引起的偏身感觉障碍,如疼痛、麻木等,但一定要脉虚弱,无实象。

阴阳俱微者,就是轻取脉也微,重按脉也微,内外俱微。寸口关上微,寸脉常指是阳,在部位上说,尺脉常指是阴。也有时候看浮沉,浮取叫阳,重按叫阴。寸口关上微,寸口这个脉,是浮沉脉都微,不足于表。尺中小紧,由于风寒进入,里头有些小紧。由于表虚,风寒趁虚,寒所伤,就得血痹证。外证身体不仁,血痹证就是指身体麻痹不仁,用黄芪桂枝五物汤。

案例 葛某,男,68岁。2017年10月8日初诊。右半身麻木酸胀,右足底履地高低不平感,兼右侧偏身运动障碍3个月余。头颅CT提示:左侧丘脑出血。血糖、血压药物控制尚理想。舌质微暗,苔薄白,脉弦细。

中医诊断:中风(中经络)。证候:气虚血弱。治则:补气养血。方药:黄芪桂枝五物汤化裁。黄芪30 g,桂枝6 g,白芍15 g,生姜10 g,大枣20 g,木防己10 g,豨莶草20 g,细辛3 g,赤芍10 g,桃仁10 g。14剂,水煎服,每日一剂,分两次服。

二次就诊有好转,守原方,14剂。共服药28剂,明显改观。

加减:气血不足加党参15 g,当归10 g,熟地15 g,川芎10 g;瘀阻经络加赤芍10 g,红花6 g,桃仁10 g;痰浊壅盛加姜竹茹10 g,云茯苓20 g,枳壳10 g。

经3个月间断治疗后,偏身感觉异常大致恢复。

【按】 黄芪桂枝五物汤对脑梗死有明显的治疗效果,能够有效缓解中医证候,改善患者脑部功能,显著降低血黏度、改善血液流变学指标。正虚感邪、气血运行不畅为血痹的主要病机,故治疗上应以补气固卫、调畅气血为主。黄芪桂枝五物汤中以黄芪为君,黄芪甘温,发挥其益气升阳、助卫固表之功,鼓卫气达而行血;桂枝辛温,具有温经通阳、活血通脉之效,芍药能行血宣痹,故桂枝、芍药共为臣;姜枣之用,可调和营卫,以为佐使。黄芪与桂枝配伍,发挥固表而不留邪之效,使补中有通,益气温阳,和血通经,扶正祛邪,生姜与桂枝同用,生姜助桂枝温煦之力,增强桂枝辛散达邪之功。诸药合用,可益气补虚,温阳通脉,温煦活血,调畅营卫,终达气行血行之效,则血痹自愈。

感觉障碍中医命名有不仁、麻木、血痹。《金匮要略》提出"邪在于络、肌肤不仁,邪在于经,即重不胜"。故其病机考虑为气血亏虚,血脉循行不利,以使经络不和、经筋失养和经脉不畅,四肢百骸濡养不足而致麻木,并提出"血痹阴阳俱微,寸口关上微,尺中小紧,外证身体不仁,如风痹状,黄芪桂枝五物汤主之"的治疗方法。清代《金匮要略方论本义》曰:"黄芪桂枝五物汤,在风痹可治,在血痹亦可治也。以黄芪为主固表补中,佐以大枣,以桂枝治卫升阳,佐以生姜,以芍药入营理血,共成厥美。"

(三)补中益气汤治子宫脱垂

该方由黄芪、炒白术、陈皮、升麻、柴胡、党参、甘草、当归八味药组成,为治疗气虚阳陷代表性方剂,以少气懒言、四肢乏力、饮食无味、舌淡苔白、脉虚软无力为辨证要点。

特别对于中气不足、气虚下陷有效。补中益气汤方中的黄芪、人参、白术、升麻、柴胡等有补气和中、健脾益气、益气升阳效果。方中黄芪为主药,补中益气,升阳固表止汗,辅以党参、炙甘草、白术益气健脾,合主药以益气补中,佐以陈皮理气和胃,当归养血,更用少量升麻、柴胡,协助主药升提下陷之阳气。诸药合用,脾胃强健,中气充足,则气陷得升,子宫脱垂可治。

子宫脱垂的发生与宫颈损伤、分娩后支持组织未完全康复、宫颈支持组织退化有关,相比于轻度脱垂,重度脱垂患者并发子宫其他病变的风险增加。子宫脱垂是常见的妇科疾病,经阴道多产、卵巢功能衰退、重体力劳动、年龄≥40岁是子宫脱垂的常见因素,其中妊娠与分娩对盆腔脏器脱垂的影响尤为重要。轻度子宫脱垂的患者常伴有腰骶部酸痛、轻度下坠感、尿道感染、小便失禁等症状,给患者的生活带来一定影响。中医学认为,子宫脱垂属于“阴脱”“产肠不收”等范畴,产后是高发时间,气虚、肾虚是其主要病因,因此补中益气、升阳举陷是其主要治疗原则。西医学认为,盆腔脏器脱垂是女性产后最常见的盆底功能性障碍疾病,主要是由女性盆腔支持结构退化、缺陷或损伤引起。

案例 李某,女,45岁。2018年10月7日初诊。阴道口可见脱出物十余年,每因咳嗽、劳累,久立加重,休息减轻,分泌物较多。平素体力较弱,纳食少,舌质淡偏胖,苔薄白,脉沉细。

诊断:子宫脱垂。证候:中气不足,气虚下陷。治则:益气升提,升阳固托。方药:补中益气汤加减。生黄芪30 g,炒白术10 g,陈皮10 g,升麻10 g,柴胡6 g,党参15 g,甘草6 g,当归10 g,山药20 g,茯苓10 g,炒枳壳10 g。14剂,每日一剂,煎二汁,上、下午各一次服用。

针灸疗法:百会,中脘,关元,双足三里,双次髎。每周一次,补足三里,余穴平补平泻。平时自己在家温灸百会,每天一次,每次30~40分钟,局部温热为度。

治疗期间坚持上、下午各做一次提肛运动,每次30个。多喝水,预防便秘、咳嗽等增加腹压的慢性疾病。注意休息。

2018年11月7日复诊,上法应用后有效,守原方法继续应用。患者断断续续治疗3个月,明显改观。

【按】 本方为脾胃气虚、中气下陷所致之证而设。李东垣曰:“内伤脾胃,乃伤其气,外感风寒,乃伤其形。伤其外为有余,有余者泻之,伤其内为不足,不足者补之。内伤不足之病,苟误作外感有余之病而反泻之,则虚其虚也。”脾胃为营、卫、气、血生化之源,若“饮食不节则胃病,胃病则气短精神少而生大热……形体劳倦则脾病,脾病则怠惰嗜卧,四肢不收,大便泄泻”(《脾胃论》)。脾胃气虚故自汗,寒热头痛,脾气不足,故少气懒言、肢体困倦、动则气短,气虚则津液不升,故口渴喜热饮,清阳下陷,则大便溏泄,或为脱肛,或为子宫下垂等,舌淡苔白,脉虚软无力,皆为气虚之证。治宜健补脾胃,升阳益气。

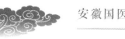
子宫脱出,属于中气下陷,气不收摄。《灵枢·经脉》曰"陷下则灸之",故用灸百会提升气机。足三里补脾胃之气,中脘、关元补中、下焦之气,次髎有兴奋盆底神经、肌肉的作用。取穴少而精,达到较好疗效。

(四)补阳还五汤治疗脑中风后遗症

脑卒中包括脑出血和脑缺血,中医认为该病的发生主要是气虚血瘀所致,采用补阳还五汤治疗该病有较好疗效。补阳还五汤首次记载于清代名医王清任《医林改错》,主要适用于气虚而推动无力,导致血循不畅,发生出血或缺血。原方由生黄芪(四两)、生归尾(二钱)、地龙(一钱,去土)、赤芍(一钱)、川芎(一钱)、桃仁(一钱)、红花(一钱)组成,具有补气活血、化瘀通络等多种功效,原书记载用于治疗半身不遂、口眼歪斜、言语不利、口角流涎、大便燥结、尿频、尿失禁等症。

生黄芪有补气升阳、益卫固表的作用;当归尾可补血活血、调经止痛;赤芍可养血调经、敛阴止汗;地龙可通经活络、清热息风;川芎可活血行气、祛风止痛;红花可活血通经、祛瘀止痛;桃仁有活血化瘀的作用。诸药合用,可共奏补气、活血、通络之效。现代药理学表明,补阳还五汤中的诸药对血小板聚集有抑制性作用,可清除氧自由基、抗血栓、抗凝血,改善脑血管的活性,增加脑血流量,减轻脑组织的受损程度,起到脑保护作用。

案例 刘某,男,58岁。2016年5月12日初诊。

左半身偏瘫6个月,下肢可以支撑行走,肌力4级,上肢3⁻级,伴有麻木。外院头颅CT提示右侧内囊处梗死。血压、血脂控制尚可,空腹血糖有波动,急躁,大便干,睡眠尚可,舌质偏红,舌下血管迂曲,苔薄白,脉细软。

诊断:缺血性脑卒中。辨证:气虚血瘀。治则:益气通络。方药:补阳还五汤加减。生黄芪30 g,川芎10 g,赤芍10 g,当归尾10 g,炙地龙10 g,红花6 g,党参15 g,土鳖虫3 g,炙甘草6 g,14剂,每日1剂,水煎服,分二服。

针刺方法同前。康复训练同前。经2周治疗后,评估左上下肢肌力和灵活性极大提升。

【按】 补阳还五汤由生黄芪、川芎、赤芍、生归尾、桃仁、地龙、红花组成,方中重用黄芪以奏补气之效,《血证论·阴阳水火气血论》中说:"运血者,即是气。"虚羸之气得以补养,则气盛而能助血行,补阳还五汤即据此行补气生血之法,以黄芪为君补益元气,助血行而通经络,臣以归尾活血通络而不伤血,又以赤芍等药活血祛瘀、疏经通络共为佐药。因此补阳还五汤对于以气虚血瘀为病机的缺血性脑卒中有显著的疗效。

证由中风之后,正气亏虚,气虚血滞,脉络瘀阻所致。正气亏虚,不能行血,以致脉络瘀阻,筋脉肌肉失去濡养,故见半身不遂、口眼歪斜,正如《灵枢·刺节真邪第七十五》所言:"虚邪偏客于身半,其入深,内居荣卫,荣卫稍衰则真气去,邪气独留,发为偏枯。"气虚血瘀,舌本失养,故言语謇涩;气虚失于固摄,故口角流涎、小便频数、遗尿失禁;舌暗淡、苔白、脉缓无力为气虚血瘀之象。本方证以气虚为本,血瘀为标,即王清任所谓

"因虚致瘀"。治当以补气为主,活血通络为辅。本方重用生黄芪补益元气,意在气旺则血行,瘀去络通,为君药。当归尾活血通络而不伤血,用为臣药。赤芍、川芎、桃仁、红花协同当归尾以活血祛瘀;地龙通经活络,力专善走,周行全身,以行药力,亦为佐药。全方的配伍特点是:重用补气药与少量活血药相伍,使气旺血行以治本,祛瘀通络以治标,标本兼顾;且补气而不壅滞,活血又不伤正。合而用之,则气旺、瘀消、络通,诸症向愈。

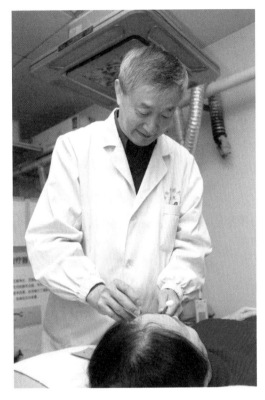

在门诊治疗患者

本方应用要领:

1)本方既是益气活血法的代表方,又是治疗中风后遗症的常用方。临床应用以半身不遂、口眼偏斜、言语謇涩、舌暗淡、苔白、脉缓无力为辨证要点。

2)加减变化。如本方生黄芪用量独重,但开始可先用小量(一般20~60 g,从20 g开始),效果不明显时,再逐渐增加。原方活血祛瘀药用量较轻,使用时可根据病情适当加大。若半身不遂以上肢为主者,可加桑枝、桂枝以引药上行,温经通络;下肢为主者,加牛膝、杜仲以引药下行,补益肝肾;肢体麻木不仁者加木瓜、仙鹤草;日久效果不显著者,加水蛭、土鳖虫以破瘀通络;言语不利者,加石菖蒲、郁金、远志等以化痰开窍;口眼歪斜者加全蝎、蜈蚣以化痰通络祛风;痰多者,加制半夏、天竺黄以化痰;偏寒者,加干姜、桂枝以温阳散寒;脾胃虚弱者,加党参、白术以补气健脾;大便燥结者加火麻仁、郁李仁润肠通便。

3)本方现代常用于脑血管意外后遗症、冠心病、小儿麻痹后遗症,以及其他原因引起的偏瘫、截瘫,或单侧上肢或下肢痿软等属气虚血瘀者。

4)使用注意。本方需久服才能有效,愈后还应继续服用,以巩固疗效,防止复发。王清任谓:"服此方愈后,药不可断,或隔三五日吃一付,或七八日吃一付。"但若中风后半身不遂属阴虚阳亢、痰火夹瘀、痰阻血瘀、舌红苔黄燥、脉洪大有力者,非本方所宜。

戴小华

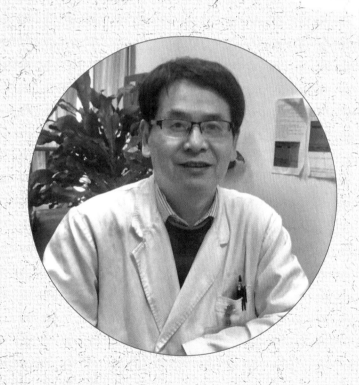

第一节　名医小传

戴小华,男,安徽含山人,中共党员,主任医师、教授、博士研究生导师。九三学社社员。安徽中医药大学第一附属医院现任安徽省中医药科学院心血管病研究所所长,获得安徽省首届名中医、第二届国医名师、第三届江淮名医、安徽省中医药领军人才等荣誉称号,为第七批全国老中医药专家学术经验继承工作指导老师、安徽省名中医学术经验继承工作指导老师,成立有安徽省名老中医戴小华传承工作室。

兼任中国中西医结合学会第八届理事会理事、中国中西医结合学会心血管病专业委员会副主任委员、中华中医药学会心血管病分会副主任委员、中国中药协会心血管药物研究专业委员会副主任委员、世界中医药学会联合会高血压专业委员会/动脉粥样硬化性疾病专业委员会副主任委员;安徽省中医药学会心血管病专业委员会/络病专业委员会主任委员、安徽省中西医结合学会心血管病专业委员会主任委员、安徽省医学会心血管病分会副主任委员。

1985年毕业于安徽中医学院,留附属医院从医至今。"思贵专一,不容浅尝者问津;学贵沉潜,不容浮躁者涉猎。"戴小华认为治学态度应当如上所述。他在治学上熟读经典夯基础、勤求古训采众方、中西并重会贯通、重视教研同发展。先后主持国家科技部重点研发计划项目、安徽省自然科学基金项目、科技攻关项目和安徽省高校自然科学研究重大项目等10余项,以第一作者/通讯作者发表学术论文80余篇,出版学术专著6部,获中华中医药学会科学技术进步奖一等奖1项、安徽省科学技术进步奖二等奖1项。

第二节　学术特色

一、善从心脾论治心系疾病

心系疾病为临床常见病,主要包括冠状动脉粥样硬化性心脏病(以下简称冠心病)、高血压病、心力衰竭、心律失常、心肌炎、心肌病等,属中医学"胸痹""真心痛""眩晕""心衰""心悸"等范畴,尤以中老年人群发病率高,且呈低龄化及复杂化趋势。戴小华治疗心系疾病有丰富的临床经验与独特见解,善用"调脾护心"法,注重调护脾胃。在他看来,心系病之病位虽在于心,但往往和其他脏腑功能失调的关系十分密切。加之现代人生活节奏愈来愈快,饮食不节,起居不慎,嗜食肥甘厚腻,损伤脾胃,脾胃失调,气血生化乏源,导致心血亏虚;另外,现代人的生活压力也很大,忧思太过,既耗伤了心血,同时也影响了脾之运化功能。由于脾失健运,致使心血耗伤,或因劳神太过,致使脾失健运,两种情况最终归宿都是心脾两虚,故应从调理心脾入手,心脾同治。

心系疾病病理性质多为本虚标实,本虚包括气血阴阳亏损,标实常见痰浊、水饮、血瘀、热毒等。孙思邈《备急千金要方》云"心劳病者,补脾气以益之,脾旺则感于心矣",明确提出从脾治心。汪琦《济阴纲目》云:"脾气入心而变为血,心之所主亦借脾气化生。"心系疾病病位虽在心,但与脾胃密切相关。脾胃虚弱,气血生化乏源,心气不足,气虚血瘀,则心神不宁,发为心悸;气虚日久,温煦失职,心阳虚衰,易感寒邪,寒凝血瘀,心脉瘀阻,而成胸痹;体虚劳倦,伤及心脾,津血亏虚,心失所养,神不守舍,则见不寐;脾胃失健,运化失司,聚湿生痰,阻滞气机,冲心犯脑,神机逆乱,发为癫狂。故戴小华结合多年临床经验,提出"以心为本,尤重脾胃,调脾护心为主,佐以祛痰、化湿、通络、滋阴、安神"为治疗心系疾病的纲领。

戴小华临证使用中药防治心系疾病喜用陈皮、白术等,药物多属平、温药性,药性偏向于甘、苦、辛,药物归经则以脾、胃为主,体现"平补脾胃、母病救子(从脾治心)"的用药特点,以补"后天脾胃之气"为主要治法,同时辅以养心安神、消食、清热化痰等法。戴小华认为,心主血脉,气血充盈,营卫调和,则心神得养;若脾胃运化失司,水谷精微运化不足,子病及母,心神失养,心失其职,则发为心系疾病。故调脾护心之法应贯穿治疗心系疾病的始终。

从临床角度也可得到证实,戴小华多个自拟经验方(调脾护心方、参芪益心方、参术宁心方等),基本都是以"顾护心脾"为主要治则。收集其门诊患者病历,对其进行规范整理,进行用药频次、关联规则、聚类分析,常用的药物有陈皮、白术、蒲公英、竹茹、木香等;共产生"竹茹-蒲公英、蒲公英-陈皮"等10条药物关联;聚类分析得"谷芽、麦芽、黄芪、丹参""白芍、山药、当归、酸枣仁、枸杞子""麦冬、地黄、远志、瓜蒌"等5个聚类方组。由此可得出结论,戴小华治疗冠心病心力衰竭注重理气健脾,化痰祛湿。

通过另一组3432份处方分析,产生"白术-陈皮、陈皮-蒲公英"等12条2味药物关联;聚类分析得"陈皮、白术、蒲公英、竹茹、酸枣仁等13个聚类方。由此得出结论,戴小华治疗心系疾病以心为本,重视"后天之本",调脾护心。以上理论分析和临床实践,均

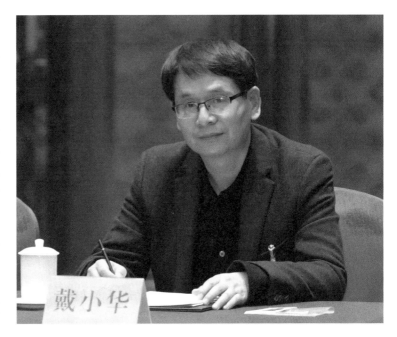

参加安徽省政协会议

证实戴小华治疗心系疾病多从调理心脾入手,从而达到心脾同治的治疗效果。

二、强调辨证与辨病相结合

辨证论治,是中医学的一个重要特点,但是随着医学模式发生改变,单一辨证论治,已经无法适应现代临床的需要。现代临床上"辨病"和"辨证"相结合的诊疗方式,正在逐步代替单一的"辨证论治","病"和"证"在本质上有着不同的侧重点,故戴小华运用"辨病"与"辨证"相结合的诊疗思路,创立主病主方。总的来说,先明确疾病诊断,后选择主方,辨证加减。早在《伤寒论》一书中,"病、脉、证、治"立体辨证思维就已有体现。"病"是指疾病发生发展的异常生理过程,但"证"指的是疾病某一阶段反映疾病本质的症状、体征的集合。"病""证"二者之间既有区别又有联系。"证"具有共性,同一证候可见于不同的疾病过程;而"病"具有特异性。辨病为疾病的下一步治疗明确方向,辨证论治可避免医治疾病时只考虑局部症状,不考虑整体病情的弊端。

戴小华在临床上对心系疾病的辨治,非常注重辨病和辨证的结合,同时也指出,这里辨病既包括中医病概念,又包括西医病概念。中医依据不同表现和疾病发生、发展的规律有所不同而病名不一,同时配合辨证论治,以整体观念为指导,三因制宜。此处的"三因制宜"是指因时、因地、因人而采取不同的治疗方法。西医辨病治疗以现代科学为导向,更详细、更深刻,而对症治疗则主要针对单一的症状,不辨明疾病性质。所以,把西医辨病治疗和中医辨病辨证论治相结合来治疗心系疾病可以达到事半功倍之效,并能够在心系疾病治疗期间,判断并识别较严重疾病。西医冠心病、心绞痛及其他心血管病,中医主要使用胸痹心痛、真心痛等病名进行诊治,若结合西医辨病和中医辨证将更加准确,效果也更好。

戴小华认为,病证结合的出现是中医临床医学的重要发展。每个病的发生、发展与转化,"病""证"两个方面在疾病的各个阶段不断演变。临床上应把辨病论治与以整体观念为指导的辨证论治有机结合起来,如调脾护心方用于治疗心脾两虚型高血压病,炙甘草汤用于治疗气阴两虚型冠心病,小陷胸汤用于治疗痰热互结型2型糖尿病。此外,针对患者的特殊情况,戴小华常在辨证论治的基础上加用单味中药治疗,若患者有睡眠不佳的症状,常加柏子仁、酸枣仁、茯神、百合、夜交藤等药物;若患者有腹胀、便秘的症状,常加木香、麻子仁等药物;若患者有头晕的症状,常加钩藤、天麻等药物。

在临床治疗心系疾病时,戴小华时时注重病证结合,并且总结了自己的心得。①理清现代医学病名及其病理生理机制,运用中医思维诊断与治疗,以免误诊与漏诊。他认为,病证结合不仅可以深入探寻中医病证与西医疾病的契合点,还可以为现代疾病寻找中医病证的归属点,尤其对于一些现阶段治疗效果不佳的疾病,可以更大限度地展示中医的优势。②明确中医的病因、病机并结合西医学的生理病理机制,对患者病情进行全面剖析,拟定治则治法和方药,其治疗效果比单纯西医治疗更为明显。戴小华提出,中医药守正创新的重点是守正传承,在传承的基础上再进行创造性的发挥。

三、心衰病利湿须重视气机

临床上,心衰患者大多伴随水肿症状,即使水肿症状不明显的心衰患者发病往往也与机体水湿内生相关。戴小华认为,机体的水液代谢与肺的肃降、脾的运化、肾的气化以及肝的疏泄都有关系,上述任何环节受阻均会使人体气机失调,进而导致水道不通,水湿内停,阻滞气机,水液运行更加不利,水湿日趋泛滥。故在临床上不可一见水湿便盲目利尿,应当总以活动气机为要点,精准抓住病机,恰当使用提壶揭盖、温阳化气、健运脾气、疏肝理气法。故戴小华常在方中加用木香、苏梗、大腹皮等行气药物,气行则水行,祛水湿的关键皆在于此,这也符合戴小华临床实践得出的结论。对内有水湿伴肺失肃降的患者,戴小华常加杏仁、桔梗等药物,提壶揭盖,宣通肺气,总以活动气机为要点。反之,若在治疗过程中加入味酸性收敛的药物,使得体内气机运行不利,水肿症状可反复,故不可使用此类药物。

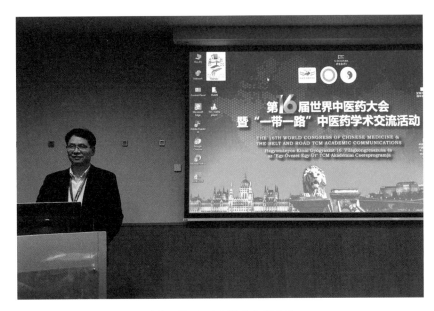

参加国际中医药学术会议交流

四、临证强调审证求因,知常达变

戴小华总结,治病遣方用药,不仅要懂得使用"成法",而且要懂得使用"变法",做到知常达变,临证才能做到胸有成竹。诊治心系病也是如此,要做到审证求因,知常达变,不可固执某一种方法。戴小华还提出不能过分拘泥于西医的对照病名治疗,比如临床遇到心绞痛便按胸痹病治疗,遇到气短症状便按喘证治疗,遇到高血压病便按眩晕病治疗,由于未进行中医的辨证论治,此举不值得提倡。

为获得良好疗效,在遣方用药、服用时间、更方守方等方面,戴小华也非常讲究。如对于体质较弱、病情较轻的患者,嘱其中药汤剂每服用5天,停服2天;对于脾胃虚弱的患者,嘱患者去滓再煎,减少液体量;对病情危重、病情变化快者,为适应病情变化,可一天使用两方;对慢性病患者,若治疗初期疗效不明显,只要辨证的方向没有错误,不应该频繁更换方剂,急于求成。总的来说,戴小华认为,"审证求因,知常达变"是中医干预人体疾病的重要法则。

五、提出老年人心系疾病的病机不离"虚、痰、瘀"

戴小华认为,老年人心系病总属虚实夹杂,本为正虚,标为痰瘀。《素问》曰"精气夺则虚","精气夺"包含脏腑经络生理功能的减退或失调,以及气、血、精、津液等物质的不足。《灵枢》云:"六十岁,心气始衰,苦忧悲,血气懈惰,故好卧。"老年人多患冠心病、高血压病、心力衰竭等心系疾病,此时机体脏腑功能逐渐衰弱,心之气、血、阴、阳皆虚。依据心气与心阳属同质、心阴与心血属同质,因此可归纳为心之气阴两虚。

"痰"是体内水液代谢失调产生的病理产物。中老年人年过半百,肾气亏虚,肾阳失于温煦,气化不利,水湿内停,痰饮内生,痹阻于心脉,发为胸痹;心气亏损,心阳虚衰,胸中阳气不振,水湿聚集成痰饮,阻于心脉,心脉痹阻,不通则痛,形成胸痹心痛之证。此外,现代人饮食习惯发生改变,嗜食肥甘,或嗜食烟酒,脾胃受损,脾气虚弱,脾虚则运化功能失调,内生痰饮,胸中阳气痹阻,气机运行不利,心脉闭阻,发为胸痹心痛;或忧虑过多,伤及脾脏,脾脏受损则津液输布失调,水湿聚集而成痰饮,阻滞心脉,形成胸痹。

"瘀"在中医学中一般指瘀证,是由于血液运行不畅,在体内发生了瘀积凝滞,进而引起多种病证的总称。心气亏虚,血行无力,而成瘀滞;心阳亏虚,机体失于温煦,寒凝于心脉,而成瘀血;心阴亏虚,阴虚燥热,耗伤心血,血脉不充,易成瘀滞;心血亏虚,血脉不充,则血行缓慢,易成瘀滞。脾气虚弱,气血津液生化不足,不能载血运行,血行瘀滞,而成血瘀。肝气不舒,肝失疏泄,气机阻滞,气为血之帅,形成血瘀。

总之,心、脾、肝三脏功能失调均可形成瘀血之证。戴小华认为,在老年心系疾病的发展过程中,虚、痰、瘀是互相影响、互相为病的,但始终是以心虚为本、痰瘀为标的。

▶ 第三节 临 证 精 粹 ◀

一、从心脾论治慢性心力衰竭

近年来,戴小华依据多年临床经验,在深入研究慢性心力衰竭病因病机的基础上,自拟多张经验方治疗慢性心力衰竭,临床上疗效良好。现从慢性心力衰竭病因病机、遣方用药等方面作简要的介绍。

(一)对病因病机的认识

戴小华指出,导致心力衰竭病的病因有三个方面:脏气亏损,气血津液运行不畅,从而导致痰浊、瘀血、水湿停聚;素体正虚,寒邪内侵;情志所伤,劳欲久病。心衰的病机主要是心脏病变或其他脏器的病变使心脏的气阴不足或阳气受损,从而无力鼓动血脉导致血脉瘀阻;而痰饮、瘀血、水湿等病理变化又进一步损及心之阴阳,从而导致心衰的发生及发展。

中医认为慢性心衰病位在心,涉及五脏,但脾胃失调为其关键,病机以心气亏虚为本,痰瘀水饮为标,总属本虚标实,病机不离"虚""瘀""水"。

心衰的病位虽在心,但与脾脏密切相关。五脏之中,心脾两脏乃火生土之母子相生关系,心脾通过经络、气血而密切联系,脾之健运依赖于心之功能正常,心之气血阴阳可资助脾脏健运之功。故心衰的病理演变与心脾两脏有着密切的关系。

戴小华结合心衰本虚标实的基本病机,认为心脾亏虚确实是心衰病发生发展的重要因素。心衰病位虽在心,但不局限于心,常涉及肺、脾、肾、肝等脏器。五脏之中,心脾乃母子关系,故心脾与心衰的发生发展密切相关,因此治疗本病时注重调脾护心,且李东垣《脾胃论·安养心神调治脾胃论》指出:"善治斯疾者,惟在调和脾胃。"孙思邈《备急千金要方》云:"心劳病者,补脾气以益之,脾旺则感于心矣。"明确提出从脾治心。

(二)治疗法则

临床上,戴小华从心脾入手,运用多种治法、多角度对慢性心力衰竭进行辨证论治。

❶ 益气温阳、活血利水

戴小华认为,心气虚是心力衰竭发生的基本病机,心气虚无力推动血液在脉管中正常运行进而导致瘀血的形成。由此可知,慢性心衰的发生往往是在心气虚的时候伴有血瘀之证,并且血瘀往往伴随心衰发病的整个过程。因此,采用益气活血的方法治疗心衰就显得十分重要。现代药理学研究证明,黄芪及黄芪提取物具有强心、扩血管的作用。黄芪注射液就是从黄芪中提取有效成分而制成的一种中药针剂。戴小华自拟参芪健心方由红参、黄芪、茯苓、白术、丹参、桂枝、淫羊藿、葶苈子等药物组成,重在益气温阳、活血利水,主治心衰病之气虚血瘀证,可明显减轻患者临床症状,不同程度上改善心功能,提高患者的生活质量。

❷ 温阳健脾利水

心气虚是心衰病发生的病理基础,是为本;水停以及血瘀是本病的病理环节,是为标。所以,温阳健脾利水之法在心衰病的治疗过程中起着重要的作用。早在《伤寒论》中就记载苓桂术甘汤具有温阳健脾、利水消肿的作用,是治疗中阳不足、痰饮中阻、水湿内停的重要方剂之一。现代药理学研究也证明,苓桂术甘汤具有正性肌力、抑制心肌细胞凋亡、降低心肌细胞凋亡率、改善心脏功能的作用。

❸ 调脾护心

慢性心衰的发病及其发展与心脾两脏关系密切相关,故在治疗上心脾一脏或两脏皆病,均须注意心脾同治,对于心脾两虚的患者根据临床辨证可选用调脾护心方或归脾汤加减。戴小华教授临床上对慢性心力衰竭的治疗从心脾入手,其自拟调脾护心方由陈皮、白术、茯苓、酸枣仁、炙远志、炙甘草、广木香、蒲公英等药物组成,由归脾汤及酸枣仁汤化裁而成,具有健脾益气、养心安神之功效。经戴小华团队临床研究证实,对于慢性心衰患者从心脾入手,临床使用调脾护心方治疗,能够减轻慢性心衰患者的临床症状、改善患者心功能、提高患者生活质量。

(三)治疗代表方及药物分析

❶ 自拟调脾护心方

戴小华以健脾益气、养心安神为原则,自拟调脾护心方治疗心脾两虚型慢性心力衰竭。调脾护心方是戴小华根据多年临床经验,由经方归脾汤和酸枣仁汤加减化裁而来,主要有陈皮、白术、茯苓、酸枣仁、炙远志、炙甘草、广木香、蒲公英等药物,方中酸枣仁补血养肝,白术健脾益气,茯苓、远志安神宁心,木香、陈皮、蒲公英理气和胃、燥湿醒脾,甘草补气旺脾,调和诸药。诸药合用,全方行益气健脾、养心安神之功,在临床上治疗慢性心力衰竭取得了良好的疗效。

陈皮,性辛、苦,温。归脾、肺经。陈皮含有川陈皮素、橙皮苷、橙皮素等有效成分,其中陈皮素有抗血小板聚集、减少细胞凋亡、改善心肌缺血等各种作用,从而发挥抗心衰作用。陈皮有效成分之一为橙皮苷。橙皮苷有抗氧化功能,可以减轻受损心肌受损伤的程度,具有保护心肌的作用。橙皮苷也可以降低甘油三酯、总胆固醇、低密度脂蛋白胆固醇以及升高高密度脂蛋白胆固醇,降低血脂的效果较好,与半夏同用可加强抗动脉硬化效果。心衰病理基础常伴有心肌损伤,且基础病最常见病因之一即是冠心病,冠状动脉粥样硬化是形成冠心病的基础,陈皮因具有上述两大功效而适合用于心衰的治疗。心衰患者常伴有因胃肠道瘀血而出现的腹胀、纳差等不适,研究发现陈皮挥发油具有拮抗胃肠道平滑肌痉挛的作用,可促进胃肠道的蠕动,故治疗中加用陈皮可以调节胃肠道功能,改善腹胀、纳差等胃肠道症状。

白术,性甘、苦,温。归脾、胃经。现代药理学研究表明,白术能够调节消化液分泌,减轻水钠潴留,从而发挥燥湿利水作用。白术含有白术挥发油,现代药理学研究表明,其同样具有促进胃排空及肠道蠕动的功能。苍术酮也是白术的有效成分之一,其可以抑制 Na^+-K^+-ATP酶的活性,增加 Na^+、K^+ 的排泄,起到利尿作用。由此可见,慢性心力衰竭患者治疗中加用白术不仅可以健脾,还可以利尿,从而更好地改善慢性心力衰竭患者的症状及体征。

茯苓,性甘淡而平,归脾、肾、心、肺经,淡能渗湿利尿,甘能健脾益气,兼能宁心而安神。现代药理学研究表明茯苓作用广泛,主要的有效成分为茯苓三萜类和茯苓多糖类,具有利尿、降低血糖血脂、增强免疫、抗炎、保肝、抗肿瘤、催眠的作用。

酸枣仁性甘能养心益肝,安神,酸能敛汗,生津。归心、肝、胆经。其主要有效成分为总黄酮以及酸枣仁总皂苷,在改善心肌缺血等方面疗效明显,能够提高心肌组织中超氧化物歧化酶活性,增加心肌细胞的抗氧自由基能力,从而起到改善心肌缺血的作用。

远志,味苦、辛,性温。归心、肾、肺经。具有安神益智、祛痰开窍、消散痈肿之功效。现代药理学研究发现,远志含有皂苷类、糖酯类等物质,具有抗抑郁、抗心肌缺血等功能。虽然心衰患者多见焦虑症,但焦虑和抑郁常合并存在,故戴小华常常将酸枣仁和远志联合运用,双向调节。

炙甘草,味甘而性平,主归脾胃及肺、心经,入脾胃经则能补中益气,缓急止痛;入肺经则能止咳化痰;入心经则能益心气而复心脉,兼甘能缓和药性。蜜炙用能使其药性微温,补中益气之力更强。炙甘草具有抗炎、抗菌,抗氧化、祛痰、止咳等多种功用。心衰的患者常常合并肺部感染,出现发热、咳嗽、咳痰等不适,因此戴小华常常将甘草应用于心衰患者的治疗中。

木香,味辛、苦,性温。归脾、胃、大肠、胆、三焦经。具有行气止痛,健脾消食的功效。现代药理学研究发现木香化学成分较多,其中氢木香内酯、木香烯内酯含量最多,发挥着木香主要的功能,比如抗炎、抗胃溃疡、抗肿瘤等功效。

蒲公英,味苦、甘,性寒,归肝、胃经。具有清热解毒、消肿散结、利湿

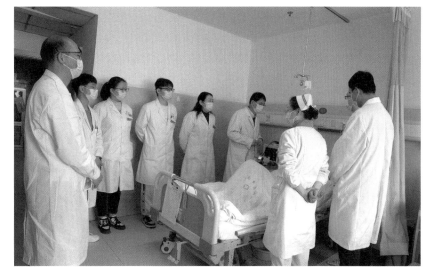

赴太和县中医院教学查房

通淋之功效。现代药理研究发现,蒲公英的化学成分主要为多糖类及黄酮类等,具有扩张血管、增加心输出量、改善微循环的作用。

② 自拟参芪健心方

戴小华自拟参芪健心方由红参、黄芪、茯苓、白术、丹参、桂枝、淫羊藿、葶苈子等药物组成。方中重用红参、黄芪为君药,红参气味芳香味苦,归心、脾、肺、肾经,能够补元气、益精气、养血安神,温助心阳心血,可"治男妇一切虚证",为治疗虚劳内伤第一要药;黄芪味甘微温,归肺、脾经,能补气健脾、升阳固脱,有"补气之长"之美称,补气行血通痹,补气利水退肿,兼有生发外达之性,能固表止汗以实卫,两者为君,补中益气,振奋心阳,使瘀血、水饮之邪去。茯苓、白术、丹参为臣药,茯苓、白术两药为益气健脾、渗湿化饮常用组合,助君药补益心气,温助心阳,促进水饮得去。茯苓、白术与黄芪相伍,加强

益气助运之力,三药合用,上通下达,既能补中焦之气以断水饮之源,又能调节周身水道,利水消肿;丹参活血化瘀、清心除烦,合君药促瘀血散,使脉道通畅,与补气药相伍,使行气而不留瘀,祛瘀而不耗气,且防大队温补药温燥伤阴。桂枝、淫羊藿、葶苈子佐使之用,桂枝、淫羊藿温阳化气,助君臣益气温阳,助水湿从小便去;葶苈子泻肺平喘、利水消肿,合君臣使邪去不伤正,扶正不助邪。诸药并用,标本兼治、补虚泄实、扶正祛邪,且温而不燥,共奏益气温阳,活血利水之功。

(四)验案举隅

吴某,男,44岁。2021年6月26日初诊。

主诉:反复胸闷气急伴心悸2年余。

现病史:2年前无明显诱因下出现胸闷、气短伴心悸,冠脉造影检查显示前降支弥漫性病变,严重处75%狭窄,D2开口75%狭窄,回旋支50%狭窄,右冠50%狭窄,诊为"慢性心力衰竭、心房颤动、冠心病、支气管哮喘",治疗上予以地高辛、螺内酯、呋塞米片、沙库巴曲缬沙坦、华法林、阿托伐他汀等药物对症治疗,症状时有好转。

刻下症:胸闷,气急伴心悸、四肢乏力,活动后加重,纳差,大小便正常。

辅助检查:2021年6月15日心脏彩超示全心增大,左室舒张功能减退,射血分数(EF)35%,左室舒张末期内径(LVDd)60 mm,左房内径(LAD)47 mm。

既往史:有心房颤动、支气管哮喘病史。

查体:血压(BP)122/76 mmHg(1 mmHg=0.133 kPa),心率(HR)85次/分,房颤律,律不齐,双下肢无水肿,舌质红苔薄白,脉细结代。

西医诊断:心力衰竭、心功能Ⅲ级;冠心病;心房颤动;支气管哮喘。中医诊断:心衰病。证候:心脾两虚证。治法:益气健脾,辅以泻肺平喘。方药:调脾护心方合葶苈大枣泻肺汤化裁。组成:陈皮12 g,白术12 g,茯苓15 g,酸枣仁10 g,炙远志20 g,蒲公英20 g,广木香12 g,党参15 g,黄芪20 g,葶苈子12 g,大枣15 g。14剂,每日1剂,分两次温服。西药继服。

二诊(2021年7月11日):气短明显好转,乏力改善,仍有心悸,胃纳仍不佳。查体:BP 115/64 mmHg,HR80次/分,房颤律,舌红苔薄白,脉细结代。前方加白芍15 g,14剂。停呋塞米、螺内酯,余西药继服。

三诊(2021年7月27日):活动后无胸闷、气短症状,心悸减轻。查体:BP 120/85 mmHg,HR75次/分,房颤律,舌红苔薄白,脉细结代。辅检:心脏彩超示全心增大,左室舒张功能减退,EF 48%,LVDd 58 mm,LAD 45 mm。前方加当归12 g,14剂。停地高辛,余西药继服。

四诊、五诊,西药继服,中药于上方加减化裁治疗。2021年10月23日患者复查心脏彩超示全心偏大,EF 70%,LVDd 56 mm,LAD 43 mm。嘱患者门诊定期治疗,服用中药联合西医规范治疗。2022年3月13日复查心超:三尖瓣轻度反流,EF 72%,LVDd

54 mm，LAD 31 mm；中药停服。

二、从脾论治冠心病

冠心病是指冠状动脉发生粥样硬化引起管腔狭窄或闭塞，导致心肌缺氧缺血或坏死而引起的心脏疾病。其临床症状多为胸骨后发作性闷痛，呈压迫、紧缩感，持续数分钟不等，或放射至左侧肩臂部，可伴有心慌、胸闷、汗出、呼吸困难、乏力等不适。

(一)理论渊源

人体以五脏为核心，疾病发生发展的内在因素在于五脏间的生理病理，人体的疾病均为五脏有关部分的体现。冠心病病位在心，病变为气血阴阳失调，痰瘀痹阻，而与其他四脏生理病理及病证的密切相关是从五脏相关学说论治冠心病的基础。其中脾胃与冠心病的发病、病证及治疗尤其相关。

戴小华强调，脾胃与心的关系密切。经络上，足太阴脾经属脾络胃，脾胃与心又有经络相连，《素问》云："胃之大络，名曰虚里，贯膈络肺，出于左乳下，其动应衣，脉宗气也。"此处"虚里"指的是心尖搏动处。心属火，脾属土，心脾为母子相生关系。胃为水谷之海，脉以胃气为本，心脾之间相互依赖、相互影响。

饮食不节，喜食肥甘厚腻，损伤脾胃，痰湿内停，遏制胸阳或痹阻于心脉；忧思劳神过度，脾胃受损，脾胃运化失常，宗气生成不足，致使心脉不利；平素情志不调，气机失调，气滞血瘀，发为胸痹。戴小华认为，上述三条为脾胃不调导致冠心病的主要原因。

此外，心经、心包经、胃经、脾经均处于胃脘部，心胃感传相通。冠心病从脾论治，又名"心胃同治法"，首次记载于《金匮要略·胸痹心痛短气病脉证治第九》："胸痹，心中痞气，气结在胸，胸满，胁下逆抢心，枳实薤白桂枝汤主之；人参汤亦主之。"此处提到的人参汤是指补益的方剂。戴小华从调补脾胃入手，遵张仲景之法治疗冠心病心绞痛，临床疗效显著。清代吴谦《删补名医方论》云："夫心藏神，其用为思，脾藏智，其出为意……心以经营之久而伤，脾以意虑之郁而伤，则母病必传之子，子又能令母虚。"上述观点进一步阐述了心脾两脏生理上相互联系及病理上相互传变的特点。

冠心病发病的四个要素分别是气虚、阴虚、痰浊、血瘀。冠心病初期多见气虚(阳虚)兼痰浊者；冠心病中后期或发生心梗的患者，则多见心阳(阴)虚兼血瘀或兼痰瘀。对于该病的治疗，邓铁涛十分提倡心脾相关理论，临床常采用调脾护心或补气除痰之法对冠心病进行治疗，收到良好效果。通过总结邓铁涛治疗冠心病经验，林晓忠等人得出结论，冠心病总属本虚标实，正虚为该病内因，痰、瘀为该病继发因素。

戴小华在多年临床实践的基础上，反复研读中医经典，立足于《金匮要略》及《备急千金要方》，并结合各流派学术思想，从脾论治冠心病，临床疗效显著。

(二)对病因病机的认识

戴小华认为，本病主要由年迈体虚，七情内伤，饮食失调，气滞、痰浊、血瘀、寒凝等致心脉闭阻,心失所养而发,总属本虚邪实,脾胃运化失调,气血阴阳不足为本,气滞、痰浊、血瘀、寒凝为其病机关键。胸痹病位在心,与肝、脾、肾等脏器有关,尤与脾密切相关。脾为后天之本,主运化以滋养五脏。脾健,气血化生充足,则心有所养。如《灵枢·决气》云:"中焦受气取汁变化而赤,是谓血。"指出在血液化生上心脾的协作性。若脾运化功能失常,气血无源,则心血亏虚,心脉失养;故《素问·举痛论》云:"脉泣则血虚,血虚则痛,其俞注于心,故相引而痛。"表明心血失荣而引发心痛。依据"阴阳互根"原则,心血不足,心阳亦虚损,阴寒之邪趁虚乘于阳位,心体失荣而痛;如《医门法律·中寒门》云:"胸痹心痛,然总因阳虚,故阴得乘之。"说明阳虚寒凝而致病。脾胃主气机之升降,脾气健,则气机调顺,气顺则血行;反之,气虚难以维持血液前行,致血道失利,心脉闭阻。故《医林改错》云:"元气既虚,必不能达于血管,血管无气,必停留而瘀。"指出气虚血瘀而发病。脾位于中焦,为水液输布的枢纽,对人体内水液有重要的调控作用。若脾失健运,津液不布,聚湿成痰,则痰阻心胸而发为心痛,同时也印证了"脾为生痰之源"理论。戴小华总结:胸痹之发病,无论本虚邪实,均与脾密不可分。

(三)常用治法及方药

冠心病是本虚标实之证,应遵循"急则治其标、缓则治其本"的原则,治疗上立足调脾,兼顾护心,除痰化瘀,由此标本兼治,可使病情得到长期缓解。戴小华遵循"治病求本"的原则,运用"调脾护心"法,贯穿于冠心病治疗的始终。常以健脾益气为主法,配合活血化瘀、豁痰泄浊、温阳散寒、疏肝理气等治法,使标本兼顾,扶正与驱邪并举,达正胜邪驱之效。常用治法有以下几种:

❶ 健脾益气、养心安神法

用于心脾两虚证。症见:胸部隐痛,时有发作,伴有汗出,疲倦懒言,面色㿠白,纳呆,少气乏力,语声低弱,不寐多梦,大便稀溏,舌质淡红,或边有齿印,舌苔薄白或薄腻,脉细弱或沉细。药用君以白术、酸枣仁;臣以茯苓、远志;佐使以陈皮、蒲公英、木香、炙甘草等。

❷ 温阳健脾、宣通心阳法

用于阳虚寒凝证。症见:胸部闷痛,或痛引肩背,多与骤感风寒有关,伴气短,四肢不温,畏寒,面色苍白无华,舌质淡,苔白或腻,脉沉细。药用君以干姜、白术、桂枝;臣以杜仲、仙灵脾、补骨脂、菟丝子;佐使以生姜、炙甘草等。

❸ 益气养阴、健脾通络法

用于气阴两伤证。症见:心胸隐痛,胸闷时作,口渴,言语无力,自汗或盗汗,大便微干,舌质淡红,苔少,脉虚细。药用君以黄芪、党参、生地、麦冬;臣以陈皮、茯苓、白术、五味子、枸杞子;佐使以山萸肉、女贞子、炙甘草等。

④ 健脾化痰、活血通络法

用于痰瘀互结证。症见:胸闷胸痛,呈刺痛,痛处固定,夜间加重,伴口中黏腻,多痰、四肢沉重,舌质暗红,或有瘀点,苔腻,脉弦涩或弦滑。药用君以瓜蒌、薤白、半夏、丹参、当归、赤芍;臣以陈皮、白术、茯苓、竹茹、川芎、鸡血藤;佐使以桔梗、炙甘草等。

⑤ 疏肝理脾、理气通络法

用于肝脾不调证。症见:胸闷胸痛,多为隐痛,善太息,饮食差,舌红,苔白或腻,脉细弦。药用君以陈皮、白术、党参、柴胡、香橼;臣以木香、郁金、绿梅花、枳壳、佛手;佐使以当归、白芍、焦三仙等。

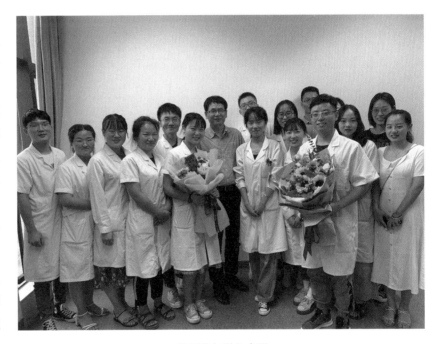

教师节与学生合影

⑥ 健脾行气、补益中气法

用于脾气虚弱证。症见:心前区隐痛,时作时止,心悸气短,动则尤甚,倦怠乏力,食少纳呆,舌淡胖有齿痕,苔薄白,脉细弱或结代。方用香砂六君子汤加味,组成:党参20 g,白术10 g,陈皮10 g,法半夏9 g,茯苓15 g,木香6 g,砂仁10 g,瓜蒌10 g,薤白6 g,丹参15 g。若患者清阳不升,中气下陷,则用补中益气汤加减治之。

⑦ 芳香化湿、行气和胃法

用于脾虚痰湿证。症见:胸部闷痛,伴见胸脘痞闷,纳呆呕恶,头晕昏沉,便溏不爽,形体肥胖,舌苔厚腻,脉滑。此外,对于本证的治疗,临床还需要仔细辨别湿浊、湿热,或痰浊、痰热的不同。痰湿内盛、脾失健运者,方用平胃散加减;湿热痹阻者,治以宣畅气机、清利湿热,方用三仁汤加减;痰浊痹阻者,治以化痰祛湿、宣通胸阳,方用瓜蒌薤白半夏汤合小陷胸汤加减;偏于痰热者,治以清热化痰、通络止痛,方用黄连温胆汤加减。

(四)临证体会

冠心病病位在于心,以心虚为主,全身脏腑功能不足和失调为发病的基础。心气虚与脾的关系十分密切。心气虚,表现为心主血脉的功能不足,若要提高其功能,则依赖于气血对心的濡养。脾主升运,能升腾清阳,从根本上起到益气养心之效,故补益心气重在健脾,理脾护心为冠心病治本之要。

冠心病标实多以痰浊、瘀血为主。痰瘀既为脏腑功能失调的病理产物,又为致病因素,痰瘀为病可贯穿于冠心病的整个病变过程。从理论上来看,瘀血与痰浊均可引起胸痹,而在临床实践中常交互为病。张仲景曰:"痰即人之津液,无非水谷所化",津与血是维持人体正常生理活动的主要物质,生理功能上"津血同源",津入脉道为血,濡养全身,血渗入脉道则为津,营养表里肌腠;病理联系上,痰湿、瘀血分别是津液和血液的病理性产物。

戴小华在临证中,以脾为切入点治疗胸痹病,体现了中医学的整体观念。针对冠心病本虚的特点,辨证用药以顾护脾胃为根底,常用药包括陈皮、白术、茯苓、山药、薏苡仁等,既可健脾,又可护胃免受辛烈之品损伤。另针对病因病机用药,偏于气阴两虚者,常用调理脾胃药配伍天冬、党参、枸杞子、五味子、黄芪等补气及养阴之品,使补而不滞,滋而不腻;亦以白芍、山茱萸、甘草等为佐使,取酸甘化阴之意。偏于阳衰寒闭者,常用干姜、桂枝等温补心脾药,配伍仙灵脾、川牛膝、菟丝子、杜仲、甘草等药物;一则温润不过燥,二则可辛甘化阳,常舍附子等辛热药,以防过燥耗阴之患。偏于痰浊者,常用健脾化湿药配伍瓜蒌、薤白、法半夏、竹茹、蒲公英等豁痰泄浊及清热之品。偏于血瘀者,常用益气健脾药配伍当归、丹参、赤芍等,取气行则血行之意;常舍三棱、莪术等破血药,以免耗气、动血、伤阴之弊。偏于气滞者,常用调脾药配伍佛手、郁金等微温或偏凉之品;戴小华认为,柴胡、青皮性偏温燥,易耗肝阴,量不宜大,或与芍药、地黄等养肝血之品同用,使疏肝而不伤阴。经戴小华多年临床实践证明,调脾护心之法疗效确切。

(五)验案举隅

张某,女,65岁。2018年2月27日初诊。

主诉:胸闷、胸痛6个月余,加重5天。患者6个月前因思虑及劳累后开始出现胸闷、胸痛,自行服药后可稍减轻,3个月前于外院行冠状动脉造影检查提示:左前降支(LAD)近段近端局限性向心性狭窄60%。明确诊断为冠心病,院外服用阿司匹林100 mg,每日1次、阿托伐他汀钙片(原研)20 mg、单硝酸异山梨酯片20 mg,每日2次,症状反复发作。5天前胸痛、胸闷再次加重,饮食、睡眠差,食后易饱胀,大小便正常。查体:BP 132/78 mmHg,双肺(−),心率70次/分钟,律齐,无杂音,舌淡、苔白腻,脉细。辅助检查:心电图示窦性心律,ST-T段改变。

中医诊断:胸痹心痛病。证候:心脾两虚证;西医诊断:冠心病心绞痛。诊疗方案:阿司匹林100 mg,阿托伐他汀钙片10 mg,每日1次;中医以健脾益气、养心安神为法,方用调脾护心方加减。组成:炒白术10 g,茯苓20 g,酸枣仁20 g,陈皮6 g,蜜远志6 g,法半夏9 g,蒲公英20 g,炒白芍6 g,木香6 g,炙甘草6 g。7剂,温水冲服,每日1剂,早晚分服。

二诊(2018年3月8日):患者诉服药后胸痛、胸闷稍有好转,时觉少气,睡眠改善,饭后饱腹感稍减轻,二便正常。查体:BP 130/82mmHg,双肺(-),心率78次/分钟,律齐,无杂音。舌淡、苔薄,脉细。处理:上方去法半夏,加黄芪20 g,枳壳6 g,14剂,温水冲服,每日1剂,早晚分服。

三诊(2018年3月22日):患者胸痛、胸闷明显好转,仍有餐后饱腹感,偶有气短,睡眠正常,大小便正常。处理:上方加炒二芽各30 g,14剂,温水冲服,每日1剂,早晚分服。

四诊(2018年4月9日):患者偶有胸痛、胸闷,余无不适主诉。处理:守上方继服15剂,温水冲服,隔日1剂,早晚分服。随访3个月,患者诉心胸已无不适,饮食、睡眠均可。

【按】 该患者因思虑及过劳伤脾,气血化生功能失常,心体失濡,故胸痹心痛;心神失荣,故不寐;脾胃功能异常,故食后饱胀。方中炒白术、陈皮、法半夏、茯苓健脾消痰;酸枣仁、蜜远志养心安神;黄芪补脾肺气;炒白芍养血疏肝;黄芪补气;炒枳壳宽中除胀;炒二芽健脾和胃;蒲公英清热,免温燥之品伤阴;木香醒脾,与甘温滋补之物合用,使补而不滞;炙甘草补益脾气。全方正邪兼顾,清补并行,达健脾益气、养心安神之效;方证相对,则患者脾气旺,邪气祛,气血复,心痛消,诸症愈。

三、高血压病治疗经验

原发性高血压是以体循环动脉压升高为主要临床表现的心血管综合征,通常简称为高血压。临床以眩晕、头痛、心慌、胸闷、视物模糊为主症,可增加心血管疾病的发生率。有研究数据显示,我国目前约有3.3亿高血压患者,而且随着近年来生活水平的提高,高血压发病率呈逐年上升趋势。戴小华从心脾兼治、滋补肝肾、活血化瘀角度治疗高血压病,临床疗效显著。

(一)古籍中对"高血压病"的记载

在祖国传统医学中无"高血压病"病名的记载,高血压属中医"眩晕"范畴。《素问·至真要大论》曰:"诸风掉眩,皆属于肝。"《灵枢·卫气》提出:"上虚则眩。"元代朱震亨指出:"头眩……无痰不作眩。"《景岳全书·眩晕》中说:"头眩虽属上虚,然不能无涉于下。盖上虚者,阳中之阳虚也;下虚者,阴中之阳虚也。"《仁斋直指方》云:"瘀滞不行,皆能眩晕。"汪机《医读》曰:"瘀血停蓄,上冲作逆,亦作眩晕。"由此可见,高血压病机分为虚、实两端。虚者以气血阴阳亏虚为本;实者以风、火、痰、瘀等为标。病位在肝肾,涉及心、脾等脏器。

(二)承前启后,总结病机

戴小华在总结前人经验的基础上,将眩晕病病机归纳为心脾两虚、肝肾不足、痰瘀血阻窍三方面。

① 心脾两虚

《证治汇补》云："凡吐衄崩漏……此眩晕生于血虚也。"《医灯续焰》云："气不足则不能上达,以至头目空虚,而眩晕时作矣。"脾胃为仓廪之本,运化气血津液,脾虚则生化乏源,不荣于脑导致眩晕。心为君主之官,主神明,脑为元神之府,心主血脉,上供于脑,则心脑相系,脑心同治。

② 肝肾不足

《素问·六元正纪大论》指出："木郁之发……甚则耳鸣眩转。"《灵枢·海论》曰："髓海不足,则脑转耳鸣。"王叔和《脉经》云："病先发于肝者,头目眩。"巢元方《诸病源候论》提出："风头眩者,由血气虚,风邪入脑。"《临证指南医案·眩晕》曰："所患眩晕者,非外来之邪,乃肝胆之风阳上冒耳。"五脏六腑皆令人眩,非独脑也,唯以肝肾为重。肾为先天之本,藏精主骨生髓,肝为风木之脏,主藏血。先天肾阴亏耗,无力制约肝阳,阳亢于上,发为眩晕。因此虚证眩晕以肝肾为本。

③ 痰瘀阻窍

《金匮要略》云："心下有支引,其人苦冒眩。"平素饮食不节,脾胃受损,运化失职,聚湿生痰,阻遏清阳发为眩晕。瘀血是指体内有血液停滞而产生的病理产物,包括体内淤积的离经之血及因血液运行不畅,阻滞于经脉或脏腑内的血液。《医学正传》指出"外有因呕血而眩冒者",创立"瘀血致眩"之先声。清代王清任在《医林改错》中提出"血受热,则煎熬成块",并设立活血化瘀之法,自创通窍活血汤之验方。唐容川《血证论·瘀血》记载:"瘀血攻心……不省人事。"头部外伤或手术后,离经之血积久成瘀,或情志不遂,气机不通而致瘀,痹阻清窍,引发眩晕。

(三)治则治法

戴小华本着"虚者补之,实者泻之"的原则,以"补虚而泻实,调整阴阳"为治则,立调脾护心、滋补肝肾、活血化瘀之法。

① 调治"仓廪",固护"君主"

《黄帝内经》有"心者,君主之官""脾胃者,仓廪之官"的记载。心主血脉,主神明。脾胃为后天之本,气血生化之源。重病日久,虚而不复,或操劳过度,气血衰败,脑失所养,眩晕即生。机体以气血为本,精神为用。血脉总统于心,既生血又行血,脾胃为气血生化之源,输布水谷精微,化生血液。水谷经脾气化,转为气血津液,布散全身以发挥滋润濡养之功效。气为血帅,血为气母,气生血,血化气,二者互为根本,气血平和,脾气健旺,生化有源,气充血盈荣于心神,则心有所主,戴小华常用十全大补汤、补中益气汤、归脾汤化裁。

2 乙癸并补，精血互生

肝藏血，主疏泄；肾藏精，主闭藏。肝肾之间，阴液互资，精血相生，"乙癸同源"《素问·六元正纪大论》提出："木郁之发……甚则耳鸣眩转，目不识人，善暴僵仆。"情志忧郁，肝失疏泄，气机郁久化火，损伤肝阴，肝阳上亢，风动于上，发为眩晕。肾为生命之本源，藏精主蛰，生髓，年老肾亏，或重病及肾，或房劳不制，导致肾精匮乏，髓不得充，而脑为髓海，髓海不实，上下皆虚，眩晕自成。戴小华常用天麻钩藤饮、左归丸、右归丸化裁。

3 杜痰之源，辅以活血

"百病皆因痰作祟，怪病从痰治""久病入络、久病多瘀"的经典论述为戴小华治疗高血压提供了新方向。《景岳全书》曰："津凝血败，皆化为痰。"痰和瘀既是病理产物，又是致病因素。痰浊阻滞气机升降，影响气血运行，停聚为瘀；瘀血阻碍水液的输布，聚而成痰，二者互为因果。痰瘀互结，上逆蒙蔽清窍引发眩晕。戴小华谨遵"脾为生痰之源"

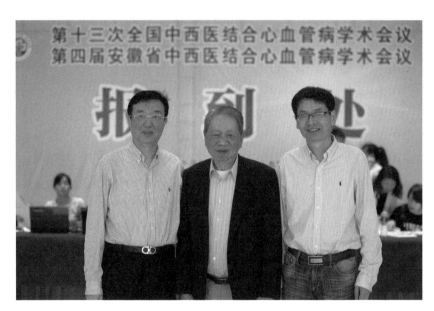

与陈可冀院士（中）、吴宗贵主委（左一）合影

的观点，尤为重视痰湿的治疗。常用六君子汤、半夏白术天麻汤加川芎、丹参、当归、桃仁等。

（四）验案举隅

孙某，男，58岁。2018年7月5日初诊。

主诉：反复头晕半年，加重1周。症见：神清，精神软，时有头晕，动辄加剧，遇劳即发，心悸，神疲乏力，记忆力减退，脘腹胀满，纳呆，睡眠差，小便尚调，大便溏。舌淡红，边尖有瘀点，苔薄白微腻，脉细弱。既往有高血压病病史。BP 162/95 mmHg。

中医诊断：眩晕病。证候：心脾两虚型。治法：调补心脾。处方：调脾护心方合半夏白术天麻汤加减，组成：陈皮10 g，白术10 g，茯苓15 g，薏苡仁30 g，酸枣仁15 g，远志10 g，木香10 g,蒲公英30 g,天麻10 g,清半夏12 g,枳壳10 g,炒麦芽10 g,炒谷芽10 g,川芎10 g,丹参10 g。10剂,温水煎服,每日1剂,早晚分服。嘱患者清淡饮食。

二诊(2018年7月16日):患者头晕症状明显减轻,饮食改善,睡眠一般。继予原方化裁10剂巩固疗效,后随访未复发。

【按】 患者中老年男性,脾胃虚弱,运化失健,生化乏源,不能上荣头目,发为眩晕。劳则耗气,故动辄加剧,遇劳即发;心血不足,心神失养则心悸、眠差、记忆力减退,肢体失于濡养则乏力;脾虚无力运化水液,聚而为痰,阻滞气机故见脘腹胀满;脾失健运即纳呆。临证论治,戴小华选用调脾护心方健脾益气;半夏白术天麻汤除痰化湿;再加枳壳行气宽中,丹参、川芎以活血通络。诸药合用,心脾同调,痰瘀并治,标本兼顾,疗效显著。

四、脾肾同治,顾脾助肾,治疗高血压早期肾损害

原发性高血压是一种以血压升高为主的心血管综合征。高血压对靶器官的损害也越来越多,引起包括心脏、大脑、肾脏等脏器功能受损及减退,尤其是肾脏损害,现已引起广泛重视。据统计,大约18%的高血压患者最终会发生肾功能不全。原发性高血压早期出现肾损害,产生微量蛋白尿,一般肾功能指标血肌酐、尿素氮并无异常,多经检测尿微量白蛋白等指标而被发现。本病与原发病高血压的控制情况密切相关,血压不规则的昼夜节律和24小时过高的平均血压将使肾脏处于"三高"(高滤过、高灌注、高压力)状态,终致不可逆的肾损害。戴小华擅从脾论治高血压早期肾损害,取得了较好的临床疗效。

(一)对病因病机的认识

戴小华认为,情志失调、饮食不节、久病劳伤、年迈体虚、高血压延治失治误治等是高血压早期肾损害的主要病因。本病为本虚标实之证,早期主要以脾气亏虚为主,病久则脾虚及肾,脾肾亏虚,且易合并痰或瘀,或痰瘀互结。《素问·玉机真脏论》曰:"脾为孤脏,中央土以灌四傍。"脾胃乃后天之本,化生全身气血津精,濡养脏腑、经络、四肢百骸。《景岳全书》云:"五脏之邪,皆通脾胃。"说明诸脏腑病变与脾关系密切,脾虚会导致整个机体气血阴阳失衡。脾虚可致高血压早期肾损害各标本之证,因此,戴小华认为治疗高血压早期肾损害的根本是"从脾"出发。

(二)常用治法及方药

戴小华十分重视脾在高血压肾损害发生、发展及预后中的地位,主张"治病求本,整体论治",因此在治疗高血压肾损害时,治脾贯穿疾病全程,配合健脾护心、健脾疏肝、健脾补肾、健脾化湿、健脾活血等法,以达标本兼顾、阴阳均衡、形肉气血相称之效。

1 健脾护心

适用于心脾两虚证患者。临床表现为头晕,胸闷,气短,心慌,食少,腹胀便溏,不寐多梦,舌淡苔薄白,脉细弱。组方君药用陈皮、白术、党参、黄芪,臣药用山药、酸枣仁、远志、茯苓、枳壳,佐使药用竹茹、炒谷芽、甘草等。

2 健脾疏肝

适用于脾虚肝郁证患者。临床表现为头晕,目胀,胸腹胀满,善太息,食少,便溏不爽,或腹痛欲便,泻后痛减,或大便溏结不爽,舌淡苔白,脉弦或缓。组方君药用陈皮、白术、茯苓、柴胡;臣药用白芍、当归、川芎、枳壳、木香;佐使药用合欢皮、炒建曲、甘草等。

3 健脾补肾

适用于脾肾亏虚证患者。临床表现为头晕,乏力,腰膝酸软,畏寒肢冷,或五更泄泻,水肿,小便不利,面色㿠白,舌淡胖,苔白滑,脉沉迟无力。组方君药用陈皮、白术、熟地、山萸肉;臣药用茯苓、山药、淫羊藿、枸杞子、杜仲;佐使药用牡丹皮、炙甘草。

4 健脾化湿

适用于脾虚湿阻证患者。临床表现为头晕,周身困重,纳差伴口中黏腻,多痰,舌质淡,苔滑腻,脉滑。药用君以瓜蒌、法半夏、薤白;臣以陈皮、白术、茯苓、薏苡仁、枳壳、竹茹;佐使以山药、炒建曲、炙甘草等。

5 健脾活血

适用于脾虚血瘀证患者。临床表现为头晕,头痛,胸闷气短,乏力,胸胁疼痛,痛处固定,皮肤青紫或有瘀斑、瘀点,舌质黯或有瘀斑、瘀点,苔薄,脉沉涩。药用君以黄芪、当归、赤芍;臣以陈皮、白术、山药、川芎、桃仁、红花;佐使以炙甘草等。

(三)临证体会

1 脾肾同治,顾脾助肾

戴小华认为,高血压肾损害病因不外本虚标实,其中本虚主要为肝、脾、肾,且本病多发于老年人,其中脾肾气虚更为多见,可作为切入点治疗高血压肾损害。《医宗必读》云:"脾、肾者,水为万物之元,土为万物之母,二脏安和,一身皆治,百病不生……二脏有相赞之功能。"说明李中梓非常重视脾肾同治。现代研究发现,脾肾在高血压肾损害发生发展中起着重要作用。

脾肾系先天与后天相互资生,脾运化水谷,有赖肾气、肾阴及肾阳的滋养,肾所藏后天之精及化生的元气,也需脾后天运化之水谷充养,即脾肾在病理上有着互为因果、相互影响等关系。《脾胃论》中有"内伤脾胃,百病由生"之说,久病及脾,或平素偏嗜肥甘厚腻伤脾,脾虚运化失司,谷气精微不能滋养后天;脾虚气机升降失调,水液停聚,而生湿生痰,且气虚运血无力,血行迟滞而瘀,阻滞肾络,精微外泄。《素问·阴阳应象大论》有"年四十而阴气自半,起居衰也"之说。阴气即指肾中精气。肾气可因先天不足、久病不愈、年迈体虚、房劳失度等而虚衰,肾元不足,阴阳失调。《素问·六节藏象论》曰:"肾者,主蛰,封藏之本,精之处也。"《诸病源候论》中指出:"劳作肾虚,不能藏于精,故因小便而精液出也。"肾阳不足,脾失温煦,清浊不分,精微失固;肾气亏虚,蒸腾气化失调,下焦开阖失司,精关不固,夜尿频数伴精微外漏,产生微量蛋白尿。脾肾相互影响,进一步加重病情,致病情迁延难愈。脾与肾是高血压早期肾损害发生发展的重要病位,故在中医辨证论治的同时,注重脾肾同治,顾脾助肾。

❷ 扶正固本,兼祛痰瘀

脾肾气虚是高血压早期肾损害病程进展的标志之一。脾运失常,水液停聚,加之饮食失度,纳食滞脾,不能化生精微水谷,痰浊由生。肾气亏虚,久之气虚及阴,肾阴虚耗,阴虚则火旺,灼伤津液,导致瘀血。痰瘀互结进一步加重高血压肾损害,成为高血压肾损害重要的病理机制。高血压肾损害的治疗在扶正固本的同时,也需兼顾痰瘀。

戴小华常用基础方"陈皮10 g,白术10 g,茯苓15 g,山药15 g,枸杞子10 g,牛膝10 g,丹参10 g,酸枣仁20 g,远志15 g,天麻20 g,蒲公英20 g,木香6 g,甘草10 g"治之。

基础方中枸杞子味甘、性平,归肝、肾经,有滋阴补肾、固涩精微之功效,牛膝可强补肝肾之功,也可利水活血,丹参行活血化瘀,利水通络之功,酸枣仁、远志合用以养心安神。天麻为止晕之良药,山药补脾肾之气,陈皮为健脾要药,与白术合用,共奏健脾化湿,理气化痰之效。茯苓健脾渗湿,助白术利湿化痰,杜痰生之,木香行气宽胸除胀,蒲公英清热散结,防温燥之品伤阴,甘草补益脾气,调和诸药。全方脾肾共调,标本兼顾,清补兼施,则能发挥健脾益肾、祛瘀化痰之效。

现代药理学认为:枸杞子、牛膝均能对高血压、心血管等疾病发挥作用。丹参经研究发现也有减少蛋白尿,改善肾功能的作用。其中酸枣仁经研究证实有明显的降血压和降血脂作用。多项研究表明天麻具有降血压、抗血小板聚集、抗肾脏炎症和纤维化等药理作用,陈皮具有明显的降压作用。有研究发现茯苓、蒲公英中的有效成分均能发挥保护肾功能的作用。

(四)验案举隅

程某,男,62岁。2018年11月17日初诊。

主诉:反复头晕头痛5年余。5年前体检时发现最高血压达165/102 mmHg,一直未口服降压药物。近1周头晕、头痛症状加重,伴失眠多梦,胸闷气短,腰膝酸软,纳差伴口中黏腻,夜尿次数增多,大便正常。

查体：BP 169/105 mmHg，心率86次/分钟，律齐，无杂音。双下肢不肿。舌暗淡，苔白腻，脉濡。

辅助检查：心电图示窦性心律。查肝肾功能、尿常规未见异常，尿微量白蛋白64.7 mg/L，血 β_2-微球蛋白2.47 mg/L。

中医诊断：眩晕病。证候：脾肾亏虚、痰瘀互结证；西医诊断：高血压病（2级，中危），高血压早期肾损害。诊疗方案：苯磺酸氨氯地平片5 mg 每日1次（早1片），氯沙坦钾片50 mg，每日1次（早1片）；中医以健脾益肾、祛瘀化痰为治法。处方：枸杞子10 g，牛膝10 g，丹参10 g，酸枣仁20 g，远志15 g，天麻20 g，陈皮10 g，白术10 g，茯苓15 g，蒲公英20 g，木香6 g，甘草10 g。15剂，水煎服，每日1剂，早晚分服，服5剂停2天。并要求患者继续监测血压，饮食清淡，适当运动。

二诊（2018年12月10日）：患者主诉头晕头痛、失眠多梦等较前明显缓解，偶尔有胸闷，小便次较前减少。查体：BP 145/84 mmHg，心率80次/分钟，律齐，无杂音。双下肢不肿。舌黯淡，苔薄白，脉濡。处方：上方加枳壳10 g，15剂，服药方法同上。

三诊（2019年1月3日）：诉头晕等诸症好转，继用上方15剂，隔日一剂，早晚分服。

四诊（2019年1月31日）：患者无不适主诉，夜尿1~2次/晚。复查肝肾功能、尿常规无异常。尿微量白蛋白20.1 mg/L，尿 β_2-微球蛋白0.26 mg/L。处理：西药继服，停中药；慎起居、调饮食、畅情志。随访2个月余，患者诉已无不适，纳寐可，二便调。

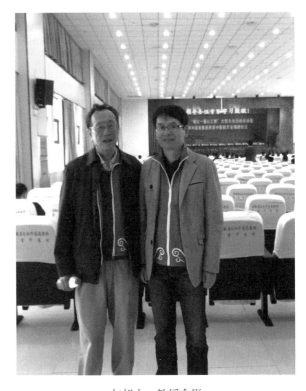

与胡大一教授合影

【按】 患者男性，年过半百，久病致虚，脾肾亏虚，先后天不能相互滋生，气血津液匮乏，阴阳失调，内生诸邪，上扰头目，见头晕；瘀血阻窍，发为头痛；年老体虚，气机不畅，则有胸闷等不适；精血不足，心神失养，故失眠；脾虚痰生，有纳差伴口中黏腻感。结合舌暗淡，苔白腻，脉濡，辨证为"脾肾亏虚，痰瘀互结"。一诊予以基础方健脾益肾，祛瘀化痰，消除尿蛋白。二诊患者口服中药治疗后头晕头痛、失眠多梦等症状明显缓解，说明基础方治疗有效，仍诉有胸闷症状，舌暗淡，苔薄白，脉濡，气机阻滞未明显改善，中药在原方中加用枳壳行气宽中，山药补脾胃，作用缓和，以助后天之本，加强治疗效果。三诊患者诉诸症好转，舌暗苔白腻之象已改善，暂继续予以健脾益肾、祛瘀化痰之剂巩固疗效。后随诊2个月余，经中西医结合治疗后，患者血压控制达标，也明显改善了头晕、失眠多梦、胸闷等症状,早期肾损害指标基本达标。

五、心脏神经症临证经验

心脏神经症是以心血管系统自主神经紊乱为主的一组临床综合征。临床实践表明,本病具有发病率较高、症状多变、反复发作等特点。心脏神经症又称功能性神经症,临床上较为多见,就诊患者往往以心慌、胸闷、心前区疼痛为主诉,也伴有失眠、乏力、盗汗、紧张以及记忆力衰退等不适症状。患者多为女性,尤其是更年期妇女。心脏神经症发病原因目前还未明确,现代医学认为与环境因素、遗传因素乃至性格有关。涉及自主神经紊乱、交感神经功能相对亢进以及内分泌功能紊乱等。治疗上多以精神干预为主,配合抗焦虑、抑郁药品及α受体阻断剂治疗,但往往效果不佳。追溯中医古典文献,并没有直接与之相对应的病证,近代医家据临床表现多将其归属于"心悸""郁证""胸痹""脏躁"等范畴。

心脏神经症作为目前发病率较高的一种心血管类疾病,虽然在心脏和靶器官上并未造成一些实质性的损害,但由于症状繁多且长期存在,患者需要经常前往医院就诊。目前西医方面仅仅是对症治疗,采用抗焦虑、抑郁及改善睡眠等对症治疗,效果不佳。中医药从整体出发,辨证论治,通过全身心、多靶点方式进行干预,疗效较好,且不良反应较少。

戴小华根据自己多年临床经验,结合中医经典,总结出对于心脏神经症治疗方面的一点心得体会,即在补养心脾的同时,兼顾清热养阴。戴小华将"从脾论治""调补肝肾""益气活血"等学术思想灵活运用在心脏神经症诊疗中,取得了显著的临床疗效。

(一)对病因病机的认识

随着社会现代化进程加快,体力劳动逐渐减少,取而代之的是脑力劳动。大多数人因为工作压力或不良生活习惯,长期熬夜、精神高度紧张、忧愁、思虑,易患上心脏神经症。门诊中能遇到大量此类患者,各项检查中并无心脏器质性病变的证据,然而自诉有心慌、胸闷、气短、心前区疼痛等症状。戴小华认为,心脏神经症的病机首先是气滞心胸,肝失条达,以致肝郁乘脾,脾失健运,运化失职,则厌食便秘。痰湿内生,痰气互结,阻于心胸,则发为胸痹;阻于脉管,则血行不畅,肝郁日久,煎灼津液,日久炼津成痰,痰火扰心,且母病及子,心神失养,故有心悸、不寐。戴小华认为,本病病因复杂,本虚标实,且存在内因、外因之分,内因为先天禀赋不足、体质素弱、七情失调;外因为安逸少动、过食肥甘厚腻、痰湿内生。总以肝肾不足、心脾气血亏虚为本,以痰湿互结、气滞血瘀为标。治疗原则当从脾论治、心脾同调入手。此病主要分为气滞血瘀、痰气郁结、痰火扰心、心脾亏虚、心肾阴虚五种类型。

(二)治疗特色

❶ 从脾论治,心脾同调

心脏神经症在中医中属情志病,多表现为躯体症状性障碍。病变范围五脏均有涉及,以心、肝、脾为主。《丹溪心法·六郁》中提出:"气血冲和,万病不生,一有怫郁,诸病生焉,故人身诸病,多生于郁。"鉴于此,戴小华认为,此病可归属于中医"郁证"范畴。正如《素问·阴阳应象大论》云"人有五脏化五气,以生喜怒悲忧恐";也如《景岳全书·郁证》所述"凡诸郁滞……或脏或腑,一有滞逆,皆为之郁"。

戴小华认为,郁证起病,涉及五脏六腑,多以怒郁、思郁、忧郁为主。怒郁者,郁怒伤肝、肝气郁结、气郁化火,肝病乘脾;思郁者,思虑不解、脾虚生痰、痰阻气滞,脾病侮肝;忧郁者,悲忧哀愁、肝脾不舒、伤及心神,心肝脾俱虚。《伤寒杂病论》云:"见肝之病,知肝传脾,当先实脾……故实脾则肝自愈,此治肝补脾之要妙也。"戴小华从经典出发,认为脾居中焦,为五脏六腑之本,气血生化之源,脏腑精气血津液作为情志产生的物质基础,精气足则有神,精气弱则神衰,当以治脾为本,正如《丹溪心法·六郁》中所载"凡郁皆在中焦"。脾居中焦,为全身气机运行之枢纽,通过补养脾胃,升清降浊,五脏之气血通达全身,既可以解肝郁,又可以补心血,三因制宜,标本兼顾。

现代研究发现,大脑与肠道之间存在着一种双向刺激神经通路,被称作脑-肠轴,胃肠道各种刺激可以通过脑-肠轴反射到中枢系统的躯体、情感和认知中枢。其中也发现有些肽类物质同时存在于大脑组织和胃肠道中,如5-羟色胺、生长激素释放肽、P物质、β-内啡肽等多种肽类物质,已被证明与抑郁症明显相关。可见脾胃的运化功能不仅为机体提供生命代谢所需要的能量,也通过神经反馈调节情绪、认知功能,以现代理论充分证实"脾主思"的科学性。

❷ 首辨虚实,刚柔并济

《素问·通评虚实论》曰"邪气盛则实,精气夺则虚",戴小华认为,治疗心脏神经症,首先应把握病证的虚实,以此为总纲指导中医辨证论治及理法方药,虚证多以心脾气血亏虚为主,实证多以肝郁气滞、痰热血瘀为主。且在不同年龄和性别上有明显的差异。

心脏神经症在性别上有明显的区分,男性患者以实证多见,女性患者则以虚证和虚实夹杂多见。这主要与男女本身生理特点及性情有关。正如《黄帝内经》记载"阴阳者,血气之男女也",即男子与女子体质有所不同,具有特殊的生理功能,经、孕、产、乳等诸多生理功能与血的关系十分密切,阴血充盈调畅,才可使女性生理功能得以维持正常。正如《妇人规》中所载:"女人以血为主,血旺则经调而子嗣。身体之盛衰,无不肇端于此。故治妇人之病,当以经血为先。"故妇人发病,常以血虚血瘀为主,或继发于原病,以养血化瘀之法多能收到不错的效果。宋明医著《陈素庵妇科补解》载:"妇人多气,因其深居闺帷,每每情志郁结。"女子较男子更容易出现忧虑、悲观等负面情绪,脾在志为思,思虑过度劳伤脾胃,水谷精微运化不足,五脏虚损,气血亏虚。《妇人大全良方》载"大率治病,先论其所主。男子调其气,女子调其血",因此戴小华临证中对于女性患者常着重补养心、脾、肝之不足,在养心疏肝的基础上加大补益气血之品的用量,多使用归脾汤、四物汤等化裁,喜用白术、黄芪补中益气,酸枣仁、远志补心安神宁志,并配以木香、枳壳行气,使补气养血,补而不滞。对于男性患者,以清透邪热为主,喜用知母、赤芍、蒲公英之品,在清热泻火的同时,还兼具滋阴、疏肝、活血、健脾之效。

❸ 邪热内伏,透热转气

戴小华结合温病学理论及自身多年临床经验,认为火热温邪存于机体是心脏神经症的重要病机。随着生活方式的转变,各种压力随之而来,精神紧张,导致七情内伤,五志过极化为火热温邪,且现代生活水平提高,多嗜食肥甘厚味,滥用滋补之品,助湿生热,困阻脾胃,长期熬夜,气机壅塞,中焦斡旋失司,日久化作火热温邪,热邪停滞于体内,入于心营,扰乱心神,耗伤肾阴,痹阻血脉,阻塞气机。火热温邪入于营血乃心脏神经症的重要病机。"透热转气法"本是温病营分证的治疗原则,由清代温病学家叶天士提出,如今在各大医家继承发展下,也可用于对火热温邪与有形之邪相结合所致郁证的治疗。温病学家赵绍琴曾说:"营血之邪若不能迅速透转于气分而解,则为营血与气分之间存有阻碍,若为其清除阻碍则邪可转出气分。"透邪外出时应肃清体内之滞,令四肢九窍气机调达舒畅,开通肌肤脏腑之郁。戴小华在治疗上喜用轻灵宣透之品,供邪热以舟楫,予邪热以出路,透邪外达于表,使气与营血间畅达,气血和畅,郁热自除。

临证治疗上,若心烦懊恼,夜不能寐,乃火郁之证,方用栀子豉汤加减,栀子、淡豆豉泄热除烦,通利气道,顺其火热上炎之性,疏通宣散透达,伏郁得以发散;若头晕沉,周身沉重无力,为湿热所困,热为湿阻,湿被热蒸,郁蒸蒙蔽于清窍,加芦根、滑石之流渗湿于热下;若心痛、心悸甚者,为瘀血留于心胸,阻滞气机,不通则痛,邪热入营,用以琥珀、丹参、牡丹皮散瘀止痛之品,通络逐瘀止痛,宣透营热外达,使之散发而解;热耗营阴,津液亏损,血液浓稠,同时滋阴养血,增液行舟,濡养润泽心阴,充养心血,以生地黄、玄参、麦冬、天花粉等甘寒濡润之品,使气血充沛。心主神明,主血脉,脉道通利,血运流畅,心营得安,则心痛痛去,心神得宁,则心悸自除,心有所养,心脏神经症之各症皆可有所好转,透热转气,治病于本。

(三)验案举隅

熊某,女,47岁。2021年5月13日初诊。

主诉:发作性心慌胸闷伴汗出3个月余。患者诉3个月前无明显诱因下出现心慌胸闷,平卧时加重,活动后缓解。曾于外院行冠状动脉造影检查提示冠状动脉轻度狭窄,未放支架。心电图示窦性心律。曾服用黛力新、舍曲林、速效心痛滴丸等药物,但胸闷仍偶有发作。患者既往有慢性萎缩性胃炎病史,平素容易紧张,思虑较多。刻下症见咽喉有异物感,喜嗳气,嗳气则舒,生气时加重,胃脘部时有腹胀,伴嗳气反酸,容易出汗,失眠多梦,食欲较差,二便调。舌质淡,苔薄白,脉细弱。

中医诊断:郁证。证候:心脾两虚型。治法:益气健脾,行气开胃,清热养阴。方药:拟归脾汤加减。组成:白术10 g,茯苓15 g,生地黄10 g,麦冬10 g,陈皮10 g,酸枣仁20 g,远志20 g,枳壳10 g,鸡内金20 g,浮小麦30 g,郁金15 g,合欢皮10 g,清半夏10 g,厚朴10 g。共7剂,嘱患者早晚分服,且适当运动,改善情绪。

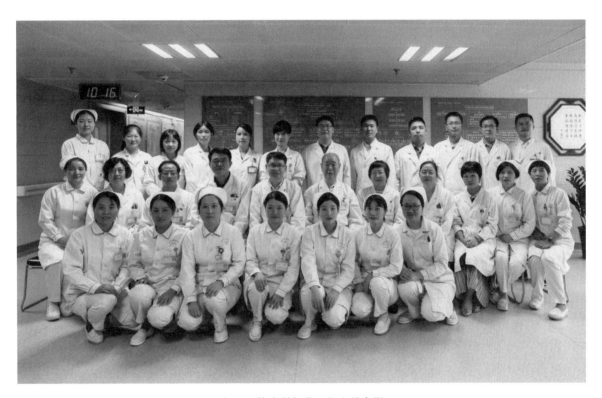

与心血管内科部分医护人员合影

二诊(2021年5月20日):服药后患者心慌、胸闷症状较前缓解,睡眠、食欲改善,偶有心慌、汗出,舌淡红,苔薄白,脉细,于上方去鸡内金、酸枣仁,加丹参10 g,五味子15 g。10剂。嘱患者服用5天,停2天,2周服完。

三诊(2021年6月3日):患者症状较前明显改善,无心慌、胸闷,纳寐可,二便调,嘱原方5剂,10天服完,以巩固疗效。

【按】 该患者中年女性,禀赋不足,素质虚弱,平素忧思不解,心气郁结,阴血暗耗。思虑过度,劳伤心脾,脾气亏虚则生化之源不足,气虚血少,心神失养,故而心慌胸闷。治疗时宜归脾汤加减,将健脾养心与补益气血相结合,再配伍郁金、合欢皮以加强疏肝解郁之功。因患者易出汗,故加浮小麦固表止汗兼清郁热,患者咽部不适,加清半夏、厚朴降逆和胃、行气除满,且能宣畅气机,患者胸胁满闷,腹部胀满,以枳壳行气消痞。方药治疗病、证、症兼顾,故疗效较佳。

六、心悸病治疗经验

心悸是一种临床常见病证,主要表现为发作性或持续性自觉心中悸动、惊慌不已,甚则不能自主,临床上通常分为惊悸和怔忡。心悸发作时常伴有胸闷、气短,甚至喘促、眩晕、晕厥、失眠、脉律不齐等表现。临床一般多呈阵发性。每因情志波动或劳累过度而发作,且常与失眠并见。

关于心悸,历代医家有着不同的见解,中医对于心悸的认识最早见于《素问·本病论》:"民病伏阳,而内生烦热,心神惊悸,寒热间作。"指出气候异常变化可导致心悸。汉代张仲景《伤寒杂病论》首次明确提出心悸病名,如"心下悸""心动悸""心中悸""惊悸"等,一直为后世所沿用。张仲景认为,心悸发作时,脉象多为结代脉,并提出用炙甘草汤治疗心悸。元代朱丹溪认为,虚、痰是心悸病的主要发病原因。金代李东垣《脾胃论》曰:"善治斯疾者,唯在调和脾胃,使心无凝滞……调脾胃,安五脏,内伤脾胃,百病由生。"提出心病由脾胃论治的观点。明代张景岳提出阴虚是导致怔忡的主要原因。清代王清任认为心悸的主要病因是瘀血内阻,阻于心脉。当代国医大师邓铁涛认为:痰浊、血瘀为心悸致病之因,以健脾养心、化痰祛瘀为其治法。朱明军指出,该病病位在心、肝、脾、肾,病机为本虚标实,本虚主要是气阴两虚,标实主要是痰浊、瘀血。周宜轩认为,心悸因虚致实,本虚为脾胃亏虚,尤以气虚为主,实证多由痰、瘀所致。

近年来,随着社会与经济的发展、人口老龄化趋势的不断形成,心血管疾病的发病率逐年攀升。心律失常如心动过速或过缓、心房颤动或扑动、期前收缩、各型房室传导阻滞、预激综合征、自主神经功能紊乱等,或表现以心悸为主症的疾病,均可参照心悸治之。

戴小华认为,心悸病位在心,涉及肝脾,病机总属本虚标实,本为心之阴阳气血亏虚,标为气滞、血瘀、痰浊,临床治疗尤注重心脾同治,运用健脾宁心、化痰散瘀、疏肝行气治法,配合情志疗法,治疗心悸病证,收效明显。

(一)对病因病机的认识

多数医家认为,素体体虚、感受外邪、七情内伤、药食不当、劳逸失调、他病或失治误治等均可导致心之气血阴阳亏虚,心失所养,或邪气、痰饮、瘀血上扰心神,发为心悸。朱良春提出,心悸的病机为阴虚、阳虚、阴阳两虚。"胃之脉络通于心","足太阴脾之脉……其支者,复从胃,别上膈,注心中",心与脾胃通过心脾之支脉、络脉、经筋经气互通,密切关联。李东垣曰:"心主神,真气之别名也,得血则生,血生则脉旺。"心主血脉,而气血的充足有赖于脾胃后天之本的生化,胃约脾运,方才心血充盈,神明得养。依五行学说,心属火,脾(胃)属土,心为脾之母,脾为心之子,母子为病,常相互传变。故脾

（胃）与心脏生理上息息相关，病理上相互波及。

在临床实践中，戴小华发现心房颤动患者多伴心慌不适、气短、乏力、纳呆、倦怠懒言等症状，究其病因，多因饮食劳倦，脾胃运化失职，故水湿内蕴，成痰成饮，痹阻心脉，发为心悸；而心阳不振，脾阳失之温养，致脾虚不运，出现乏力、纳呆、腹胀等症，故互为关联，相互影响。戴小华总结前贤经验，结合自身临床心得，认为心悸病位在心，涉及肝、脾，尤与脾关系较为密切；病机总属本虚标实，本为心之阴阳气血亏虚，标为气滞、血瘀、痰浊。

❶ 心脾两虚，气血双亏，心神失养

《素问·经脉别论》曰："饮入于胃，游溢精气，上输于脾……浊气归心，淫精于脉。"张小萍提出脾胃气化学说，认为脾胃气化无力是心悸发生的关键。李德新强调治脾胃以安五脏，认为从脾胃论治心系疾病可获良效。邓铁涛认为，肝、脾、肺、肾与心悸的发病密切相关，但四脏之中最为密切者当属脾，并提出"心脾相关论"。华明珍认为，心脾在生理、病理方面关系密切，提出心悸的发病多因脾而起。戴小华认为，心居于上焦，主血脉，脾胃居中焦，为后天之本、气血生化之源，心主生血、行血，脾主统血，使血液行于脉中，濡养全身。

五行中心脾为母子相生关系，经络上两者相通。心病日久可累及脾，脾病也可侵犯心，即母病及子，子病犯母。心气亏虚及心阳虚可导致脾胃运化失司，气血生化乏源，气血双亏，心失濡养，发为心悸；脾气虚弱，气血生化乏源，也可导致气血亏虚，日久心失所养，亦可引发心悸。由此得出，心脾两脏在生理、病理上均关系密切。故戴小华提出治疗心悸时应重视调护心脾。

❷ 脾胃虚弱，痰饮停聚，痰瘀互结

南宋严用和《严氏济生方》言："留蓄心包，怔忡惊惕。"指出心悸的一大原因在于痰饮。林钟香认为，痰饮、瘀血是顽固性心律失常的关键病因，痰瘀阻络是关键病机，治疗时应调畅气血、痰瘀同治。对于心悸的病机，邓铁涛还提出痰瘀相关论，认为痰是瘀的初期表现，瘀是痰的进一步发展。现代血流动力学也印证了这一观点，认为血液的推动力与中医所说的"气"的作用相似，对血液流速、流量的影响至关重要。戴小华认为，痰、瘀是病理产物，也是致病因素。两者互为因果，一方面，痰浊阻滞脾胃，影响气机升降及气血运行，痰阻气滞，形成瘀血；另一方面，瘀血内阻，津液输布失司，聚而形成痰饮。脾胃失和，水湿、痰饮停聚，上凌心肺，心悸乃生；脾气亏虚、肝脾气滞导致血行受阻，瘀血停聚，日久聚而成痰，痰瘀阻滞心脉，心神失养，而见心悸不安。

❸ 肝气不畅，气机郁滞，气滞血瘀

《血证论》记载："肝属木，木气冲和条达，不致遏郁，则心脉得畅。"国医大师张琪指

出,心悸主要责之心,病及肝,心肝同病,治疗时应注意疏肝行气、补养肝血以治本,根据痰、火、瘀之偏重以治标,气血并调,心肝同治。戴小华认为,心主血脉,肝脏居中焦,主藏血,二者共同作用于血液的运行;心主神志,肝主疏泄,二者在调畅情志等方面有协同作用。肝与心为母子之脏,属五行相生关系,肝病日久累及心,心病也可侵犯肝,患者情志不遂,伤及肝,气为血之帅,气机郁滞,血行受阻,心脉不畅,心神失宁,可致心悸。

(二)治疗法则

本着"补虚泻实"的原则,戴小华尤注重心脾同治,运用健脾宁心、化痰散瘀、疏肝行气之法治疗心悸病证。

❶ 益气健脾,宁心定悸

用于心脾两虚证。此证患者多见心悸,纳呆,进食稍多则腹胀,易劳累,神疲乏力,精神欠佳,便秘,或大便干稀不调,睡眠较差,舌淡,或伴有齿痕,苔薄白,脉细弱或沉细。戴小华认为,治疗上应施以益气健脾,宁心定悸之法。脾能升举清阳,进而益气养心。因此,调补脾胃是补益心气的重中之重。气为血之帅,并能生血;血为气之母,血能化气,气与血二者互为根本。若脾旺则气血生化有源,气充血盈,荣于心神,心有所主,心悸渐消。戴小华常自拟参术宁心方加减治之。

❷ 健脾化痰,活血化瘀

用于痰瘀互结证。此证患者多见心悸,伴胸闷或胸痛,恶心纳呆,口中黏腻,肢体困倦,或呕吐痰涎,舌质紫暗,苔白或黄厚腻,脉弦涩或弦滑。戴小华认为,治疗上应施以健脾化痰、活血化瘀之法。脾气健运,则生痰无源,无痰则气血调畅。戴小华强调,治疗心血管疾病时应牢牢抓住"痰瘀互结"这一病机特点,治痰与消瘀并重,常用瓜蒌薤白半夏汤化裁治之。

❸ 疏肝行气,活血通脉

用于气滞血瘀证。此证患者多见心悸,胸胁胀痛或闷痛,心情烦躁易怒,肌肤甲错,舌质紫,或有瘀斑,脉弦涩。戴小华认为,治疗上应施以疏肝行气、活血通脉之法。该证多见于伴有器质性或功能性心脏病的心悸患者。肝气不畅、血瘀阻滞是心悸日久的主要病机。疏理肝气,肝气条达,气滞乃行,气行则血行,血行通利,心脉得以通畅,心悸乃愈。戴小华常用血府逐瘀汤化裁治之。

(三)用药经验

戴小华治疗心悸常以调护心脾为主法,依据患者具体情况加减治疗。代表方剂是自拟参术宁心方,其中党参、白术为君药,党参补气生津,白术补气健脾,二者同用,可助运化而中焦健。臣药为陈皮、酸枣仁,陈皮理气调中化痰,与君药合用,可调脾胃而复运化,使补不碍胃,补而不滞,化源充足。酸枣仁宁心安神养阴,与陈皮配伍,安神之余缓解陈皮之温燥。丹参活血凉血祛瘀。麦冬养阴清心安神,配伍党参益气养阴之功益彰,配伍酸枣仁则尤显养血安神之效。以上二药均为佐药。炙甘草益气补脾,缓和药性,定悸之余,顾护脾胃,故为使药。全方补中寓通、清消并行,诸药相配,标本兼顾,共奏益气健脾、宁心定悸之功,使心悸得消,病症得愈。

实验研究中,党参活性成分主要为多糖、炔苷类、生物碱等。作为党参糖类物质的主要成分,多糖具有调节免疫力、增强造血功能、降血糖、抗衰老等多种作用。党参提取物还具有治疗心力衰竭、抑制血小板聚集等作用。白术为"安脾胃之神品",主要成分为白术挥发油、白术内酯以及白术多糖,可提高机体免疫力,促进肠胃运动。研究表明,酸枣仁主要由皂苷类、黄酮类、生物碱类、氨基酸类等物质构成。酸枣仁总皂苷有多种药理作用,其对循环系统的作用在于保护心肌细胞、抗心律失常、改善血液流变学、抑制动脉粥样硬化、降压等。陈皮中含有丰富的黄酮类成分和生物碱类、挥发油类等,其抗心脑血管疾病的药效成分主要是黄酮,黄酮类化合物种类繁多,具有多种生物活性和药理作用,可预防和治疗各种心脑血管疾病,并可降低心脑血管疾病的死亡率。麦冬中分离得到的甾体皂苷类、高异黄酮类等,可保护心血管系统,调节免疫力。另一有效成分麦冬多糖可明显提高心肌缺血再灌注模型大鼠内皮祖细胞水平,促进血管内皮损伤的修复,恢复心脏功能。丹参的有效成分有脂溶性和水溶性两类。丹参酮类为脂溶性,可改善血液循环、抗菌和抗炎;丹酚类为水溶性,重在抗凝血、调血脂、抗氧化,并以保护细胞作用为著。除此之外,丹参提取物可通过调控蛋白表达,抑制心肌细胞凋亡,改善心力衰竭大鼠心功能。甘草为临床最常用的药物之一,有着"中药之王"的美誉,《伤寒论》中将其作为治疗心悸的主药。现代研究发现,甘草因富含三萜类、黄酮类和多糖,可多靶点、多途径作用于机体,提高免疫力。

戴小华对于药物加减也有着独到经验,偏于气滞者,加建神曲、枳壳、炒谷芽理气健脾和中,而较少使用青皮、柴胡、枳实等温燥破气之品,恐有伤阴之弊;偏于痰浊者,加瓜蒌皮、半夏、竹茹、白芷、蒲公英等清热豁痰泄浊;血瘀偏重者,加赤芍、丹参等活血行气,取"气行则血行"之意,较少使用三棱、莪术等破血行气之品,以防耗气动血,损伤阴液;偏于气虚者,加党参、黄芪补气扶正;偏于阴虚者,加麦冬、枸杞子、五味子、生地黄滋阴,使补而不滞,滋而不腻,亦常用白芍酸甘化阴;兼见眩晕者,加天麻平肝息风;兼见不寐者,加酸枣仁、合欢皮、远志养血安神;兼见反酸者,加煅瓦楞子制酸止痛。经戴小华多年临床实践证明,运用调护心脾为主法,根据患者具体情况加减,可收到良好疗效。

(四)注重情志疗法

随着现代社会人们生活和工作节奏的加快,许多心悸患者检查心脏并无明显器质性改变,更多的是情志致病。此类患者除心悸外,常伴有善太息、胃脘胀、舌暗、脉弦等肝郁气滞症状。治疗时除加用疏理肝气的药物之外,戴小华十分注重患者的心理疏导。根据《素问·阴阳应象大论》中"悲胜怒,恐胜喜,怒胜思,喜胜忧,思胜恐"的五行相胜原则,对不同情况的患者给予针对性的调畅情志的方式,如培养自己的兴趣爱好、转移注意力等。情志疗法可增进药物治疗的功效,不可或缺。

(五)验案举隅

王某,女,33岁。2021年1月12日初诊。

主诉:阵发性心悸2年余,加重1个月。患者于2年前因思虑及劳累后开始出现阵发性心悸,至多家医院就诊。行心脏彩超、心电图、24小时动态心电图、冠状动脉造影检查均未见明显异常,可排除器质性心脏病。经西医治疗,症状未见显著改善。1个月前心悸症状加重,遂来安徽中医药大学第一附属医院就诊。

刻下症:纳眠差,进食稍多则腹胀,乏力,便秘。查体:BP 122/78 mmHg,心率70次/分,律齐,无杂音,双肺(-),舌淡,边有齿痕,苔薄白,脉细弱。心电图检查示窦性心律。既往史:否认既往史。平素工作劳累,压力较大。无药物、食物过敏史。

西医诊断:自主神经功能紊乱。中医诊断:心悸。证候:心脾两虚证。治法:益气健脾,宁心定悸。方药:参术宁心方加减。党参10 g,麸炒白术10 g,陈皮6 g,酸枣仁10 g,炙甘草3 g,茯苓10 g,远志6 g,广木香6 g,枳壳10 g,蒲公英10 g,火麻仁10 g。7剂,每日1剂,水煎,早晚各服1次。另嘱患者适当放松心情,转移对工作的注意力,适当运动。

二诊(2021年1月20日):服中药后患者诸症好转,心悸症状发作频率明显减少,腹胀、乏力、便秘等症状消失,纳寐尚可,舌淡红,苔薄白,脉细弱。继予上方加减继服14剂,后随访患者已痊愈。

【按】 该患者因思虑及劳累伤及心脾,气血生化乏源,心脉失于濡养,故见心悸、心慌、乏力;心神受扰,故见不寐;脾胃受损,无以运化水谷精微,故见食后腹胀;脾胃失调,水液运化失司,肠道失濡,故见便秘。方中党参补气生津,白术补气健脾,二者同用,可助运化而中焦健,陈皮、茯苓健脾燥湿,酸枣仁、远志养心安神,木香行气健脾,枳壳理气宽中除胀,蒲公英清热解毒,火麻仁润肠通便,炙甘草补脾气、调和诸药。全方扶正祛邪,清补兼施,共达燥湿健脾、养心安神之功。随证治之,则患者脾气健旺,气血调达,心悸渐消,诸症愈。

后记

2022年12月，安徽省卫生健康委员会和安徽省中医药管理局评选产生了安徽省第二届国医名师，包括安徽中医药大学第一附属医院杨骏（第二届全国名中医）、郑日新、李伟莉、杨文明、张国梁、戴小华，安徽中医药大学第二附属医院曹奕、蔡圣朝，安徽医科大学第一附属医院李平，芜湖市中医医院陈先进和天长市中医院何镔，他们均是我省中医药相关学科的学科和/或学术带头人，医德高尚、经验丰富，特色鲜明、思想深邃，对本专业领域的疑难杂症有独特治疗效果，是目前安徽省中医医疗、教学、科研高水平的杰出代表。

国医名师的学术经验集中体现了中医学术特色和理论特质，是中医药活态传承的宝贵资源，安徽省中医药学会以高度的责任感和使命感，紧紧抓住中医药守正创新、传承精华这一命题，在2017年组织编写《安徽国医名师临证精粹》的基础上，又组织编写了《安徽国医名师临证精粹 第二辑》。为保持风格统一，本书沿袭了《安徽国医名师临证精粹》的编写体例，主要包括名医小传、学术思想和临证精粹三个部分。每一位国医名师都以自己的亲身经历和真实案例，详细阐述了各自在诊断、辨证、处方（针灸、手法）等方面的理论依据和实践方法，同时也分享了各自在教学、科研等方面的心得体会和建议。全书语言生动通俗，内容丰富实用，既有理论指导，又有实践案例；既有经典引用，又有个人心得，融创新性、科学性、实用性、可读性为一体，是安徽省中医药最新发展成就和传承创新精神的生动展示。

本书在策划、撰写、编辑、出版过程中，得到11位医家及所在单位的大力支持，各位医家满怀深情，全力支持；各位编审尽心尽力，精工细琢。在此还要特别感谢国医大师徐经世为本书题写了书名，特别感谢安徽省卫生健康委员会党组书记、主任刘同柱在百忙中为本书作序，特别感谢安徽省卫生健康委员会原副主任、安徽省中医药管理局原局长董明培担任本书主审，感谢黄辉、汪新安、姚实林等的审稿策划。

作为本书编写者，我们深感荣幸和责任，希望这是一本承前启后、继往开来的中医药学术之作，希望对传承精华、创新发展具有理论和应用价值，希望各位读者能够从中获得知识和滋养，感受成就和力量，领略智慧和风采。

由于水平有限，书中难免有疏误和不当之处，敬请广大读者给予批评和指正！

编　者

2023年12月